中国古医籍整理丛书

医书汇参辑成

（下）

清·蔡宗玉　辑

谷　峰　朱鹏举　陈士玉　陈　金　赵令竹　校注

中国中医药出版社

·北　京·

图书在版编目（CIP）数据

医书汇参辑成：全3册/(清）蔡宗玉辑；谷峰等校注．—北京：中国中医药出版社，2015.12

（中国古医籍整理丛书）

ISBN 978－7－5132－3018－6

Ⅰ.①医…　Ⅱ.①蔡…　②谷…　Ⅲ.①中国医药学—中国—清代　Ⅳ.①R2－52

中国版本图书馆CIP数据核字（2015）第310663号

中 国 中 医 药 出 版 社 出 版

北京市朝阳区北三环东路28号易亨大厦16层

邮政编码　100013

传真　010 64405750

保定市中画美凯印刷有限公司印刷

各地新华书店经销

*

开本 710×1000　1/16　印张 106.75　字数 989 千字

2015年12月第1版　2015年12月第1次印刷

书　号　ISBN 978－7－5132－3018－6

*

定价　268.00元

网址　www.cptcm.com

社长热线　010 64405720

购书热线　010 64065415　010 64065413

微信服务号　zgzyycbs

书店网址　csln.net/qksd/

官方微博　http://e.weibo.com/cptcm

淘宝天猫网址　http://zgzyycbs.tmall.com

卷十七

霍乱

转筋　烦渴　干霍乱

总论　经曰：太阴所至为中满、霍乱吐下。足太阴之别，名曰公孙，去本节后一寸，别走阳明，其别者，入络肠胃。厥气上逆则霍乱，实则肠中切痛，虚则鼓胀。有热至则身热，霍乱吐下。有清气在阴，浊气在阳，营气顺脉，卫气逆行，清浊相干，乱于肠胃，则为霍乱。〔批〕清浊相干。戴复庵云：霍乱之病，挥霍变乱，起于仓卒，与中恶相似，但有吐利为异耳。陈无择曰：霍乱者，心腹卒痛，呕吐下利，憎寒壮热，头痛眩晕，先心痛则先吐，先腹痛则先利，心腹俱痛，吐利并作，甚则转筋，入腹则毙。盖阴阳反戾，清浊相干，阳气暴升，阴气顿坠，阴阳痞隔，上下奔走，宜详别三阴以调之。刘河间云：吐下霍乱，三焦为水谷传化之道路，热气甚，则传化失常，而吐泻霍乱，火性燥动故也。世俗只谓是停食者，误也。转筋者，亦是脾胃土衰，肝木自盛，热气燥烁于筋，则筋挛而痛，亦非寒也。张戴人则以风湿暍三气合而为邪。盖脾湿土为风木所克，菀则热乃发，发则心火炎上，故呕吐。呕吐者，暍也。脾虚下注，故注泻湿也。〔批〕风湿暍三气合邪。风急甚故筋转，转筋者风也。王海藏亦谓：风湿热外至，生冷物内加，内外合病。《准绳》曰：要以脾胃之湿为本，诸邪感动者为病之由。〔批〕脾湿为本。然其间脾胃有虚有实，邪有阴阳相干之孰甚，皆宜消息处治。至谓伤寒吐利者，由邪气所伤。霍乱吐利者，由饮食所伤。其有兼伤寒之邪，内外不和者，加之头痛发热而吐利者，是霍乱伤寒也。〔批〕伤寒。原仲景之意，岂必在饮食。始为是病，彼于寒邪传入中焦，胃气因之不和，阴阳痞隔者，安得不有以致之乎？不然何以用理中、四逆等治之？《保命集》云：有从标而得之者，有从本而得之者，有从标本而得之者。六经之变，治各不同。察其色脉，知犯何经，随经标本，各施其治，此治霍乱之法也。

运气霍乱：土菀之发，民病呕吐，霍乱注下，此湿土霍乱也。〔批〕土菀。风乃大行，民病霍乱飧泄，此土虚风胜霍乱也。〔批〕土虚风盛。

脉 霍乱遍身转筋，肢疼，腹痛欲绝，脉洪易治，脉微舌卷囊缩者死。

霍乱阳气已脱，或遗尿不知，或气少不语，或膏汗如珠，或大燥欲入水，或四肢不收，皆不可治。

脉微而涩，或代而散，或隐而伏，或大而虚，或结或促，皆不可断以死脉，乱故也。

吐泻之后，代脉勿讶。〔批〕代脉勿讶。

霍乱吐泻 此疾多生于夏秋之交，纵寒月有之，亦多由伏暑而然。病之将作，必先腹中疞痛。吐泻之后，甚则转筋，此兼风也。手足厥冷，气少唇青，此兼寒也。身热烦渴，气粗口燥，此兼暑也。四肢重着，骨节烦疼，此兼湿也。伤风伤寒，当于伤寒吐利门中求之。初起宜阴阳水。〔批〕初起治法。按：药中治霍乱者最多，然有寒热二症。本草主治，未尝分别言之，万一误用，立死不救。仓卒患此，脉候未审，切勿轻投偏热偏寒之剂，惟饮阴阳水为至妥，且有神功。

沸汤对火沸者　井水各半钟

和服邪在上焦则吐，在下焦则泻，在中焦则吐泻交作，此中焦分理阴阳之法也。阴阳不和而交争，故上吐下泻而霍乱。饮此辄定者，分其阴阳，使和平也。

〔批〕腹痛熨法。

腹痛不可忍，熨法：盐二碗，炒，布裹，顿其胸前并腹上，以熨斗火熨之，气透则苏，续更熨其背上，则十分无事。

〔批〕吐法。

吐法：有宜吐者，虽已自吐利，还用吐以提其气，用二陈汤探吐，或樟木煎汤亦可吐，或白矾汤亦可吐。《三因》吐法：用极咸盐汤三升，热饮一升，指探令吐，宿食便尽，不吐更服，吐讫仍饮，三吐乃止，此法胜他治远矣。俗人鄙而不用，坐观其毙，哀哉。吐后随症调理，亦有可下者。

〔批〕转筋。

霍乱转筋 此兼风木也。陈氏云：转筋者，以阳明养宗筋，属胃与大肠。今暴吐下，津液顿亡。外感四气，内伤七情，饮食甜腻，攻闭诸脉，枯削于筋，宗筋失养，必致挛缩，甚者舌卷囊缩者，难治也。刘宗厚云：冷热不调，阴阳相搏，故转筋挛痛，甚者遍体转筋，此实阴阳之气反戾，风寒乘之，筋失血气所荣而然也。又河间论转筋皆属火，丹溪谓属血热，《准绳》曰亦有血虚者。二公之论转筋，非因于霍乱者也。霍乱转筋，则陈氏、刘氏备矣。亦有荣血中素有火热，卒然霍乱，而风寒外束，荣热内菀，其势猖狂。大抵霍乱见此症甚者，多不可救，宜急治之。木瓜煮汁饮之，栀子二十枚烧研末，熟水调下热者宜之。理中汤去术，加生附子一枚，或理中汤加阿胶炒珠钱，或以造曲蓼汁暖热浸之，或浓煎盐汤浸寒者宜之。仍令其紧缚腿胫。若筋入腹及遍身转筋者，皆不治。〔批〕寒热分治。木瓜汤《直指》。

木瓜两　茴香二钱半，微炒　甘草炙二两　吴茱萸五钱，汤泡七次

每四钱，姜五片，紫苏十茎，空心急煎服。或以醋煮青布搨脚膝，冷复易之。

又方：香薷一把，浓煎服，三四升即瘥。青木香亦佳。

转筋入腹，广济高良姜汤《外台》。

高良姜四两　桂心四两

煎分三服此亦治寒霍乱之方。〔批〕转筋入腹，热者宜木瓜、栀子。

霍乱转筋，吐泻不止，疼痛病在中焦，阴阳交而不和。此病最急，不可与分毫粥饮，谷气入胃则必死《保命集》云：凡霍乱，慎勿与粟米粥，汤入胃即死。如吐泻已多，止住之后，宜以稀粥，渐渐补养，以迟为妙。〔批〕禁食。

〔批〕伤寒霍乱。

伤寒霍乱《保命集》云：夫伤寒霍乱者，其本在于阳明胃经也。胃者水谷之海，与脾脏为表里，皆主中焦之气。湿热相合，中焦气滞，或因寒饮，或伤水毒，或感湿气，冷热不调，水火相干，阴阳相搏，上下相离，营卫不能相维，故转筋挛痛，经络乱行，暴热吐泻，中焦胃气所主也，头痛发热邪自风寒而来，中焦为热相半之分，邪稍高者，居阳分则为热，热多饮水者，五苓散以散之如邪稍下者，居阴分则为寒。〔批〕热多。寒多不饮水者，理中汤以温之依法加减。〔批〕寒多。吐利后，有表者，解之，宜桂枝汤以和之。汗出厥者，四逆汤温之此皆治湿土霍乱也。既吐且利，小便利，大汗出，内寒外热者，亦温之。〔批〕内寒外热。吐下后，汗出厥逆不解，脉微欲绝者，四逆等汤治之上方俱见伤寒。〔批〕厥逆。伤寒吐泻转筋，身热脉长阳明本病也，宜和中，平胃散见饮食、小建中汤见少阴，或四君子汤。〔批〕身热脉长。脉浮自汗者，加桂枝五钱。〔批〕脉浮自汗。浮紧无汗者，加麻黄五钱主之。〔批〕脉紧无汗。吐泻转筋，胁下痛，脉弦者木克土也，痛甚，宜建中加木瓜柴胡汤。

小建中汤加二味。

平胃散加木瓜亦可治。〔批〕胁痛脉弦。伤寒吐泻后，大小便不通，胃中实痛者，宜四君子汤各两，加大黄两主之。〔批〕二便不通。伤寒，吐泻转筋，腹中痛，体重，脉沉而细者，宜四君子各两，加白芍、良姜炒各五钱。〔批〕脉沉细。四肢拘急，脉沉而迟者此少阴霍乱也，四君子各两，加生姜、附子、厚朴各五钱。〔批〕脉沉迟。四肢逆冷，脉微缓者此厥阴霍乱也，宜小建中汤加附子、当归各三钱。〔批〕脉微缓。

〔批〕中暑。

夏月中暑霍乱，吐泻心腹撮痛，大渴烦躁，四肢逆冷，汗自出，两脚转筋，通宜三物香薷饮见中暑，井底沉，冷服。

暑气极甚，因动得之，中暑霍乱，脉洪大而数，〔批〕脉洪大而数。宜子和桂苓甘露饮见伤暑主之。

罗谦甫治一人年七十九岁，中暑霍乱，吐泻，昏不知人，脉七八至，洪大无力，头热如火，足冷如冰，半身不遂，牙关紧急。此年高气弱，不任暑气，阳不维阴则泻，阴不维阳则吐，阴阳不相维，则既吐且泻矣。前人见寒多以理中汤，热多以五苓散，作定法治之。今暑气极盛，阳明得令之际，况因动而得之，中暑明矣。非甘辛大寒之剂，不能泄其暑热，坠浮焰之火，而安神明也。遂以甘露饮泻热补气，加茯苓以分阴阳。冰水调灌之，渐省人事，诸症悉去。三日后以参术调中汤以意增减服之，理其正气，逾旬方平复。

〔批〕肢冷头眩。

冒暑伏热，霍乱转筋，四肢逆冷，头目昏眩其症始因饮冷，或冒寒，或忍饥，或大怒，或乘舟车动伤胃气，用药迟慢，须臾不救，吴茱萸汤《良方》。

吴茱萸　木瓜　食盐各五钱

水三升，先煮百沸，入药煎至一半，倾杯半，冷热随服。卒然无药，用枯白矾为末一钱，沸汤调服。或用盐一撮，醋一杯，同煎温服。或盐梅咸酸等物，皆可服。

〔批〕风暑合邪。

风暑合邪，霍乱后转筋，石膏理中汤。

本方加熟石膏一钱。

〔批〕湿热内盛。

暑湿雨伤，湿热内盛，霍乱转筋，吐泻腹痛此土虚风胜霍乱，宜桂苓白术散罗谦甫治一人，因食酒肉，饮钟乳得吐泻霍乱症，脉沉数，按之无力，所伤之物已出矣，即以新汲水调此散，徐徐服之。稍安，更用地浆水调服，渐渐气和，吐泻遂止。

桂枝　白术　白茯苓　人参　泽泻　甘草　石膏　寒水石各两　滑石二两

为末，每三钱，白汤下。

暑热盛者，地浆水调服。

〔批〕取地浆法。

取地浆水法：于墙阴掘地约二尺许，入新汲水搅之澄清用，取重阴之气也。阴中之阴能泄阳中之阳。症由暑热内伤而得之，非至阴之气，何由息乎？

〔批〕暑湿相搏。

暑湿相搏，霍乱转筋，烦渴闷乱，宜二香散《良方》。

藿香　白术　厚朴　陈皮　茯苓　大腹皮　半夏　紫苏　桔梗　白芷　香薷　黄连　扁豆各钱　甘草五分

姜三片，葱白三茎，煎。

〔批〕体重烦疼。

体重，骨节烦疼，兼湿化者，除湿汤见伤湿。

〔批〕饮冷乘风。

暑月多食瓜果，及饮冷乘风，成痞隔食留不化。霍乱转筋，六和汤倍藿香。

〔批〕脾胃受湿。

冒暑伏热，引饮过多，脾胃受湿水谷不分，清浊相干，霍乱吐泻阴阳气逆，大顺散俱见伤暑。

〔批〕外感内伤，暑湿及冷。

外感风寒，内伤饮食，憎寒发热，头痛及伤冷伤湿、中暑霍乱吐泻，通宜藿香正气散《局方》。

藿香辛温。理气和中，辟恶止呕，兼治表里，为君　紫苏叶　白芷各三两　枳壳三者散寒利膈，佐之以散表邪。二两　厚朴姜制，二两　大腹皮行水消满。三两　橘皮　半夏曲散逆除痰，佐之以疏理滞气。各二两　茯苓三两　白术二两　甘草两。益脾去湿，以辅正气为臣使也。正气通畅，则邪逆自除矣

每五钱，加姜、枣煎。伤食重者，加消食药。一方加木瓜气脱能收，气滞能和。

凡感岚瘴不正之气者，并宜增减服之吴绶曰：若太阳伤寒，头痛发热，骨节痛者，此方全无相干。如妄用之，虽汗出亦不解，变成坏症者多矣。凡伤寒发热、脉沉，元气虚人，并夹阴、伤寒发热者，皆不可用。戴元礼曰：肥人气盛于外，而歉于内。中恶霍乱，当以此和星香散治之。〔批〕方禁。

〔批〕胸痞腹疠，厥冷汗出。

霍乱，胸痞腹疞，气不升降，甚则手足厥逆，冷汗自出，吐泻兼作或吐而不泻，或泻而不吐，或吐泻不透，宜苏合香丸见中风，以通其痞塞，继进藿香正气散加木香五分，仍以苏合香丸调来复丹见中暑。若泻已甚者，不可用来复丹。

〔批〕泻而不吐。

泻而不吐，胸膈痞满，先以阴阳汤见前，或浓盐汤顿服以导其吐。

〔批〕已吐未吐。

已吐未吐，并藿香正气散间进苏合香丸。

〔批〕吐而不泻。

吐而不泻，心腹疞痛，频欲登圊①，苦于不通，藿香正气散加枳壳钱欲捷则用生枳壳，多下来复丹。若不能作效，逼迫已甚，其势不容不用，神保丸见胁痛。

〔批〕隔上不下。

若隔于上，而不能下神保虽能通利，亦入大肠而后有功，转服转秘，须用来复丹研末汤调，吞养正丹见中气百粒，庶可引前药到下。

〔批〕吐泻兼作。

吐泻兼作，心腹缠扰未安者，藿香正气散加肉桂、木香各五分。不愈则投四顺汤。

即理中汤倍甘草。

〔批〕病势危急。

吐利不止，元气耗散，病势危笃，或水粒不入，或口渴喜冷，或恶寒战掉，手足逆冷，或发热烦躁，欲去衣被此阴盛格阳，不可以其喜冷欲去衣被为热，理中汤。甚则加附子，不效则四逆汤并宜冰冷与服。

〔批〕肉冷欲绝。

肉冷脉绝，宜通脉四逆汤并见少阴。

---

① 圊（qīng 清）：厕所。

〔批〕吐泻余痛。

霍乱已透，而余吐余泻未止，腹有余痛，宜一味报秋豆叶煎服干者尤佳。

〔批〕胸膈高起。

霍乱吐泻后，胸膈高起，痞塞欲绝，枳实理中汤。

理中汤加枳实炒，茯苓各五分。

〔批〕力怯神衰。

吐泻已愈，而力怯，精神未复者，十全大补汤、人参养荣汤。

〔批〕七情菀结。

七情菀结，五脏六腑互相刑克，阴阳不和，吐利交作，宜七气汤见气。

〔批〕霍乱烦渴。

霍乱烦渴 陈氏云：阴阳反戾，清浊相干，水与谷并，小便秘涩。既去津液，肾必枯燥，引饮自救，烦渴必矣，止渴汤主之《良方》。

人参 麦门冬去心 白茯苓去皮 桔梗 天花粉 葛根 泽泻 甘草炙。各五钱

为细末，每服二钱，不拘时，蜜汤调下。

〔批〕暑月烦渴。

暑月霍乱烦渴，增损缩脾饮见伤暑。去扁豆能解伏热，清暑毒，止吐利。霍乱后服热药太多，烦躁作渴者尤宜。

〔批〕烦渴饮水。

霍乱后，烦渴饮水，宜茯苓泽泻汤。

五苓散去猪苓，加甘草，每四钱，入姜煎。

〔批〕烦热多渴。

霍乱已愈，烦热多渴，小便不利，宜小麦门冬汤《良方》。

麦门冬去心 白茯苓去皮 半夏汤泡七次 陈皮 白术各钱半 人参 小麦 甘草炙。各钱 乌梅少许

姜煎。

〔批〕恶心懒食。

霍乱后，恶心懒食，口干多渴，宜白术散《良方》。

白术　白苓　人参　藿香各五钱　葛根两　木香二钱半　甘草炙两半

为细末，白汤下二钱。烦渴加滑石。

〔批〕利不止。

霍乱后，利不止者，冷汗出，腹胁胀，宜乌梅散《良方》。

乌梅肉微炒　黄连同上　当归同上　附子炮裂，去皮脐　熟艾叶各七钱半　阿胶捣碎，炒，令燥　肉豆蔻面裹煨，去壳　赤石脂各两　炙甘草五钱

为细末，每服二钱，不拘时，粥饮下。

〔批〕下利无度。

霍乱后下利无度，腹中疠痛，宜黄连丸《良方》。

黄连微炒　黄柏同上　厚朴去皮，姜汁炒香。各七钱半　当归微炒　干姜炮　木香　地榆各五钱　阿胶捣碎，炒黄燥，两

蜜杵丸，粥饮下。

〔批〕下利见血。

霍乱后，下焦虚寒，下利见血，宜止血汤《良方》。

当归炒　桂心去皮　续断各三两　生地黄焙　干姜炮。各四两　阿胶炒燥　蒲黄炒黑　甘草炙。各二两。

每三钱，煎服。

〔批〕利下脓血。

霍乱，下焦热结，或利下脓血，烦痛，宜赤石脂汤《良方》。

赤石脂四两　乌梅肉炒干　干姜炮　升麻　白术各两　陈廪米微炒　栀仁炒黑。各五钱

每五钱，煎服。

〔批〕干霍乱。

干霍乱　忽然心腹胀满搅痛，欲吐不吐，欲泻不泻俗名搅肠沙。此由脾土菀极而不得发，以致火热内扰，阴阳不交，或表气发为自汗，或里气不通，而作腹痛，躁乱愦愦无奈邪不得出，壅遏正气，关格阴阳，其死甚速。宜吐之《三因》。烧盐吐泻不得，邪结中焦。

咸能软坚，可破顽痰宿食，炒之则苦，故能涌吐，热童便本人身下降之气，引火下行乃其旧路，味又咸寒，故降火甚速，三饮而三吐之盐涌于上，溺泄于下，则中通矣。方极简易，而有回生之功。《准绳》曰：盐调童便，非独用以降阴之不通，阴既不通，血亦不行，兼用行血药也，此诚良法。丹溪云：吐提其气，最是良法，吐中兼有发散之义。有用解散者，不用凉药，但以二陈汤加川芎、苍术、防风、白芷。《千金》用此法三饮三吐，通治霍乱、蛊毒宿食、腹痛冷气鬼疰此法大胜用药。〔批〕蛊毒宿食。

〔批〕二便不通。

干霍乱，二便不通，手足俱热，闷乱，宜冬葵子汤《良方》。

冬葵子　滑石研，水飞　香薷各二两　木瓜一枚，去皮囊

每五钱煎。日四五次温服。

〔批〕腹胀如鼓。

干霍乱，不吐泻，腹胀如鼓脾元虚损，心胸痰塞，活命散。

丁香七粒　菖蒲根五钱　甘草炙，两　生姜五钱　盐一合　童便盏半

煎一盏，分二次温服。

呕吐

漏气　走哺　干呕　恶心　食痹　呕苦　呕清水
吐涎沫　吐蛔　吐脓　呕虫

总论　经曰：诸逆冲上，皆属于火。洁古云：吐症有三，气、积、寒也，皆从三焦论之。〔批〕气积寒。上焦在胃口，上通天气，主内而不出。中焦在中脘，上通天气，下通地气，主腐熟水谷。下焦在脐下，下通地气，主出而不纳。故上焦吐者，皆从于气，气者，天之阳也。中焦吐者，皆从于积，有阴有阳，食与气相格为积。下焦吐者，皆从乎寒，地道也。东垣曰：呕吐哕者，皆属于胃。〔批〕呕吐哕者属于胃。胃者，总司也，以其气血多少，而为声物有无之不同耳。且如呕者，阳明也。阳明多气多血，故有声有物，气血俱病也。吐者，太阳也。太阳多血少气，故有物无

声，乃血病也。哕者，少阳也。少阳多气少血，故有声无物，乃气病也。究三者之源，皆因脾气虚弱，或因寒气客胃，加之饮食所伤而致也。赵以德云：夫阴阳气血，随处有定分，独脾胃得之，则法天地人，而三才之道备，故胃有上中下三脘。〔批〕脾胃气血分天地人。上脘发天之阳，动而有声，与饮俱出，犹雷震必雨注也。下脘法地之阴，静而无声，与食俱出，象万物之吐出于地也。中脘法阴阳之气交，则呕吐并作，饮食皆出。然在上脘，非不吐食也，设阳中之阴亦病，则食入即吐，不得纳于胃也，非若中脘之食已而后吐。下脘之食久而方出，其下脘非不呕也。设阴中之阳亦病，则吐与呕齐作，然呕少于吐，不若上脘之呕多于吐也。丹溪曰：河间谓呕者，火气炎上，此特一端耳。有痰隔中焦，食不得下者，有气逆者，有寒气莼于胃口者，有食滞心肺之分，新食不得下，而反出者，有胃中有火与痰而呕者。〔批〕呕有数种。

脉　阳紧阴数者吐，阳浮而数亦为吐。

寸紧尺涩，胸满而吐。

寸口脉数者吐。

关上脉微浮，积热在胃中，呕蛔。

关上脉紧而滑者，蛔动。脉紧而滑者，吐逆。

浮而洪为气，浮而弦为积，沉而迟为寒。

脉紧而涩者，难治。

脉弱而呕，小便复利，身有微热，见厥者，死。

呕吐大痛，色如青菜叶者，死。

脉小弱而涩者，胃反。

〔批〕呕。

呕者阳明有声有物，气血俱病。仲景曰：呕多，虽有阳明症，慎不可下，生姜半夏汤《金匮》。

半夏体滑性燥，行水利痰。半升　生姜孙真人曰：呕家多服生姜，乃呕吐之圣药也。气逆者必散之，故以为主，取汁一升

煎半夏，纳姜汁再煎，少冷，分四服呕止停后服。

〔批〕吐。

吐者太阳有物无声，血病也，食入则吐，谓之暴吐，宜生姜橘皮汤《金匮》。

陈皮顺气利痰，四两　生姜八两

煎，分三服，温服一升，下咽立愈。

〔批〕呕吐。

食已则吐，谓之呕吐，橘皮半夏汤《元戎》。

陈皮去白　半夏泡。各二两　生姜两半

煎，分三服。

哕者东垣以干呕为哕少阳有声无物，气病也，以姜制半夏为主《金匮》曰：呕家用半夏以去其水，水去则呕止，是下其痰饮也，生姜各三钱，煎。

〔批〕谷不得下，支饮不渴。

诸呕吐，谷不得下，及支饮呕吐不渴者《金匮》云：先呕却渴为欲解，先渴却呕为水停心下，此属饮家。呕家本渴，今反不渴者，以心下有支饮故也。呕吐津液去必渴，不可因渴而遽以为热，小半夏汤主之《金匮》。

半夏升　生姜八两

煎，分温再服。

〔批〕呕而渴。

呕而渴者，大枇杷叶取汁饮之。

〔批〕呕而肠鸣。

呕而肠鸣，心下痞，半夏泻心汤见太阳。

〔批〕心痞眩悸。

卒呕吐水气上逆，心下痞水停膈间，有水眩悸者，小半夏加茯苓汤《金匮》主之。

上方加茯苓四两半夏、生姜行水气而散逆气，能止呕吐。茯苓宁心气而泄肾邪，能利小便。火因水而下行，则眩悸止，而痞消矣。东垣云：辛药生姜之类治呕吐，但治上焦气壅表实之病。若胃虚，谷气不行，胸中闭塞而呕，唯宜益胃推扬谷气而已，勿作表实，用辛药泻之。故服小半夏汤不愈者，服大半夏汤立愈。方见反胃。此仲景心法也。有胸中虚热，谷气久虚，发为呕哕者，但得五谷之阴以和之，则自止。

〔批〕上焦暴吐。

上焦气热，食已暴吐，渴欲饮水，大便燥结，气上冲胸而痛，脉浮而洪宜先降气和中，桔梗汤洁古。

桔梗苦辛上浮，泻热散寒　白术苦温，补脾和中止呕。各两半　半夏辛温性燥，和胃下逆。二两　陈皮调中快膈，去白　枳实行气消食，麸炒　白茯苓入肺，泻热而止咳逆。入胃，清火而除呕哕　厚朴平胃调中，能止反胃呕逆，姜制。各两

为粗末，每一两煎，调木香散二钱。木香、槟榔，等分为细末，隔夜空心调服之。三服后，气渐平，然后去木香，加白芍炒两，黄芪炙两半，煎服病愈则止，如大便燥结，食不尽下，以小承气汤微下之，少利为度，再服前药补之。如大便仍微结，又以小承气微利之。〔批〕大便燥结。

〔批〕中焦吐食。

中焦吐食由食积与寒气相格，故吐而疼，或先痛而后吐，或先吐而后痛，脉浮而弦宜去其积，和其气，紫沉丸洁古。

砂仁和胃调中　半夏曲下逆止呕。各三钱　乌梅酸收，能除吐逆反胃，去核　丁香辛温，能治胃冷呕哕　槟榔破滞消食。各二钱　沉香理气调中　杏仁润燥消积，通大肠气秘。各钱　巴豆霜开窍宣滞，去脏腑沉寒。研，取霜，五分　白术补脾和中，钱　白豆蔻温脾暖胃，并能定痛止呕　木香疏肝利脾，钱　陈皮快膈调中，并治呕逆反胃，五钱

为细末，入巴豆霜，醋糊丸，黍米大，每五十丸，食后姜汤下。

〔批〕吐食吐水。

食已即吐及吐水，大黄甘草汤《金匮》。

大黄四两　甘草两

煎，温服《准绳》曰：仲景云，病人欲呕者，不可下，又用大黄甘草汤治食已即吐，何也？曰：欲吐者，其病在上，因而越之可也。而逆之使下，则必抑塞溃乱而益甚。若已吐不止，有升无降，则

当逆而折之。引令下行，无速于大黄者矣，故不禁也。兵法曰：避其锐，击其惰，此之谓也。丹溪泥之，曰：凡呕吐不可下，固矣夫。

〔批〕吐食脉弦。

吐食而脉弦者由脾胃虚，肝胜于脾，宜治风安胃，金花丸洁古。

半夏汤洗，一两　槟榔二钱　雄黄钱半

为细末，姜汁浸蒸饼为丸，如桐子大，从少至多，渐次服之吐止为度。

〔批〕脉弦头痛。

呕吐脉弦，头痛有汗者，清镇丸洁古主之。

即小柴胡汤加青黛，姜汁糊丸。

〔批〕下焦反胃。

下焦吐者皆从于寒，朝食暮吐，暮食朝吐，小便清利，大便秘而不通，脉大而迟邪在下脘之阴则血滞，谷不消，变而成吐，世谓之反胃。宜通其闭塞，温其寒气，大便渐通，复以中焦药和之，不令大腑秘结而自愈。

〔批〕胃寒腹痛。

胃寒腹痛呕吐，不换金正气散见阳明后。寒而呕吐，则喜热恶寒，四肢凄清，或先觉咽酸，脉小弱而滑此因胃虚伤冷饮食，或伤寒汗下过多，胃中虚寒所致，宜二陈汤加丁香十粒，干姜钱，或理中汤加枳实五分，或藿香安胃散东垣。

藿香钱半　丁香　人参各二钱　橘红五钱

为末，每二钱加姜三片，煎。

寒甚加吴茱萸、草豆蔻、半夏、干姜。不效则温中汤。

理中加丁香。

甚则附子理中汤，或治中汤俱见太阴。再加丁香并冷服。〔批〕四逆散，四逆汤，理中汤或加附子。寒遇冷则相入，庶不吐出。鲁有患，人用附子理中汤、四逆等汤加丁香，到口即吐，后只以参附加丁木二香煎，更磨入沉香，吐立定。盖虚寒痰气凝结，丁附既温，佐以沉木二香则通，干姜白术则泥耳，用者宜知之。

红豆丸罗谦甫云：诸药不效者，红豆丸即效

丁香　胡椒　砂仁　红豆各廿一粒

姜汁糊丸，皂角子大，每服一丸，以大枣一枚去核，填药面，裹煨熟去面，细嚼白汤下，空心日三服。

〔批〕三经呕吐。

阳明症，食谷欲呕解见阳明脉症，少阴吐利，厥阴干呕、吐涎，并吴茱汤见少阴。

〔批〕热呕。

热呕，食少则出，喜冷恶热，烦燥引饮，脉数而洪，宜二陈加黄连、栀子、生姜、枇杷叶、竹茹、干葛，入芦根汁服。

〔批〕呕而发热。

呕而发热者，小柴胡汤主之《金匮》。

〔批〕胃热。

胃热呕吐，手足心皆热者，是胃热也，葛根竹茹汤丹溪。

葛根三钱　半夏姜制，二钱　甘草钱　竹茹一瓦

姜、枣煎胃热而呕者，闻谷气即呕，药下亦呕，或伤寒未解，胸中有热，关脉洪者是也，并用芦根汁。

〔批〕病后虚热。

大病后虚热欲呕，竹叶石膏汤见瘥后病。

〔批〕久病。

久病虚羸呕逆，橘皮竹茹汤见呃逆。

〔批〕病后呕哕。

病后呕哕不下食此由初病时热甚，多服凉药，饮冷水，热势既退，冷气便发，故脾胃虚寒而不和。噫哕食臭，腹内雷鸣而泄利也，芦根汤《千金》。

芦根甘寒。降伏火，利小水。一升　竹茹甘寒，除胃热，清燥金。一升　生姜辛温，祛寒饮，散逆气。二两。三者皆能和胃，胃和则呕止矣　粳米一合。亦藉以调中州也

煎。

〔批〕吐思水解。

呕吐，病在膈上，后思水解急与之，猪苓散主之《金匮》。

猪苓　白苓　白术等分

为散，饮服方寸匕，日三服。

〔批〕气。

气呕吐，胸满膈胀，关格不通，不食常饱，食则气逆而吐此因盛怒中饮食而然，宜二陈汤加枳实、木香各五分，或吴茱萸汤。不效，丁沉透膈汤见反胃。

〔批〕食。

食呕吐多因七情而得，有外感邪气，并饮食不节而生，大概以理中为先，二陈汤加枳实钱，或加南星七分，沉香、木香各四分，或导痰汤见痰饮加苍术、厚朴、神曲、砂仁之属。

〔批〕中脘伏痰。

中脘伏痰，呕逆眩运，宜旋覆花汤见眩运。伏痰遇冷即发俗谓之冷痫，新法半夏汤《局方》。

大半夏四两，汤洗七次，切作两片。白矾末一两，沸汤浸一昼夜，洗晒干一片，切作两片，姜汁浸一昼夜，隔汤顿干为末，姜汁拌成饼，炙黄用　砂仁　神曲炒　陈皮去白　草果仁各两　白蔻仁　丁香各五钱　甘草二两，半生半炙

为细末，每服二钱，先用姜汁调成膏，入炒盐汤点服。

〔批〕痰饮。

痰饮，粥药到咽即吐谓其噎嗝非也，此乃痰气结在胸膈之间，宜姜橘汤见前，下灵砂丹《局方》。

水银斤　硫黄四两

二味铫内炒成砂子，研细，糯米糊丸如麻子大，每服三丸，空心枣汤下。俟药可进，则以顺气导痰之药继之。

呕吐，诸药不效，当借镇坠之药以坠其逆气，前汤下丹百粒，后却以养正丹见中暑、半硫丸见大便秘导之。

〔批〕呕逆。

呕逆因原有吐泻及痢疾，或腹冷痛，进热药大骤者，宜二陈加砂仁、白豆蔻五分，沉香少许。

〔批〕阴虚邪逆。

阴虚邪气逆上，窒塞呕哕此不足之病，地道不通也，宜生地黄、当归、桃仁、红花之类和血、凉血、补血，兼用甘草以补其气，微加大黄、芒硝以通其闭。大便利，邪气去，则气逆、呕哕自不见矣。

〔批〕漏气。

身背皆热，肘臂牵痛其气不续，膈间厌闷，食入则先呕而后下，名曰漏气此因上焦伤风，开其腠理。上焦之气剽悍滑疾，遇开即出，经气失道，邪气内着，麦门冬汤《三因》。

麦门冬去心　芦根生用　竹茹　白术各五钱　甘草炙　白苓各二两　人参 陈皮　萎蕤各三两

每服四钱，姜五片，陈米一撮，煎。

〔批〕走哺。

下焦实热，大小便不通下焦气起于胃下口，别入回肠，注于膀胱，并与胃传糟粕而下大肠。今不通，故知实热也。〔批〕下焦实热，气逆不续，呕逆不止，名曰走哺，人参散《三因》。

人参　黄芩　知母　萎蕤　茯苓各三钱　芦根　竹茹　白术　栀仁　陈皮各五钱　石膏煅，两

每四钱煎。

〔批〕干呕哕。

干呕哕，若手足厥者，陈皮汤即姜橘汤，见上主之十枣汤、小青龙汤主水气干呕，桂枝汤主太阳汗出干呕，姜附汤主少阴下利干呕，吴茱萸汤主厥阴吐涎沫干呕。海藏曰：表有水，用小青龙汤。里有水，用十枣汤。

〔批〕卒干呕。

卒干呕不息，取甘蔗汁，温服半升，日三。或生姜汁、葛根汁俱可服。

〔批〕恶心干呕。

恶心干呕欲吐不吐，心下荡漾，人如畏舡，宜大半夏汤见反胃，或小半夏汤加茯苓汤见前，理中、治中汤。

［批］愦愦无奈。

似喘不喘，似呕不呕，似哕不哕，心中愦愦，然无奈者，生姜半夏汤见上。

［批］吐涎沫。

吐涎末，半夏干姜汤仲景，二味等分为末，每三钱煎。

［批］胃气虚弱。

胃气虚弱，身重有痰，恶心欲吐是风痰羁绊于肠胃之间，当先实其脾土，茯苓半夏汤东垣。

神曲三钱　麦芽五钱。俱炒　橘皮二钱　天麻钱半　白术　茯苓　半夏各两

每五钱，姜三片，煎。

［批］旧有风症。

旧有风症，不敢见风，眼涩眼黑，恶心，兀兀欲吐但遇风觉皮肉紧，手足难举动，重如石。若在暖室，少出微汗，其症随减。再遇风，病复如是，柴胡半夏汤东垣主之。

半夏姜制二钱　苍术　神曲炒。各钱　柴胡　藁本　升麻各五分　白茯苓七分

生姜三片，煎。

［批］食痹。

食已心下痛隐隐不可名，不可忍，吐出，痛乃止，名食痹经云：寒气客于肠胃，厥逆上出。紫沉丸见上。

［批］呕苦水。

胆腑发咳，呕苦水如胆汁经云：善呕，呕有苦，善太息，邪在胆，逆在胃。胆液泄则口苦，胃气逆则呕苦，黄芩加半夏生姜汤见少阳。或加黄连、陈皮、柴胡。

［批］呕清水。

呕清水经云：太阴之复，呕而密默，唾吐清液。治以甘温，是呕水属湿，一味苍术丸。

苍术泔浸，漂，炒

糊丸。

〔批〕停痰宿水。

心胸中有停痰宿水，自吐出水后，心胸间虚，气满不能食，茯苓饮主之《金匮》。

人参　白术　茯苓各三钱　枳实二钱　陈皮五分　生姜四钱

煎，日三服。

〔批〕痰饮水吐。

痰饮水吐无时者原因饮冷过度，遂令脾胃气弱，不能消化饮食。饮食入胃则变成冷水，反吐不停，赤石脂散《千金》。

赤石脂捣筛

服方寸匕，酒调稍加，至三匕，服尽一斤终身不复吐痰水，又不下利。

〔批〕呕脓。

呕脓仲景云：呕家虽有痈脓，不可止，呕脓尽则自止，地黄丸主之《仁斋直指》。

〔批〕呕虫。

呕虫仲景以吐蛔为胃中冷之故，则成蛔厥，宜理中汤加炒川椒五粒、槟榔五分，吞乌梅丸见厥阴。

胃咳之状，咳而呕，呕甚则长虫出，宜用乌梅丸呕吐诸药不止，别无他症，乃蛔在胸膈作呕，见药则动，动则不纳药，药出而蛔不出，虽非吐蛔，药用前方。或于治呕药中入炒川椒十粒，蛔见椒则头伏故也。

膈

噎嗝　反胃

总论　经曰：三阳结谓之膈。三阳者，大肠、小肠、膀胱也，结谓热结也。三阳俱结，则前后秘涩，下既不通，必反上行。此所以噎食不下，从下而复出也。又曰：胃病者，膈咽不通，饮食不下。夫咽者，咽物之门户也。膈者，上焦心肺之分野。不通者，浊气在上，当降而不降，乃肝肾吸入之阴气不得入，故食不下也。〔批〕三阳结。丹溪谓：噎塞反胃之病，得之七情六淫，遂有火热炎上之化，多升少降，津液不布积而成热，血液虚耗，胃脘干槁，大便秘少，若羊矢然，此论膈之久病也。〔批〕火热炎上。有病未久者，则必如前“呕吐”条分气、积、寒三法可也。〔批〕病未久当分气、积、寒。李士材曰：反胃、噎塞二症，皆在膈间受病，故总名为膈。巢氏浪分五噎十膈，支派烦多，惑人滋甚。大抵气血亏损，复因悲思忧恚，使脾胃受伤，血液渐耗，菀气生痰，痰则窒而不通，气则上而不下，妨碍道路，饮可下而食难进，噎塞所由成也。〔批〕噎塞由成。脾胃虚伤，运行失职，不能腐熟水谷，变化精微，食虽入胃，复反而出，反胃所由成也。〔批〕反胃由成。噎塞之吐，即洁古之上焦吐。反胃之吐，即洁古之下焦吐。王太仆云：食不得入，是有火也。食入反出，是无火也。噎塞大都属热，反胃大都属寒。然亦不可拘也。脉大有力，当作热治。脉小无力，当作寒治。色之黄白而枯者，为虚寒。色之红白而泽者，为实热。以脉合症，以色合脉，庶乎无误。〔批〕色脉合参。审其阴阳，火旺者，养血为亟，脾伤阴盛者，温补为先，忧恚盘礴，火菀闭结，则微下之。此阴阳虚实之辨，临症之权衡也。〔批〕阴阳虚实之辨。

脉 小弱而涩者，反胃。

沉缓无力，或大而弱，为气虚。

寸关沉而涩，是气。

数而无力，或涩小，为血虚。

寸关沉或伏，或大而滑数，是痰。

反胃之脉沉细散乱，沉浮则有，中按则无，必死。

年高病人久元气败坏，手足寒冷，粪如羊矢，口出白沫者，皆不治。

胸腹痛如刀割者，死。

〔批〕一切结热。

一切结热，四生丸子和。

纹大黄去粗皮，酒洗纸包，煨香，不可过。两 黑牵牛三两，取头末两 皂角去皮，生，两 芒硝五钱滴水丸，梧子大，每二三十丸白汤下或曰：忧恚气结亦可下乎？丹溪曰：忧恚盘礴便同火荛，太仓公见此皆下。法废以来，千年不复。今代刘河间治膈气噎食，用承气三一汤，独超近代。今予不恤，姑示后人。用药之时，更详轻重。假如闭久，慎勿顿攻。总得攻开，必虑后患。宜先润养，小着汤丸。累累加之，关扃①自透。其或噎嗝，上隔痰涎。轻用苦酸，微微涌出。因而治下，药势易行。设或不行，蜜盐下导。始终勾引，两药相通。结散阳消，饮食自下。莫将巴豆，耗却天真。液燥津枯，留毒不去。人言此病曾下夺之，从下夺来转虚转痞，此为巴豆，非大黄、牵牛之过也。〔批〕禁用巴豆。

〔批〕积痰。

积痰，三花神佑丸见痰饮。服二丸后，转加痛闷。此痰涎壅塞，顿攻不开，再服快利则止。

〔批〕大便燥结。

大便燥结如羊矢似属血热，止可清热，养血润燥，小着汤丸，滋血润肠汤加大黄炙、姜汁。又甘蔗消痰润燥，捣汁和姜汁服或当归润肠汤俱见后。

〔批〕结甚。

若结甚，人参利膈丸《宝鉴》。

木香　槟榔各七钱半　人参　当归酒洗　藿香　枳实麸炒　甘草各两　大黄酒蒸　厚朴姜制。各二两

滴水丸，或再加玄明粉。

〔批〕痰嗽喘满。

胸中不利，痰嗽喘满，亦宜此丸推陈致新，治膈气之圣药也。然服通利药过多，致血液耗竭而愈结者，当补血润血，而便自行。

〔批〕实积。

实积噎塞，饮食不下，昆布丸《良方》。

昆布洗去咸水，专治噎嗝　麦门冬　天门冬俱去心，焙　诃黎勒去核。各两半。诃肉苦，泄气消痰，治膈气呕逆。勿以其少酸而涩疑之　木通

---

① 扃（jiōng）：门窗，门户。

锦庄黄微炒　郁李仁汤浸，去皮微炒　朴硝　桂心　百合各两　羚羊角屑　杏仁去皮尖，麸炒黄　射干　紫苏子微炒。各五分　柴胡　陈皮去白　槟榔各二钱半

炼蜜，杵丸梧子大。每服三十丸，热酒下。夜用绵裹弹子大二丸噙化。

〔批〕粥饮宜缓。

凡服通利药后，得药不反，切不可便与粥饭。每日用人参五钱，陈皮二钱作汤，细嚼以扶胃气。如腹饥，只可小试陈仓米饮，方可饮糜粥。仓廪未固，不宜便贮米谷，常见即食粥饭及他物者，遂至不救。

〔批〕阴火胃火。

阴火上冲，或胃火大盛，食不得入，脉洪大有力而数者，滋阴清膈饮《统旨》。

当归　赤芍炒　黄柏盐水炒　黄连各钱半　黄芩　山栀　生地黄各二钱　甘草三分

加枇杷叶二钱，芦根两同煎，入童便、竹沥各半杯，食前服。

〔批〕气滞胸痞。

气滞胸痞噎塞，或胃寒作痛者，暂宜香砂宽中汤《统旨》。

白豆蔻去壳　半夏曲　砂仁　青皮　槟榔　茯苓各钱　木香磨　白术　陈皮　香附制。各钱半　厚朴姜制，钱二分　甘草三分　姜三片

煎入蜜一匙，食前服只可暂用，开导结气而已。

〔批〕服耗气药过多。

服耗气药过多，及中气不运而致噎塞者，补气运脾汤。

异攻散加黄芩、砂仁，姜、枣煎。

〔批〕食膈。

食膈，虎肚丸。

取生者，存滓秽勿洗，新罐固。煅存性为末。入平胃散两，为丸。每服三钱，效。

〔批〕脾胃不开。

脾胃不开，食入反出，调中益气汤见饮食，又粟米粉水丸。梧

子大，煮七枚，纳醋中，细吞之。

〔批〕痰盛反胃。

肥人痰盛，食入即吐，及反胃呕逆，大半夏汤《金匮》。

半夏汤洗，五钱。行水下痰　人参三钱　白蜜三钱。补脾益气

水二钟，和蜜，扬之二百四十遍，入药煎，至八分服。

〔批〕痰饮阻滞。

痰饮阻滞，脉结涩者，二陈汤入竹沥、姜汁。

痰多，饮食才下，便为痰涎，裹住不得下者，以来复丹见中暑控其痰涎。咽噎上阻痰涎，轻用苦酸，微微涌出，涤痰丸丹溪。

半夏曲　皂角火炙，刮去皮弦子　玄明粉　茯苓　枳壳等分

霞天膏为丸。

〔批〕血枯死血。

血枯及死血在膈，饮食不下，滋血润肠汤《统旨》。

当归三钱　白芍煨　生地黄各钱半　红花酒洗　桃仁去皮尖，研　大黄酒蒸　枳壳麸炒

煎，入韭菜汁半杯，食前服当归宜酒洗。

〔批〕下脘不通。

幽门不通，上冲吸门，噎塞不开，大便难名曰下脘不通，注详胀满，通幽汤东垣。

当归钱　生地黄　熟地黄各五分，滋阴养血　红花　桃仁去皮。各钱，润燥行血　槟榔末五分。下坠而破滞气　升麻钱。升清而降浊气，天地之道，能升而后能降。清阳不升，则浊阴不降。经所谓地气上为云，天气下为雨也

煎，调槟榔末服。加大黄、麻仁，名当归润肠汤，治同。

〔批〕噎嗝反胃辨。

噎塞反胃，多因气血两虚，胃槁胃冷而成。饮可下，而食不可下。槁在吸门，即喉间之会厌也，食下胃脘痛，须臾吐出。槁在贲门，胃之上口也，此上焦，名噎食，下良久吐出。槁在幽门，胃之下口也，此中焦，名膈，朝食暮吐。槁在阑门小肠下口也，此下焦，名反胃。

〔批〕诸不大便治法。

东垣曰：肾开窍于二阴。经曰：大便难者，取足少阴。夫肾主五液，津液足则大便如常。若饥饱劳役预伤胃气，及食辛热味厚之物而助火邪，火伏血中，耗散真阴，津液亏少，故大便燥结。少阴不得大便，以辛润之。太阴不得大便，以苦泄之。阳结者散之，阴结者温之，伤食者以苦泄之，血燥者以桃仁、酒大黄通之，风燥者以麻仁加大黄利之，气涩者郁李仁、枳实、皂角仁润之。不可概用牵牛、巴豆之类下之，损其津液，燥急愈甚，遂成不救。

〔批〕胃脘死血。

胃脘有死血嗜酒，食辛燥，暴多怒，积久而成瘀热，干燥枯槁血聚则肝气燥热，食下作痛，反胃便秘痰血阻碍，故痛。瘀血不去，新血不生，故秘，韭汁牛乳饮丹溪。

韭菜汁辛温益胃，专消瘀血　牛乳甘温润燥，养血。瘀去则胃无阻，血润则大肠通，而食得下矣

等分，时时呷之。

有痰阻者，加姜汁。血膈，去牛乳加陈酒丹溪曰：反胃、噎嗝，大便燥结，宜牛羊乳时时咽之，兼服四物汤为上策。人乳有五味之毒，七情之火，不可服。汪讱庵曰：膈塞不通，服香燥药，取快一时，破气燥血，是速其死也。不如少服药，饮牛乳、韭汁，或姜汁、陈酒为佳。丹溪禁用香燥，所言补血益阴，润燥调中，却无其方可以意会。〔批〕药用香燥。

〔批〕治噎诸药。

治噎嗝诸药：童便降火、竹沥行痰、韭汁行血、人乳、牛乳、羊乳润补、芦根汁止呕泄热、茅根汁凉血散热、姜汁行痰止呕、甘蔗汁和胃、驴尿杀虫、荸荠汁消食。〔批〕荸荠甘寒，益气安中，多服治五种膈噎。仍入烧酒、米醋、白蜜各少许，和匀，隔汤顿服。

治噎奇方：炭末细罗，丸如弹子大，含津细咽即下。

〔批〕瘀血。

瘀血在膈间食物下咽，屈曲自膈而下，梗涩作微痛者，多是瘀血，阻碍气道而成噎者，代抵当丸见畜血作芥子大，取三钱，去枕

仰卧，细细嚼之令其搜逐停积。至天明，利下恶物自愈。五灵脂洗净，为细末，黄犬胆汁和丸，好酒温服不过三服，效。亦行瘀血之剂也。

〔批〕胃阳火衰。

脾胃阳火内衰，脉沉微而迟者以辛甘之药温其气，仍以益阴之药佐之，丁沉透膈丸《局方》。

白术二两　香附炒　砂仁　人参各两　丁香　麦芽炒　木香　青皮　白豆蔻炒　肉豆蔻煨。各五钱　沉香　厚朴姜制　藿香　陈皮各七钱半　甘草炙两半　半夏汤洗七次　神曲炒　草果煨。各二钱半

每四钱，姜三片，枣一枚，煎。

或易老紫沉丸见呕吐。

〔批〕气上冲心。

饮食噎塞，反胃吐逆，气上冲心，腹中诸疾，厚朴丸见痢。

〔批〕七情四气。

七情四气，伤于脾胃，冷气痞满成膈者，五膈宽中散《局方》。

白豆蔻二两　甘草炙五两　木香三两　厚朴去皮，姜汁炙熟，两　砂仁　丁香　青皮　陈皮俱浸去白。各四两　香附去毛炒，一斤

为细末，每二钱，姜三片，盐少许，煎，不拘时服。

〔批〕气逆生痰。

脾胃不和，气逆生痰，胸膈痞闷，饮食不进，谷神嘉禾散见悸，又理噎方当食干粳米饭，即不噎。

〔批〕寒积。

寒积反胃，用橘皮去白一个，生姜一块面裹，纸封，煨熟去面，煎汤下紫沉丸见呕吐。

〔批〕虫膈。

虫膈，秦川剪红丸下虫，亦行瘀血。

雄黄另研　木香各五钱　槟榔　三棱煨　贯众杀三虫，去毛　蓬术煨　干漆炒烟尽　陈皮各两　大黄两半

面糊丸，梧子大每服五十丸，食前米饮下。

〔批〕痰水生虫。

积聚停痰，水饮生虫，久成反胃，及变胃痈经曰：喜怒不适，食饮不节，寒温不时，则寒汁流于肠中，则虫寒。虫寒则积聚，守于下管。人食则虫上食，虫上食则下管虚，虚则积聚已留，留则痈成。其痈在管内者，即内痈深。在外者，则痈外而痈浅，痈上皮热，芫花丸《本事》。

芫花醋炒，两　牛膝　狼牙根杀一切虫　桔梗炒黄　藜芦炒　槟榔各五钱　巴豆十粒，炒黑

醋糊丸，赤豆大。每服二三丸，加至五七丸，食前生姜汤下。

〔批〕治噎标本。

治噎噎谓饮食入咽而阻碍不通，梗涩难下。有下者，有不得下者，有吐者，有不吐者。东垣曰：堵塞咽喉，阳气不得出者曰塞，阴气不得下降者曰噎。夫噎塞迎逆于咽喉之间，合诸经不行，则口开目瞪，气欲绝，当先用辛甘气味俱阳之药，引胃气以治其本。加堵塞之药，以治其标，加味补中益气汤东垣。

〔批〕四时换气用药。

寒月阴气大助阴邪于外，加吴茱萸大热大辛苦之味，以泻阴寒之气。暑月阳盛，加青皮、陈皮、益智仁、黄柏以散寒滞，泄阴火之上逆。或消痞丸见痞合滋肾丸见小便，或滋肾丸更加黄连，别作丸二药空心服七八十丸，少时以美饮食压之，不合胃中停留也。

膈咽不通，四时换气用药法：

〔批〕冬三月。

冬三月阴气在外，阳气内藏。当外助阳气，不得发汗，内消阴火，勿令泄泻，此闭藏周密之大要也，吴茱萸丸主之东垣。

吴茱萸　草豆蔻仁各二钱二分　益智仁　橘皮　人参　黄芩　升麻各八分　白僵蚕　泽泻　姜黄　柴胡各四分　归身　甘草炙。各六分　木香二分　青皮三分　半夏钱　大麦芽钱半

汤浸，蒸饼为丸，绿豆大。每三十丸，细嚼，白汤下《外台秘要》云：食噎由脏冷而不温，津液少而不能传行饮食故也。

〔批〕夏三月。

夏三月阳气在外，阴气在内。病值此时，是天助正气，而锉①其邪气，不治而自愈矣。然亦有当愈不愈者，盖阴气极盛，正气不能伸故耳，从时，用利膈丸见前。以泄肺火，黄芩补中汤见痞送下。如两足痿厥，行步攲②侧，臂臑如折及作痛，无力，气短促而喘，或不足以息，用前汤送滋肾丸百五十粒。如痞闷食不下，前汤送消痞丸五七十粒当审而用之。

〔批〕噎而燥。

噎病，生姜汁煎。

生姜汁　白蜜　牛酥各五两　人参末　百合末各二两

纳铜铫中，慢火熬成膏，时含半枣大津咽下此虚而燥者宜之。

卒噎，手巾裹舂米杵头细糠，时时拭齿，另刮取吞之，或煎汤，或炼蜜丸，含津咽亦得。杵头糠、人参末、石莲肉末、柿霜、元明粉等分，舌舐吃。

〔批〕喉中如有肉块。

噎病，喉中如有肉块，食不下，用昆布二两洗去咸水，小麦二合，水三大盏，煎。候小麦烂熟，去滓。时吃一小盏。仍拣去昆布，不住含二三片，咽津极效。

〔批〕声不出。

噎病声不出，竹皮饮。

竹皮一用竹叶　细辛　通草　人参　五味子打碎　茯苓　麻黄　桂枝去皮　生姜　甘草各钱

煎。

又卒噎方。

枇杷叶拭去毛，炙　陈皮去白。各两

姜五片煎，日三。

治反胃。取新汲水一大碗，将半碗水内细细浇香油，铺满水面上，然后将益元散七钱，轻轻铺满香油面上，须臾自沉水底，

① 锉：古同“挫”。《史记·楚世家》：“亡地汉中，兵锉蓝田。”
② 攲（qī 其）：侧，倾斜。

此即阴阳升降之道也，用匙搅匀服。却将所余半碗水荡药碗漱口，令净，吐既止。却进凉膈散末，予通其大小便。未效，再如前进即效。此方极验。〔批〕按：此可治上中焦吐，非治反胃。

〔批〕反胃单方。

治反胃诸药：柿饼烧存性，酒调一钱，数服效、白水牛喉去两头节并筋膜，节节取下，米醋一碗，炙至醋尽，为末。每钱米汤下、雄猪脂烘干为末，酒下三钱、猫胞一具，烘干为末，水调服效、千叶白槿花阴干，老米汤时调服。

呃逆

即哕。成无已、许学士皆云。然东垣、海藏以哕为干呕，陈无择以哕为咳逆，皆非。

总论 《准绳》曰：呃逆，即《内经》所谓哕也。按经云：哕以草刺鼻，嚏嚏而已。无息而疾迎引之，立已。大惊之亦可已。详此三法正治：呃逆之法用纸拈，刺鼻便嚏，嚏则呃逆立止。或闭口鼻气，使之无息，亦立已。或作冤盗贼，大惊骇之亦已。此以哕为呃逆，为得经旨也。若以之治干呕，其能已乎？若以哕名咳逆，孙真人云：咳逆者，嗽也。赵以德曰：《内经》以哕与咳逆为两症。哕是胃病，咳逆为肺病。谓胃气逆为哕，又谓谷入于胃，胃气上注于肺，今有故寒气与新谷气俱还入于胃，新故相乱，真邪相攻，气并相逆，复出于胃，故为哕。仲景言：哕，皆在阳明症中。〔批〕仲景言：哕皆在阳明。丹溪亦谓：呃逆，气逆也。气自脐下直冲，上出于口而作声之名也。经曰：诸逆冲上，皆属于火。东垣谓是阴火上冲，而吸之气不得入，胃脉反逆，由阴中伏阳而作也。从四时用药法治。〔批〕四时用药法见膈。古方悉以胃弱言之，而不及火。人之阴气因胃为养，胃土伤损，阴为火所乘，不得内守，木挟相火乘之，故直冲清道而上。言胃弱者，阴弱也，虚之甚也。病人见此，似为危症，然亦有实者，不可不知。刘宗厚曰：呃逆一症，有虚，有实，有火，有痰，有水气，不可专作寒论。〔批〕有虚、实、火、痰、水气。汗吐下后，与泻痢日久及大病后，妇人产后有此者，皆脾胃气血大虚之故也。大抵治法，虚则补之。虚中须分寒热。〔批〕补分寒热。如因汗吐下后，误服寒凉过多，当以温补之。如脾胃阴虚火逆上冲，当以平补之。挟热者，凉而补之。若夫实者为伤寒失下，地道不通，因而呃逆，当以寒下之。如痰饮停蓄，或暴怒，气逆痰厥，此等必形气俱实，别无恶候，皆随其邪之所在，涌之泄之，清之利之也。

脉 心脉小甚为哕。

肺脉散者，不治。

哕声频密相连者，为实，可治。若半时哕一声者，为虚，难治，多死在旦夕。

〔批〕风热内壅。

风热内壅，气不能通，有潮热，时时哕者，与小柴胡汤和解之仲景。

〔批〕腹满便燥。

哕而腹满仲景云：视其前后，知何部不利，利之则愈，大肠燥结，脉沉数者，调胃承气汤见阳明。

〔批〕大便不通。

大便不通，哕数谵语，小承气汤。若病极，谵语甚者，至哕又不屎，腹满哕者，皆不治。

〔批〕胃虚热。

吐利后胃虚热者仲景云：湿家下之太早则哕。而阳明病不能食，攻其热，必哕。皆因下后，胃气虚而哕者也。陈无择云：凡吐利后多作哕。此由胃中虚，膈上热，故哕，或至八九声相连。若伤寒久病得此，甚恶。《内经》所谓坏病者是也。橘皮竹茹汤主之《金匮》。

橘皮二升。以散逆气 竹茹二升。以清肺气 人参两。以补正气 生姜八两。以散寒气 甘草五两 大枣三十枚，以补胃气

严氏加麦门冬、枇杷叶皆能清肺，肺气清则肝气亦平矣。盖金能平木，肝木挟相火而上冲，故作呃逆、半夏和胃止呕、赤茯苓以降心火，名同。胃寒者，去竹茹、麦冬，加丁香。实火去人参古人治阴呃，每用桂、附、干姜、吴茱、丁香、茴香诸辛热药，多有收效

者。治阳呃，用橘皮竹茹汤。或问治阳呃者，何以不用知柏？吴鹤皋曰：此少阳虚邪，故用柿蒂、竹茹之味薄者主之，非实邪也。若知柏味厚，则益戕其中气，痞塞不益甚乎！古人盖深权之矣。

〔批〕胃虚寒。

吐利后胃虚寒者，理中汤加附子、丁香、柿蒂，或丁香柿蒂汤见后。

〔批〕下寒。

久病呃逆，因下寒者病虽本于寒，然亦有火。呃在中焦，谷气不运，其声短小，得食即发。呃在下焦，真气不足，其声长大，不食亦然，丁香柿蒂汤严氏。

丁香泄肺温胃而暖肾　柿蒂苦涩而降气。各二钱　人参钱。所以补正气，使得展布　生姜五片，去痰开菀而散寒

火呃亦可用者，盖从治之法也。〔批〕火呃亦用。

以热攻热，名曰从治。丹溪曰：人之阴气，因胃为养，土败则木挟相火，直冲清道，而上作呃逆。古人以为，胃寒用丁香、柿蒂，不能清痰利气，唯助火而已。李时珍曰：朱氏但执以寒治热，矫枉之过矣。《玉机微义》曰：呃逆本由阴气已虚，阳火暴甚，直冲而上，出于胃，入于肺而作声。东垣用凉药者，所以泻热降火也。若阴症呃逆，以阴气先消，阳火亦竭，浮于胸中，亦欲散也。故不用寒药，而反以温药养胃，留其阳气。胃气一和，阳生则阴自长之说也。

一方加陈皮、半夏、茯苓、甘草、良姜。本方去人参、生姜，亦名丁香柿蒂汤严氏。本方除人参，加竹茹、橘红，名橘红竹茹汤。《宝鉴》去人参，加青皮、陈皮。《三因》去人参，加良姜、甘草，名丁香散，治同上橘红竹茹汤内，宜再去生姜。

〔批〕胃伤阴虚。

胃伤阴虚，木挟相火，直冲清道而上者，宜参术煎汤，下大补阴丸丹溪。

黄柏盐酒炒　知母盐水炒。各四两　熟地黄酒蒸　败龟板酥炙。各六两

猪脊髓和蜜丸，盐酒下四者皆滋阴补肾之药。补水即所以降火，

所谓壮水之主以治阳光是也。加脊髓者，取其能通肾命，以骨入骨，以髓补髓也。

〔批〕暴怒呃作。

暴怒气上肝主怒，肺主气，经曰：怒则气逆，肝木乘火侮肺，呃大作，举身跳动，神昏不知人，宜吐之丹溪。人参芦二两，煎汤饮，大碗探吐之参芦善吐，痰尽则气降而火息，金气得位，胃气得和而解矣。

〔批〕坚痞眩悸。

哕而心下坚痞，眩悸膈间有痰水也，虚而不禁吐者，宜二陈导痰汤加竹沥、姜汁。

〔批〕干呕哕。

干呕哕，若手足厥者，陈皮汤主之仲景。

陈皮四两　生姜八两

煎，温服一升自愈。

《本事方》用枳壳五钱，木香二钱半，细末，每一钱，白汤下。孙兆方用陈皮二两去白，水煎，通口服，或加枳壳两此皆破气之剂，气逆者宜之。气逆而虚者，宜陈皮竹茹汤，见上。

〔批〕污血哕。

污血而哕或饱后奔走，血入气中，食物则连作，饮酒与汤则不作，至晚发热，脉涩而数，宜桃仁承气汤。虚不禁下者，于畜血门中求轻剂用之。

〔批〕水寒相搏。

水寒相搏者伤寒表未解，内有水饮，则水寒相搏，小青龙汤主之。寒甚加附子温经散寒。

〔批〕无病偶呃。

无病偶然致呃此缘气逆而生，重者或经一二日，宜小半夏茯苓汤见呕合枳实半夏汤见饮食。或煎汤泡萝卜子，研取汁，调木香调气散见气，热服逆气用之最佳。

〔批〕心烦呃噫。

心烦呃噫，丁香散《良方》。

丁香　白豆蔻各五钱　伏龙肝两

为末。每一钱，桃仁、吴萸煎汤下。

〔批〕阳气虚寒。

阳气虚寒，自汗恶寒，或手足逆冷，大便自利，或脐腹疼痛，呃逆不食，或汗多发痉等症，宜参附汤《良方》。

人参两　附子炮，五钱

姜、枣煎，徐徐服。去人参加黄芪，名芪附汤。

戴复庵以热呃唯伤寒有之，其他病发呃者皆属寒。〔批〕热呃唯伤寒有之，其他病呃逆皆属寒。用半夏两，生姜两半，煎热服。或用丁香十粒，柿蒂十个，切碎煎。或理中汤加枳实、茯苓各五分，半夏钱，不效更加丁香十粒。若胃中寒甚，呃逆不已，以附子粳米汤，增炒川椒、丁香，每服各二三十粒效。

噫

即嗳气。

总论　《内经》以心为噫。又云：心痹者，脉不通，烦则心下鼓，暴上气而喘，嗌干善噫。又二阳一阴发病，主惊骇，背痛，善噫善欠，名曰风厥。又《脉解》太阴所谓上走心为噫者，阴盛而上走于阳明，阳明络属心，故曰：上走心为噫也。此乃噫从心出者也。又厥阴在泉，腹胀善噫，得后与气，则快然而衰。又足太阴是动病，腹胀善噫。又寒气客于胃，厥逆从下上散，复出于胃，故为噫。仲景谓：上焦受中焦气未和，不能消，是故能噫。又云：上焦不归者，噫而作酸。不归者，不至也。上焦之气不至其部，则物不能传化，故噫而吞酸。《准绳》曰：由是观之，噫者是火土之气，菀而不得发，故噫而出。王注解心为噫之义，象火炎上，烟随焰出，如痰闭膈间，中气不得申①而嗳者，亦土气内菀也。〔批〕火土气菀。

脉　寸口弱而缓，弱者阳气不足，缓者胃气有余。噫而吞酸，

---

① 申：同“伸”。

食卒不下，气填于胸上。

寸脉紧，寒之实也。寒在上焦，胸中必满而噫。

〔批〕伤寒解后噫气。

伤寒发汗，若吐若下，解后心下痞硬，噫气不除，代赭石旋覆花汤见太阳。《活人》云：有代赭旋覆症或咳逆气虚者，先服四逆汤。胃寒者，理中汤。后服此汤为良。周扬俊曰：予每借之，以治反胃噎食，气逆不降者，神效。

〔批〕干噫食臭。

伤寒汗解后，胃中不和，心下痞硬，干噫食臭臭即气也，生姜泻心汤见太阳。

〔批〕噫败卵臭。

心下蓄积痞闷，或作痛，多噫败卵气，枳壳散主之《本事》。

枳壳　白术各五钱　香附两　槟榔二钱

为细末。每二钱，米饮调下。日三服丹溪治宣州人与此方，症皆除。

气上筑心膈，噫气稍宽，脉之右关弱短，左关左尺长，洪大而数，此肝有热，宜泻肝补脾。青皮钱，白术二钱半，木通三分，甘草二分，煎。下保和丸十五粒见饮食、抑青丸二十粒见胁痛。

〔批〕胃有实火，膈有稠痰。

胃中有实火，膈上有稠痰，故成嗳气，二陈汤加香附、栀仁各钱，黄连炒、苏子炒、前胡五分，青黛五分，瓜蒌钱，或丸或汤服之心法。又方：制南星二钱，半夏三钱，石膏、香附各钱半，水煎服。

吐酸吞酸

总论　东垣曰：《内经》病机曰诸呕吐酸，皆属于热。此上焦受外来客邪也。〔批〕吐酸属热。以杂病论之，呕吐酸水者，甚则酸水浸其心，次令上下牙酸涩，不能相对。以辛热剂疗之，必减。若以病机作热攻之，误矣。河间曰：《内经》以为热，东垣独以为寒，诚一偏之见也。酸者，肝木之味也，由火盛制金，不能平木，则肝木自甚，故为酸也。是以肝热则口酸也。如饮食则易酸矣。〔批〕东垣谓寒，河间主热。戴元礼曰：如谷肉在器，湿热则易于为酸也。丹溪曰：湿热在胃上口，饮食入胃，被湿热菀遏，其食不得传化，故作酸也。〔批〕丹溪寒热并言。吐酸与吞酸不同。吐酸，吐出酸水如醋。平时津液随上升之气，菀积久，则湿中生热，故随木化，遂作酸味，非热如何？有菀久伏于肠胃之间，咯不上，咽不下。肌表得风寒，则内热愈菀，而酸味刺心。肌表温暖，腠理开发，或得香热汤丸，津液得行，亦可暂解。非寒如何？病机言热，言其本也。东垣言寒，言其末也。予尝治吞酸，用黄连、吴茱萸制炒，随时令迭为佐使，苍术、茯苓为辅，汤浸蒸饼为丸，仍教粝①食，菜果自养，则病易安。汪讱庵曰：丹溪之论，亦未尽畅，总之此症，有热有寒，不可执一。〔批〕有热有寒。

〔批〕伏火积痰。

脾胃中伏火，菀积生痰，呕吐吞酸，嘈杂，平肝顺气保中丸。

白术土炒，四两　香附童便浸三日，炒，三两　陈皮二两半　川芎　枳实　黄连姜制　神曲炒　楂肉炒。各二两　半夏姜制，两半　栀子姜汁，炒　萝卜子炒　白茯苓　干生姜　吴茱萸各两　麦芽炒，七钱　青皮香油炒，六钱　砂仁炒　甘草炙。各四钱　木香三钱

竹沥打神曲丸此方治吞酸吐酸，嘈杂噫气之通剂也。常服健脾开胃，除痰消滞。

〔批〕宿食不消。

宿食不消，吞酸嗳臭，加味平胃散见饮食。

〔批〕吐清酸水。

每晨吐清酸水数口，日间无事，亦有膈间常如酸折者皆饮食伤于中脘所致，宜八味平胃散《三因》。

厚朴去皮，醋炒　升麻　射干能消心脾老血，行太阴、厥阴之积痰。米泔浸　茯苓各两半　大黄酒蒸　枳实麸炒　甘草炙。各四两　白芍五钱

① 粝（lì 厉）：粗粮。

每四钱，加姜煎，空心服。

〔批〕食积饮停。

食积饮停，痞满吐酸，保和丸见饮食。膈间停饮，积久必吐酸水，神术丸《本事》。

苍术燥湿强脾，斤，米泔浸　生芝麻润燥耐饥。五钱，用水二杯，细研取浆　大枣补脾强胃。十五枚，煮熟去皮核，研烂

上以苍术焙干，为末，入芝麻浆及枣肉，和匀，杵丸梧子大，每服五六十丸，温汤下。忌桃、李、雀、蛤停饮者，吐已复停，如潦水之有科①臼，不盈科则不行也。脾土恶湿，而水则流湿，故燥脾以胜湿，崇土以堆科臼，则疾自已矣。若初服觉燥，以山栀末钱，水调服。

〔批〕酒癖停饮。

酒癖停饮，吐酸水，干姜丸。

干姜　枳壳　橘红　葛根　前胡各五钱　白术　半夏曲各两　吴茱萸　甘草各二钱半

蜜丸，每三钱，米饮下。

〔批〕痰火挟瘀。

吞酸吐酸，茱连丸即左金丸，见胁痛。痰火挟瘀，吞酸，四味茱连丸。

半夏两半　陈皮五钱　黄连两　吴萸钱　桃仁二十四粒

神曲糊丸。去半夏、桃仁，加苍术、黄芩酒炒，名咽醋丸，亦名茱连丸治同左金。

〔批〕挟热。

吐醋挟热者，茱连丸即咽醋丸加生姜、竹茹、炒栀仁。

〔批〕挟寒。

挟寒者，左金丸加白术、白蔻仁、木香、沉香、干姜。

〔批〕痰饮头痛背寒。

痰饮头痛背寒，吐酸不食，吴仙丹。

---

① 科：同“窠”。

茯苓　吴茱萸汤泡七次

等分，蜜丸。

〔批〕风痰眩冒。

风痰眩冒，头痛恶心，吐酸水，半夏南星白附丸。三味等分，生为末，滴水丸，桐子大，以生面为衣，阴干，每服十丸至二十丸，姜汤下。

〔批〕湿热滞气。

吞酸及自利湿热滞气者，参萸丸丹溪。用六一散七两，吴茱萸二两，煮过。湿热盛者，用为向导。

〔批〕酸心。

酸心，用槟榔四两，陈皮二两，为末，空心姜汤调服，方寸匕。

〔批〕留饮。

留饮吐酸，宜吐之一田父病因留饮呕酸水十余年，药饵、针灸俱不效，张戴人以苦剂越之，吐涎如胶，二三次，谈笑而愈，一味黄连饮有人因心痛，服热药过多，涌出酸苦黑水，如烂木耳汁者，心痛既愈，仍频作酸，块痞自胸筑上咽喉，甚恶，取炒黄连，煎浓汁，常服一二匙，自安。〔批〕块痞上筑。

〔批〕刺酸吐食。

朝食甘美，至晡时，心腹刺酸吐出此血虚火盛，宜四物加陈皮、芩、连、桃仁、红花、麻仁、甘草。

嘈　杂

总论　《准绳》：嘈杂与吞酸一类，皆由肺受火伤，不能平木，木挟相火乘脾，则脾中冲和之气索矣。谷之精微不行，浊液攒聚为痰为饮。其痰亦或从木火之成化酸，肝木摇动中土，故中土扰扰不宁，而为嘈杂如饥状，每求食以自救。苟得少食，则嘈杂亦少止，止而复作。盖土虚，不禁木所摇，故治法必当补土伐木。治痰饮，若不以补土为君务，攻其邪，久久必变为反胃，为泻、为痞、为眩运等病矣。〔批〕肝木动土。

〔批〕脉洪大。

嘈杂，脉洪大者火多，二陈汤加姜汁、炒山栀、黄连，名二陈加栀连生姜汤一方治嘈杂，去姜。

〔批〕脉滑大。

脉滑大者痰多，二陈汤加南星、瓜蒌仁、黄芩、黄连、栀子。

〔批〕人肥。

肥人嘈杂，二陈汤少加抚芎、苍术、白术、炒栀子。

〔批〕脉细弦。

脉弦细，身倦怠者，六君子汤加抚芎、苍术、白术、姜汁、炒栀子。

〔批〕消克过多。

用消克药过多，饥不能食，精神渐减，四君子加白芍、陈皮、姜汁、炒黄连。

〔批〕心悬如饥。

心悬悬如饥，饮食之时，勿与以食，只服三圣丸佳。

白术四两　橘红两　黄连炒，五钱

神曲糊丸，津咽，或姜枣汤下《集解》半夏二两，陈皮一两，黄连五钱，曲糊丸，亦名三圣丸，治同。

〔批〕水饮。

水饮，心下嘈杂者，导饮丸丹溪。

吴茱萸三钱　白茯苓两　黄连五钱　苍术两　独活七钱

神曲糊丸。

〔批〕胸中痞闷。

胸中痞闷嘈杂，大便稀则胸中颇快，大便坚则胸中痞闷，虽安不思饮食，交泰丸。

黄连二两，姜汁浸，黄土炒　枳实两，麸炒　白术土炒，二两　吴茱萸汤泡，微炒，二两　归尾酒洗，两三钱　大黄四两。用当归、红花、吴萸、干漆各两，煎水，浸大黄一昼夜，切碎晒干，仍以酒九蒸晒用

姜汁打，神曲糊丸，不拘时，白汤下。

〔批〕五更心嘈。

五更心嘈思虑伤心，血虚少也，当归补血汤。

白芍　当归　生熟二地各钱　白术　茯苓　麦冬去心　栀子炒　陈皮各八分　人参五分　甘草三分

米百粒，枣二枚，梅一枚，煎。

不能食

饥不欲食　恶食

总论　心下不痞满，自不能食。东垣云：胃中元气盛，则能食而不伤，过时而不饥。脾胃俱旺，则能食肥。脾胃虚，则不能食而瘦。故不能食，皆作虚论。若伤寒恶食，自有本门，不在此例。罗谦甫云：脾胃弱而饮食少者，不可用克伐之剂，补之自然能食。许学士云：不能食者，不可全作脾气治。盖肾气怯弱，真元衰削，是以不能消化饮食。譬之釜中水谷，下无火力，终日不熟，其何能化。严用和云：人不善摄养，房劳过度，真阳虚衰，坎水不温，不能上蒸脾土，冲和失布，中州不运，以致饮食不进，胸膈痞塞，或胀满不消，大府溏泄。古人云补肾不如补脾，予谓补脾不如补肾。肾气若壮，丹田火足，上蒸脾土，脾土温和，中焦自治，膈开能食矣。李士材曰：脾胃具坤顺之德，而有乾健之运。故坤德或渐，补土以培其卑监，乾健稍弛，益火以助其转运。火者，土之母，虚则补其母也。世俗遇不能食，便投香砂枳朴楂芽栀连，夭枉多矣。〔批〕脾肾。

〔批〕脉缓泄泻。

脉缓怠惰，四肢重着，或大便泄泻此湿盛也，从平胃散加味。

〔批〕脉弦自汗。

脉弦气弱，自汗，四肢发热，或大便泄泻，皮毛枯槁，发脱此气虚中寒也，从黄芪建中汤加味。

〔批〕虚弱。

脉虚气弱，脾胃不和，从四君子、六君子汤加味。有痰从二陈汤加味。

〔批〕虚而有痰。

虚而有痰，人参半夏汤。

人参四两　半夏两，姜汁浸一宿，曝干

面糊丸，姜汤下。

〔批〕痰积痞隔。

痰积痞隔，食不得下，皂荚烧存性研末，酒调下一钱。

开胃进食，和中丸东垣。

理中加陈皮、木瓜，蒸饼丸。

七珍散《本事》

四君子加黄芪炙、山药、粟米微炒，每三钱，姜、枣煎。不思饮食，加扁豆，名八珍散。再加砂仁、桔梗、五味子，名十珍散《续易简》①。

六神汤海藏

四君子加黄芪炙、枳壳，每五钱，姜、枣同粳米煎。

异功散见虚劳加木香、姜、枣煎钱氏亦名异功散。以上皆四君子加减例。罗谦甫云：脾胃弱者，宜异功散补之，自然能食。设过食伤脾，而痞满呕逆，权用枳术丸一服，慎勿多服。楼全善尝治久疟，食少汗多，先用补剂加黄连、枳实月余，食反不进，汗亦不止，因悟谦甫此言，遂减去枳、连，纯用补剂。又于原方内加附子三分，合粥多于药而食进。〔批〕四君子加减例。

滋形气，进饮食，宽中进食丸东垣。

六君加草豆蔻、大麦芽、神曲、砂仁、木香、猪苓、泽泻、青皮、枳实原方分两轻重悬绝，恐有错误，故不录。用者随症酌量可也。

〔批〕久病胃虚。

久病，厌厌不能食，脏腑或秘或结或溏此皆胃虚所致，和中健脾丸。

白术漂，炒，二两四钱　陈皮去白，两六钱　枳实五钱　木香二钱　槟榔五钱　厚朴姜制二两　半夏泡，两　甘草炙，四钱

① 续易简：《续易简方论》，医方著作。六卷。宋·施发撰于1243年。

又名和中丸。姜汁浸，蒸饼为丸。加人参，名妙应丸。

〔批〕气滞。

气滞者，宜木香枳术丸、木香干姜枳实丸俱见饮食，皆有行气之药。

〔批〕脾药不效。

全不进食，服补脾药皆不效者，二神丸见泄泻。许学士云：黄鲁直尝记，服菟丝子，淘净酒浸曝干，日挑数匙，以酒下之。十日外饮啖如汤沃雪，亦知补火之理也。《准绳》云：今按治法，虚则补其母。不能食者，戊己虚也，火乃土之母，故以破故纸补肾为癸水，以肉豆蔻厚肠胃为戊土，戊癸化火，同为补土母之药也。杨仁斋云：脾胃之气交通，则水谷自然克化。《瑞竹堂方》谓二神丸虽兼补脾肾，但无斡旋。往往加木香以顺其气，使之斡旋。空虚仓廪，仓廪空虚则能受物，屡用见效。其殆使之交通之力欤。

〔批〕脾肾两虚。

脾肾两虚，宜补肾八味丸见虚劳。薛新甫云：予尝病脾胃，服补剂不愈，几殆。吾乡卢丹谷先生令服八味丸，饮食果进，三料而平。又脾虚发肿，皆以八味丸而愈。

〔批〕肝木克土。

肝木克土，异功散加木香、沉香。

〔批〕肺虚。

肺金虚则盗窃土母之气以自救，而脾益虚，宜补中益气汤加麦门冬、五味子、桔梗、白苓之类。

〔批〕气菀。

挟气菀，虚寒腹痛，育气汤。

四君加木香、丁香、藿香、砂仁、白豆蔻、荜澄茄各五钱，山药两，陈皮去白、青皮去白各二钱。加白檀香五钱，为细末，每服一钱至二钱，木瓜汤下。

〔批〕消食止泻。

健脾开胃，消食止泻，调脏腑，滋荣卫饥者服之即饱，饱者服之即饥，资生丸。

白术米泔浸，东壁黄土拌蒸，晒九次，水洗去土，切片焙干。三两　人参人乳浸透，饭上蒸熟，三两　白茯苓乳蒸，两半　山楂肉蒸　橘红　神曲炒。各二两　黄连姜汁炒　白蔻仁微炒　泽泻炒。各三钱半　桔梗米泔浸炒　藿香洗　甘草去皮，炙。各五钱　白扁豆炒，去壳　莲肉各两　薏米仁舂白，炒，三两　山药炒　麦芽炒　芡实净肉炒。各两半

蜜丸，每丸二钱重，每服一丸，醉饱后二丸，细嚼姜汤下。

〔批〕脾胃不和。

脾胃不和，气不升降，中满痞塞，心腹膨胀，肠鸣泄泻，不思饮食，启脾丸杨氏。

人参　白术　青皮去白　陈皮同上　神曲炒　麦芽炒　砂仁　干姜炮　厚朴去粗皮，姜汁制。各两　甘草炙，两

为末，蜜丸弹子大。每一丸，食前细嚼，米饮下。

〔批〕脾胃俱虚。

脾胃俱虚，不进饮食，肌体瘦悴，四肢乏力，鹿茸橘皮煎丸《局方》。

荆三棱入脾散结，一切血瘀气结，辅以健脾补气药，良面裹煨　当归酒洗　萆薢去胃中之湿，坚筋骨　厚朴制　肉苁蓉酒浸，焙　肉桂　附子炮　巴戟去心　阳起石酒浸，研如粉　石斛去根　牛膝酒浸　鹿茸茄子者①，酥　菟丝子酒浸　吴茱萸泡去浮者，焙　杜仲炒断丝　干姜炮。各三两　甘草炙，两　陈皮去白，十五两另为末

石器内煎熬如饴，却入诸药末，和捣数百杵丸，温酒盐汤任下。

戴复庵曰：脾运食而传于肺。脾气不足，故不喜食，宜启脾丸。若脾虚而不进食者，当实脾。及心肾虚致脾气不足以运者，并宜鹿茸橘皮煎丸。脾上交于心，下交于肾者也。〔批〕脾气不足。脾虚寒者，理中汤或加附子、砂仁。〔批〕虚寒。

〔批〕饥不欲食。

---

① 茄子者：据《图经本草》，鹿茸“以形如小紫茄子者为上，或云茄子茸”。

饥不欲食。经曰：精气并于脾，热气留于胃。胃热则消谷，故善饥。胃气逆上则胃脘寒，故不嗜食也。又云：胃者，水谷之海，不足则饥不受谷。又云：肾是动病，则病饥不欲食，心如悬，苦饥状，宜治以苦热。

〔批〕胃虚。

胃虚，饥不欲食，和中健脾丸。

脏腑或结或秘，妙应丸俱见上。

〔批〕恶食。

恶食经云：太阴所谓恶闻食臭者。胃无气，故恶食臭也，用大剂人参补之。

〔批〕胸中有物。

恶食，胸中有物丹溪云：宜导痰补脾，二陈汤加二术、山楂、川芎，煎服。

〔批〕关脉弦浮。

右关脉弦浮脾虚而木来侮之，懒倦虚痞，恶食，枳实消痞丸见痞，亦名失笑散。

关　格

格则吐逆，上窍、五脏；关则不溺，下窍、六腑。

总论　经曰：人迎一盛病在少阳，二盛病在太阳，三盛病在阳明，四盛以上为格阳。寸口一盛病在厥阴，二盛病在少阴，三盛病在太阴，四盛以上为关阴。人迎与寸口俱盛，四倍以上为关格。格者，阳盛之极，故格拒而食不得入也。关者，阴盛之极，故关闭而溲不通也。〔批〕阳盛阴盛。又曰：阴气大盛，则阳气不能荣也。故曰：关阳气太盛，则阴气不能荣也。故曰：格阴阳俱盛，不得相荣也，故曰关格。详见病机篇。仲景曰：关格不通，不得尿，头无汗者，可治。有汗者死。〔批〕头无汗者可治　。《准绳》曰：关格之名义，格者，拒捍其外入者，不得内。关者，闭塞其内出者，不得泄。至明且尽。后世妄以小便不通为格，大便不通为关。复有以阴阳隔绝之症，通为关格之病者，是非错乱，深可叹焉。云岐子云：阴阳易位，病名关格。胸膈上阳气常在，则热为主病。身半以下阴气常在，则寒为主病。寒反在胸中，舌上白胎，而水浆不下，故曰格，格则吐逆。热在丹田，小便不通，故曰关，关则不得小便。胸中有寒，以热药治之。丹田有热，以寒药治之。胸中寒热兼有，以主客之法治之。治主当缓，治客当急。〔批〕治以寒热主客之法。

脉 王氏《脉经》从《八十一难》，谓有太过，有不及，有阴阳相乘，有覆，有溢。关前脉浮过九分者，曰太过，遂上鱼为溢，为外关内格，此阴乘之脉也。关后脉沉过一寸者，曰不及，遂入尺为覆，为内关外格，此阳乘之脉也。覆、溢，是真脏之脉，人不病自死，大抵亦人迎气口之互见者也。

〔批〕吐逆便秘。

关格吐逆，大小便不通，导气清利汤《会编》。

猪苓 泽泻 白苓 柏子仁 白术 人参 藿香 半夏姜制 陈皮 甘草 木通 栀仁 槟榔 黑牵牛 枳壳 大黄 厚朴姜制 麝香少许

生姜煎服。如不通，用蜜导。

〔批〕烦乱肢冷。

关格吐逆，大小便不通，烦乱，四肢渐冷，无脉，大承气汤。

〔批〕二便不通。

关格大小便不通，加味麻仁丸《会编》。

大黄两 厚朴姜制 当归 麻仁 槟榔 白芍 杏仁去皮尖 木香 枳壳各五钱 麝香少许

蜜丸，白汤下。

〔批〕手足厥冷。

关格脉沉细，手足厥冷者，既济丸《会编》。

熟附子童便浸 人参各钱 麝少许

蜜丸。

《轨范》云：关格之症，《内经》《伤寒论》所指不同。《内经》所云关格之脉，是不治之症。《伤寒论》所云则卒暴之疾，当于通便止呕方法，随宜施治。

呕泻

干呕　泻

总论　经曰：厥阴所至为呕泻。又木太过曰发生，发生之纪，上征则气逆。其病吐利，是风木之为吐利者也。又水太过曰流衍，流衍之纪，其动漂泄沃涌，漂泄谓泄利，沃涌谓吐沫也，是寒水之为吐利者也。〔批〕风木吐利，寒水吐利。《脉经》云：心乘肝必吐利。成无已云：若止呕吐而利，经谓之吐利是也。上吐下利，躁扰烦乱，乃谓之霍乱。其与但称吐利者有异也。盖暴发于旦夕者为霍乱，可数日久者为吐利，以此为别。〔批〕与霍乱异。

〔批〕泄泻呕吐。

泄泻呕吐，生姜汁调六一散服之丹溪。有痰而泄利不止，甚则呕吐利下而不能食洁古云：此由风痰羁绊于脾胃之间。水煮金花丸主之见痰饮。

〔批〕停湿痰饮。

脾有停湿痰饮，痞隔满闷，宿食不消土湿太过，木邪乘所不胜而侮之，脾虚不能健运，故有诸症，呕泻胃寒则呕，湿盛则泻，及山岚瘴雾，不服水土，并宜平胃散主之见饮食。

〔批〕不渴脉弱。

上吐下泄不止，当渴而反不渴，脉微细而弱者，理中汤主之海藏。

〔批〕脾胃虚弱。

脾胃虚弱，饮食不消土为万物之母，脾土伤则失其健运之职，或吐寒或泻湿，参苓白术散饮食既少，众脏无以禀气，则虚弱日甚，诸病丛生矣。

白术土炒　人参　茯苓　甘草炙　山药炒　扁豆炒　薏苡仁炒　莲肉去心，炒。治脾胃者，补其虚，除其湿，行其滞，调其气而已。上皆补脾之药也，然茯苓、山药、薏米，理脾而兼能渗湿　陈皮　砂仁调气行滞之品也，然合参、术、苓、草暖胃，而又能补中　桔梗苦甘，入肺。能载诸

药上浮，又能通天气于地道，使气得升降而益和，且以保肺，防燥药之上僭也

为末，每三钱，枣汤或米饮调服。

〔批〕小便短涩。

吐利，小便短涩，藿苓汤。

藿香正气合五苓散。

〔批〕干呕而利。

干呕而利，黄芩加半夏生姜汤仲景。

黄芩汤见少阳，以治利加半夏、生姜以止呕。

泄泻

五泻　湿泻　溏泻　风泄　寒泄　暴泄　鹜泄　暑泄　火泻　热泻　气泄　虚泄　五更泄　积滞泄　飧泄

总论　泄泻之病，水谷或化或不化，并无努责，惟觉困倦。若滞下则不然，或脓，或血，或肠垢，或糟粕相杂，虽有痛不痛之异，然皆里急后重，逼迫恼人。《机要》论泄泻有属风，属湿，属寒，属火，此因于外感者也。《三因》言七情感动，脏气不平，此因于内伤者也。又有因饮食所伤而泄者，因痰积上焦，致大肠不固而泄者，有脾胃气虚而泄者。李士材本《准绳》之论约之曰：统而论之，脾强者自能胜湿，无湿则不泻，故曰湿多成五泄。若土虚不能制湿，则风寒与热者，皆得干之而为病，治法有九。〔批〕治泻九法。一曰淡渗，使湿从小便去。如农人治涝，导其下流，虽处卑监，不忧巨浸。经云：治湿不利小便，非其治也。又云：在下者，引而竭之是也。〔批〕淡渗。一曰升提，气属于阳，性本上升，注迫下陷，鼓舞胃气上腾，则注下自止。又如地上潮湿，风之即干，且湿为土病，风为木药，木可胜土，风亦燥湿。所谓下者举之是也。〔批〕升提。一曰清凉。热淫所至，暴注下迫。苦寒诸剂，用涤燔蒸。犹当溽暑伊菀之时而商飚倏动，则炎熇如失矣。所谓热者清之是也。〔批〕清凉。一曰疏利。痰凝气滞，食积水停，皆令人泄。随症祛逐，勿使稽留。经曰实者泻之，又云通因通用是也。〔批〕疏利。一曰甘缓。泻利不已，急而下趋，愈

趋愈下，泄何由止。甘能缓中，善禁急速。且稼穑作甘，甘为土味，所谓急者缓之是也。〔批〕甘缓。一曰酸收。泻下有日则气散而不收，无能统摄，注泄何时而已。酸之一味，能助收肃之权。经云散者收之是也。〔批〕酸收。一曰燥脾。土德无渐，水邪不滥，故泄皆成于土湿，湿皆本于脾虚。仓廪得职，水谷善分，虚而不培，湿淫转甚。经云虚者补之是也。〔批〕燥脾。一曰温肾。肾主二便，封藏之本，况虽属水，真阳寓焉。少火生气，火为土母，此火一衰，何以运行三焦，腐熟五谷乎？故积虚者必挟寒，脾虚者必补肾。经曰寒者温之是也。〔批〕温肾。一曰固涩。注泄日久，幽门道滑，虽投温补，未克奏功，须行涩剂。所谓滑者涩之是也。〔批〕固涩。凡此九者，治泄之大法也。

脉 下利微热而渴，脉弱者当自愈。

下利脉数有微热、汗出，当自愈，设脉紧，为未解。

胃脉虚则泄。

脉滑按之虚者，必下利。

肺脉小甚为泄。

肾脉小甚为洞泄。

泄脉洪大者逆。

腹大而泄，脉当细微而涩，反紧大而滑者死。

下利日十余行，脉反实者死。

飧泄脉小，手足寒，难已。手足温，易已。

腹鸣而满，四肢清，泄，脉大者，十五日死。

下利，手足厥冷，无脉，灸之不温，脉不还反，微喘者，死；脉还，手足温者，生。

病者痿黄，燥而不渴，胸中寒，而利不止者死。

脉细，皮寒，气少，泄利，饮食不入，此谓五虚，不治。

泄泻吐痰不已，为上下俱脱，死。

〔批〕五泻。

《难经》五泻：一胃泻，饮食不化，色黄，承气汤。二脾泻，腹胀满，食即呕逆，建中汤、理中汤。三大肠泄，食已窘迫，大便色白，肠鸣切痛，干姜附子汤。四小肠泄，溲而便脓血，少腹痛，承气汤。五大瘕泄，里急后重，数至圊而不能便，茎中痛，承气汤。

〔批〕胃、小肠、大瘕总治。

五泄之病，胃、小肠、大瘕三症，皆以清凉饮子主之见发热，其泄自止。

〔批〕厥阴茎中痛。

茎中痛者，属厥阴症，加甘草梢以缓之。

〔批〕少阴里急后重。

里急后重，属少阴症，加大黄以下之令急推去旧物则愈矣。

〔批〕太阴阳明。

太阴阳明二症泄泻，当进退大承气汤主之太阴症，不能食是也。当先补而后泻之，乃进药法也。先煎姜制厚朴半两，二三服后未已，有宿食未消，加枳实二钱同煎，二三服。泄又未已，如稍进食，尚有热毒，又加大黄三钱，泄止住药。如泄未已，为肠胃有久垢滑黏，加芒硝半合，宿垢去尽则愈。阳明症，能食是也。当先泻而后补，谓退药法也。先用大承气汤五钱煎服，如利过泄未止，去芒硝后，热稍退，减大黄一半，再两服。如热气虽已，其人必腹满，又减去大黄，与枳实厚朴汤二三服，腹满退，泄亦自愈，再服厚朴汤数服可已。《准绳》云：按进退承气法，须审定脉症，的知有实热停积及形病俱实，而后可下，用者会其意，毋泥其词可矣。

〔批〕太阳。

太阳病表症误下，下利不止，为挟热利，凉膈散主之。

〔批〕阳明。

阳明为痼泄，进退大承气汤主之。

〔批〕太阴。

太阴湿盛濡泄不可下而可温，四逆汤主之见少阴。

〔批〕少阴。

少阴蛰，风不动禁固可涩，赤石脂丸见痢、干姜汤主之即干姜附子汤。

〔批〕厥阴。

厥阴风泄以风治之，宜小续命汤见中风、消风散主之见头痛。

〔批〕少阳。

少阳风气自动，大柴胡汤主之见少阳。

〔批〕下利症脉。

下利仲景云：夫六腑气绝于外者，手足寒，上气脚缩。五脏气绝于内者，利不禁，甚者手足不仁，腹胀满，身体疼痛者，必温其里，后攻其表。温里宜四逆汤，攻表宜桂枝汤。下利，三部皆平，按之心下坚者，急下之，大承气汤。下利，脉迟而滑者实也，利未欲止，急下之，大承气汤。下利，脉反滑者，当有所去，下乃愈，大承气汤。

〔批〕瘥时复发。

下利已瘥，至半月日时复发者，以病不尽故也有寒者详滑泄。当下之，大承气汤以上数承气汤本虚者，当别议。

〔批〕下利谵语。

下利谵语者，有燥屎故也，小承气汤主之。

〔批〕下利脓血。

下利便脓血者，桃花汤见少阴。

〔批〕热利下重。

热利下重，欲饮水者，白头翁汤主之见厥阴。

〔批〕利后烦。

下利后更烦，按之心下濡者为虚烦也，栀子豉汤主之。

〔批〕下利清谷。

下利清谷，里寒外热，汗出而厥者，通脉四逆汤主之见少阴。

〔批〕腹痛。

下利腹痛，紫参汤主之《金匮》。

紫参苦寒。治心腹积聚，寒热邪气，通九窍，利大小便，疗肠胃大热。八两　甘草和中止痛，三两

先煮紫参，后纳甘草，分温三服。

〔批〕干呕下利。

干呕下利，黄芩汤见少阳主之《准绳》曰：上“下利”一章，后世名医诸书皆以为法。古所谓下利，即泄泻也。内有治伤寒数方，仲景用治杂症，今全录之，使知“治伤寒有法，治杂病有方”者非也，伤寒杂病同一方法矣。

〔批〕下后利不止，身疼。

下后，下利不止，身体疼痛阳明宜下，以下多亡阴也，宜温经益元散主之见自汗。

〔批〕湿泄。

湿泄即濡泄也，一名洞泄。经曰：邪气留连，乃为洞泄。又曰：湿盛则濡泄。丹溪：泻水腹不痛者，湿也。戴云：体重软弱，泄下多水，湿自甚也，脉濡细乃太阴脾土受湿，泄水虚滑，身重微满，不知谷味，口不渴久雨泉溢，或运气湿土司令之时多有此疾，宜除湿汤见中湿吞戊己丸《局方》。

黄连　吴茱萸炒　白芍炒。各钱

糊丸，梧子大，米饮下三十丸。

佐以胃苓汤。

平胃合五苓散。

重者，术附汤见心痛、东垣升阳益胃汤方论见病热恶寒条。

〔批〕湿兼寒。

湿兼寒泻《甲乙经》云：寒气客于下焦，传为濡泄。戴云：夫脾胃者，五脏之至阴，其性恶寒湿。今寒湿之气内客于脾，故不能扶助胃气，腐熟水谷，致清浊不分，水入肠间，虚莫能制，故洞泄如水，随气而下，谓之濡泄。法当除湿，而利小便也，治之以对金饮子。

平胃散五钱　五苓散二钱　草豆蔻煨，取仁，五钱

和作四服，姜、枣煎。

〔批〕湿兼风。

湿兼风泄风客于胃，饮以藁本汤藁本能除风湿，故效。

〔批〕溏泄湿兼热。

溏泄湿兼热也，渐下污积黏垢，及身热泄泻，小便不利，益元

散见暑、参萸丸丹溪。

六一散七两，加吴茱萸二两煮过。

一方去吴萸，加干姜炮两，名温六丸。俱粥丸。

〔批〕风泄。

风泄风兼湿也，恶风自汗，便带清血，宜胃风汤见下血。

〔批〕风湿滑泄。

中风湿，滑泻，宜曲芎丸。

附子　川芎　白术　神曲等分

面糊丸，米饮下。亦治飧泄。

〔批〕寒泄。

寒泄，太阳经伤，动传太阴，下利为鹜溏，大肠不能禁固，卒然而下，中有硬物，欲起而又下，欲了而又不了，小便多清此寒也，宜温之。春夏桂枝汤，秋冬白术散。

白术　白芍各三钱　干姜炮，五钱　甘草炙，二钱

为粗末，每五钱，加姜、枣煎服。甚则去干姜，加附子炮三钱，谓辛能发散也。

〔批〕锢冷。

寒泄锢冷在肠胃间，泄泻腹痛，宜先取去，然后调治，不可谓虚以养病也。温脾汤《本事》。

厚朴姜制　干姜炮　甘草炙　桂心　附子炮。各二两　大黄四钱

每一两煎不可谓虚以养病，此千古要语。

〔批〕脾湿水泻。

脾湿水泻，身重困弱，白术芍药汤。

即芍药甘草汤加白术详见痢。

〔批〕汗出身冷。

暴泄如水，汗出身冷，脉沉而弱，气少不能言，甚则呕吐此为急病，浆水散洁古主之。

四逆汤　肉桂各五钱　半夏二两　良姜二钱半

每五钱煎浆水者，泻利清冷，又曰加浆水煎之。

〔批〕身冷腹痛。

寒泄，脉沉细或弦迟，身冷不渴，小便清白，或腹中绵绵作痛，宜理中汤，或附子温中汤《宝鉴》。

附子炮　干姜炮。各七钱　人参　甘草炙　白茯苓　白术　白芍炒。各五钱　厚朴姜制　草豆蔻面裹煨，去皮　陈皮各三钱

每五钱或两，加姜煎。

〔批〕寒气攻刺。

寒气在腹，攻刺作痛，洞下清水，腹内雷鸣，米饮不化者，宜上二方兼吞附子桂香丸。

附子炮　肉豆蔻煨，去油　白茯苓各两　桂心　干姜炮　木香各五钱　丁香二钱半

面糊丸，空心米饮下。

如服上药未效，宜姜附汤见中寒，或四柱饮《济生》。

白茯苓　附子炮　人参　木香各两

每三钱，姜五片，盐少许煎，空心服。

加肉豆蔻、诃子俱煨，名六柱散《活人》有白术，无诃子。吞震灵丹紫府元君南岳魏夫人方，出《道藏》，一名紫金丹。

禹余粮火煅醋淬，不计遍数，手捻得碎为度　紫石英　丁头代赭石如禹余粮煅制　赤石脂各四两

已上四味，并作小块，入瓦罐，盐泥固济，候干，用炭十斤，煅通红，火尽为度，入地埋二宿，出火毒，入滴乳香另研、五灵脂去沙石，筛、没药去沙石，研各二两，朱砂水飞两，共为细末，糯米粉煮糊为丸，如鸡头实大，晒干，出光。每一丸，空心温酒或冷水任服。忌猪羊血常服能镇心神，温脾胃。

〔批〕鹜泄。

鹜泄寒兼湿也。鹜者，鸭也。大便如水，其中少有结粪者是也，糟粕不化，澄澈清冷，小便清白经曰：诸病水液，澄澈清冷者，皆属寒，补中汤。

理中汤加橘红、茯苓各两。

〔批〕泄不已。

若泄不已，更加附子两。

〔批〕水谷不化。

不喜饮食，水谷不化者，再加砂仁两，共成八味洁古云：骛溏当用天麻、附子、干姜之类。

〔批〕暑泄。

暑泄暑兼湿也，烦渴，小便赤，欲成痢疾，薷苓汤。

四味香薷饮合五苓散，去桂，加姜，煎。

〔批〕一切暑毒。

一切伏暑之毒，腹胀痛泄，玉龙丸神效。

硫黄　硝石　滑石　明矾各两

滴水丸《夷坚志》云：昔虞丞相自渠州被召，途中冒暑得疾，泄利连月。梦壁间有韵语方一纸，读之，其词曰：暑毒在脾，湿气连脚。不泄则痢，不痢则疟。独炼雄黄，蒸饼和药。甘草作汤，服之安乐。别作治疗，医家大错。如方制药，服之遂愈。

〔批〕伤暑水泻。

伤暑，水泻，六一散。

〔批〕盛暑内伤。

盛暑，内伤生冷而泄，连理汤。

理中汤加茯苓、黄连戴云：用之多有奇功。且如今当暑月，若的知是暑泄，自合用暑药。的知冷泄，自合用热药。中间有盛暑，又复内伤生冷，非连理汤不可。下泄无度，泄后弹响，肛门热，小便赤，心下烦渴，且又喜冷，此药为宜。若元是暑泻，经久下元虚甚，日夜频并，复用暑药，则决不能取效。便用姜、附辈，又似难施，疑似之间，尤宜用此。

〔批〕火泻。

火泄腹痛，泄水肠鸣，痛一阵泻一阵者火也，黄芩芍药汤见痢，或四苓散加木通、滑石、黄芩、栀子。

〔批〕身热渴秘。

泻而身热，小便不利，口渴，益元五苓散。

〔批〕热泄。

热泄经曰：暴注下迫，皆属于热，脉数疾或洪大，口干燥，身多动，声音响亮，暴注下迫，益元散加黄芩、黄连、灯心、淡竹叶之类主之。

〔批〕困倦虚热。

泄而困倦不便，及脉数虚热者，宜四君子汤加滑石、木通之类主之。

〔批〕粪如汤热。

热泄，粪色赤黄，弹响作疼，肛门焦痛，粪出谷道犹如汤热，烦渴，小便不利，宜五苓散吞香连丸见痢。

〔批〕脉滑坚。

泄而脉滑坚者实热也，宜大承气汤。

〔批〕气泄。

气泄七情感动，脏气不平，肠鸣气走，胸膈痞闷，腹急而痛，泄则稍可，须臾又急，亦有腹急，气塞不通者此由中脘停滞，气不流转，水谷不分所致，宜大七香丸《局方》。

丁香皮三两半　香附二两　麦芽两　砂仁　藿香　肉桂　甘草　陈皮各二两半　甘松甘温芳香，理气开菀　乌药各六钱半

蜜丸弹子大，每一丸，盐酒嚼下，或入米一撮，煎服。

久而不愈者，五膈宽中散见反胃吞震灵丹见上，仍佐以米饮，调香附末。

〔批〕气利。

《金匮》治气利，诃黎勒散。

诃子肉十枚，煨，取肉

一味为散，粥饮和服。

〔批〕虚泄。

虚泄，脾气久虚，不受饮食者食毕即肠鸣腹急，尽下所食之物方快，不食则无事，俗名录食泄，经年累月不愈，宜快脾丸魏氏。

生姜六两。洗净切片，以飞面四两，和匀，拌，晒干　橘红两　甘草炙　丁香各二两　砂仁三两

蜜丸弹子大，每服二丸，食前姜汤下皆除痰开菀，暖胃快脾之品。

〔批〕脾肾两虚。

气虚泻，脾肾两虚，四君子汤加神曲、麦芽、升麻、柴胡，吞二神加木香丸。

破故纸辛苦大温，能补相火，以温君火，火旺乃能生土，故以为君。四两，酒浸一宿炒、肉豆蔻辛温。能行气消食，暖胃固肠，故以为臣。二两，面裹煨，名二神丸。火乃土之母，破故纸补肾为癸水，肉豆蔻厚肠胃，为戊土，戊癸化火，同为土母之药。许学士曰：有全不进食者，服补脾药皆不效，予授二神丸，顿能进食，此病不可全作脾治。盖肾气怯弱，真元衰削，是以不能化食。如鼎釜之下无火，物终不能熟也。详不能食。加木香行气而实大肠，用以疏肝和脾，不使木盛客土也两，大枣百粒，生姜八两。切片，同煮，枣烂为度，去姜，取枣肉捣丸又名枣肉丸。每二钱，临卧姜汤下说见后。

〔批〕肾泻脾泻。

肾泻脾泻肾泻者，五更时泄也。经曰：肾者，胃之关也。前阴利水，后阴利谷。肾属水，水旺于子。肾之阳虚，不能键闭，故将交阳分则泄也。脾泻者，脾之清阳下陷，不能运化，阑门元气不足，不能分别水谷，不痛而泄也。两症皆由肾命火衰，不能上生脾土故也。杨仁斋曰：肾命之气交通，水谷自然变化，四神丸。

二神丸加五味子咸能补肾，酸能涩精。三两，炒、吴茱萸辛热。除湿燥脾，能入厥阴气分而补火。一两，盐汤泡、生姜暖胃、大枣补土，所以防水，同上为丸盖久泻皆由肾命火衰，不能专责脾胃。故大补下焦元阳，使火旺土强，则能制水，而不复妄行矣。服法同上若平旦服之，至夜药力已尽，不能敌一夜之阴寒也。

本方单用五味子、吴茱萸，名五味子散，治同。本方除五味子、吴茱萸加茴香暖胃两、木香和脾五钱，姜煮枣丸，亦名四神丸《澹寮》，治同。

〔批〕泄而口渴。

泄而口渴引饮，此为津液内亡凡泻，津液既去，口必渴，小便多是赤涩，未可便作热论。的知是热，方用凉剂，不然勿妄投，以致增剧，宜钱氏白术散见消渴。或补中益气汤、参苓白术散见呕泄。

〔批〕肾水不足。

肾水不足之人患泄，或过服分利之剂而渴者，加减八味丸见消渴。失治必变小便不利、水肿胀满等危症矣。

〔批〕脾肺气虚。

小便不利而泻，若已分利而短少者此脾肺气虚，不能生水也，宜补中益气加麦冬、五味。

〔批〕肺气受伤。

阴火上乘而小便赤少此肺气受伤，不能下降也，宜用八仙长寿丹见虚劳。

〔批〕阳无所生。

肾经阴虚，阳无所生，而小便短少者，用滋肾丸见小便、肾气丸见虚劳。

〔批〕阴无所化。

肾经阳虚，阴无所化，而小便短少者，用补中益气、八味丸。

若误用渗泄分利，复伤阳气，阴无所生，而小便益不利，则肿胀作而疾危矣。凡大便泄，服理中汤。小便不利，大便反泄，不知气化之过，本肺不传化，以纯热之药治之，是以转泄。少服则不止，多服则愈热，所以不分。若以青皮、陈皮之类治之，则气化能出矣。

〔批〕肾虚久泻。

肾虚久泻肾主二便，不可专责脾胃，骨碎补研末入猪肾内裹煨，空心服之久泻必属肾虚，以此补之。

滑泄，中焦气弱，腹中雷鸣，〔批〕腹中雷鸣。脾胃受寒。或因误下，未传寒中，复遇时寒，四肢厥逆，心胃绞痛，〔批〕心胃绞痛。冷汗不止东垣云：此肾之脾胃虚也，沉香温胃丸缺方，然可以意会。薛新甫云：脾胃虚寒下陷者，补中益气加木香、肉蔻、故纸。脾气虚寒不禁者，六君子加炮姜、肉桂。命门火衰，脾土虚寒者，宜八味丸。脾肾气血俱虚者，十全大补汤送四神丸。大便滑利，小便秘涩，或肢体尽肿，喘嗽吐痰，为脾胃亏损，宜金匮加减肾气丸。愚按：薛氏此等症治皆本古法，可录。〔批〕治法各方。

〔批〕虚滑泄。

虚滑泄，久不止者《保命集》云：多传变为痢，太阴传少阴，是为鬼邪，先宜厚朴枳实汤河间。

厚朴姜制　枳实炒　诃子半生半煨。各两　木香五钱　黄连土炒　甘草炙。各二钱　大黄三钱

每三钱或五钱煎，温服，防其传变《保命集》云：按：此法实者用之。虚者，不若四神丸加木香，实肾之为得也。

〔批〕久泻。

久泄风邪内缩，宜发其汗。治见飧泄。余久泻，防其传变，治见上虚滑泄，宜收涩。滑则气脱，脱则散而不收。必得酸涩之药，敛其耗散，而后散者可返，脱者可收也。

然有寒热二法火热之症，必以暴至。水寒之症，必以渐成。故曰暴泄非阴，久泻非阳。

〔批〕热滑。

热滑脉疾，身动，声响，暴迫下注，固肠丸丹溪。

樗皮四两　滑石二两

粥丸此丸性燥，若滞气未尽者，不可遽用。

泄久，腹痛渐已，泻下渐少，宜诃子散止之河间。

诃子两，半生半熟　木香五钱　甘草二钱　黄连三钱

为细末，每服三钱，用白术、白芍煎汤调下。

如不止，宜因其归而送之于诃子散，内加厚朴姜制两，竭其余邪木香、黄连，香连丸也，行气清火，止痢厚肠。甘草、白芍，芍甘汤也，甘缓酸收，和中止痛。加诃子涩以收脱，白术补以强脾，厚朴除湿散满，平胃调中，故更藉之以祛余邪也。

〔批〕寒滑。

寒滑脉沉细，身困，鼻息微，扶脾丸东垣。

白术　白苓　橘皮　半夏　诃黎勒皮　甘草炙　乌梅肉各二钱　红豆　干姜　藿香各钱　肉桂五分　麦芽炒　神曲炒。各四钱

荷叶裹烧饭为丸。

桃花丸即桃花汤作丸，方见少阴、赤石脂禹余粮汤见太阳。

〔批〕泄久不止。

泄久不止诸药不效，诃子丸《本事》。

诃子皮　干姜炮　肉蔻面裹煨　龙骨煅　木香　赤石脂煅　附子炮。等分

糊丸。

《济生》加吴茱萸、荜拨，或大断下丸见痢。

〔批〕寒热滑泄。

寒热滑泄，又固肠丸《得效》。

吴茱萸　黄连　罂粟壳去梗蒂。等分

醋糊丸。

〔批〕泄愈复发。

泄已愈，至明年此月日时复发者，有积故也脾主信，故至时复发。热积宜大承气汤，寒积宜感应丸见饮食，虚者保和丸见同上加三棱、莪术之类。

〔批〕虚寒泄。

虚寒泄泻，米谷不化，肠鸣腹痛，脱肛及作脓血，日夜无度，诃子皮散见痢。

〔批〕五更泄。

五更泄泻，有酒积，有寒积，有食积，有肾虚，俗呼脾肾泻。

肾泄，五味子散见前四神丸后，或五味子丸《本事》。

益智仁炒　肉苁蓉酒浸，焙　巴戟去心　人参　五味子　骨碎补　牡蛎　茴香炒　白术　覆盆子　龙骨煅　熟地黄　菟丝子等分

蜜丸盐汤下。

椒朴丸魏氏

益智仁炒　川椒炒出汗，去目　厚朴姜制　陈皮　白姜炮　茴香炒。各等分

用青盐等分，于银石器内，以水浸药，慢火煮干，焙燥为末，酒糊丸此兼寒积。

或平胃散，下小茴丸《本事》。

舶上小茴炒　胡芦巴炒　破故纸炒香　白龙骨各两　木香两半　胡桃肉七个，另研　羊腰子三对，破开，盐擦，炙熟，研如泥

酒浸蒸饼为丸此兼酒食积。

〔批〕夜泄。

夜数如厕，生姜两，半夏汤洗、大枣各三十枚。慢火煎，时时呷之，数日便已。

〔批〕积滞泄。

积滞泄泻腹痛方泻，泻后痛止者是也。或腹满按之坚者，亦是也，受病浅者，宜香砂胃苓散见后加神曲之类消导之随积加药。病深者，必用进退承气之类下之进退承气法见前。

〔批〕伤食泄。

伤食泄因饮食过多，脾胃之气不足以运化，噫气如败卵臭，宜治中汤见饮食加砂仁五分。

〔批〕因食生冷。

因食生冷物，停滞伤脾脾气不暖，食物不化，泻出如故，宜治中汤。

〔批〕食积泄。

食积泄腹痛而泻，泻后痛减，宜香砂胃苓汤，平胃、五苓散，加木香、香附、砂仁及消食药食积泄，不可遽用治中兜住，宜先消导之。或因食一物过伤而泻，后复食即泄，以脾为所伤未复，宜健脾药内，仍烧所伤之物存性加服。

〔批〕食积停饮。

食积饮停，腹痛泄泻，痞满吐酸及食疟下痢，宜保和丸见饮食。

〔批〕痛泄不止。

痛泄不止脾虚故泻，肝实故痛。吴鹤皋曰：此与伤食不同，伤食腹痛，得泻便减。今泻而痛不止，故责之土败木贼也，痛泻要方刘草窗①。

---

① 刘草窗：明代江苏长洲人，名刘薄，字元博，家世业医。平生喜爱周敦颐“缘满窗前草不除”诗句，故自号“草窗”。

白术苦燥湿，甘补脾，温和中。土炒，三两　白芍药寒泄肝火，酸敛逆气，缓中止痛。酒炒，二两　陈皮辛能利气。炒香。尤能燥湿醒脾　防风辛能散肝，香能舒脾，风能胜湿，为理脾引经要药。李东垣曰：若补脾胃，非此引经不能行

或煎，或为散，或为丸俱可使气行则痛止。数者皆以泻木，而益土也。愚按：方内何以不用甘草？久泻加升麻。

〔批〕伤酒。

因伤于酒晨起必泻，理中汤加干葛，吞酒煮黄连丸见伤暑，或葛花解酲汤。

〔批〕酒泄年久。

饮酒多，遂成酒泄，骨立不能食，但每饮一二盏泄即作，几年不愈者，宜香茸丸。

嫩鹿茸酥，炙黄　肉豆蔻煨。各两　麝香另研，钱

陈米饭为丸，米饮下。

〔批〕伤面。

因伤面而泄者，养胃汤见阳明后加莱菔子炒，研钱。痛，加木香。泄甚，加干姜炮。

〔批〕痰泄。

痰泄，或泄或不泻，或多或少。二陈汤加海石、青黛、黄芩、神曲，姜汁、竹沥为丸。多者必用吐法。

〔批〕痰盛。

痰盛泄泻肥人滑泻多属之痰，脉滑责之痰，不食不饥责之痰，青州白丸子见中风。

〔批〕时行泄。

时行泄泻，局方神术散见太阳后。

〔批〕直肠泄。

直肠泄，食方入口而即下，极为难治参之痢门。

〔批〕飧泄。

飧泄水谷不分而完出是也。《史记·仓公传》迥风即此。经曰：春伤于风，夏生飧泄。又曰：清气在下，则生飧泄。又曰：久风入

中，则为肠风飧泄。夫脾胃，土也，气冲和以化为事，今清气下降而不升，则风邪入而干胃，是木贼土也，故冲和之气不能化，而令物完出。或饮食太过，肠胃受伤，亦致米谷不化，俗呼水谷痢。法当下者举之，而消克之也，加减木香散《宝鉴》。

木香　良姜　升麻　槟榔　人参各二钱半　神曲炒，二钱　肉豆蔻煨　吴茱萸泡　干姜炮　陈皮　砂仁各五分

每四钱煎，食前温服，宜加白术。

东垣云：清气在下者，乃人之脾胃气衰，不能升发阳气，故用升麻、柴胡，助甘辛之味，以引元气之升，不令下陷为飧泄也。〔批〕不令下陷。此病宜升宜举，不宜利小便。《灵枢》云：头有疾，取之足，谓阳病在阴也。足有疾，取之上，谓阴病在阳也。中有疾，傍取之。傍者，少阳甲胆是也。中者，脾胃也。脾胃有疾，取之足少阳甲胆者，甲风是也，东方春也。胃中谷气者，便是风化也。故曰：胃中湿胜而成泄泻，宜助甲胆，风胜以克之。又是升阳助清气上行之法也。又中焦元气不足，溲便为之变，肠为之苦鸣，亦缘胃气不升故也。大抵此症，本胃气弱，不能化食，夺食则一日而可止，更当以药滋养元气，候泄止，渐与食，胃胜则安矣。若食不化者，于升阳风药内，加炒曲同煎，兼食入至心头，必口沃沫。〔批〕食不化。或食入反出，皆胃土停寒，〔批〕食入反出。右关脉弦，按之洪缓，是风湿热相合，为弦脉之寒所隔，故不下也，曲之热亦能去之。若反胃者，更加半夏、生姜，入于风药内同煎，夺食少食，欲使胃气强盛也。若药剂大，则胃不胜药，泄亦不止，当渐渐与之。如肌肉去尽，勿治之。若肌肉不至瘦尽，当急疗之。〔批〕当急疗之。宜先夺食而益胃气，便与升阳，先助真气，次用风药胜湿，以助升腾之气，病可已。此治之上法也，宜升阳除湿汤东垣。

苍术钱　柴胡　羌活　神曲炒　防风　泽泻　猪苓　升麻各五分　陈皮　麦芽炒　甘草各三分

煎苓、泻宜审。

〔批〕腹痛头痛。

飧泄，脉弦，腹痛而渴，及头痛微汗，宜防风芍药汤东垣所云内动之风也。又虚邪中人，传舍于肠胃，贲响腹胀，多寒则肠鸣飧泄，食不化，则非内动之风也。

防风　白芍　黄芩等分

每五钱煎。

〔批〕口渴腹痛。

飧泄，风冷入中，泄利不止，脉虚而细，日夜数行，口渴，腹痛不已，白术汤河间。

厚朴姜制　当归　龙骨各五钱　白术两　艾叶五分，炒熟

每三钱，姜三片，煎。

〔批〕腹满肠鸣。

腹满肠鸣，泄食不化脾虚飧泄取三阴，本《内经》。三阴者，太阴也，宜补中益气汤以白芍代当归主之。

〔批〕风冷客胃。

风冷乘虚，客于肠胃，飧泄，完谷不化，宜胃风汤见下血及曲芎丸见前风泄录下。

〔批〕下利清谷。

下利清谷，里寒外热，汗出而手足厥逆者，通脉四逆汤主之见少阴。

〔批〕引饮多。

大渴引饮多，致水谷一时下者是热在膈上，水多入，则入胃中，胃本无热，因不胜其水，胃受水攻，故水谷并下，宜用车前子、雷丸、白术、茯苓及五苓散等渗利之乃督脉泄也，灸大椎三五壮，立已。

〔批〕久风为飧泄。

如久风为飧泄者，则不饮水，而谷完出，治宜以宣风散导之洁古。

槟榔三个　陈皮　甘草各五分　牵牛四两，半生半炒

为细末。每服三五分，蜜汤调下。

后服苍术防风汤洁古。

麻黄两　苍术四两　防风五钱

每一两，煎当春之时，木不发生，温令未显，止行冬令，是谓伤冲。以其阳气不出地之外也，当以麻黄发之。若温令已显，阳气出地，寒再至折之，当以轻发之，不必用麻黄也。

〔批〕便涩，脉浮大，身微热。

飧泄，腹中雷鸣，泄注，水谷不分，小便涩滞，脉浮大而长，身表微热子和云：飧泄以风为根，风非汗不出。有病此者，皆以为脾胃虚寒故耳，服豆蔻、乌梅、干姜、附子，曾无一效。热转甚，津液涸竭，瘦削无力，饮食减少。经曰：热气在下，水谷不分，化生飧泄，寒气在上，则生瞋胀，何也？阴静而阳动故也，以桂枝二麻黄一汤加姜、枣煎，大剂连服，汗出即愈。次以胃风汤和其脏腑，调其阴阳，食进而愈。

附：肠鸣、涌水

〔批〕肠鸣。

肠鸣　经曰：脾虚则腹满，肠鸣飧泄，食不化。又曰：中气不足，肠为之苦鸣。又曰：肠中雷鸣，气上冲胸，邪在太阳。楼全善云：肠鸣多属脾胃虚。

〔批〕胃寒。

胃寒泄泻，肠鸣，升阳除湿汤见前加益智仁五分，半夏五分，姜、枣煎。

〔批〕水鸣。

腹中水鸣乃火击动其水也，二陈汤加芩、连、栀仁。

〔批〕食少有块。

肠鸣食少，脐下有块耕动，若得下气多，乃已，已乃复鸣。服疏气药不效，用参、术为君，甘草、芩、连、枳实、干姜为臣，即愈。

〔批〕涌水。

涌水经曰：肺移寒于肾，为涌水。涌水者，按之腹不坚，水气客于大肠，疾行则鸣，濯濯如囊裹水浆之声也。葶苈丸河间。

泽泻　葶苈隔纸炒　椒目　杏仁　桑白皮　猪苓各五钱

蜜丸，葱白汤下以利为度。

脱肛

有热有寒。阳症即热症，阴症即寒症。

总论　《难经》云：虚实出焉，出者为虚，入者为实。肛门之脱，非虚而何？盖实则温，温则内气充而有所蓄。虚则寒，寒则内气馁而不能收。况大肠有厚薄，与肺为表里，肺藏蕴热则闭，虚则脱。《本草》云：补可以去弱，涩可以止脱。若脱甚者，既补之必兼涩之。不涩于内，亦须涩于外。产育及久痢，用力过多，小儿气血未壮，老人气血已衰，故易脱出，不得约束禁固也。肛门为大肠之候，大肠受热受寒，皆能脱出。当审其因。〔批〕受热受寒。

〔批〕大肠热甚。

脱肛䘌蚀阴脱，其脉虚小者生，紧急者死，大肠热甚便出如糜，与肠风者，凉血清肠汤。

四物各二钱　防风　升麻　荆芥各钱　黄芩炒　黄连　香附炒　甘草各五分

煎。

〔批〕大肠气虚。

泻痢后大肠气虚，肛门脱出，不肿不痛属气血虚，宜补为主，八珍、十全、补中之类。

〔批〕赤肿痛。

赤肿有痛此属热，宜凉血祛风为主，凉血用生地黄、赤芍、槐花、槐角、黄芩、瓜蒌、鸡冠花之类，疏风用防风、羌活、荆芥穗、粉葛、升麻、柴胡之类。

〔批〕久泻痢。

久泻痢者补养脾胃，宜参术实脾汤。

白术东壁土炒，二钱　人参二钱　肉果即肉蔻。面裹煨，钱半　白苓　白芍炒　陈皮各钱　附子炮，八分　甘草炙，七分姜、枣煎。下陷，加升麻五分。

〔批〕气虚。

用力过多，气虚脱肛，脉濡而弦者，十全大补汤加升提之药。或补中益气汤、参术芎归汤。

即八珍去地黄，加黄芪酒炒、山药、升麻，姜、枣煎。

诃子人参汤。

即四君子加诃子煨，去核、莲肉、升麻、柴胡俱酒炒，入姜煎。

〔批〕虚而挟热。

大肠虚而挟热，脱肛红肿，宜缩砂汤。

缩砂仁　黄连　木贼等分

为末，每二钱，空心米饮下。

槐花散。

槐花　槐角炒黄。等分

用羊血蘸药，炙熟，食之，以酒送下服金石药致热尤宜。

薄荷散。

薄荷　骨碎补　金樱根　甘草

煎。

〔批〕虚而挟寒。

大肠虚而挟寒，脱肛，不红肿，宜蝟皮散。

蝟皮一张，罐内烧存性　磁石五钱，火煅醋淬七次　桂心三钱　鳖头一枚，慢火炙焦黄

为细末，每三钱，空心米饮下蝟皮治肠风泻血、五痔。

香荆散。

香附　荆芥穗各五钱　缩砂仁二钱半

为细末。每三钱，白汤下。

〔批〕日久不愈。

日久不愈，宜常服收肠养血和气丸。

白术炒　当归　白芍炒　槐角炒　川芎　山药　莲肉各两　人参七钱　龙骨煅　五倍子炒　赤石脂研。各五钱

糊丸。

〔批〕托法。

古方用五倍子末，托而上之，一次未收，至五七次必收，而不复脱矣。

〔批〕寒热。

症寒者，以香附、荆芥等分，煎汤洗之。热者，以五倍子、朴硝煎汤洗之。

〔批〕洗方。

或用木贼烧灰，不令烟尽，入麝香少许，大便了，贴少许。或以五倍子末，摊纸上，贴肛，缓缓揉入。五倍子、荆芥，小便浓煎洗。瓜蒌捣汁，浸五倍子末煎汤，加白矾洗。荆芥、鸡苏叶、朴硝煎汤洗。皂角搥碎，煎汤洗。葱汤洗，芭蕉叶令软托之。〔批〕托洗。生铁三斤，水一斗，煎取五升洗之，内服磁石散。真磁石火煅醋淬七次为末，每一钱，空心米饮下，先服后洗。

〔批〕涩脱。

涩脱，龙骨散。

龙骨　诃子各二钱半　没石子二枚　粟壳　赤石脂各二钱

为末，每钱，米饮调下。

或涩肠散。

诃子取肉　赤石脂　龙骨等分

为末掺之。

〔批〕阳症。

阳症，蟠龙散。

地龙焙，两　风化硝二两

为末肛门湿则干掺，燥则清油调涂。先以荆芥、生葱煎汤洗。

〔批〕阴症。

阴症，伏龙肝散。

伏龙肝两　鳖头骨五钱　百药煎二钱半。共为末

紫苏浓煎汤洗，清油调涂。

〔批〕肠头作痒。

肠头作痒，即腹中有虫，丈夫因酒色过度大肠者，传道之官；肾者，作强之官。盖肾虚而泄母气，肺因以虚，大肠气无所主，故肛自脱。治法，实元气，去蕴热之剂，外用前药洗之，治无不愈。

〔批〕熏鳖法。

熏鳖法：取鳖一个，放坛内，入麝香一二分，将滚水倾入坛内，坐坛口熏之，良久将水洗肛后，将肉作羹食之，将鳖头炙焦作末，掺肛上。

卷十八

头 痛

正偏头痛　首风　脑风　雷头风　眉棱骨痛　眼眶痛

头风屑　头重　头摇　天白蚁

总论　《准绳》曰：浅而近者名头痛，其痛卒然而起，易于解散。深而远者为头风，其痛作止不常，愈后随触复发。皆当验其邪所从来而治之。〔批〕头痛头风。经曰：头痛甚，则脑尽痛，手足寒至节，名真头痛，死不治。盖头象天，三阳六腑清阳之气皆会于此，三阴五脏精华之血亦皆注于此。天气六淫之邪，人气五贼之逆，皆能相害。或蔽覆其清明，或瘀塞其经络，因与其气相薄，菀而成热，则脉满，满则痛。若邪气稽留，则脉亦满，而气血乱，故痛甚，是皆为实也。若寒湿所侵，虽真气虚，不与相薄成热，然其邪客于脉外，则血泣脉寒，寒则脉缩卷[①]紧急，外引小络而痛，得温则痛止，是痛为虚也。〔批〕头痛虚实。如因风者，则抽掣恶风，或自汗。因暑热者，或有汗，或无汗，则皆恶热而痛。因湿者，则头重而痛，遇天阴尤甚。因痰饮者，亦头昏重而痛，愦愦欲吐。因寒者，绌急恶寒。气虚者，遇劳则痛甚，其脉大。血虚者，善惊惕，其脉芤。用是病形分之，更兼所见症参之，无不得矣。〔批〕风寒暑湿，痰饮气虚，血虚之辨。东垣曰：夫风从上受之，风邪伤上，邪从外入客经络，令人振寒，头痛身重恶寒，此伤寒头痛也。头痛耳鸣，九窍不利者，乃气虚头痛也。如气上不下，头痛巅疾者，下虚上实，寒湿头痛也。厥逆头痛者，所犯大寒，内至骨髓，髓以脑为主，脑逆，故令头痛，齿亦痛。心烦头痛者，病在膈中，乃湿热头痛也。〔批〕东垣辨头痛。李士材曰：

① 卷：疑为“蜷”之误。

头风必害眼者。经所谓东风生于春，病在肝，俞在颈项。目者，肝之窍，肝风动则邪害空窍也。〔批〕头风害眼。

脉　寸口紧急，或短，或弦，或浮，皆头痛。

浮滑为风痰，易治。

短涩为虚，难治。

浮弦为风，浮洪为火，细或缓为湿。

右寸滑，或大，或弦而有力，皆痰火积热。

右寸紧盛，食积。

右关洪大，为胃热上攻。

沉细，为阴毒伤寒。但头痛，身不热。

头痛目痛，脉急短涩，死。

〔批〕须分六经。

头痛须分六经　东垣曰：凡头痛，皆以风药治之者，总其大体而言之也。高巅之上，唯风可到。故味之薄者，阴中之阳，自地升天者也。然亦有三阴三阳之异。太阳头痛，恶风寒，脉浮紧，川芎、羌活之类主之。少阳头痛，往来寒热，脉弦细，柴胡、黄芩主之。阳明头痛，自汗，发热不恶寒，脉浮缓长实，升麻、葛根、石膏、白芷主之。太阴头痛，必有痰，体重或腹痛，为痰癖，脉沉缓，苍术、半夏、南星主之。少阴头痛，三阴三阳，经不流行，而足寒气逆，为寒厥，其脉沉细。麻黄附子细辛汤主之见少阴。厥阴头痛，项痛，或吐痰沫，冷厥，其脉浮缓，吴茱萸汤主之见厥阴。

〔批〕阴症。

阴症头痛，只用温中药。

〔批〕《翼方》统治。

统治《千金翼方》：葶苈子捣末，以汤淋取汁，洗头良。又，吴茱萸三升水煮，以绵拭发根，良。又，大蒜一颗去皮研取汁，令病人仰卧，以铜筋点之，滴鼻中，急令嗜入脑，泪出瘥。又南星、川芎等分，连须葱白同捣烂作饼，贴太阳痛处。

〔批〕四时伤寒。

四时伤寒，头痛烦躁，自汗，咳嗽，吐利，《局方》和解散。

平胃散加藁本、枳壳、桔梗。

〔批〕天行。

天行，一二日，壮热头痛，冰解散见阳毒。秘方。

大黄　朴硝等分

井底泥涅作饼，贴两太阳穴。

〔批〕正偏头痛。

正头痛。经曰：足阳明之脉，起于目内眦，上额交巅，直入络脑，还出别下项。病则冲头痛，目似脱，项似拔，此正头痛也。

偏头痛。经曰：足少阳之脉，起于目锐眦，上抵头角，病则头角额痛。丹溪曰：有痰者多。左属风属火，多血虚；右属痰属热，多气虚。

〔批〕外因。

外因　正偏头痛，年深不愈，及风湿热上壅头目及脑，苦痛不止，清空膏东垣主之头为六阳之会，其象为天，乃清空之位也。风寒湿热干之，则浊阴上壅而作实矣。

羌活　防风入太阳。各两　柴胡入少阳，皆辛轻上升，祛风胜湿之药，七钱　川芎五钱。入厥阴，为通阴阳血气之使　甘草炙，两半。入太阴，散寒缓痛，辛甘发散为阳也　黄芩酒炒　黄连酒炒。各两。二药苦寒，以羌、防之属升之，则能去湿热于高巅之上矣。用酒炒，非独制其寒，亦欲其上升也

为末，每三钱，茶调如膏，白汤送下。

如少阴头痛，加细辛二钱。太阴头痛，脉缓有痰，去羌、防、芎、草，加半夏两半。如偏头痛，服之不愈，减羌、防、川芎一半，加柴胡一倍散少阳相火。如自汗发热，恶热而渴，此阳明头痛，只与白虎汤加白芷。〔批〕分经加减。丹溪曰：东垣清空膏，诸般头痛皆治，惟血虚头痛从鱼尾相连痛者不治。〔批〕鱼尾，眼角也。又云：治少阳头痛。如痛在太阳、厥阴者勿用，盖谓巅顶痛也。头痛用羌活、防风、柴胡、川芎、升麻、细辛、藁本之异者，分各经也。用黄芩、黄连、黄柏、知母、石膏、生地之异者，分各脏泻火也。用

茯苓、泽泻者，导湿也。海藏曰：热在至高之分，当以轻剂抑之，从缓治也。若急服之，上热未除，中寒生矣。〔批〕用药之类。

〔批〕诸风上攻。

诸风上攻，正偏头痛风中于脑，作止无时，恶风有汗中风，憎寒壮热风邪在表，鼻塞风寒伤于皮毛，腠理密致，不得泄越，气并于鼻故也痰盛火升，头晕目眩痰热上攻，宜川芎茶调散《局方》。

羌活治太阳头痛　白芷治阳明头痛。各二钱　川芎四钱，治少阳头痛　细辛钱，治少阴头痛　防风钱半。为风药卒徒，皆能解表散寒，以风热在上，宜于升散也　薄荷八钱　荆芥四钱。辛香轻清，入肝经气分，并能消散风热，清利头目。肝风散，则头目清明，故以为君。同诸药上行，以升清阳而散菀火。清阳不升，则浊阴上干，故头痛　甘草炙，二钱。以缓中

每三钱，食后茶调服茶能上清头目。《汤液》云：茶苦寒下行，何上清头目？陈嘉谟曰：火下降，则上自清矣。

〔批〕风热上攻。

风热上攻头目，菊花茶调散。

上方加白菊花钱清热明目，白僵蚕三分消风化痰。

又石膏散《宝鉴》。

川芎酒洗　石膏　白芷等分

为末，每四钱，茶清调下。

又方石膏散同上。

麻黄去根节　石膏各两　首乌五钱　葛根七钱半

每三钱，姜三片煎，热服。

偏正头痛，以毫针刺痛处数穴，立效。〔批〕针刺。

〔批〕风热上攻。

风热上攻，头目昏痛，项背拘急，鼻塞声重，及皮肤顽麻，瘾疹瘙痒，并宜消风散。

荆芥五钱　羌活　防风　川芎四者之辛浮，以治头目、项背之风　僵蚕酒洗，炒　蝉蜕二药之清扬，以去皮肤之风　藿香各二两　厚朴姜汁炒，五钱。二者以去恶散满　人参二两　茯苓二两　陈皮去白，五钱　甘草炙，五钱。以辅正调中，使风邪无留壅也

为末，每三钱，茶调下。疮癣，酒下。

〔批〕头旋眼黑。

头旋眼黑，头痛，安神散东垣。

黄芪　羌活　黄柏酒炒。各两　防风二钱半　知母酒炒　生地黄酒浸　柴胡　升麻各五钱　甘草炙，三钱

每五钱，煎数沸，加蔓荆子五分，川芎三分，再煎数沸，临卧热服东垣、丹溪治虚热头痛，大率皆以酒炒芩、连、知、柏加风药也。

〔批〕头风。

头风，荆芥散《本事》。

荆芥　石膏煅。等分

每二钱，姜三片，葱白三寸，和须煎。食后服。

川芎散《宝鉴》。

川芎　细辛去苗土　羌活　槐花苦凉，入肝、大肠血分，凉血而疏风热　甘草炙　香附　石膏　荆芥　薄荷　菊花　防风去叉　茵陈能治湿热为病，头痛头旋。各五钱

为末，每三钱，食后茶清调下。日三服，忌动风物此治头风、偏正头痛、昏眩妙方。

〔批〕偏头风。

偏头风左属风，荆芥、薄荷。属血虚，川芎、当归。右属痰，苍术、半夏。属热，黄芩俱于前清空膏、川芎茶调等散中加减用之。筋

〔批〕外治诸方。

荜拔子五钱去皮，大枣十五枚去核，共捣极熟，涂纸上，以箸一只卷之，去箸，纳鼻中良久，取下，清涕即止。一滴金东垣。

荜拔以猪胆汁拌匀，入胆内，悬阴干，待用　玄胡索　青黛　白芷　川芎各两

为细末，无根水为丸。令病人卧，用一丸，以无根水化开，灌鼻内，少顷觉药味至喉，少酸，令起坐，口咬铜钱一枚，当涎出盈盆即愈。

生萝白汁一蚬壳，仰卧注鼻中，左痛注左，右痛注右，左右痛俱注之。数十年患者，皆一二注而愈。

痛风饼子《圣惠》

五倍子　全蝎焙　土狗各八分

为末，醋丸如钱大，作饼。发时再用醋润透炙热，顶太阳穴上贴之，用帕缚之，啜浓茶睡，自愈。

〔批〕嗃鼻法。

嗃鼻法：头额两太阳痛，含水一口，以瓜蒂散一字，吹入鼻中，出黄水即愈。

瓜蒂神妙散河间

焰硝　雄黄　川芎　薄荷叶　道人头即苍耳子　藜芦等分　天竺黄减半

为细末，含水嗃一字，神验。

〔批〕方内无瓜蒂，何以名方？此必瓜蒂散加味。

硝石末少许，吹入鼻中，左痛吹右，右痛吹左，立愈雷公云：脑痛欲亡，鼻投硝末者是也。

白芷散东垣

石膏　芒硝各二钱　薄荷叶三钱　川郁金　白芷各二钱

为末，含水嗃之。太阳加羌活二钱，防风一钱，红豆即小红豆。三粒。

川芎散东垣

青黛二钱半　蔓荆子　川芎各钱二分　郁金　芒硝各钱　石膏钱半　细辛根钱　薄荷叶二钱　红豆一粒

为末嗃之。

如圣散《宝鉴》

麻黄烧灰五钱　盆硝二钱半　麝香　片脑各少许

为末嗃之。

火筒散

蚯蚓粪四钱　乳香二钱　麝香少许

为末，入纸筒内，自下烧上，吸烟，嗃鼻。

〔批〕一边鼻塞。

偏头痛，一边鼻塞，不闻香臭，常流清涕，诸药不效，宜芎犀丸《局方》。

朱砂研飞　川芎　石膏　冰片各四两　人参　茯苓　甘草　细辛各二两　犀角生用　栀子各两　阿胶炒，两半　麦门冬去心，三两

蜜丸弹子大，每二丸，食后茶酒任下。

〔批〕首风。

首风　新沐中风为首风，头面多汗，恶风，当先风一日则病甚，至其风日则少愈。及头风旋晕，弦急，外合阳气，风寒相搏，胃膈痰饮，偏正头疼，身体拘倦，大川芎丸主之河间。

川芎斤　天麻四两

为末，蜜丸，每两作十丸。每一丸，细嚼，茶酒下，食后服。

〔批〕脑风。

脑风　风气循风府而上，则为脑风。项背怯寒，脑户极冷，痛不可忍。神圣散主之河间。

麻黄去节　细辛去苗　干葛生一半，炒一半　藿香叶等分

为末，每二钱，煮荆芥、薄荷。酒下，茶调亦得。

〔批〕雷头风。

雷头风　头痛而起核块者是也，或云头如雷之鸣也。为风邪所客，风动则作声也。头面疙瘩，肿痛，憎寒壮热，状如伤寒东垣曰：病在三阳，不可过用寒药重剂，诛伐无过，处清震汤主之三阳之气皆会于头额。从额至巅，络脑后，属太阳。从额至鼻下面，属阳明。从头角下耳前后，属少阳。

升麻性阳，味甘。气升，能解百毒　苍术辛烈燥湿，强脾，能辟瘴疠。泔浸。各四钱。此《局方》升麻汤也　荷叶一枚。形仰象震，震仰盂为雷，述类象形以治之。其色青气香，能助胃中清阳上行，用甘温辛散之药以升发之，使邪从上越，且固胃气，使邪不传里也

煎。

〔批〕臭毒头痛。

外有臭毒头痛，吃炒香附一味，愈。

〔批〕心经积热。

心经积热，风痰壅滞，头目赤肿，或有疮疖，二便秘结，神芎导水丸子和。

大黄生用　黄芩各二两　牵牛生用　滑石各四两　黄连　薄荷叶　川芎各五钱

滴水丸。

次用愈风饼子子和。

川乌五钱　川芎　甘菊　白芷　防风　细辛　天麻　羌活　荆芥　薄荷　甘草炙。各两

为细末，水浸，捏作饼子，蒸晒。每服三五饼，细嚼，茶酒任下。轻者用凉膈散消风散热，见太阳后。

〔批〕痰火。

因痰火者痰生热，热生风故也。痰火上升，壅于气道，兼乎风化，则自然有声，轻如蝉鸣，重如雷声，半夏牙皂、姜汁煮两，大黄酒浸透，湿纸包煨，再浸煨三次二两，僵蚕、连翘、橘红、桔梗、天麻各五钱，片芩酒炒七钱，薄荷叶三钱，白芷、青礞石、粉草各钱。水浸，蒸饼丸，临卧，茶吞二钱，痰利为度。

〔批〕热厥。

热厥头痛虽严寒，犹喜风寒，微来暖处，或见烟火，其痛复作，此由积热为病，清上泻火汤东垣。

羌活三钱　知母酒炒　黄芩酒炒。各钱半　黄芪　黄柏酒炒。各钱　防风　升麻各七分　柴胡　藁本　黄连酒炒　生地黄　甘草各五分　川芎　荆芥穗　蔓荆子各二分　苍术泔浸　当归各三分　细辛　红花各少许

煎，分三服，后用补气药。

〔批〕厥逆。

厥逆头痛冬月大寒犯脑，内至骨髓。髓以脑为主，令人脑痛，齿亦痛。出《奇病论》中，宜羌活附子汤东垣。

黄芪　麻黄各钱　黑附子分　羌活　苍术各五分　防风　升麻　甘草各二分　白芷　僵蚕　黄柏各三分

煎。

若有寒嗽，加佛耳草即鼠耳草，调中益气，除肺中寒，止咳。三分。

〔批〕寒湿。

寒湿头痛，眩运，渗湿汤见中湿。湿气在表，头痛头重，羌活胜湿汤见伤湿。

〔批〕湿热。

湿热在头而痛者，必以苦吐之汪讱庵曰：以苦吐之者，瓜蒂散、浓茶之类是也。煮苦茗，饮二三升许，须臾适吐，吐毕又饮如是数次，须吐苦汁乃止，不损人。轻者，用透顶散《本事》。

细辛表白者三茎　瓜蒂七个　丁香三粒　糯米七粒　冰片　麝香各分半

将冰、麝瓦钵内研极细，前四味另研细，然后合研，令匀，瓦罐盛，密封固，用一大豆许，左右鼻孔嗃之良久出涎碗许，则愈。

〔批〕夹脑风。

新久偏正头风，及夹脑风俱效。

〔批〕心烦头痛。

心烦头痛病在膈中，过在手巨阳、少阴，清空膏见上加麦冬、丹参。

〔批〕头痛胸痛。

头痛，胸中痛，食减少，咽嗌不利，寒冷，脉左寸弦急，宜麻黄吴茱萸汤东垣。

吴茱萸三分　麻黄　羌活各五分　苍术钱　藁本　柴胡　升麻　黄芪　当归　黄柏　黄连　黄芩各二分　半夏　川乌　蔓荆子各分　细辛　红花各少许

煎，食远热服。

头痛，服辛散药反甚者凡治头痛，皆用芎、芷、羌、防等辛温风药升散者，由风木虚不能升发，而土寡于畏，得以壅塞而痛，故用此助肝木，散其壅塞也。疏散太过，〔批〕疏散太过宜用酸涩，收而降之，乳香盏落散《宝鉴》。

御米壳去蒂，四两　陈皮　甘草炙　桔梗　柴胡各两

每二钱，入灯心十茎，长四指，煎，温服。

〔批〕内因。

内因

〔批〕气虚。

气虚头痛头痛耳鸣，九窍不利，肠胃之所生。东垣以为，此气虚头痛也，用人参、黄芪主之。

〔批〕昏闷微痛。

头昏闷，微痛，作伤寒解之，愈汗愈痛，至痛甚，不得安卧，恶风寒，不喜饮食，脉弦细而微，气短促，懒言语罗谦甫曰：经云春气病在头。气弱之人，清气不能上升头面，故昏闷。此本无表邪，因发汗数四，清阳之气愈亏损，不能上荣，亦不能外固，故病增甚，宜顺气和中汤《宝鉴》。

黄芪甘温，补卫实表，为君。钱半　人参甘温，补气。钱　当归辛温，补血　白芍酸收卫气，酒炒，为臣　白术　陈皮各五分　甘草炙，以苦甘温养卫气，生发阳气，上实皮毛腠理，为佐　柴胡　升麻俱用蜜水炒。各三分。二药苦平，引少阳阳明之气上升，通百脉，灌溉周身　川芎　蔓荆子　细辛辛温，体轻清浮。利空窍，为使。各二分

煎，食后温服。

〔批〕血虚。

血虚头痛，自鱼尾眉尖后近发际，曰鱼尾上攻头痛，当归、川芎主之。或用当归两，酒煮，饮至醉，效。又方，当归、川芎、连翘、熟地黄各二钱，水煎去渣，入冰片少许，薄荷末二钱，乘热泡之，鼻吸其气，候温即服，安卧效。

〔批〕气血俱虚

气血俱虚头痛者，调中益气汤见劳倦加川芎、蔓荆子、细辛，其效如神。

〔批〕痰厥。

痰厥头痛湿痰厥逆而上，眼黑头旋痰逆则上实，头痛如裂，身

重如山，恶心烦乱，四肢厥冷东垣曰：太阴头痛，必有痰也。少阴头痛，足寒而气逆也。太阴少阴二经虽不上头，然痰与气逆壅于膈中，头上气不得畅而为痛也，半夏天麻白术汤主之东垣。

半夏姜制，钱半。燥痰而能和胃。痰厥头痛，非半夏不能除　天麻有风不动，名定风草，治内风之神药。内风者，虚风也，头旋眼黑，虚风内作，非天麻不能定　黄芪　人参甘温。补气实表，可以泻火，亦可以补中　苍术各五分　白术甘苦而温。除湿补中。可以除痰，亦可以益气去湿，故痰除，健脾故气益。炒，钱　茯苓　泽泻泻热导水　陈皮调气升阳。各五分　神曲消食，荡胃中滞气。炒，钱　麦芽化结，助戊己运行。炒，钱半。干姜辛热以涤中寒。三分　黄柏苦寒以疗冬日少火在泉，发燥也。酒洗，二分

每五钱，煎服《准绳》云：尝治一人卧则稍轻，但举足则头旋眼黑，以天麻、半夏、茯苓、白附、陈皮、僵蚕、参、芪、甘草、当归、生姜、黄芩煎汤服之，五六日愈，盖仿此方加减之也。

〔批〕风痰吐逆。

风痰吐逆，头痛眩运，发时两颊尽黄，身重懒言，兀兀欲吐，数日方过，或胸膈烦满洁古曰：此厥阴、太阴合而为病，名曰风痰，宜玉壶丸《局方》。

天南星生　半夏生。各两　天麻五钱　头白面三两

为末，滴水丸梧子大，每三十丸，水一盏煎，令沸下药，煮五七沸，候药浮即漉出，放温，别用姜汤下。风湿加雄黄、白术。

〔批〕鼻鼽腹肿。

鼻鼽，腹肿，头痛，病在胃经云：阳明所谓客孙脉，则头痛鼻鼽腹肿者，阳并于上，则其孙络太阴，故头痛、鼻鼽、腹肿也。动作头重痛，热气潮者，属胃，及头痛如破，丹溪用大黄酒炒五钱，茶煎服楼全善云：病在胃，必下之方愈。如孙兆以利膈药下张学士伤食头痛，郭茂悔以黑龙丹下其嫂产后污血头痛，皆下咽即安是也。

〔批〕肾厥。

头痛巅病经曰：下虚上实，过在足少阴、巨阳，甚则入肾。注以肾虚，不能引膀胱之气故耳。故肾气不足，气逆上行，痛不可忍，名

肾厥头痛。脉举之则弦，按之则坚，宜玉真丸《本事》。

生硫黄二两　硝石生用　石膏煅　半夏汤泡。各两

姜汁糊丸，姜汤下，更灸关元百壮。

寒甚者，去石膏，用钟乳粉两。或正元散见阴毒入川椒炒十五粒，下来复丹见暑，间进黑锡丹见眩运。

〔批〕真头痛。

真头痛旦发夕死，夕发旦死，黑锡丹二两，沉香、附子炮、胡芦巴、肉桂各五钱，茴香、破故纸、肉豆蔻、金铃子、木香各两，糊丸猛进此丸，灸百会，或可生。天柱折者，不治。

〔批〕伤食。

伤食头痛，胸膈痞塞，噫败卵臭，咽酸畏食，虽发热而身不痛，宜治中汤加缩砂仁钱，或香砂枳术丸。伤酒头痛，昏眩，葛花解酲汤俱见饮食。

〔批〕怒气。

怒气伤肝，及肝气不顺，上冲于脑，令人头痛，宜沉香降气散，并苏子降气汤见气，俱下养正丹见暑。头痛连睛痛，石膏、鼠粘子炒，为末，茶清下。

〔批〕上热下寒。

上热，头目赤肿而痛，身半以下寒，足骱尤甚，宜既济解毒汤见上热下寒。

〔批〕暗风。

暗风，头旋眼黑，昏眩倦怠，痰涎壅甚，骨节疼痛，羚犀汤《济生》。

紫菀　石膏　羚羊角屑　旋覆花　甘草炙。各两　细辛五钱　犀角屑，二钱半

每三钱，姜、枣煎。

〔批〕眉棱骨痛。

眉棱骨痛　眉骨者，目系之所过，上抵于脑。若诸阳经或挟外邪，菀成风热毒，上攻于头脑，下注于目睛，遂从目系过眉骨，相并而痛。〔批〕外邪。若心肝壅热，上攻目睛而痛，则亦目系与

眉骨牵痛。〔批〕心肝壅热。若胸膈风痰上攻者，亦然。〔批〕风痰。若湿气内菀，寒迫下焦，痛留项，互引眉间，其痛有酸者，有抽掣者，有重者，有昏闷者，便可审是孰气之胜也。〔批〕湿气。不可忍者，选奇汤东垣。

防风　羌活各三钱　黄芩酒炒，钱。冬不用。如能食，热痛者，倍之　甘草三钱。夏生用，冬炙用

每三钱煎，食后热服，神效。

〔批〕因痰。

因痰者，玉液汤《济生》。

半夏六钱，汤泡七次，切片　生姜十片

煎，去渣，纳沉香末少许，调服。或二陈汤加黄芩酒炒、白芷。

〔批〕因风寒。

因风寒者，羌乌散丹溪。

川乌　草乌各二钱，俱各童便浸二宿　细辛　羌活　片芩酒炒　甘草炙。各钱半

为末，茶清调下，分三服。

〔批〕风热上攻。

风热上攻，眉棱骨痛丹溪云属风热与痰，治类头风，祛风清上散《统旨》。

黄芩酒炒，二钱　白芷钱半　羌活　防风　柴胡梢各钱　川芎钱二分　荆芥八分　甘草五分

姜三片煎。

〔批〕眼眶痛。

眼眶痛　戴云有二症，皆属肝。肝虚而痛才见光则痛甚，宜生熟地黄丸见目内障。肝经停饮，发则眉棱、眼眶痛不可开，昼静夜极，宜导痰汤见痰或小芎辛汤《良方》。

川芎三钱　细辛五分　白术二钱　甘草钱　姜三片

停饮加半夏、南星、橘红、茯苓各钱，煎。

〔批〕眉心并眉梁骨疼。

眉心梁骨疼，二陈汤下青州白丸子，嗃鼻上清散《奇效》。

荆芥穗五钱　薄荷叶　乳香　没药　冰片各五分　郁金　白芍　川芎　芒硝各四钱

每嗃一字。

〔批〕头风屑。

头风屑　搔头有雪皮见，肺之症也。肺主皮毛，故因风热而燥痒，生白屑也。白芷、零陵香之属外擦之罗谦甫云：肝经风盛，木自摇动。《尚书》云：满招损。老子云：物壮则老。故木凌脾土，金来克之，是子来为母复仇也。大便实者，泻青丸见发热。虚者，消风散见前。按上治法，必兼有风热上攻头目眩痛诸症，而后用之。若只是白屑，外治法可也。

〔批〕头重。

头重《准绳》曰：因天之湿淫外着，因人之湿痰上蒸，因在下之阴气逆上，皆得而头重。盖头象天，其气极清，地气重浊，地者阴也，土湿也。若外着内蒸，必壅蔽清道，致气血不利，沉滞于经隧脉络，故重。东垣曰：头重如山，此湿气在头也，红豆散。

麻黄根炒　苦丁香各五分　红豆十粒　羌活烧　连翘各三钱

为末，鼻内嗃之。

又方，羌活根烧、连翘各三钱，红花五分，为末，嗃之饮除湿药则过病所，诛伐无过，故于鼻取之。犹鸟巢高巅之上，必射而取之也。

〔批〕壮实。

壮实人，气实有痰，或兼头痛，或眩晕，用大黄酒蒸三次为末，茶调服丹溪。

〔批〕风虚。

风虚，头重，眩运苦极，食不知味，白术附子汤见少阴。

〔批〕头摇。

头摇风也，火也，二者皆主动，会之于巅，乃为摇也。经云诸风掉眩，皆属肝木。夫头之巅，足太阳之所过，督脉与厥阴之所会，是故三经所逆之火，留聚于此者，皆从风木而为掉眩也。

法同头风治之。心绝，头摇仲景谓心绝者，亦直视摇头。〔批〕心绝。

〔批〕头摇便血。

头摇便血肝血液盛，外有风热乘之，肝木盛而克脾，脾与肺是子母，俱为肝所胜，而血遂渍于大便，故便血，百方无效者，防风钩藤钩丸。

防风三两　瓜蒌根　黄芪炙　羌活　白芍各五钱　犀角屑　甘草各二钱半　蛇退炙赤　钩藤钩　麻黄各钱

啗枣肉和丸，薄荷汤下。

〔批〕天白蚁。

头内如虫蛀响名天白蚁，用茶子为细末，吹鼻中此奇病，不可不知。

大头瘟症见瘟疫后。

颈项痛

颈痛　颈项强急　肿痛　挫闪

总论　经曰：东风生于春，病在肝，俞在颈项。又曰：诸痉项强，皆属于湿。《准绳》曰：颈项强急之症，多由邪客三阳。寒搏则筋急，风搏则筋弛。

〔批〕颈痛。

颈痛　戴云：非是风邪，即是气挫，亦有落枕而成痛者，并宜和气饮《局方》。

干姜五分　干葛两　大黄蒸，五钱　枳壳面炒，五分　桔梗　苍术炒　升麻各两　白芍七钱半　陈皮　甘草各两半　当归　半夏制　白芷　茯苓各二钱

每四钱，姜三片，灯心十茎煎，食后服。

〔批〕颈项强急。

颈项强急，发热恶寒，脉浮而紧此风寒客三阳经也，宜驱邪汤《会编》

麻黄不去节　桂枝　杏仁　甘草　防风　羌活　独活　川芎

藁本　柴胡　干葛　白芷　升麻　薄荷

加姜煎。

项筋紧急属肾虚者，多加紫金藤下二方同。

〔批〕动则微痛，脉弦数实。

头项强急，动则微痛，脉弦而数实，右为甚作痰热客三阳经治，宜消风豁痰汤同上。

黄芩酒炒　羌活　红花　半夏　陈皮　甘草　独活　防风　白芷　白茯苓　干葛　柴胡　升麻　生姜

煎。

〔批〕不能转。

同上脉症，项强不能转丹溪作痰客太阳经治之，二陈汤加酒洗黄芩、羌活、红花。

〔批〕脉弦涩。

上症，脉弦涩，左为甚作血虚，邪客太阳阳明经治之，疏风滋血汤。

四物加羌活、独活、红花、牛膝、防风、白芷、干葛、升麻、柴胡、桃仁、甘草。

上二方俱多加紫金藤。

〔批〕寒热往来，呕吐胁痛。

颈项强急，寒热往来，或呕吐，或胁痛作邪客少阳经治之，小柴胡汤、升麻防荆汤。

即小柴胡去人参，加防风、荆芥穗、羌活、独活、干葛、升麻、赤芍药、川芎、白芷、薄荷、生姜，煎。

无汗加麻黄，有汗加桂枝。

〔批〕腰折项拔。

颈项强急，腰似折，项似拔，加味胜湿汤。

羌活　独活　藁本　防风　蔓荆子　川芎　苍术米泔浸，炒　黄柏酒炒　荆芥　甘草炙

生姜煎。

发热恶寒，有外邪者，加麻黄、桂枝。腰痛沉重者，加熟附、

防己。虚极者，去黄柏，加人参。

〔批〕肿急。

颈项肿急难伸，精神短少，不得睡禁温热，宜苦寒，养神汤主之东垣。

黄芪钱　人参三分　甘草七分　苍术五分　白术三分　柴胡四分　升麻四分　归身五分　麦芽五分　木香分　川芎三分　半夏七分　橘皮钱　黄连五分　黄芩酒浸，二分　黄柏分

每五钱煎。

〔批〕肾虚寒。

肾虚，上攻项背，不能转侧，虚寒者，宜椒附散《本事》。

大附子一枚，六钱以上者，炮去皮脐，为末

每二钱，用川椒二十粒，白面填满，生姜七片，同煎。去椒入盐，空心服。

〔批〕筋急。

筋急项强，不得转侧，自午后发，至黄昏时定许学士云：此患必从足起。经言：十二经络各有筋，唯足太阳之筋自足至项。大抵筋者，肝之合也。日中至黄昏，天之阳，阳中之阴也。又曰：阳中之阴，肺也。自离至兑，阴旺阳弱之时，故《灵宝毕法》云：离至乾，肾气绝而肝气弱，肝肾二脏受阴气，故发于是时，宜木瓜煎方《本事》。

木瓜酸温。和营卫，利筋骨。两个，取盖去瓤　没药苦平，入十二经。散结气，通滞血。研，二两　乳香香窜，通十二经，去风伸筋。研，二钱半

二味纳木瓜中，取原盖合，竹签签定，饭上蒸三四次，研成膏，每服三五匙，生地黄汁半盏，和无灰酒二盏，暖化服。

〔批〕挫闪失枕。

挫闪及久坐失枕而致项强不可转移者皆由肾虚不能生肝，肝因虚无以养筋，故使机关不利，宜六味地黄丸常服。

心胃痛

卒急心痛　胃脘痛　膈痛　心瘥　附：心胃痛　胸痹心痛见痞满

总论　或问丹溪，心痛即胃脘痛，然乎？曰：心与胃各一脏，

因胃脘处在心下，故有当心而痛之名，岂胃脘痛即心痛哉？心脏，君火也，神灵之舍，邪不得而伤。其受伤者，乃心主包络也，如包络引邪，入于心之正经脏而痛者，则谓之真心痛，死不治。经云：邪在心，则病心痛喜悲，时眩仆，此言包络受邪，在腑不在脏也。〔批〕在腑不在脏。又云：手少阴之脉，动则病嗌干心痛，渴而欲饮。此言别络受邪，在络不在经也。〔批〕在络不在经。夫心统性情，始由怵惕思虑则伤神，神伤脏乃应而心虚矣。心虚则邪干之，故包络受其邪而痛也。心主诸阳，又主血，是以因邪而阳气菀伏，过于热者痛。〔批〕过热。阳气不及，惟邪胜之者亦痛。〔批〕邪胜。血因邪泣在络而不行者痛，血因邪胜而虚者亦痛。〔批〕血涩、血虚。方论虽有九种，曰饮、曰食、曰风、曰冷、曰热、曰悸、曰虫、曰疰、曰去来。〔批〕九种。其因固多，终不得圣人之旨，且脏腑经脉挟其淫气乘心而痛，必有各腑脏病形与之相应而痛。经云：厥心痛，与背相控，善瘛，如从后触其心，伛偻者，肾心痛也。腹胀胸满，心尤痛甚，胃心痛也。痛如以锥刺其心，心痛甚者，脾心痛也。色苍苍如死状，终日不得太息，肝心痛也。卧若徒居心痛，间动作痛益甚，色不变，肺心痛也。真心痛，手足清至节，清冷，一作青，心痛甚，旦发夕死，夕发旦死。〔批〕肾心痛、胃心痛、脾心痛、肝心痛、肺心痛、真心痛。

脉　阴弦微急，短数涩皆为痛。

痛甚者，脉必伏。

大是久病。

洪大数属火热。

滑大属痰。

右手实者，痰积。

沉滑者，有宿食。

弦迟者，有寒。

沉细而迟者，可治。

坚大而实，浮大而长，滑而利，数而紧，皆难治。

大痛而喘，人中黑者，死。

真心痛者，死不治。

诸心痛 《活法机要》云：皆少阴、厥阴气上冲也。有热厥心痛者，有大实心中痛者，有寒厥心痛者。寒厥暴痛，非久病也，朝发暮死，急当救之。是知久病无寒，暴病非热也。丹溪云：凡心膈痛，须分新久。若明知身受寒气，口吃寒物而得者，于初得之日，当与温散或温利之。〔批〕诸心痛者，久病无寒，暴病非热。

〔批〕外因。

外因，心痛谓身受寒气于外者，宜温散，麻黄桂枝汤《三因》。

麻黄去节，汤浸焙　桂心　白芍　细辛　干姜　甘草炙。各七钱半　半夏　香附各五钱

每五钱，姜五片煎。大便秘加大黄量虚实加减。《金匮要略》云：心中寒者，其人病心如啖蒜状，剧者心痛彻背，背痛彻心，譬如虫蛀，脉浮者，自吐乃愈。

〔批〕心背彻痛。

心痛彻背，背痛彻心，乌头赤石脂丸主之《金匮》。

蜀椒两　乌头炮，二钱半　附子炮，五钱　干姜炮，两　赤石脂甘温，益气调中，二两

蜜丸，食前服一钱，日三。疾未已，稍加服。

〔批〕痛呕冲起。

心胸中大寒心为阳，寒为阴，痛冷热相激，呕不能饮食寒乘于心脾，脾冷弱，不消水窍。心脾为子母之脏，为邪所乘，故见上症，腹中寒气上冲，皮起出见有头足，上下痛而不可触近者阳受气于胸中，阳虚则阴邪得以中之。阴寒之气逆而上冲，横格于中焦，故见高起痛呕诸症，大建中汤主之《金匮》。

蜀椒辛热，入肺散寒，入脾暖胃，入肾命补火。二合　干姜辛热，通心助阳，逐冷散逆。四两　人参甘温，大补脾肺之气。二两

煎，去渣，入饴糖甘能补土，缓可和中一升，微煎温服盖人之一身以中气为主，用辛辣甘热之药温建其中脏，以大袪下焦之阴，而复其上焦之阳也。汪讱庵曰：俗云诸痛无补法，此症至此，痛亦甚矣，仲景乃用人参、饴糖大补之药。将信仲景，抑信后人与？

〔批〕心悬痛。

心中痞，厥逆，心悬痛，桂枝生姜枳实汤主之《金匮》。

桂枝　生姜各两　枳实五个

水煎，取三升，分温三服上仲景方，大抵皆温散之剂，有寒结而痛者宜之。

〔批〕脉浮紧。

左脉浮弦或紧，兼恶风寒有外因，藿香正气散见霍乱，或五积散加姜、葱之类。

〔批〕内因实痛。

内因，大实心痛谓口食寒物于里者，宜温利，九痛丸《金匮》。

附子炮，二两　巴豆去皮心，炒，研如脂　狼牙炙香。各五钱　人参　干姜　吴茱萸各两

蜜丸，桐子大。强人初服三丸，日三服，弱者二丸九种心痛，兼卒中恶、跌扑、血疾，此丸皆治。

〔批〕胀满刺痛。

饮食过多，胀满刺痛，煮黄丸洁古。

雄黄研，两　巴豆去皮心，研如泥，五钱

入白面二两，同研，滴水丸，桐子大，滚浆水煮十二丸，滤入冷浆水内，令沉冷，每用浸药冷浆水，下一丸，一日十二时尽十二丸以微利为度，不必尽剂。

〔批〕大便已利。

大便已利，宜以藁本汤洁古撤其痛。

藁本五钱　苍术两

煎，分二服病得之稍久，则成菀矣。菀则蒸热，热则生火。若欲行温散、温利，宁无助火添病耶？由是方中多以山栀仁为热药之向导，则邪易伏，病易退，正气复而病自安矣。大概胃口有热，非山栀不可，须姜汁佐之，多用台芎开之。

〔批〕心口一点痛。

心口一点痛俗云心气痛，非也。乃胃脘有滞或虫，及因怒因寒而起，以良姜酒洗七次，香附醋洗七次，焙，研。因寒者姜二钱，附

一钱。因怒者，附二，姜一。寒怒兼者，各钱半，米饮加姜汁一匙、盐少许调服。

〔批〕心痛内外受寒。

心痛外受凉风，内食冷物。经曰：寒气客于肠胃之间，则卒然而痛，二陈加草果、干姜、吴茱萸。

〔批〕胃脘当心而痛。

食寒物，胃脘当心而痛，扶阳助胃汤谦甫。

附子炮，二钱　干姜炮，钱半。寒淫于内，治以辛热，佐以苦温。二者大辛热，温中散寒为君　草豆蔻　益智仁辛甘大热，治客寒犯胃，为臣　人参　甘草炙，甘温。各钱　白术　陈皮苦温。各五分，为佐。脾不足者，以甘补之。四者以补脾养气　肉桂辛热以退寒水。水挟木气，亦来侮土，故作急痛　白芍味酸，以泻木来克土。各钱　吴茱萸苦热，泄厥气上逆于胸中，为使。五分

加姜、枣煎。

〔批〕客寒犯胃。

客寒犯胃，草豆蔻丸东垣谓热亦宜用。

草豆蔻钱四分，面裹煨熟，去皮　吴茱萸汤泡，去苦　陈皮　益智仁各八分　当归　青皮各六分　神曲炒　姜黄各四分　甘草生三分，炙六分　桃仁去皮七粒，另研如泥　半夏制，钱　泽泻钱，小便利减半　麦芽炒黄，钱半　柴胡四分，看胁下痛多少与之　僵蚕炒　黄芪　人参各八分

为末，同桃仁研匀，汤浸蒸饼为丸。每三钱，白汤下。

〔批〕寒厥。

寒厥心痛，手足厥逆，通身冷汗出，便溺清利，或大便利而不渴，气微力弱，急以术附汤温之见身体痛。

〔批〕脾胃虚寒。

脾胃虚寒，心腹胀满，厚朴温中汤见胀满。

〔批〕热厥。

热厥心痛，身热恶寒，痛甚则烦躁而吐，额自汗出，脉浮大而洪当灸太溪及昆仑，表里俱泻之。是为热病汗不出，引热下行，表

汗通身而出者，愈也，或作或止，久不愈者，宜金铃子散《保命》。

金铃子即苦楝子，苦寒能导小肠、膀胱之热，因引心包相火下行，通利小便，治热厥心痛、腹痛　玄胡索辛苦而温，治气凝血结，上下内外诸痛。各两

为末，每三钱，酒调下。痛止，与枳术丸见饮食，去其余邪。

〔批〕心膈痛。

心膈痛，曾服热药，复作复劫，转转深痼，宜山栀子炒黑二两，川芎、香附盐水炒各两，黄连酒炒、黄芩同上，木香、槟榔各二钱半，赤曲即红曲、番降香各五钱，芒硝二钱，为细末，生姜汁、童便调二钱，痛时呷下。

火痛，清中汤《统旨》。

草豆蔻　甘草炙。各七分　黄连　山栀炒黑　半夏汤泡。各钱　陈皮　茯苓各钱半　姜三片

煎。

〔批〕心胸高起。

心胸高起，按之愈痛，大便或秘仲景云：按之心下满痛者，此为实也。当下之，宜大柴胡汤。凡脉坚实，不大便，腹满不可按，并可用承气诸汤下之。

〔批〕实积。

有实积者，脉沉滑，气口紧盛，按之痛，宜小胃丹见痰饮，津下十五丸。

〔批〕痰积。

痰积作痛，星半安中汤《统旨》。

南星　半夏各钱，俱姜汤泡　滑石　香附　枳壳　青皮醋炒　木香　苍术漂炒　砂仁　山栀炒黑　茯苓　橘红各钱　甘草炙，五分

〔批〕气攻痛。

气攻痛者，去南星、滑石，加厚朴、元胡索各钱。

〔批〕痰甚。

痰甚，加螺蛳壳烧灰调钱，姜三片，煎。

〔批〕咳逆上气。

痰饮，咳逆上气，海蛤丸丹溪。

海蛤烧灰，研极细，过数日，散火毒用　瓜蒌仁带瓤同研

为丸，每服五钱。

〔批〕大痛呕逆。

心膈大痛，攻走腰背，发厥呕逆，诸药不纳者，以鹅翎探吐之尽其痰积而痛自止。

〔批〕心伤痛。

心伤痛仲景云：心伤者，其人劳役，即头面赤而下重，心中痛而自烦，发热脐跳，其脉弦，此为心脏所伤也，宜辰砂妙香散见遗精。钱氏云：心虚者炒盐补之。《图经衍义》谓：牡蛎治心痛，皆心伤之正药也。咸补心是也。

〔批〕拄按而痛。

以物拄按而痛者，挟虚，二陈汤加炒干姜和之按之痛止者属虚，宜酸以收之，勿食辛散之剂。

〔批〕病久虚损。

病久气血虚损，及素作劳羸弱之人，患心痛者，虚痛也有服大补之剂而愈，不可不知。

〔批〕七情惊悸。

七情惊悸以致心痛，宜四七汤见气。虚者，归脾汤见血。寒，加姜、桂、石菖蒲。

〔批〕气攻刺。

气攻刺而痛，加味七气汤《统旨》。

元胡索　姜黄各钱　桂心五分　陈皮八分　益智仁　藿香　三棱炮。各七分　蓬术　青皮　香附米醋炒。各钱半　草蔻仁八分　甘草四分

煎。

〔批〕忍气则发。

心痛，但忍气则发者，沉香降气汤、正气天香散俱见气。

〔批〕肾气上攻。

肾气逆，上攻心，以致心痛，用生韭研汁，和五苓散为丸，空

心茴香汤下。

〔批〕死血痛。

死血作痛，脉必涩，饮下作呃，手拈散《奇效》。

延胡索　五灵脂　草果　没药等分

为末，每三钱，热酒调下。

壮人，桃仁承气汤。弱人，用归尾、川芎、牡丹皮、苏木、红花、玄胡索、桂心、桃仁泥、番降香、赤曲、通草、麦芽、山楂、滑石粉之属，煎。入童便、酒、生韭汁，大剂饮之。或失笑散见腹痛各两，加木通、赤芍药各五钱，每四钱，入盐少许服，名通灵散并治九种心痛。

〔批〕虫痛。

虫痛　面上白斑，唇红能食或食即痛，或痛后便能食，或口中沫出上半月虫头向上，易治。下半月虫头向下，难治。先以鸡肉汁及蜜饮之，引虫头向上，随服集效丸、万应丸见虫之类，或生油半合温服，瘥。

〔批〕蛔痛。

因蛔作痛蛔攻啮心痛，有休止，其人吐蛔。或与汤饮药饵，转入转吐，盖缘物入则蛔动，蛔动则令人恶心而吐，川椒十五粒煎汤，下乌梅丸见厥阴。仲景云：蛔为病，令人吐涎心痛，发作有时，毒药不止、甘草粉蜜汤《金匮》。

甘草二两　粉两　蜜四两，为脾受肝制而急，故虫不安，用粉蜜之甘缓以安之

煎甘草，去渣，纳粉、蜜，搅令和，煎如薄粥，温服即止。

〔批〕心极痛。

心极痛，以生地黄汁调面煮吃，下虫积，效。

〔批〕疰心痛。

疰心痛　卒感恶忤尸疰，神昏卒倒，口噤不省，九痛丸见上，或苏合香丸见中风，与中恶同治。

〔批〕去来痛。

去来痛　心痛或作或止，久而不愈，此心包络为风邪冷热所

乘，加味七气汤见上下九痛丸。

〔批〕胃脘痛。

胃脘痛　亦如心痛，有不一之因。盖胃湿土也，位居中焦，为水谷之海，五脏六腑十二经脉皆受气于此。是以足之六经自下而上。凡壮则气行，弱则着而成病。其冲和之气，变至偏寒偏热，因之水谷不消，饮停食积，真气相搏为痛，惟肝木之相乘者尤甚，肾气上逆者次之。然胃脘逼近于心，移其邪上攻于心者亦多。若胃脘病因之状，或满或胀，或食不下，或呕吐，或吞酸，或大便难，或泻利，面色浮而黄者，皆是胃之本病也。其有六淫五邪相乘于胃者，大略与前所列心痛之形状相类，但其间必与胃本病参杂而见之也。

〔批〕寒湿所客。

寒湿所客，身体沉重，胃脘痛，面色痿黄，宜术桂汤东垣。

麻黄钱　桂枝五分　杏仁十粒　草豆蔻　半夏　泽泻　神曲炒。各五分　苍术三钱　陈皮　茯苓各钱　猪苓　黄芪各五分　甘草炙，二分

煎，热服。

〔批〕停湿。

胃脘停湿者，大温中丸见黄疸。

〔批〕积湿。

脾虚积湿而痛，胃苓汤见泄泻。

〔批〕感寒。

胃虚感寒而痛，理中汤见太阴。

〔批〕停饮。

停饮，恶心，呕吐黄水，烦闷，甚则摇之作水声，平胃散见伤食，或胃苓汤。

〔批〕热饮。

热饮痛，黄连、甘遂作丸服之。

〔批〕寒热呕吐。

寒热呕吐而痛，脉沉弦，大柴胡汤。

〔批〕旧积触痛。

病人旧有痰积、酒积、食积在胃脘，一遇触犯便作痛，挟风寒，参苏饮见发热加姜、葱。挟饮食，二陈加炒山栀、麦芽、草果、山楂。挟火热者，二陈加枳实、厚朴、姜汁炒黄连、山栀，及加减越鞠丸见菀加贝母、砂仁。挟气，二陈加青皮、香附、黄连姜汁炒，甚者木香槟榔丸。参酌脉症施治。

〔批〕食积痛。

食积痛，饱闷噫气如败卵，得食辄甚者，香砂枳术丸见饮食加神曲、莪术。

〔批〕胃脘当心痛。

肥人心脾胃脘当心痛，或痞气不食，用草豆蔻、三棱炒、白术各两，桂枝、白蔻仁、小草、远志、莪术、丁香、丁皮、木香、藿香各五钱，蒸饼为丸，姜汤下三钱。

〔批〕脾胃不和。

脾胃不和而痛，大安丸见食。

〔批〕腹胁散痛。

心胃腹胁散痛散无定处，二陈加苍术诸香药治之，或沉香降气散见气。不愈则和其血。

〔批〕实痛。

实痛者手不可近，脉沉细甚，有汗，大承气加桂。强壮，痛甚者，加桃仁、附子，或用连附六一汤。

黄连六钱　附子钱，寒因热用

〔批〕痛连小腹。

连小腹虚寒作痛，小建中汤。

〔批〕内伤，胃口痛。

内伤发热不食，胃口作痛，补中益气汤加草豆蔻。热痛，加山栀仁。

〔批〕服寒药多。

服寒药多致脾胃虚弱，胃脘痛，宜温胃汤东垣。

白豆蔻三分　砂仁　厚朴　干姜　益智仁　甘草　姜黄各二分

黄芪　陈皮各七分　人参　泽泻各三分

煎。

〔批〕卒急心痛。

卒急心痛，脉洪大而数，其人火热甚者，《外台》用黄连八两，水煮，绞去渣，温服五合，日三。

《肘后》方：

龙胆草四两　酒三升

煮升半，顿服。

若无热者，用荔枝核，为末，每一钱，热醋汤调下。刘寄奴末六钱，元胡索末四钱，姜汁、热酒调服，效此方治瘀血痛尤宜。〔批〕瘀血。

〔批〕虫。

白矾、辰砂糊丸，好醋吞下，神效泄热解毒，兼治虫痛。

〔批〕牙关紧急。

卒急心疼，牙关紧急欲死，海上方：用隔年陈葱白三五根，去皮须叶，捣为膏。以匙将膏斡开口送入咽喉，用香油四两灌送下，油不拘多少，但得葱下喉，其人必苏。一方用香油，顿灌一盏，亦效。

〔批〕膈痛。

膈痛　与心痛不同。心痛则在歧骨陷处，膈痛则横闷胸间，比之心痛为轻。诸方称为烦燥怔悸，皆其症也。五苓散泻心、小肠之热，恐非其对，不若用四物汤、十全大补汤去桂，生血而益阴，此以水制火之义。

〔批〕冷积痰气。

因冷积与痰气而成者，五膈宽中饮见反胃，或七气汤加木香、桂各五分，或扶脾饮《局方》。

麻油四两　良姜十五两　茴香炒，七两半　甘草十一两七钱　炒盐斤

同药炒为末，每一钱白汤下。加木香更佳。

〔批〕气急。

膈痛而气上急者，苏子降气汤见气去前胡，加木香如其数。

胸痹痛治见痞门。

〔批〕痰盛。

痰涎壅盛而痛，宜小半夏茯苓汤见呕吐加枳实钱，间进半硫丸见大便。

〔批〕心痓。

心痓 亦痰饮所致，俗名饮痓。有胃口热，食易消，故痓。《素问》谓之食痓，亦类消中之状，俗名肚痓。痰气，宜小半夏茯苓汤加枳实钱。胃中热，二陈汤加黄连钱，或五苓散去桂，加辰砂少许。亦有病痓，呷姜汤数口，或进干姜汤而愈此膈上停寒，中有伏饮，见辛热则消也。

〔批〕胃痈。

附胃痈 经曰：人病胃脘痈，诊此者，当候胃脉，其脉当沉细。沉细者气逆，逆者人迎甚盛，甚盛则热。人迎者，胃脉也，逆而盛，则热聚于胃中而不行，故胃脘为痈也。《圣济总录》云：胃脘痈，由寒气隔阳，热聚胃口，寒热不调，故血肉腐坏，以气逆于胃，故胃脉沉细，以阳气不得上升，故人迎热盛，令人寒热如疟，身皮甲错，或咳嗽，或呕脓唾血。若脉洪数，脓成也，急排之。脉迟紧，瘀血也，急下之，否则毒内攻，胃腐烂矣。

〔批〕嗽脓血。

人迎脉此宜指结喉旁逆而盛，嗽脓血荣卫不流，热聚胃口，射干汤。

射干去毛 赤茯苓去皮 栀仁 升麻各两 赤芍两半 白术五钱

每五钱煎。去渣，入地黄汁一合，蜜半合，再煎，温服。

〔批〕积热结聚。

胃脘积热，结聚为痈，芍药汤。

赤芍 石膏 犀角镑 麦门冬 荠苨 木通各二两 朴硝 升麻 玄参 甘草生用。各两

每五钱煎。

〔批〕痰水生虫。

积聚停饮，痰水生虫，变成胃痛，芫花丸见反胃。

〔批〕气涩耳聋。

诸气涩耳聋，腹痛、便痛、疮疽无头，复元通气散《精要》①。

青皮　陈皮各四两　甘草生熟各三寸　穿山甲炒珠　瓜蒌根各二两　金银花　连翘各两

为细末，酒调下。

〔批〕心痛。

心痛，心肺有热，或作寒热，口干好饮水，浑身疼，腹内作痛，头面赤色，宜凉血饮一名引兵先锋。

木通　荞麦　荆芥　薄荷　白芷　栀仁　连翘　天花粉　赤芍　麦门冬　干地黄　车前子　甘草等分

入灯心、竹叶煎。

〔批〕内托。

内托，痈疽已成、未成，宜加味十奇散多服内消。

人参　黄芪盐水浸，蒸焙　当归酒洗　厚朴姜制　桔梗　肉桂　川芎　防风　白芷　甘草以上名十宣散

加乳香、没药二味另研等分，为细末。每三钱，温酒调服。不饮酒者，木香、麦冬随一味，煎汤下一切痈疽疮疖服之，已成者速溃，未成者速散，败脓自出，恶肉自去，止痛排脓生肌，其效如神。年衰气弱者尤宜。

胸痛

肝着

心痛门有膈痛条，痞门有胸痹条，与此参看。

总论　胸痛在心之上，胃脘痛在心之下。经曰：南风生于夏，病在心，俞在胸胁。又云：仲夏善病胸胁。此以胸痛属心。又肝虚则胸痛引背胁，肝实则胸痛不得转侧。肝着，常欲踏其胸，此

① 精要：复元通气散出自《活法机要》，故疑“精要”为“机要”之误。《活法机要》，作者不详，或认为系元代医家朱震亨门人所编述。

以胸痛属肝。夫胸，实肺之分野。言心者，以心脉从心系上肺。言肝者，肝脉贯膈上注肺也。

〔批〕寒痛呕。

心胸大寒，痛呕，大建中汤见心痛。

肝虚，胸痛经云：春脉如弦，其气不实而微，此谓不及。令人胸痛引背，下则两胁胀满。此肝虚，〔批〕肝虚。而其脉症见于春如此，补肝汤滑氏。

山萸肉　甘草　桂心各三两　桃仁　细辛　茯苓　防风　柏子仁各两　大枣二十四枚

煎，分三服。

〔批〕肝着。

肝着，其人常欲踏其胸上，先未苦时，但欲饮热。《金匮》云：肝中寒者，两臂不举，舌本躁，喜太息，胸中痛不得转侧，食则吐而出汗也，宜旋覆花汤《准绳》云：方未改。《金匮》妇人门有是方，未知是否。今按其方，半产漏下，脉弦而大，亦属肝病，姑录于此。

旋覆花主治留饮结气，三两　葱十四茎，通上下阳气　新绛少许。查《本草》无此名。按《说文》，绛，大赤也。《左都赋》注：绛，草也，可以染。陶弘景曰：染绛，茜草也。《本草》味酸入肝，而咸走血，厥阴血分之药，专于行血活血，恐即是茜草染者

煎此方似与上症相宜，用者再斟酌之。

〔批〕短气。

胸痛短气经曰：阳明所谓胸痛短气者，水气在脏腑也。水者，阴气也。阴气在中，故胸痛少气也，五苓散。

〔批〕痛彻背。

胸胁痛彻背，心腹痞满，气不得通，及痰咳，大瓜蒌去瓤取子，炒，连皮研和面糊丸，米饮下。

〔批〕胸膈壅滞。

《斗门方》① 治胸膈壅滞，去痰开胃。用半夏洗净焙干，为末、生姜，自然汁和为饼子，湿纸裹，慢火煨，令香熟，用弹丸大，入盐少许。煎，温服。

〔批〕一点引痛。

胸膈有一点相引而痛，吸气皮觉急，或气梗痛，似有一条丝垂映在腰，与小腹亦痛，大半偏在左边此肝部有污血也。并宜用滑石、桃仁各两，枳壳炒、黄连炒各五钱，甘草炙二钱。为细末，每钱半，萝白汁煎。或加黄丹、红花、柴胡。

〔批〕痛连大小腹。

胸中痛连大腹、小腹亦痛者，为肾虚，宜用补肾之药。

腹痛

少腹痛

总论 《难经》曰：脐上牢若痛，心内症也；脐下牢若痛，肾内症也；脐右牢若痛，肺内症也；脐左牢若痛者，肝内症也。〔批〕痛分四脏。《金匮》云：病者腹满，按之不痛为虚，痛者为实，可下之。瘦人绕脐痛，必有风冷。谷气不行而反下之，其气必冲。不冲者，心下则痞。东垣曰：心胃及腹中诸痛，皆因劳力过甚，饮食失节，中气不足，寒邪乘虚，而入客之，故卒然而作大痛。经言：得炅则止。炅者，热也。以热治寒，治之正也。然腹痛有部分，脏腑有高下，治者宜分之。如厥心痛，乃寒客心包络也。中脘痛者，太阴也。脐腹痛者，少阴也。少腹痛者，厥阴也。〔批〕痛有部分。丹溪云：腹痛有寒有热，有食积有湿痰，有死血，又有虫，有气滞，有虚有实。大抵胃脘下大腹痛者，多属食积外邪。绕脐痛者，属痰火积热。脐下少腹痛者，属寒，或瘀血，或溺涩。〔批〕有寒、热、食积、湿痰、死血及虫与虚实之别。李士材曰：近世治痛，有以诸痛属实、无补法者，有以通则不痛、痛随利减者，不知有虚、有实、有寒、有热，岂容概治？盖痛而

① 斗门方：今无传本，佚文散见于《证类本草》以降各类医方本草。

胀秘者多实，爱热者多寒，饱则甚者多实，饥则甚者多虚。痛在经者，脉多弦大。痛在脏者，脉多沉微。表虚而痛者，阳不足，非温经不可。里虚而痛者，阴不足，非养荣不可。上虚而痛者，脾伤也，非补中不可。下虚而痛者，肝肾败也，非补命火不可。亦泥痛无补法，则杀人惨于利器矣。〔批〕补法。

脉 脉多细小紧急。

弦为痛为实。

阴弦而紧，或尺紧而实，或伏者，可下。

细小迟者生。

坚大浮长疾数者死。

大痛而喘，人中黑色者死。

〔批〕腹中不和。

腹中不和而痛阴阳气血不和，肝木乘脾而然，芍药甘草汤《金匮》。

白芍药酸收苦泄，能行营气　甘草温散甘缓，能和逆气，炙。各四两。《准绳》此方芍药二两，甘草一两

每五钱，煎痛为木盛克土，白芍能泻肝，甘草能缓肝而和脾也。虞天民曰：白芍不惟治血虚，大能行气。腹痛者，营气不和，逆于肉里，得白芍行其营气，又以甘草之甘缓和其逆气，此不治之治，乃所以深治之也。海藏云：白芍收，而赤芍散也。稼穑作甘，甘者己也。曲直作酸，酸者甲也。甲己化土，此仲景妙方也。

〔批〕加法。

脉缓伤水，加桂枝、生姜。脉洪伤金，加黄芩、大枣。脉涩伤血，加当归。脉弦伤气，加芍药。脉迟伤寒，加干姜。如伤寒误下，传入太阴，腹满而痛者，桂枝加芍药汤主之。痛甚者，桂枝加大黄汤主之俱见太阳。

〔批〕实痛。

实痛腹中常觉有热而痛，此为积热，宜调胃承气汤见阳明。痛甚胀满，手不可按，大便秘，厚朴三物汤即小承气。

〔批〕发热，脉浮数。

发热，脉浮数，厚朴七物汤。

上方加桂枝、甘草、姜、枣，煎。

〔批〕虚痛。

虚痛或大便利，或手重按不痛者为虚，于后寒痛方中选用。无寒者，芍药甘草汤见上。

〔批〕热痛。

热痛时痛时止，热手按而不散，腹满坚结，其脉洪大而数者，热也，宜二陈、平胃加炒芩连。或四顺清凉饮子、黄连解毒汤俱见火热、神芎丸见头痛、大金花丸见阳明之类主之。

〔批〕夏腹痛。

夏，腹痛，肌热，恶热，脉洪疾手太阴、足阳明主之，宜芍药黄芩汤见痢。

〔批〕感暑。

感暑而痛，或泄利并作，脉必虚豁，宜十味香薷饮及六和汤俱见伤暑主之。

〔批〕感湿。

感湿而痛，小便不利，大便溏泄，脉必细或缓，宜胃苓汤见泄泻。

〔批〕寒痛。

寒痛绵绵痛无增减，欲得热手按，及喜热饮食，其脉迟者，寒也，兼呕吐者，不换金正气散。或兼吐利，宜香砂理中汤理中汤加藿香、砂仁。或治中汤见太阴后，或小建中汤见少阴、五积散见阳明后之类主之。

〔批〕冷痛，温药不效。

若冷痛，用温药不效，痛愈甚，大便不甚通者，当微利之，藿香正气散见霍乱加肉桂、木香、枳壳各五分，吞来复丹见中暑或苏感丸即苏合香丸、感应丸并用。不利，量人虚实，用神保丸见胁痛。

〔批〕寒气上冲。

腹中寒气上冲，皮起出见有头足，上下痛而不可触者，大建中汤见心痛。

〔批〕脾胃虚寒。

脾胃虚寒，心腹满，及秋冬客寒犯胃，时作疼痛，宜厚朴汤东垣。

厚朴姜制　陈皮去白。各二两　甘草炙　干姜炮。各五钱　茯苓去皮，两

每一两煎为戊火已衰，不能运化，又加客气聚，为满痛，散以辛热，佐以苦甘温，以淡渗之，扶持胃气，以期平也。

〔批〕中脘痛。

中脘痛太阴也，理中、建中、草豆蔻丸见心痛之类主之。

〔批〕脐腹痛。

脐腹痛少阴也，四逆、真武汤俱见少阴之类主之。

〔批〕少腹痛。

少腹痛厥阴也，重则正阳散、正阳丹俱见阴毒，轻则当归四逆汤见厥阴之类主之。

〔批〕寒客心包。

寒客心包，良姜、菖蒲大辛热之味为末，酒调服，其痛立止。

三阴受邪，心、脐、少三腹疼痛，气、风等症，当归丸海藏。

四物各五钱　防风　独活　全蝎各五钱　怀香炒　续断各两　苦楝子　元胡各七钱　木香　丁香各二钱半

酒糊丸，空心温汤下。

〔批〕腹痛呕吐。

腹痛呕泄东垣曰：太阴传少阴，痛甚者，变下利而止，寒者，理中汤。上热下寒，〔批〕上热下寒。黄连汤见少阳。

〔批〕杂症腹痛。

杂症痛者，四物苦楝汤。四物四物、元胡索、苦楝子各两。丁香楝实丸见疝之类。

〔批〕秋腹痛。

秋，腹痛，肌寒恶寒，脉沉微足太阴、足少阴主之，桂枝芍药汤即桂枝加芍药汤，见上。

〔批〕季秋腹痛。

季秋，心腹中大痛，烦躁，冷汗自出，宜益智和中丸东垣。

益智仁钱半　砂仁七分　草豆蔻仁四钱　甘草炙，二钱半　黄芪　当归　人参　干姜　神曲炒，末　陈皮　麦门冬各五分　桂枝　桂花各钱半　麦芽炒，三钱半　黄连　生地黄各钱　姜黄三分　木香二分

为细末，汤浸蒸饼为丸。温水下二三钱，细嚼，津咽亦得。

〔批〕季秋寒痛。

季秋，客寒犯胃，心胃大痛，不可忍者，麻黄草豆蔻丸东垣。

麻黄去节，二钱　神曲　草豆蔻各钱　益智仁八分　升麻　大麦芽　砂仁　黄芪　半夏制　白术　陈皮去白。各五分　柴胡　甘草炙　吴茱萸　当归　青皮　木香　厚朴制。各二钱　荜澄茄　红花　苏木各五分

汤浸蒸饼为丸，每三钱，细嚼汤下。

〔批〕秋冬见症。

秋冬，苦恶风寒，耳鸣耳聋，腰背相引胸中而痛，鼻塞头痛，目眩不欲开，痰唾涎沫，食入反出，腹中常痛，及心胃痛，胁下急缩，有时而痛，大便多泄，下气不绝，或肠鸣此脾胃虚而心火乘之，不能滋荣上焦。元气遇冬、肾与膀胱之寒水旺时，子能令母实，故肺金大肠相辅而来，克心乘脾胃，此大复其仇也。经曰：大胜必大复，故皮毛、血脉、分肉之间，元气已绝于外，又大寒大燥二气并乘之，故苦诸病。〔批〕大胜必大复，或日中，或暖房内稍缓，口吸风寒则复作，咽噎膈塞，极则喘渴，四肢厥冷，身体沉重，不能转侧，小便数而时燥，草豆蔻丸见心痛主之。

〔批〕复气乘冬。

复气乘冬足太阳寒气、足少阴肾水之旺，子能令母实。手太阴肺反来侮土，火木受邪，腰背胸膈闭塞疼痛，善嚏，口涎目泪，鼻流浊涕不止，咳嗽痰沫，上热下寒，头作阵痛，牙齿动摇，不能嚼物，阴汗阴冷，起居艰难，掌中热，风痹麻木，妇人白带，阴户大痛牵心，黧黑失色，男子控睾牵心而痛，面如赭色，及上诸症此寒水来复火土之仇也，神圣复气汤主之东垣。

柴胡 羌活 藁本 甘草各八分 半夏汤泡 升麻各七分 白葵花五朵，去心 归身酒洗，六分 人参 防风 郁李仁汤浸，去皮 桃仁去皮，研。各五分 干姜炮 附子炮。各三分

水五盏，煎至二盏，入黄芪钱，陈皮五分，草豆蔻面裹煨，去皮钱，入前药内煎至一盏，再入下二项药：黄柏酒浸五分，黄连酒浸三分，枳壳三分，生地黄酒浸三分。四味预一日，另用新水半盏浸。细辛三分，川芎三分，蔓荆子三分，亦预一日。另用水半盏浸入前一盏内，不去渣，再煎至一盏，稍热，空心服肾并膀胱经中有寒，肺气元气不足，皆宜服之。于月生月满时，隔四五日一服，更神验。如病急，不拘时候。忌肉汤及食肉使不助经络中火邪也。

〔批〕诸寒作痛。

诸寒作痛，得热则止者，熨之。老熟艾半斤，以白纸一张铺于腹上，摊艾，令匀。又以憨葱数茎，〔批〕憨葱即黎芦。批作两半片，铺于艾上，再用纸一张覆之，以熨斗慢火熨之，觉腹中热，腹皮暖不禁，以帛三搭，多缝带系之，待冷方解。一法用盐炒，布包熨痛处，神效。

〔批〕虚劳里急。

虚劳，里急腹痛，小建中汤。

〔批〕体弱冷痛。

体弱不喜食，腹冷痛，人参养胃汤见阳明后。

〔批〕食积。

食积作痛，痛甚欲泻，利后痛减，脉必弦或沉滑，宜二陈、平胃加山楂、神曲、麦芽、砂仁、草果，及保和丸、枳术丸、香砂胃苓汤。甚者，木香槟榔丸。

〔批〕酒积。

酒积腹痛，平胃散加三棱、蓬术、香附、官桂、茯苓、木香、槟榔、葛花之类。

〔批〕痰积。

痰积作痛，或时眩运，或呕冷涎，或下白积，或小便不利，或得辛辣热物则暂止，脉必滑，宜二陈汤加行气之药，及星半安

中汤见心痛主之。

〔批〕气滞。

气滞作痛，痛则腹胀，脉必沉，宜木香顺气散《统旨》。

平胃散加木香、香附、槟榔、青皮醋炒、枳壳麸炒、砂仁等分，炙草减半，入姜煎。

〔批〕七情寒气。

七情内结，或寒气外攻，积聚坚牢如杯，心腹绞痛，不能饮食，时发时止，发则欲死，七气汤《局方》。

半夏制　桂心　元胡索炒，去皮。各二钱半　人参　乳香　甘草各钱

姜、枣煎。

〔批〕死血。

死血作痛痛有常处而不移，脉必涩或芤，宜桃仁承气汤。余药同心痛死血条下。

〔批〕恶血上冲下阻。

恶血上冲心包，下阻腹中，腹闷作痛，失笑散《局方》。

生蒲黄性滑而行血　五灵脂气燥而散血。等分

为末，煎膏，醋调服二药皆能入肝而活血止痛，故治血痛如神。

或手拈散见心痛。

〔批〕畜血。

伤寒畜血，在下焦少腹痛，抵当汤之类俱见伤寒太阳。若因气菀而痛，以青皮主之。寒者以桂枝、吴茱萸温之，及四物苦楝汤见上、丁香楝实丸见疝之类。

〔批〕虫痛。

虫痛　心腹懊憹，痛有块耕起，往来上下，呕吐清水，腹热，善渴涎出，面色乍青乍白乍赤，唇红，脸上有蟹爪路者，皆蛔咬虫痛。《金匮要略》云：病腹痛有虫，其脉何以别之？曰：腹中痛，其脉当沉。若弦反洪大，故有蛔虫。关上脉紧而滑者，蛔毒。脉沉而滑者，寸白。肘后粗，以下三四寸热者，肠中有虫。或以鸡汁吞万应丸见虫下之，或以川椒汤吞乌梅丸见厥阴安之，或《局

方》化虫丸见虫，及诸治虫之药，量虚实用之详见虫门。

〔批〕湿热毒。

湿热毒，腹痛泻血，和中益胃汤见血。

外疝、痢、积聚、霍乱、肠痈，俱有腹痛，治详各门。

胁　痛

左胁　右胁　干胁痛

总论　《准绳》曰：胁痛旧从肝治。然谓肝病内舍胠胁而痛，则何异于心脉内舍膺胁而痛者哉？若谓肝实而胠胁痛，则何异于肝木不及、阳明所胜之胠胁痛者哉？若谓厥阴肝经所过而痛，则何异于足少阳、手心主所过而胁痛者哉？若谓独经脉挟邪而痛，何异于经脉所过而痛者哉？非察色按脉，遍识各经气变，虽一病之中而欲辨其异状，不能也。且夫左右者，阴阳之道路也。是故肝生于左，肺藏于右。所以左属肝，肝藏血。肝，阳也；血，阴也。乃外阳而内阴也。右属肺，肺主气。肺，阴也；气，阳也。外阴而内阳也，由阴阳互藏。其左胁多因留血作痛，右胁悉是积痰作痛。其两胁之病，又可一概而言乎？若论其致病之邪，凡外之六淫，内之七情，饮食劳役，皆足以致痰气积血之病。虽痰气亦有留注于左者，然必与血相搏而痛，不似右胁之痛无关于血也。〔批〕左留血，右痰积。

脉　寸口脉弦者，即胁下拘急而痛，其人啬啬恶寒。

脉双弦，是两手俱弦也。沉涩是菀，细紧或弦者，怒气。

胁骨偏举者，肝偏倾，则胁下痛。揭唇者脾高，脾高则眇引季胁而痛。〔批〕眇音秒，季胁两傍虚耎处。

青色粗理者肝大，苦膈胁痛。

〔批〕外挟风寒。

胁痛不可忍，挟外感风寒，有表症者，宜芎葛汤《本事》。

川芎　干葛　桂枝　枳壳麸炒　白芍　麻黄　人参　防风等分　甘草减半　细辛再减

每五钱，姜煎。

〔批〕气促喘急。

腹胁疼痛，气促喘急，分气紫苏饮《良方》。

紫苏叶　桑白皮　桔梗　陈皮　五味子　草果仁　大腹皮　白茯苓　甘草炙。各钱半

姜三片，盐少许煎。

〔批〕少阳症。

伤寒少阳症，宜小柴胡汤。痛甚，不大便，加枳壳戴云：若不系正伤寒，身体微热，枳壳煮散为宜。

〔批〕两胁骨痛。

悲哀烦恼伤肝气，两胁骨痛，腰脚重滞，四肢不能举，枳壳煮散《本事》。

细辛　川芎　桔梗　防风各五分　枳壳麸炒，钱，先煎　葛根四分　甘草三分

姜、枣同煎。

〔批〕左胁痛。

左胁痛，别无杂症为肝经受邪，宜枳芎散《济生》。

枳实麸炒　川芎各五钱　甘草炙，二钱

为末，每二钱，姜枣汤调下。

〔批〕右胁痛。

右胁痛为肝经移病于肺，宜推气散同上。

片子姜黄　枳壳炒　桂心不见火。各五钱　甘草炙，二钱

服法同上，酒调亦可，加减在人。

〔批〕左胁痛。

左胁痛，柴胡舒肝散《统旨》。

柴胡　陈皮醋炒。各二钱　白芍　枳壳麸炒　川芎各钱半　甘草炙，五分　香附钱半

煎戴云：枳壳乃治胁痛的剂，所以诸方中皆不可少。留血，加当归、桃仁。

〔批〕内伤七情。

七情所伤，中脘不快，腹胁胀满，香橘汤《良方》。

香附炒　橘红　半夏姜制。各三钱　甘草炙，钱

姜、枣煎。

怒气者，脉弦实有力，大剂香橘合芎、归之属。

〔批〕肝火燥盛。

肝火燥盛，左胁作痛，吞酸吐酸，左金丸又名茱连丸。

黄连肝实则作痛，心者肝之子，实则泻其子。故用以泻心清火为君，使火不克金，金能制木，则肝平矣。姜汁炒，六两　吴茱萸辛热能入厥阴，行气解菀，又能引热下行，故以为反佐。盐水泡，两

水丸一寒一热。寒者正治，热者从治，故能相济以立功也。肝居于左，肺处于右，左金者，谓使金令得行于左而平肝木也。

本方加炒黄芩、苍术、陈皮，亦名茱连丸，治同。本方用黄连一味，吴茱萸汤浸一宿，为丸，名抑青丸，大泻肝火，治左胁实痛。

〔批〕实火湿热。

肝胆经实火，湿热胁痛火盛，口苦胆气上溢，及耳聋胆脉络于耳筋痿肝主筋，湿热胜，阴汗阴肿肝脉络于阴器，白浊溲血皆肝火等症，并宜龙胆泻肝汤《局方》。

龙胆草泻厥阴之热，酒炒　柴胡平少阳之热　黄芩酒炒　栀子酒炒，清肺与三焦之热，以佐之　泽泻泻肾之湿　车前子炒　木通泻小肠膀胱之热，以佐之　当归酒洗　生地黄酒洗。上皆苦寒下泄之药，故以之养血而补肝　甘草缓中和脾，不使伤胃，为使。生用

煎服。

发寒热，胁痛，觉有积块，当归龙荟丸见火热。

〔批〕痛引少腹。

肝胆实火，两胁痛引少腹，善怒其人气收者，善怒也。经云：肝病者，两胁下痛引少腹，善怒。又云：肝气实则怒，左关必弦实鼓击，独大于诸脉，知肝火盛也，龙荟丸同上，甚则用姜汤吞下经云：风淫木胜，治以辛凉是也。

〔批〕停痰伏饮。

肝胆经停痰伏饮，或一边胁痛，脉沉弦滑，宜导痰汤见痰饮加

白芥子。

〔批〕痰流注。

胁痛有痰流注，二陈加南星、川芎、苍术。实者控涎丹下之。痰挟死血，加桃仁泥。

〔批〕痰癖。

痰结成癖，间进半硫丸有胁痛，用小青龙汤。痛止并嗽亦得者，此必在右胁。若灼知是寒气作痛，枳实理中丸为宜。

〔批〕死血。

死血者，日轻夜重，或午后热，脉短涩或芤，宜桃仁承气汤加鳖甲、青皮、柴胡、芎、归之属。

〔批〕跌扑。

若跌扑死血经云：有所堕坠，恶血留内，宜复元活血汤见血症，或破血散瘀汤东垣。

羌活　防风　肉桂各钱　水蛭三钱，炒，烟尽，研　麝香少许，别研　连翘　归尾　柴胡各二钱　苏木钱半

水一酒二煎。调水蛭、麝香末，空心分二服。

〔批〕食积。

食积痛凡痛，有一条扛起者是也，保和丸或吴茱萸、炒黄连、芽、曲、山楂、青皮、莪、棱之属。

〔批〕因惊伤肝。

因惊伤肝，胁痛，桂枝散《本事》。

枳壳两　桂枝五钱

为细末，每二钱，姜枣汤调下。

〔批〕发热脉紧。

胁下偏痛，发热，脉弦紧仲景曰：此寒也，以温药下之，宜大黄附子汤《金匮》。

大黄三两　附子三枚，炮　细辛二两

煎，温分三服。服后如人行四五里，更进一服。

〔批〕痃癖。

胁下痃癖痛，煮黄丸，神效见心痛。一身气痛，两胁走痛，控

涎丹见痹。

〔批〕虚人胁痛。

虚人两胁疼痛，枳实散《本事》。

枳实两　白芍炒　雀脑芎五钱　人参五钱，攻中有补

为末，每二钱，姜枣汤下。

〔批〕虚冷作痛。

戴云：胁痛连膈，进诸气药，并导大便，痛益甚，后用辛热补剂，下黑锡丹愈。此虚冷作痛，愈疏愈虚耳。

〔批〕肝气不足。

肝气不足，两胁下满，筋急，不得太息，四肢厥冷，心腹痛，目不明了，爪甲枯，口面青，宜补肝汤见胸痛。

〔批〕偏痛久。

左胁偏痛久，宿食不消，并目䀮䀮迎风泪出，风寒偏甚，见物不审，补肝散滑氏。

山茱肉　柏子仁　山药　天雄　白茯苓　人参各五分　川芎　白术　独活　五加皮　大黄各七分　陈皮三分　防风　干姜　丹参　厚朴　细辛　桔梗各两半　甘草生用　白菊花各两　贯众五钱　陈麦面　大麦芽各升

为细末，酒调方寸匕，日二服。

〔批〕肝气虚。

肝气虚，视物不明，两胁胀满，筋脉拘急，面青，小腹痛，又补肝散滑氏。

山药　山茱肉　当归　五味子炒，杵　黄芪　川芎　木瓜各两半　熟地黄　白芍炒。各两　独活　酸枣仁炒。各二两

每五钱，加枣煎。

戴云：房劳肾虚之人，胸膈之间每有隐隐微痛，此肾虚不能约气，气虚不能生血之故。气与血，犹水也，盛则流畅，少则壅滞。故气血不虚则不滞，既虚则鲜有不滞者，所以作痛。宜用破故纸之类补肾，芎、归之类补血，若作寻常胁痛治即殆矣。《准绳》云：有遇劳忍饥则发者，宜大补气血，兼牛膝、木瓜、枣肉、薏米、桃仁之属。

〔批〕肝虚寒。

肝虚寒，胁下痛，胀满气急，目昏浊，视物不明，脉迟弱，宜槟榔汤滑氏。

槟榔二十四个　附子七枚　母姜七两　茯苓　橘皮　桂心各三两　桔梗　白术各四两

煎，分三服，每服一升。若气喘者，加川芎三两，半夏四两，甘草二两。

〔批〕受热过劳。

暑月受热过劳，忽胁痛，皮肤上一片红，如碗大，发水泡疮肝菀既久，不得发越，乃伤所不胜，故皮肤发疮，脉七至而弦，用苦寒辛发之药，痛甚增热，红益大，疮更加病势已急，执寻常泻肝正治之剂，又多苦寒，愈资其燥，用大瓜蒌一枚，重一二两者，连皮捣烂其味甚寒。经曰：泻其肝者，缓其中。且其为物柔而滑润，开菀不逆，甘缓润下，又如油之洗物，未尝不洁，加粉草二钱，红花五分，煎服即愈。

〔批〕脉阳弦阴涩。

胁痛，阳脉弦，阴脉微涩弦者，痛也。涩者，肾邪有余也。肾邪上薄于胁，不能下，故痛，投香燥药愈甚肾恶燥，以燥热发之，非得利不愈，神保丸《局方》。

木香　胡椒各二钱半　巴豆十粒，去皮心膜，研　干蝎七枚

汤浸蒸饼为丸，朱砂三钱为衣，每服五丸，利后痛止。更服神芎丸见头痛。肾邪透膜，非全蝎不能引导。然巴豆性热，非得芒硝、大黄荡涤之后，遇热必再发。

〔批〕神保丸用引药。

神保丸用引药：心膈痛，柿蒂、灯心汤下。腹痛，柿蒂煨姜汤下。血痛，炒姜，醋汤下。肾气，胁下痛，茴香酒下。大便不通，蜜汤调槟榔末一钱下。气噫，木香磨汤下。宿食不消，茶酒浆饮任下。

〔批〕干胁痛。

干胁痛　虚盛成损，胁下常一点痛不止。宜八物汤加木香、

青皮、桂心。有火者，去桂，加栀仁，或加左金丸。

腰痛

肾着　腰胯痛　腰软　附：脊强脊痛

总论　经曰：肝，足厥阴也，是动则病腰痛不可以俯仰。肾伤则肝伤，母病及子也。又曰：太阳所至为腰痛。又云：巨阳虚，则头项腰背痛。足太阳膀胱之脉所过，挟脊抵腰，故为病脊痛，腰似折，髀不可以曲，是经气虚则邪客之，痛病生矣。夫邪者，是风热湿燥寒皆能为病。大抵寒湿多而风热少。然有房室劳伤，肾虚腰痛者，是阳气虚弱不能运动故也。〔批〕热湿燥寒，房室劳伤。经云：腰者肾之府，转摇不能，肾将惫矣。李士材曰：肾者，作强之官，谨其闭蛰，封藏之本，则州都之地，真气布护，虽六气皆毒，弗之能害。惟以欲竭其精，以耗散其真元，则肾脏虚伤，膀胱之腑安能独足。于是乎六气乘虚，侵犯太阳，故分别施治。有寒、有湿、有风、有热、有挫闪、有瘀血、有滞气、有痰积，皆标也，肾虚其本也。标急则从标，本重则从本，标本不失，病无遁情矣。《轨范》云：腰痛属虚者固多，而因风寒痰湿、气阻血凝者，亦不少，一概蛮补，必成痼疾，不可不审。

脉　大者肾虚。

涩为瘀血。

缓为寒湿。

或滑或伏，为痰。

尺沉为腰背痛。

尺沉而弦，沉为滞，弦为虚。

沉弦而紧，为寒。浮为风。涩细为湿，实为闪挫。

肾惫及盛怒伤志，则腰失强不能转摇而死。经曰：得强者生，失强者死。又曰：志伤，腰脊不可以俯仰屈伸，毛悴色夭，死。

〔批〕风伤肾。

风伤肾而痛其脉必浮，或左或右，痛无常处，牵引两足，宜五积散见阳明后加防风五分，全蝎三个。或小续命汤见中风。《三因》

加桃仁炒，去皮钱，治风腰痛最妙。仍吞三仙丹《局方》。

川乌头轻疏逐风。一两，生，去皮，剉作骰子块。用盐五钱，同炒黄色，去盐　茴香发散肾邪。净三两，炒，令香透　苍术逐风散湿。二两，米泔浸一宿，刮去皮，切碎。以葱白一握同炒黄色，去葱白

酒煮，面糊丸。

〔批〕肾气风冷。

肾气兼风冷而痛者，杜仲酒。

杜仲甘温微辛，润燥补虚，健筋强骨。炒，研

为末，每钱空心温酒调服。

〔批〕肾伤风毒。

肾伤风毒，攻刺腰痛不可忍者，牛膝酒《三因》。

牛膝　川芎　羌活　甘草　地骨皮　五加皮　薏苡仁各两　海桐皮二两　生地黄十两。皆生血，祛风除湿之药

好酒二斗，浸二七日，每服一杯，日数服，令酒气熏熏不绝为佳，最妙。

〔批〕肝肾虚热。

肝肾虚热，风湿内攻肾，水脏也，虚则风湿之气凑之，腰膝作痛邪实，冷痹无力阴邪胜，屈伸不便肝主筋，肾主骨。经曰：能屈而不能伸者，病在筋。能伸而不能屈者，病在骨，独活寄生汤《千金》。

桑寄生益气血，祛风湿。如无真者，以川续断代之　独活　细辛入少阴，通血脉　秦艽　防风偕之以疏经气，升阳而祛风　杜仲姜汁炒，断丝　牛膝偕之以健腰膝，强筋而壮骨　川芎酒洗　归身同上　白芍酒炒　熟地黄四者所以活血而滋阴　人参　桂心　茯苓　甘草四者所以益气而补阳，使气血足而风湿除。辛温以散之，甘温以补之，则肝肾强而痹痛愈矣

等分细辛、桂心等或减半，每四钱，加姜、枣煎丹溪曰：久腰痛，必用肉桂以开之。腹胁痛亦然。

本方除独活、桑寄生，加羌活、续断，名羌活续断汤，治同。

〔批〕伤湿。

伤湿而痛肾属水，久坐水湿处，或为雨露所着，两水相得，以致

腰痛，脉必带缓，遇天阴或久坐必发，身体必带沉重，宜渗湿汤。不效，肾着汤俱见伤湿，或生附汤。

附子生用　白术　茯苓　牛膝　厚朴　干生姜　甘草炙。各钱　苍术炒　杜仲姜汁炒。各二钱

加姜、枣煎。

〔批〕寒湿。

寒湿腰痛，五积散加桃仁，或川芎肉桂汤东垣。

羌活钱半　柴胡钱　独活五分　肉桂　苍术各钱　防风　汉防己各三分　桃仁五粒，去皮研泥　归尾　甘草炙　川芎各钱　神曲炒，五分

水酒煎。

或麻黄苍术汤《良方》。

麻黄　泽泻　神曲炒　白茯苓　陈皮各钱　半夏　桂枝　草豆蔻　猪苓各五分　黄芪三钱　杏仁十粒　苍术　甘草炙。各二钱

煎。

〔批〕摩腰膏。

外并用摩腰膏丹溪：老人腰痛尤宜。

附子尖　乌头尖　南星各二钱半　朱砂　雄黄　樟脑　丁香各钱半　干姜钱　麝香大者五粒，小者加之

蜜丸，龙眼大，每一丸，用生姜汁化开，如厚粥，火上烘热放掌上，摩腰中，候药尽在腰上，即烘绵衣缚定，腰热如火。间二日用一丸《轨范》云：近有人专用此法治形体之病，凡虚人老人颇有效验，其术甚行。又此方加入倭硫黄、人参、鹿茸、沉香、水安息等大补之品，摩虚损老人更妙。

又一法，以麻油、黄蜡为丸如胡桃大，烘热摩腰上，候腰上热，然后缚好。一丸可用数十次。腹中病亦可摩。

〔批〕寒湿。

寒湿腰痛东垣云：如身重，腰沉沉然，乃经中有寒湿也羌活胜湿汤见伤湿加防己酒洗钱，附子五分。

湿热加苍术二钱，黄柏钱。

〔批〕湿热腿痛。

湿热连腿痛，苍术汤东垣。

苍术五钱　柴胡三钱　防风钱半　黄柏钱半。始得之时寒也，久不愈则寒郁为热

煎。

〔批〕沉重无力。

腰膝无力沉重，羌活汤东垣。

前方加羌活、独活、草豆蔻、砂仁、升麻、葛根、黄芪、知母、生熟甘草。

〔批〕感寒。

感寒而痛，腰间如冰，其脉必紧见热则减，见寒则增，宜五积散去桔梗，加吴茱萸五分。或干姜附子汤见少阴加辣桂、杜仲。外用摩腰膏见上。蒸痛法见身痛。

〔批〕伤热。

伤热而痛内蓄风热入肾，脉必洪数而滑，败毒散。发渴便秘，甘草黑豆汤加续断、天麻。

〔批〕闪挫跌扑。

闪挫，或跌扑伤损而痛，宜乳香趁痛散《直指》。

虎胫骨酒，炙黄　败龟板酒炙黄。各二两　麒麟竭　赤芍药　当归　没药　防风　自然铜煅，醋淬，研，水飞　白附子炮　辣桂去皮　白芷　苍耳子微炒　骨碎补炒，去毛。各三两　牛膝　天麻　五加皮　槟榔　羌活各两

为末，每服一钱，酒调下。加全蝎更妙。

及黑神散见吐血，或复元通气散。

舶上茴香炒　穿山甲蛤粉炒珠。各二两　玄胡索去皮　白牵牛炒　陈皮去白　甘草炙。各两　南木香两半

为末，每三钱，酒调下。

〔批〕恶血停滞。

不效，则必有恶血停滞，五积散加桃仁、大黄、苏木各钱，当归倍用，穿山甲炒珠三钱，煎。

〔批〕挫闪。

挫闪痛，不能转侧，用陈久神曲一大块烧通红，淬老酒，去曲，以酒通口吞青娥丸见后。仰卧片时，未效再服，不用丸亦得。

又方：以茴香根同红曲擂烂，焖热，好酒调服。

又熟大黄汤《三因》。

大黄切如指大　生姜切。各五钱

同炒焦黄色，用新水一盏，浸一宿，五更去渣服，天明取下如鸡肝者，即恶物也。

〔批〕打扑坠损。

打扑损伤，从高坠下东垣曰：恶血在太阳经中，令人腰脊痛，或胫腨臂膊中痛，不可忍，鼻壅塞不通，地龙汤东垣。

肉桂四分　桃仁六粒　羌活二钱　独活　甘草　黄柏各钱　麻黄五分　地龙焙干，四分　苏木六分　归尾钱

每五钱煎。

橘核酒《三因》

橘核炒，去皮，研

每二钱，酒调下。

或用猪腰子一枚，去筋膜，批开，入橘核末、葱白、茴香、盐，湿纸裹，煨熟，细嚼，温酒下。

〔批〕沥血。

沥血腰痛失力闪扑，瘀血为病，其脉必涩。转侧若钝刀之刺，大便不通或黑，小便黄赤，日轻夜重，宜调荣活络饮。

大黄　归尾　牛膝酒洗　桃仁去皮尖，研如泥。各二钱　赤芍　红花　生地黄酒洗　羌活各钱　川芎钱半　桂枝三分

煎。丹溪用补阴丸见后加桃仁、红花主之。

〔批〕劳役。

因劳役起，腰痛如折，沉重如山，独活汤东垣。

羌活二钱　防风　独活　肉桂各三钱　甘草炙，二钱　归尾五钱　桃仁五十粒　连翘五钱　汉防己　黄柏酒浸。各两　泽泻　大黄煨。各三钱

为粗末，每五钱，水酒同煎。

〔批〕劳役负重。

劳役负重而痛，轻者，不换金正气散见阳明后。虚者，十全大补汤下青娥丸即唐郑相国方，见后。加杜仲斤去粗皮，生姜十两擦淹，炒断丝，蒜四两熬膏，和丸。或再加牛膝酒蒸，黄柏酒炒，川萆薢童便炒，蜜丸。

〔批〕气滞。

气滞痛其脉必沉，宜人参顺气散《良方》。

人参　川芎　桔梗　白术钱半　麻黄去节　白芷　陈皮　枳壳　乌药　白姜炮　甘草炙。各钱。

煎。

乌药顺气散。

四君加青皮、白芷、陈皮、乌药等分，甘草减半。每三钱煎，再加五加皮、木香。

〔批〕痰注。

痰注而痛其脉必滑或伏，宜二陈导痰汤之类加南星、香附、乌药、枳壳主之。

〔批〕食积。

食积，腰腿痛，用龟板酒炙、柏叶酒蒸、香附各五钱，辣芥子、凌霄花各钱半，酒糊丸，煎。四物汤加陈皮、甘草等分下。兼痰，脉有力者，二陈汤加大黄下之。

〔批〕要药。

治痛要药：

威灵仙为细末，每二钱，猪腰子一个薄批开五七片，勿断，先以椒盐淹，去腥水，掺药在内，裹以荷叶，湿纸包，煨熟，五更细嚼，热酒下以微利为度。

又方《良方》：以杜仲、肉苁蓉、破故纸、人参、当归、秋石、巴戟、鹿角霜等分，用猪腰子如前法稀绢包裹线扎，外用小罐入酒少许，纸封，煮熟食之，饮醇酒三杯，立愈。

〔批〕经年不愈。

腰痛经年不愈，脉沉有力，宜通经散子和。

陈皮　当归　甘遂

为末，每三钱，临卧温酒下，下五七行。次以杜仲制为末，用猪腰子如前法，入末煮，临卧服。

〔批〕牵引膝腘。

腰痛，牵引足膝腘痛，用杜仲姜汁炒断丝、续断、黑牵牛、破故纸、桃仁炒，去皮尖、元胡索等分，酒煮面糊，胡桃肉研膏，和丸，温酒下五七十丸，神效。

〔批〕腰膝兼酸疼及喘嗽。

腰膝酸痛及喘嗽肺肾虚寒，唐郑相国方。

破故纸属火，入心包、命门，能补相火，以通君火，暖丹田，壮元阳。十两，酒蒸，为末　胡桃肉属木，能通命门，利三焦，温肺润肠，补养气血，有木火相生之妙。二十两，去黑皮，烂研

蜜调如饴，每晨酒服一大匙。不能饮者，汤调气足则肺不虚寒，血足则肾不枯燥。久服利益甚多，不独上疗喘嗽、下强腰膝而已也。忌芸苔即油菜、羊血古方。黄柏无知母，故纸无胡桃，犹水母之无虾也。李时珍曰：命门在两肾中央，肾命相通，藏精而恶燥。胡桃状颇相类，皮汁青黑，故入此方，佐故纸润燥而调血，使精气内充，血脉通调，诸疾自然愈矣。

〔批〕腰脚痹痛。

腰脚麻痹疼痛，养肾散。

苍术去皮，两　全蝎五钱　天麻三钱　黑附子炮，去皮脐　草乌去尖。各三钱

为细末，每服一钱，淋黑豆酒调下。药气所至，麻痹少时瘳。

〔批〕肾虚。

肾虚腰痛　大抵腰痛皆起肾虚，既挟邪气，则须除其邪。如无外邪积滞而自痛，则惟补肾而已。腰肢痿弱，身体疲倦，脚膝痿软，脉或洪或细，而皆无力，痛亦悠悠隐隐而不甚，是其候也。

〔批〕阳虚。

亦分阴阳二症，脉细而无力，怯怯短气，小便清利，是为阳

虚。宜八味丸加鹿茸、羊肾之属。或十全大补汤、十四味建中汤加川椒等分，每五钱，姜、枣煎。仍以舶上茴香研末，用猪腰子入药，如前法煨熟。此皆所以补阳之不足也。

〔批〕阴虚。

脉洪而无力，小便黄赤，虚火时炎，是谓阴虚东垣所谓膏粱之人，久服阳药，醉以入房，损其真气，则肾气热，肾气热则腰脊痛而不举，久则髓减骨枯，是为骨痿也。宜六味丸、滋肾丸见小便、凤髓丹见亡血、加味补阴丸丹溪。

黄柏酒炒　知母同上　败龟板酥炙　侧柏叶　枸杞　五味子　杜仲姜汁炒断丝　砂仁等分　甘草炙，减半

猪脊髓和地黄膏为丸。轻者，六味加杜仲、牛膝制各二两此皆所以补阴之不足也。

〔批〕肝脾受伤。

肝脾受伤，亦致腰痛杨仁斋云：经云腰者肾之府，是病在少阴，必究其受病之源而处之固矣。虽然宗筋聚于阴器，肝者，肾之同系也。五脏皆取气于谷，脾者，肾之仓廪也。若菀怒伤肝，则诸筋纵弛，忧思伤脾，则胃气不行，二者又能为腰痛之寇，故并及之。

〔批〕伤肝。

菀怒伤肝，发为腰痛，宜调肝散主之。

半夏制，三分　辣桂　当归　川芎　木瓜　牛膝　细辛各二分　石菖蒲　酸枣仁去皮，微炒　甘草炙。各分

姜、枣煎。

〔批〕伤脾。

忧思伤脾，发为腰痛，宜沉香降气汤和调气散并见气加姜枣煎主之。

〔批〕肝肾脾损。

肝肾虚损及脾损，谷不化，腰痛不起者，煨肾丸见痿主之，神效。

〔批〕虚损劳伤。

虚损劳伤，肌瘦腰痛，目暗耳鸣，体无光泽，阳气衰绝，阴

气不行，无比山药丸子和。

赤石脂煅　茯神去皮木　巴戟去心　牛膝酒蒸　泽泻各两　杜仲姜汁炒　山药　菟丝子酒蒸。各三两　山茱肉酒蒸　熟地黄各两　五味子六两　肉苁蓉酒浸，四两〔批〕此药通中入脑，鼻必酸疼，勿疑。

蜜丸桐子大，每二十丸至三十丸，空心温酒下服七日后，身健体润，面光音响。此方收摄肾气，最为稳当。

〔批〕沮挫失志。

沮挫失志，伤肾而痛者，《局方》七气汤见腹痛。多加茯苓，少加乳香、沉香。

〔批〕肾着。

肾着　《病源》云：肾经虚则受风冷，内有积水，风水相搏，浸渍于肾，肾气内着，不能宣通，故令腰痛。其状体重，腰冷如冰，腰重如带五千钱，不渴，小便自利，饮食如故，久变为水病，治宜流湿温散。流湿，肾着汤见伤湿，即甘姜苓术汤《金匮》以温散之。

〔批〕腰胯痛。

腰胯痛腰痛，足太阳膀胱经也。胯痛，足少阳胆经脉所过也。因伤寒湿，流注经络，结滞骨节气血不和而致，宜渗湿汤见伤湿加白芍、青皮、苍术、槟榔。有痰积菀滞经络，流搏瘀血内亦作痛，用导痰汤见痰加槟榔、青皮。实者，禹攻散见疝。湿热作痛，宜清湿汤。

黄柏盐水炒，钱半　泽泻钱　苍术漂炒，钱半　白芍煨　杜仲酒浸，炒　威灵仙　木瓜　陈皮各钱　甘草三分

加姜煎。

痛甚者，加乳香、没药末各五分，调服。

〔批〕连脚膝。

腰胯连脚膝，晓夜疼痛，宜虎骨散《良方》。

虎胫骨酥炙　败龟板同上　当归　川芎　萆薢　牛膝　桂心　羌活各两

为末，每二钱，空心温酒调下。或加补骨脂、骨碎补、肉苁

蓉、乳香、没药、木鳖子、自然铜之类和丸。

〔批〕腰软。

腰软 丹溪以为肝肾伏热，治宜补阴药中加防己、黄柏。

脊痛项强，腰如折，项似拔，冲头痛乃足太阳经不行也，羌活胜湿汤见伤湿主之。

〔批〕跌扑连脊。

打扑跌坠恶血在太阳经中，腰并脊痛不可忍者，地龙汤见前主之。

〔批〕疟痢后。

疟痢后腰痛俱属虚，宜补之，于补气血药中加杜仲、侧柏叶主之。

补腰膝，壮筋骨，强肾阴，乌髭发，二至丸价廉而功大。〔批〕价廉功大。

冬青子即女贞实。甘平，少阴之精。隆冬不凋，其色青黑，益肝补肾。冬至日采，不拘多少。阴干，蜜酒拌，蒸过一夜，粗袋擦去皮，晒干为末，瓦瓶收贮。或先熬旱莲膏，旋配。按：女贞即蜡子 旱莲草甘寒，汁黑入肾，补精，故能益下而荣上，强阴而黑发也。夏至日采，不拘多少，捣汁熬膏

和丸。

一方加桑椹或晒干或熬膏和丸，临卧酒服李时珍曰：女贞上品妙药，古方罕用何哉？按女贞、冬青，本草作二种，实一物也。

肩背痛

背寒 背偻

总论 肩背分野属肺。经云：西风生于秋，病在肺，俞在肩背。又云：肺病者，喘咳逆气，肩背痛，汗出。又云：肺手太阴之脉，气盛有余则肩背痛，风寒汗出。气虚则肩背痛寒，少气不足以息。此肺金自病也。又云：邪在肾，则病肩背项颈痛，是肾气逆上也。运气为肺金受火邪而病。

脉 脉洪大，洪为热，大为风。

脉促上击者，肩背痛。

脉沉而滑者，肩背痛。

〔批〕肩背痛。

肩背痛，不可回顾东垣云：此手太阴气菀而不行，以风药散之。风寒汗出，中风，小便数而欠《脉经》云：风热乘其肺，使肺气菀甚也。当泻风热，通气防风汤主之东垣。

柴胡　升麻　黄芪各钱　防风　羌活　陈皮　人参　甘草　藁本　青皮各三分　黄柏分　白豆蔻仁二分

煎。面色脱白，气短者勿服。

《准绳》曰，风寒汗出而肩背痛、小便数者，既以泻风热之药通肺气之壅，则虚寒气不足以息而肩背痛、小便遗失者，当以人参、黄芪之属补肺气之虚，不言可知也。〔批〕虚寒少气。

〔批〕湿热相搏。

湿热相搏，肩背沉重疼痛，脉沉实紧数动滑者，宜当归拈痛汤见脚气。

〔批〕一片冷痛。

肩背一片冷痛，背膂疼痛，古方用神保丸见胁痛愈者，此有积气故也。

〔批〕痰饮流注。

素有痰饮，流注肩背作痛，宜星香散见中风，或导痰汤见痰下丁香五套丸《局方》。

南星切片，同半夏先用水浸三日，每日易水。次用白矾二两，研碎，调入水内，再浸三日，洗净焙干　半夏切。各二两　干姜炮　白术漂炒　良姜　茯苓各两　丁香　木香俱不见火　青皮去瓤　陈皮去白。各五钱

为末。神曲炒两，大麦芽二两炒，研末，打糊为丸。

〔批〕湿痰流注。

湿痰流注，肩臂痛，半夏苓术汤见历节风。

〔批〕背心一点痛。

背心一点痛，宜三合汤乌药、顺气二陈汤、香苏散合用加苍术、羌活煎。

〔批〕肾气逆上。

肾气不循故道，气逆挟脊而上，致肩背作痛，宜和气饮见颈项痛加小茴盐水炒五分，川椒炒十粒，姜、灯心煎按：经云邪在肾，则病肩背颈项痛，是肾气逆上也。方内似宜加独活、细辛。

〔批〕久坐。

看书对弈①，久坐而致者，补中益气汤或八珍汤加黄芪素虚人及病后心膈间痛，或牵引乳胁，或走注肩背，此乃元气上逆，当引使归元，不可复用疏利之剂，愈利愈痛。发汗人患此者众，惟宜温补，拘于痛无补法之说误矣。汗者心之液，阳受气于胸中，汗过多则心液耗，阳气不足，故致疼也。

〔批〕胛缝痛至胸胁。

肩胛缝有一线痛起，上跨肩至胸前侧胁而止，其痛昼夜不息，不可忍，脉弦而速，重取豁大，左大于右丹溪云：胛，小肠经也。胸胁，胆经也。此必思虑伤心，心脏未病而腑先病，故痛从肩胛起，及虑不能决，又归之胆，故痛至胸胁而止。乃小肠火乘胆木，子来乘母，是为实耶。宜用人参四钱，木通二钱煎汤，下当归龙荟丸见火热。

〔批〕背寒。

背寒 是痰饮。仲景云：心下有留饮，其人皆恶寒，冷如冰。茯苓丸见后臂痛主之。

〔批〕背偻。

背偻 《病源》云：肝主筋而藏血，血为阴，气为阳，阳气精则养荣，柔则养筋，阴阳和同则血气调适，共相荣养也，邪不能伤。若虚则受风，风寒搏于脊膂之筋，冷则挛急，故令背偻。治宜四物汤、《本事》养血地黄汤见拘挛，加祛风寒药。

臂痛

附：手气　手肿痛

总论 臂痛有六道经络，定其痛在何经络之间，以行本经药

① 弈：原作“奕”，据《病机沙篆·卷下·肩背痛》改。

行其气血，气血通则愈矣。以两手伸直，其臂贴身垂下，大指居前，小指居后而定之，则其臂臑之前廉痛者，属阳明经，以升麻、白芷、干葛行之。后廉痛者，属太阳经，以藁本、羌活行之。外廉痛者，属少阳经，以柴胡行之。内廉痛者，属厥阴经，以柴胡、青皮行之。内前廉痛者，属太阴经，以升麻、白芷、葱白行之。内后廉痛者，属少阴经，以细辛、独活行之。〔批〕按：臂痛宜属手六经，今引用药，皆足六经，似宜参之。

〔批〕臂诸痛。

风寒湿所搏，或饮液流入，或因提挈重物，皆致臂痛。有肿者，有不肿者。除饮症外，其余诸痛，并可用五积散见阳明后及乌药顺气汤见中气，或用蠲痹汤见痹。审知是湿，蠲痹汤加苍术二钱，防己四分。或用五痹汤见痹。

〔批〕挈重伤筋。

挈重伤筋而痛，宜琥珀散《济生》。

赤芍　蓬术　三棱　丹皮　刘寄奴去梗　乌药　玄胡索去皮，炒　当归酒浸　熟地黄　肉桂各两

前五味用细乌豆一升、生姜八两切片、米醋四升同煮，豆烂为度，焙干，同后五味为末，每服三钱。

或用劫劳汤《局方》。

人参　甘草　黄芪炙　当归　白芍炒　熟地黄　阿胶炒珠　紫菀蜜水拌炒

等分，每五钱，姜、枣煎。一方有五味子，每服加白姜黄五分。

〔批〕痰停中脘。

痰停中脘，两臂疼痛饮伏于内，停滞中脘。脾主四肢，脾滞而气不下，故上行攻臂，其脉沉细者是也，茯苓丸《指迷》。

半夏曲燥湿，二两　茯苓渗水，乳拌蒸，两　枳壳行气，麸炒，五钱　风化硝软坚，二钱半。如一时未易成，但以朴硝撒竹盘中，少时盛水置当风处即干。如芒硝刮取，亦可用　姜汁制半夏之毒而除痰，使痰行气通，臂痛自止矣

糊丸，姜汤下喻嘉言曰：痰药虽多，此方甚效。

〔批〕痰饮流入。

痰饮流入四肢，令人肩背酸痛，两手罢疲软误以为风，则非其治，宜导痰汤加木香、姜黄各五分。轻者，指迷茯苓丸。重者，控涎丹见痹。

〔批〕属痰。

臂痛，控涎丹加木鳖子去油两，肉桂五钱，为丸黍米大，每服二十丸至三十丸。

〔批〕血虚。

血虚不能荣筋而致臂痛，宜蠲痹汤见痹、四物汤各半贴，煎服。

〔批〕不能举。

臂痛不能举乃非风非湿，为气血凝滞，经络不行所致，宜舒经汤。

片子姜黄二钱，如无，以嫩莪术代之　海桐皮去粗皮　赤芍　当归　白术各钱半　羌活　甘草炙。各钱

入姜煎，磨沉香汁少许，和服。

又茯苓丸治臂痛如神。

赤茯苓　防风　细辛　白术　泽泻　肉桂各五钱　瓜蒌根　紫菀　附子　黄芪　白芍　甘草炙。各七钱半　牛膝酒浸　独活　生地黄　山茱肉　半夏姜制　山药各二钱半

蜜丸梧子大，每服十丸，温酒下。

〔批〕酒家。

酒家，手臂疼痛，麻木及重，加味二陈汤见痰。

〔批〕手气。

手气　手肿痛，或掌指连臂骨痛，宜五痹汤、蠲痹汤俱见痹、薄桂味淡，能横行手臂，令他药至痛处、白姜黄能引药至手臂，尤妙。

身痛

附：拘急　身重

总论　一身尽痛，伤寒、霍乱、中暑、阴毒、湿痹、痛痹皆有之，但看兼症及问病因，诊脉而别之。治法已分见各门，其留连难已者，另载于此。

脉　伤寒表症，六脉俱紧。

阴毒伤寒，身如被杖，脉沉紧。

伤寒发汗后，身体痛，气血未和，脉沉迟。

风湿相搏，脉缓。

虚劳，脉弦小或豁大。

〔批〕寒。

寒而一身尽痛者，甘草附子汤见痉湿暑症。

〔批〕热。

热者，当归拈痛汤见脚气。

〔批〕湿热。

湿热相搏，肩背沉重，上热，胸膈不利，遍身疼痛，并宜拈痛汤。

〔批〕风湿。

风湿相搏，身体烦疼，术附汤《金匮》。

四逆汤加白术、大枣。

〔批〕内伤兼感。

内伤，兼感风湿相搏，一身尽痛，补中益气汤加羌活、防风、藁本、苍术。

〔批〕汗出懒倦。

阴室中，汗出懒语，四肢困倦乏力，走注疼痛乃下焦伏火不得伸浮，而燥热汗出，一身尽痛，盖风湿相搏也，麻黄复煎汤主之东垣。

麻黄去节，二钱。用水五盏煎，令沸，去沫留渣，再煎至二盏，方入下药，以麻黄发汗，渐渐发之。在经者，亦宜发汗，若值季春之月，脉缓而迟，尤宜发之，令风湿去而阳气升，困倦乃退，气血俱得生旺也　黄芪生用，二钱　白术　人参　柴胡根　防风　生地黄各五分　甘草三分　羌活去根节　黄柏各钱　杏仁三粒，去皮

入麻黄汤内，再煎至一盏，临卧服。

〔批〕遍身痛。

遍身疼痛，丹溪用苍术两，黄柏五钱，羌活、威灵仙各二钱半，姜擂服风湿热者宜之。

〔批〕蒸法。

诸痛蒸法寒者宜之，随病所在蒸之外科寒症亦能蒸散。丁香、木香、半夏、南星、川乌、归身、肉桂、麝、冰、乳香、大黄、芒硝、山甲、雄黄、蟢窠、白蔻，随症加减为粗末，烧酒、姜汁拌湿，放面圈内，上用铜皮一片，多钻细眼，用艾灸铜皮上，每日十余次。

〔批〕血虚。

因血虚者，四物苍术各半汤。

四物汤与苍术各半两，煎。

吞活血丹。

熟地三两　白术　白芍　续断　人参各两

为末，酒糊丸桐子大。每服百丸。

〔批〕痛如劳症。

遍身痛，如劳症者，《本事》方。

黄芪　人参　甘草　附子炮　羌活　木香　知母　白芍　川芎　前胡　枳壳　桔梗　白术　当归酒洗　茯苓　半夏制。各五钱　柴胡　鳖甲醋炙。各两　桂心　酸枣仁各三分　杏仁炒，五钱

每四钱，姜三片、枣二枚、乌梅三枚、葱白三寸同煎，温服少年虚损、老人冷惫，并宜服之。惟伤寒不可服。

〔批〕拘急。

身体拘急　皆属寒与寒湿、风湿。经云：诸寒收引，皆属于肾。宜小续命汤、仲景三黄汤见拘挛之类。

身重经云：肝虚肾虚脾虚，皆令人体重烦冤。东垣云：湿也。运气有五：一曰湿，乃湿制肾虚而重。二曰湿热，少阳司天炎暑

间化，病满身重。三曰寒湿。四曰风，乃木制脾虚而重，岁木太过，风气流行，又岁土不及，又厥阴在泉，风淫所胜，民病身重。五曰金，乃燥制肝虚而重，岁金太过，燥气流行，民病体重烦冤。虚者，补中益气汤加五苓散去桂主之。

〔批〕湿身重。

起卧不能洁古云：谓之湿身重也，小柴胡汤、黄芩芍药汤见痢，或兼除湿汤见伤湿。

〔批〕汗出恶风。

风湿脉浮或兼缓细，身重，汗出恶风者，仲景云：防己黄芪汤主之见水肿。

〔批〕风湿。

夏月中风湿，身重如山，不能转侧，洁古云：宜除风胜湿去热之药治之。

〔批〕湿热。

湿热身重而痛，羌活胜湿汤。

〔批〕寒湿。

寒湿重痛者，五积散。

〔批〕肾着。

肾着身重病详腰痛。仲景云：其人身体重，腰中冷，如坐水中，形如水状。《病源》云：久久变为水病，肾湿故也，甘姜苓术汤主之《金匮》。

甘草　白术各二两　干姜炮　茯苓各四两

煎服。

即肾着汤见伤湿。

〔批〕脾胃虚弱。

脾胃虚弱，元气不能荣于心肺，身体四肢沉重，食少昏闷，参术汤主之东垣。

黄芪二钱　人参　陈皮　青皮各五分　升麻　柴胡　黄柏酒炒。各三分　神曲七分　当归二分　苍术钱　甘草炙，四分

加姜三片，枣二枚煎。

肢体诸痛

四肢　筋　骨　肉　皮肤　附：瘾疹　丹毒　腋气

〔批〕四肢。

四肢　阳主四肢。经曰：四肢者，诸阳之本也。又曰：阳受气于四肢，阳盛则肢实，阳虚则肢满。又云：四肢皆禀气于胃，而不得至经，必因于脾乃得禀，故脾主四肢也。脾实则四肢不举，脾虚则四肢不用。又云：四肢懈惰，此脾精之不行也。治见痿及中风。

〔批〕脏邪所留。

五脏有邪，留在肢节。经云：肺心有邪，其气留于两肘。肝有邪，其气留于两股。脾有邪，其气留于两髀。肾有邪，其气留于两膝是也。治法见痛痹。运气四肢不举，皆属湿土太过曰敦阜。敦阜之纪，其病腹满，四肢不举是也。

〔批〕筋。

筋经云：足之阳明、手之太阳筋急，则口目为僻，眦急不能卒视。又云：诸筋者，皆属于节。又云：手屈而不伸者，病在筋。伸而不屈者，病在骨。肝主诸筋。经云：在脏为肝，在体为筋。又云：酸生肝，肝生筋，筋生心。　筋病忌风，忌食酸辛，忌久行经云：风伤筋，燥胜风。酸伤筋，辛胜酸。又云：酸走筋，筋病毋多食酸。又云：多食辛则筋急而爪枯。又云：久行伤筋是也。

〔批〕转筋。

转筋丹溪云：皆属血热，四物加黄芩、红花、苍术、南星有筋转于大足指上，至大腿近腰结了，乃因奉养厚。饮酒感寒而作，前方黄芩酒炒，入姜煎服。

〔批〕转筋入腹。

转筋入腹仲景云：转筋之为病，其臂脚直，脉上下行，微弦，鸡矢白散。

鸡矢白一味

为散，取方寸匕，水和温服。

转筋遍身入肚，不忍者，极咸盐汤于槽中暖浸之丹溪。

〔批〕肝虚。

肝虚转筋，《圣惠》方。

赤蓼茎叶切，三分

水一盏，酒三合煎。去渣，温分二服。

〔批〕脚转筋。

脚转筋，疼痛挛急，松节散。

黄松节即茯神心木，疗诸筋挛缩。二两　乳香能伸筋，钱

石器慢火炒，令焦，研细末，煎木瓜能舒筋酒，每下一钱至二钱。凡筋病皆治之。

《外台》取故绵以酽醋浸，甑中蒸热，用绵裹病脚，冷更易，勿停，瘥止。

〔批〕筋痿。

筋痿挛急，口苦爪枯，龙胆泻肝汤见痿，又龙胆泻肝汤见胁痛。

霍乱转筋，另见霍乱门上症转筋，皆谓不霍乱而筋自转也。

〔批〕筋急。

筋急　脉不荣则筋急。仲景云：血虚则筋急，此皆血脉不能荣筋而成急。故丹溪治挛用四物汤加减，《本事方》养血地黄丸之类本此。

〔批〕脚膝筋痛。

脚膝筋急痛，大木瓜酒水各半煎，令烂，研作膏，热裹痛处，冷即易一宿三五度瘥。

〔批〕筋绝伤。

筋绝伤者，蟹黄及蟹足髓熬，纳伤中筋即续生。

〔批〕筋骨拘挛。

筋骨拘挛及五缓虚羸五脏经脉纵缓，《千金》方。

五加皮五月五日采茎，七月七日采叶，九月九日采根，合为末

每三钱，酒调下。

骨经曰：肾主骨，在体为骨，在脏为肾。又云：肾之合骨也，其

荣发也。又云：少阴者，冬脉也，伏行而濡骨髓也。又云：手屈而不伸者，病在筋。伸而不屈者，病在骨。　骨病忌食甘苦、久立经云：多食甘，则骨痛而发落。又云：苦走骨，骨病毋多食苦。又云：久立伤骨是也。〔批〕骨病所忌。

〔批〕骨热。

骨热　骨枯齿干，板齿干燥。详骨蒸条。

〔批〕痛风骨髓痛。

骨痛劳极伤损，不可救药，其痛风，骨髓痛者，虎胫骨酒等方主之见风痹门。

湿热，筋骨痛，二妙散之类主之。

黄狗肉填骨髓，烂煮食。

〔批〕骨节脱离，壮筋骨。

骨节脱离者，蟹生捣，热酒调服，渣涂。半日，骨内谷谷有声，即好。壮筋骨，二至丸见腰痛后。

肉　经云：脾主肉。在体为肉，在脏为脾。又云：邪在脾胃，则病肌肉痛是也。东垣云：人之肉，如地之土，岂可人而无肉？故肉消尽则死矣，脾虚则肌肉削。经云：肥而泽者，血气有余。肥而不泽者，气有余，血不足。瘦而无泽者，血气俱不足。河间云：血实气虚则肥，气实血虚则瘦。所以肥耐寒而不耐热，瘦耐热而不耐寒者，寒则伤血，热则伤气。损其不足，则阴阳愈偏，故不耐也。〔批〕肉肥瘦。病后瘦甚，谓之形脱，䐃破肉脱，皆为不治。〔批〕䐃，谓肘膝后肉如块者。

〔批〕肉苛。

肉苛苛者，㿏重也，解见痹。〔批〕㿏音顽，顽痹也，前胡散河间。

前胡　白芷　细辛　肉桂　白术　川芎各三两　吴茱萸　附子炮　当归各二两　川椒三钱

为末，以茶酒三升拌匀，窨①一宿。猪脂五斤，入药微煎，候

① 窨（yìn 印）：藏在地窖里。

白芷黄色，去滓熬成膏，在病处摩之以热为度。

苦参丸见痹。

〔批〕赘肉。

赘肉亦曰努肉。诸疮中，努肉如蛇出数寸，硫黄细研于肉上，薄涂之即缩。疮凸出寸许，如小豆或大如梅，取花脚蜘蛛丝缠其根，则渐干而自脱落。

〔批〕赘疣。

赘疣，以蜘蛛网丝缠之，自落。

〔批〕疣凸出。

诸疮凸出，乌梅肉捣烂，作饼贴肉上，立尽。

〔批〕疣目。

疣目亦曰瘊子，人手足皆及。指间忽生如豆，或如筋结，或五个或十个相连而生，拔之则丝长三四寸许。皆由风邪搏于肌肉而变生也，苦菜折之有白汁出，常点自落、活螳螂放于疣上，令蚀啖，肉平为度、乌鸡胆汁，日三涂之，妙。牛口中涎，数涂自落。杏仁烧，研，涂之。蜘蛛网丝缠之，自落。

〔批〕溪谷。

溪谷经云：肉之大会为谷，臀是也。肉之小会为溪，谓二肘二膝四腕也。肉分之间，溪谷之会，以行荣卫，以会大气。邪溢气壅，脉热肉败，荣卫不行，必将为脓，内消骨髓，外破大䐃。留于节凑，必将为败，积寒留舍，荣卫不居，卷肉缩筋，肘不得伸，内为骨痹，外为不仁，命曰不足，大寒留于溪谷也。　肉病忌湿，忌食甘，忌久坐经云：湿伤肉，甘伤肉。又云：甘走肉，肉病毋多食甘。又云：久坐伤肉。〔批〕肉病所忌。

〔批〕皮肤。

皮肤　属肺。经曰：肺之合，皮也，其荣毛也。又云：肺主皮毛，在脏为肺，在体为皮毛。又皮者，脉之部也。邪客于皮则腠理开，开则邪入客于络脉，络脉满则注于经脉，经脉满则入舍于脏腑也。皮肤亦曰腠理，津液渗泄之所曰腠，文理缝会之中曰理。腠理亦曰玄府。玄府者，汗孔也，汗液色玄，从空而出也。

凡十二经络者，皮之部也，视其部中浮络，其色多青则痛，多黑则痹，黄赤则为热，多白则寒，五色皆见则寒热也。毛折爪枯为肺绝。经云：手太阴者，行气温于皮毛者也，气不荣则皮毛焦，焦则津液去。皮绝者，津液既去，则爪枯毛折，毛先死矣。

〔批〕痛。

皮肤痛属心实。经云：夏脉者，心也。夏脉太过，则病身热肤痛，为浸淫，运气皆属火邪伤肺治以诸寒。痛不可以手按者，桑白皮汤。

桑白皮二钱　干葛　柴胡　黄芩枯　玄参各钱　地骨皮　天门冬　麦门冬各钱半　木通四分　甘草四分

姜、葱煎服，取微汗。

〔批〕索泽。

皮肤索泽，即仲景所谓皮肤甲错，盖皮肤涩而不滑泽也。三阳为病，发寒热，其传为索泽。注：索，尽也。精血枯涸，故润泽之气皆尽也。

运气皮肤索泽，属燥伤胆气治以苦寒。

皮肤枯燥如角鳞尺肤粗如枯鱼之鳞者，水泆饮也，泽肤汤。

牛骨髓　真酥油等分

合炼为膏，磁器盛之，每日空心用三匙，热酒调服，蜜汤亦可。久服滋阴养血，止嗽荣筋。

〔批〕劳伤甲错。

五劳虚极，羸瘦腹满，肌肤甲错，两目黯黑内有干血，大黄䗪虫丸见虚劳。

〔批〕痒。

皮肤痒经曰：诸痒为虚，血不荣肌腠，所以痒也。当滋补以养阴血，血和肌润，痒自不作，四物加黄芩煎，调紫背浮萍末。

〔批〕瘾疹。

瘾疹多属脾，俗名风丹。隐然在皮肤之间，发则多痒。兼风热湿之殊，色红者兼火化也。　当春而发，宜升麻葛根汤见阳明后加牛蒡子、荆芥、防风。

赤疹，胡麻散。

胡麻子二两半　荆芥穗　何首乌各两　威灵仙炒　防风　石菖蒲　恶实炒　甘菊花　白蒺藜炒　蔓荆子　甘草各七钱半

为末，每二钱，薄荷汤下。

白疹，消风散见头痛。

〔批〕痤痤痱。

痤痤痱经曰：劳汗当风，寒薄为痤，菀乃痤。此皆汗出于玄府，脂液所凝。　防风通圣散去芒硝，倍加归、芍，发散玄府之风，调其营卫。痤痱疮，青蒿煎汤洗之。腊雪水洗痱疮妙，加蚌粉傅之尤效。

〔批〕丹毒。

丹毒人身忽然变赤，如涂丹之状，游走不定如云气者是也，皆是恶毒。热血蕴蓄于命门，遇君相二火，合起则发。凡丹从四肢入腹者死。　热时，以通圣辛凉之剂解之。寒时，以葛根、升麻辛温之剂解之，拔毒散东垣。

寒水石　生石膏各二两　黄柏　甘草各五钱

为末，新水调鸡羽刷上，或摊纸上贴之。

犀角消毒饮 丹溪。

鼠粘子四钱　荆芥二钱　防风二钱　甘草钱

煎，犀角钱半水磨，取汁调服。

〔批〕癜风。

紫白癜风人身皮肉变色，赤者谓之紫癜风，白者谓之白癜风，或谓之疬疡风。　白驳浸淫渐长，色白似癣，但无疮也，皆因风搏皮肤，血气不和所生、胡麻散见上、如圣膏。

附子　硫黄等分

为末，以茄蒂蘸醋点药末擦之茄分紫白。

〔批〕腋气。

腋气经曰：肝有邪，其气留于两胁，俗名狐臭有窍。诸药鲜能除根，只堪塞窍耳。　铜青好者，不拘多少、米醋调成膏，先用皂角煎汤，洗净腋下，以轻粉掺过，却以上膏，涂之立效。

五更时取精猪肉二大片，以甘遂末拌之。挟腋下至天明，以甘草两煎汤饮之，良久泻出恶物，倾在荒野之外恐秽气传人。依法三五次即愈。

患此疾者，耳内有油涩是也。大田螺一个，水中养之，候靥开，以巴豆肉一粒，针挑，放在螺内，仰顿盏中。夏月一宿，冬月五七宿后，自然成水，取擦腋下，绝根。

卷十九

目

目痛　目赤　目胀　目痒　外障　内障　瞳神病　昏花　目盲　睛珠病　睥病　目泪偷针　漏睛　视物诸病

总论　经曰：瞳子黑眼法于阴，白眼赤脉法于阳，故阴阳合转①而精明。〔批〕法阴法阳。又曰：五脏六腑之精气，皆上注于目而为之精。精之窠为眼，骨之精为瞳子，筋之精为黑眼，血之精为络，其窠气之精为白眼，肌肉之精为约束，裹撷筋骨血气之精而与脉并为系，上属于脑后，出于项中。〔批〕脏腑之精气皆上注。后世五轮八廓之说，盖本诸此。又曰：东方青色，入通于肝，开窍于目，藏精于肝。又云：人卧血归于肝，肝受血而能视。又云：肝气通于目，肝和则目能辨五色矣。又云：心合脉，诸脉者皆属于目。又云：心事烦冗，饮食失节，劳役过度，故脾胃虚弱，心火太甚，则百脉沸腾，血脉逆行，邪害孔窍，天明则星月不明也。故东垣曰：五脏六腑之精气，皆禀受于脾土，而上贯于目。脾者，诸阴之首也。目者，血气之宗也。〔批〕目者，血气之宗。故脾虚则五脏之精气皆失所司，不能归明于目矣。心者，君火也，主神，宜静而安，相火代行其令。相火者，包络也，主百脉，皆荣于目。既劳役运动，热乃妄行，及因邪气所并，而损其血脉，故诸病生焉。凡医者，不理脾肾及养血安神，治标不治本，不明正理也。子和曰：目不因火则不病。何以言之？白轮变赤，火乘肺也；肉轮赤肿，火乘脾也；黑水神光被翳，火乘肝与肾也；赤脉贯目，火自甚也。能治火者，一句可了。故经曰热盛则肿。凡

---

① 转：《灵枢·大惑论》作"传"，并通"抟"，聚也。《史记·吴王濞列传》"抟胡众入萧关"，《汉书·吴王濞传》"抟"作"转"。《素问·生气通天论》"传精神"，清·俞樾《内经辩言》："传，读为抟。"

目暴赤肿起，羞明瘾涩，泪出不止，暴暑目痛，皆大热之所为也。治火之法，在药则咸寒吐之下之，针则更捷。经曰：血实者，宜决之。〔批〕目不因火则不病。

目内外眦 经曰：目眦外决于面者为锐眦，〔批〕锐眦。在内近鼻者为内眦，〔批〕内眦。上为外眦，〔批〕外眦。下为内眦。眦者，四际睑睫之本也。又曰：诊目痛，赤脉从上下者，太阳病；从下上者，阳明病；从外走内者，少阳病。太阳病，宜温之散之；阳明病，宜下之寒之；少阳病，宜和之。子和曰：圣人虽言目得血而能视，然血亦有太过不及也，太过则目壅塞而发痛，不及则目耗竭而失明，故年少之人多太过，年老之人多不及。但年老之人，其间犹有太过者，不可不察也。夫目之内眦，太阳经之所起，血多气少；目之锐眦，少阳经也，血少气多；目之上纲，亦太阳经也，血多气少；目之下纲，阳明经也，血气俱多。然阳明与太阳少阳俱会于目，惟厥阴连于目系而已。故血太过者，太阳、阳明之实也，血不及者，厥阴之虚也。〔批〕血有太过不及。

〔批〕气轮、风轮、血轮、肉轮、水轮。

五轮 白睛为气轮，属肺金，故独坚；青睛为风轮，属肝木，内包膏汁，涵养瞳神；目角大小眦为血轮，大眦属心君火，大眦赤为实火，小眦属心包相火，小眦赤为虚火。〔批〕大眦即内眦，小眦即锐眦。两睥为肉轮，属脾土，土藏万物，故包四轮，开动为阳以应用，闭静为阴则睡矣。目中有神膏，此由胆中渗润精汁，积而成膏，能涵养瞳神；有神水，先天真一之气所化，润泽之水也；有神光，原于命门，通于胆，发于心，火之用也；有真血，肝中升运滋目经络之血也；有真气，目之经络中往来生用之气，先天真一发生之元阳也；有真精，先后天元气所化，精汁起于肾，施于胆而及瞳神也。目有坚壳数重，真血滋神水，神水包神膏，膏中一点黑莹，乃肝胆所聚之精华，唯此一点鉴照万物，是曰水轮，属肾水，喻以日月，理实同之。〔批〕一点黑莹，鉴照万物。而午前小，午后大，随天地阴阳之运用也。大抵目窍于肝，主于肾，用于心，运于肺，藏于脾。有大有小，有圆有长，由禀受之异。男子右目不如左目精华，女子左目不如右目光明，此各得其阴阳气分之定也。人之邪正、寿夭、贫贱，皆可验目而得之。神哉！岂非人身之至宝乎？

八廓　八廓应乎八卦，脉络经纬于脑，贯通脏腑，达血气往来，以滋于目。廓如城郭，然各有行路通往而匡廓卫御之意也。乾居西北，络通大肠之腑，脏属肺，肺与大肠相为表里，上运精纯，下输糟粕，为传送之官，故曰传导廓。坎正北方，络通膀胱之腑，脏属肾，肾与膀胱相为阴阳，主水之化源，以输津液，故曰津液廓。艮位东北，络通上焦之腑，脏配命门，命门与上焦相为阴阳，会合诸阴，分输百脉，故曰会阴廓。震正东方，络通胆腑，脏属肝，肝胆相为表里，皆主清净，不受浊秽，故曰清净廓。巽位东南，络通中焦之腑，脏配肝络，肝与中焦相为阴阳，肝络通血，以滋养中焦，分气以化生，故曰养化廓。离正南方，络通小肠之腑，脏属心，心与小肠相为表里，为诸阳受盛之胞，故曰胞阳廓。坤位西南，络通胃腑，脏属脾，脾胃相为表里，主纳水谷以养生，故曰水谷廓。兑正西方，络通下焦之腑，脏配肾络，肾与下焦相为阴阳，关主阴精化生之源，故曰关泉廓。〔批〕八廓应八卦。脏腑相配，《内经》已有定法，而三焦分配肝肾络，此目之精法也。盖目窍于肝，而主于肾，故有二络之不同。〔批〕三焦分配肝肾二络。

点服药说　病有内外，治各不同，内疾已成，外症若无，点之何益？外有红丝赤脉，若初发乃微邪，退后乃余贼，点亦可消，服之犹愈。内疾既发，非服不除；外疾既成，非点不退。内疾始盛，浚流不如塞源，伐枝不如除根，不服药而除者，未之见也。外障既成，如物污须濯，镜垢须磨，不点而退者，未之见也。若内障不服而外点，反激其火，动其气血，无益反损。若外障既成，服而不点，病初发，浮嫩不定者亦退。既已结成者，虽服药，不发不长，而所结不除，当内外夹攻，方尽其道。奈有喜服而畏点者，有喜点而懒服者，皆不知标本之治也。〔批〕内疾须服，外障须点。

〔批〕钩割针烙。

钩割针烙四法，须口传目见，非笔下可明，故与不治症俱不录。

目痛 有二：一谓目眦白眼痛，一谓目珠黑眼痛。白眼痛属阳，故昼则疼甚，点苦寒药则效。黑睛痛属阴，故夜则痛甚，点苦寒药则反剧。〔批〕痛有二。

〔批〕黑珠痛。

黑珠痛经曰瞳子黑睛法于阴，肝虚目痛，冷泪不止，筋脉疼，夜则痛甚，补肝散《局方》。

夏枯草楼全善云：目珠者连目本，目本又名目系，属厥阴经。夜甚及点苦寒药反甚者，夜与寒亦阴故也。丹溪云：夏枯草有补养厥阴血脉之功，其草三四月开花，遇夏至阴生则枯，盖禀纯阳之气也。故治厥阴目痛如神，以阳胜阴也。五钱 香附行气散肝，和中解菀，推陈致新，故以为佐。两

为末，每五钱，腊茶下。丹溪方二味各二两，加甘草五钱。有白翳一二点在黑目及外眦，以此药间进东垣选奇汤见头痛，又加四物、黄连煎服。〔批〕白翳在黑目及外眦。

〔批〕红赤睛珠痛。

红赤睛珠痛倪仲贤论七情五贼、饥饱劳役之病，其病红赤眼珠痛，痛如刺，痛应太阳，眼睫无力，常欲垂闭，不敢久视，久视则酸疼生翳，皆成陷下。所陷者，或圆或方，或长或短，或如点如缕，如椎如凿，有印此者，柴胡复生汤主之《原机》。

藁本 蔓荆子各三分半。为君，升发阳气也 川芎 白芷 羌活 独活各三分半 白芍药四分 柴胡六分。为臣，和血补血疗风，行厥阴经也 甘草炙，四分 五味子二十粒。为佐，为协诸药敛脏气也 薄荷 桔梗各四分 苍术 茯苓 黄芩各五分。为使，为清利，除湿去热，分上下，实脾胃戊己二土生生之源，疗目中赤肿也。此病起自七情五贼、劳役饥饱，故使生意下陷不能上升。今主以群队升发，辅以和血补血，导入本经，助以相协收敛，用以清利，除湿热，实脾胃也。

煎服。

睛珠痛甚者，当归养荣汤主之。〔批〕睛珠痛甚。

七情五贼，饥饱劳役，重伤脾胃。脾胃者，多气多血之所，脾胃受伤则血亦病。血养睛，睛珠属肾，今生意已不升发，又复血虚不能养睛，故睛痛甚不可忍。

防风升发生意　白芷解利，引入胃经，为君。各七分半　白芍止痛益气通血，承接上下，为臣　熟地黄补肾水真阴，为佐　当归补血　川芎行血，各钱　独活除风，引入少阴经，为使。七分半

煎服血为邪胜，睛珠痛者，及亡血过多之病，俱宜服此。〔批〕血为邪胜。

服药后，睛痛虽除，眼睫无力，常欲垂闭不减者，助阳活血汤见后赤痛如邪条。〔批〕眼睫无力。

〔批〕赤脉红甚。

目中赤脉红甚，眵眼脂多，〔批〕眵，音鸱。及前诸症，黄连羊肝丸《济生》。

黄连除热解毒明目，为君。二两，研末　羯羊肝肝与肝合，引入肝经，为使。一具

以竹刀刮下如糊，去筋膜，擂细《本事》煮烂捣用，入黄连末为丸，梧子大。每服三五十丸，加至七八十丸，茶清下。忌猪肉及冷水，不用铁器金克木，肝乃木也，一有金气，肝则畏而不受。睛痛者加当归。

《纲目》云：但是目疾及障翳青盲，皆治。楼全善曰：诚哉河间之言。目盲，耳聋，鼻不闻臭，舌不知味，手足不能运用者，皆由元府闭塞，而神气出入升降之通路不通利也。故先贤治目，如羊肝丸用羊肝，引黄连等药入肝，解肝中诸菀。盖肝主目，肝菀解则目之元府通利而明矣。黄连之类解热菀，椒目之类解湿菀，茺蔚之类解气菀，芎、归之类解血菀，木贼之类解积菀，羌活之类解经菀，磁石之类解头目菀，坠邪气使下降也。蔓荆下气通中，理亦同也。〔批〕诸解菀药类。凡此皆治气血菀结目昏之法。河间之言，洵不诬矣。至东垣、丹溪用参、芪补气血亦能明者，盖目主气血，盛则元府得利，出入升降而明，虚则元府无以出入升降而昏，此则必用参、芪、四物等药助气血运行而明也。

决明益阴丸见后羞明怕热，龙脑黄连膏见目赤。

以上皆升发阳气之药，其中有用芩、连之类，去五贼也，最忌硝、黄、牵牛、石膏、栀子之类，犯则病愈剧。〔批〕忌用药。

〔批〕亡血过多目痛。

亡血过多经曰：肝受血而能视。又曰：久视伤血。目为血所养明矣。手少阴心主血，血荣于目；足厥阴肝开窍于目，肝亦主血，故血亡目病。男子衄血、便血，妇人产后崩漏，皆能病焉。其症睛珠痛，不能视，羞明瘾涩，眼睫无力，眉骨太阳因为酸疼，芎归补血汤主之《原机》。

当归　熟地黄各六分。方专补血，故以二味为君　川芎　牛膝酒蒸　白芍酒炒，为臣。以其祛风续绝，定痛而通，补血　甘草炙　白术大和胃中气，以为佐　防风升发。各五分　生地黄凉血　天门冬治血热，谓血亡生风燥，故以为使。各四分

煎。恶心不进饮食，加生姜复其血，使得其所养则愈。

或当归养荣汤见上，除风益损汤见后为物所伤，滋阴地黄丸东垣。一名熟地黄丸。

熟地黄两　当归酒洗，五钱。养血　生地黄七钱半　地骨皮三钱。凉血　黄芩酒炒。泻肺火　黄连酒炒。泻肝火　天门冬清肺而滋肾。各三钱　柴胡散肝而升阳。八钱　五味子收耗而敛散。三钱　人参　甘草炙。以益气补中　枳壳以利气行滞。麸炒。各二钱

蜜丸，茶清下本草云枳实、枳壳皆能明目，故目疾方多用之。〔批〕枳实、枳壳皆能明目。忌食辛热寒冷。诸有热者，加黄芩。妇人产漏，加阿胶。要忌咸物经曰：咸走血，血病毋多食咸是也。

〔批〕三阳分症。

白眼痛经云：赤脉从上下者，太阳病；从下上者，阳明病；从外走内者，少阳病。太阳病宜温之散之，羌活为使；阳明病宜下之寒之，升麻为使；少阳病宜和之，柴胡为使。方见外障，恶寒、脉浮为有表，选奇汤见头痛，防风饮子。〔批〕表症。

人参钱　甘草炙，钱。以补其气　当归钱半。以濡其血　黄连炒，钱。以清其火　葛根　防风各五分。以散其风热　细辛三分。入少阴而润

肾　蔓荆子三分。走头面而升阳

食后煎服，避风寒湿热四气侵犯。

《保命集》云：眼之为病，在腑则为表，当除风散热；在脏则为里，当养血安神。暴发者为表而易疗，久病者为里而难医。

脉实有力，大腑闭，为有里，宜泻青丸见火热，洗肝散《局方》。〔批〕里症。

薄荷叶　羌活　防风肝属木而主目，木喜条达，风热菀于内，故用三味以升之散之　当归　川芎肝藏血，目藉血养，故用二味以和之补之　大黄苦寒，泻胃火而通燥结　栀子生用。降心火而利小便，二便利则热毒下降而赤肿消　甘草缓肝气而和中

等分为末，每二钱，茶清调服里症宜微利之，大腑不闭，无里症者，除大黄。小便利不赤者，除栀子。

〔批〕肺气壅塞，白睛肿胀；不红不肿，沙涩昏痛。

肺气壅塞，毒热上攻，白睛肿胀，日夜疼痛，心胸烦闷，亦有不红不肿，但沙涩昏痛者乃气分隐伏之火，脾肺之络有湿热，秋天多有此患，通宜桑白皮散。

桑根白皮　元参　升麻　旋覆花去枝梗，布另裹煎　赤芍　杏仁去皮尖，研　甜葶苈炒　防风　甘菊花去枝梗　黄芩　枳壳去瓤，麸炒　甘草炙

等分，每四钱，姜三片煎。

〔批〕肺脏积热，肿胀赤涩。

肺脏积热，白睛肿胀，遮盖瞳人，开张不得，赤涩疼痛，元参丸。

黑元参　升麻　汉防己　羚羊角屑　沙参　车前子　山栀仁　桑白皮　杏仁去皮尖，麸炒黄。各两　大麻仁　大黄微炒。各两半

蜜丸。食后温汤下二钱。

〔批〕暴风客热。

暴风客热，外障，白睛肿胀，泻肺汤。

羌活　元参　黄芩各两半　地骨皮　苦桔梗　大黄　芒硝各两

为粗末。每五钱，煎，食后温服。

〔批〕外治。

外治 白睛肿，赤涩疼痛，朱砂煎。

朱砂细研　杏仁去皮尖，研　青盐各二钱半　马牙硝细研　黄连研。各五钱

研匀绵裹，以雪水浸一宿，滤取汁，以铜箸点之。

洗眼，青皮汤。

青皮　桑根白皮　玉竹各两　大黄　元参　青盐汤浸，另贮　山栀仁各五钱　竹叶一握

水煎，入青盐，滤去滓，微热淋洗，冷即再暖。

〔批〕天行赤热。

天行赤热目赤痛，或睥肿，头重，怕热羞明，涕泪交流等症，老幼相传者是也。然有虚实轻重不同，亦因人之虚实，时气之轻重何如。其丝脉虽多赤乱，不可以为赤丝乱脉症。若感染轻，邪不胜正者，七日自愈。火数七，七日火气尽而愈。七日不愈而有二七者，乃再传也。二七不愈，必其犯触及本虚之故，防他变症矣，治宜《局方》流气饮见外障，黄连鸡子白膏见赤眼。

〔批〕暴风客热由内伤。

暴风客热非天行赤热，尔我传染之比，又非寒热似疟，目痛则病发，或病发则目痛之比，乃素养不清，躁急劳苦，客感风热，卒然而发。虽有肿胀，乃风热夹攻，火在血分之故。治亦易退，非若肿胀如杯，久积退迟之比，风胜者，羌活胜风汤见外障。〔批〕风胜；热胜者，洗心散《局方》。

大黄煨　甘草　当归　赤芍　麻黄　荆芥穗各三钱　白术二钱半

每二三钱，生姜、薄荷煎以白术合大黄入心，故名洗心，而从以麻黄、荆芥，亦是表里药。

泻热黄连汤东垣。〔批〕热胜。

黄芩酒炒　黄连酒炒。同治湿热　龙胆草专除眼疾　生地黄凉血　柴胡行肝。各两　升麻主脾胃。五钱

每四钱，煎。

风热俱盛，洗肝散见上，泻青丸见火热。〔批〕风热俱盛。

〔批〕火胀大头。

火胀大头目赤痛而头面浮肿，皮肉燥赤也。状若大头伤寒，夏月多有此症。有湿热，有风热，湿热多泪而睥烂，风热多胀痛而憎寒。若失治则血滞于内，虽得肿消，而目必有变矣，治宜普济消毒饮子见瘟疫后大头瘟症。

〔批〕羞明怕热。

羞明怕热谓明热之处而目痛涩，畏避不能开也，总由火燥血热。已之精光弱，而不能敌彼之光，是以阴黑之所则清爽。怕热无不足之症，羞明有不足之症。若目不赤痛而畏明者，乃不足之症，为血不足，胆汁少而络弱，不能运精华以敌阳光之故。今人误热为日，则怕热一症无所归矣，决明益阴丸。

羌活　独活升清阳，为君　归尾酒炒行血　五味子收敛。各五钱　黄连去热毒，为臣。酒炒。两　石决明明目磨障。煅。三钱　草决明益肾疗盲　黄芩去目中赤肿。各两　防风散滞祛风，为佐。五钱　甘草协和诸药。五钱　黄柏助肾水　知母泻相火。为使。各两

蜜丸，茶汤下。

连翘饮子。

连翘　当归　红葵花甘寒，除客热　蔓荆子　人参　甘草　生地各三分　柴胡二分　黄芩酒炒　黄芩　防风　羌活各五分　升麻钱

每五钱，煎。

〔批〕睑硬睛疼，头或痛。

睑硬睛疼不论有障无障，但两睑硬而睛疼，头或痛者尤急，乃风热在肝。肝虚血少，不能营运于目络，水无所滋，火反乘虚而入，血滞睥肉，睛因火击而疼。轻则内生椒疮，重则为肿胀如杯、瘀血灌睛等症，通肝散。

栀子　蒺藜炒　枳壳　荆芥各四钱　车前子　牛蒡子炒。各二钱　甘草四钱

为细末。每二钱，苦竹叶煎汤调。

二术散。

蝉蜕　白术　黄连　枸杞　苍术米泔浸炒　龙胆草　丹皮　地

骨皮等分

为细末。每一钱，荆芥汤下。

若有障膜，用春雪膏见后点之。〔批〕有障膜。

〔批〕赤痛如邪。

赤痛如邪每目痛则头亦痛，寒热交作如疟，轻则一年数发，重则一日数发，盖肝肾俱虚之故。热者，内之阴虚火动，邪热也；寒者，营卫虚，外之腠理不实而觉寒也。若作风寒疟疾，或用峻削之剂，则血愈虚而病愈深，宜小柴胡合四物汤，不效则助阳活血汤。

黄芪补虚劳　甘草补元气，为君　当归和血补血，为臣　防风各五分　白芷　蔓荆子疗风，升阳气，为佐。各四分　升麻导入脾胃　柴胡引至肝经。各七分，为使

煎，稍热服。

〔批〕怒则目疼。

气眼才怒气则目疼，宜酒调复元通气散见腰痛；又方，二决明、香附、蚌粉等分为末，茶下。

〔批〕痛如针刺。

痛如针刺目珠痛如针刺，病在心经，实火有余之症。若痛蓦然一二处如针刺，目虽不赤，亦是心经流火。别其痛在何部分，以见病将犯其经矣，先服洗心散见前，次服还睛散见内障，补肝散。

人参　五味子　茯苓　川芎　藁本各两　细辛　茺蔚子另研。各两

共为细末。每一钱，空心米饮调下。

按：此症有体劳、目劳，营气虚不能上朝于目，而如针刺之痛者，宜养其营，若降火则殆矣。

〔批〕热结膀胱。

热结膀胱目痛则小便不通利，而头痛寒热者是也，乃热蒸于膀胱。先清利其水，后治其目，则愈矣，五苓散见伤寒太阳，导赤散见淋，益元散见暑，八正散见淋加桑白皮、苦竹叶、生地、灯心名加味八正散。

〔批〕雷头风。

大小雷头风 头痛倏疾而来，疼至极而不可忍，身热目痛，便秘结者，曰大雷头风。若痛从小至大，大便先润后燥，小便先清后涩，曰小雷头风。大者害速，小者稍迟。若失缓，祸变不测，目必损坏。

〔批〕偏头风。

左右偏头风 左边痛，曰左偏风。右边痛，曰右偏风。久则左发损左目，右发损右目，有左损反攻右，右损反攻左，而二目俱损者。若外有赤痛泪热等病，则外症生；内有昏渺眩运等病，则内症生矣。凡痛左害左，痛右害右，此常病。若左攻右，右攻左，痛从内起，止于脑，则害迟；痛从脑起，止于内，则害速。若痛从中发，及眉梁内上星中发者，两目俱害。

〔批〕眼眶痛。

眼眶痛，及上二症，治见头痛。

〔批〕雷风内障。

雷头风变内障，磁石丸。

磁石烧红醋淬三次　干姜炮　五味子炒　牡丹皮　元参各两　附子炮，五钱

蜜丸，每服十丸，盐酒下。

〔批〕目小黑花。

偏正头疼，目小，黑花累累者，羌活散《三因》。

羌活　旋覆花　川芎　天麻　青皮　南星泡　藁本各两

每二钱，姜三片、薄荷七叶煎。

〔批〕风牵偏斜。

风牵，眼偏斜，外障，参芪羚角散。

羚羊角镑　防风　五味子　人参　赤茯苓各两　黄芩　茺蔚子　知母各两半

每五钱，煎，食后服。

〔批〕肝虚风邪。

肝虚风邪所攻，致目偏视，槐子丸。

槐子仁二两　酸枣仁微炒　柏子仁去油　覆盆子　车前子　蔓

荆子　茺蔚子　牛蒡子　蒺藜子各两

蜜丸。

〔批〕阴邪风。

阴邪风额板骨、眉棱骨痛也，发则多于六阳用事之时。光虚精弱者，则有内症之患。若兼火者，则有外症之病，宜选奇汤、祛风清上汤俱见头痛门。眉棱骨痛，又上清散见同上，嗜鼻甚妙。

〔批〕阳邪风。

阳邪风脑后枕骨痛也，多发于六阴用事之月，发则有虚运耳鸣之患，久而不治，内障成矣，小芎辛汤见头痛门眼眶痛。

〔批〕卒脑风。

卒脑风太阳内如椎似钻，一团而痛也。若痛及目珠，外有赤脉纵贯及瘀滞者，必有外之恶候来矣。若珠不赤痛，只觉如云遮雾障，渐渐昏眇者，内症成矣。急早治之，以免后患，外症，羌活胜风汤见外障；内症，冲和养胃汤见内障。

〔批〕巅顶风。

巅顶风天灵盖骨肉痛极，如槌似钻也，阳分痛尤甚，阴分痛稍可。夹痰湿者，每痛多眩运。若痛连及珠子，而胀急瘀赤者，外症之恶候。若昏眇，则内症成矣。成内症者，尤多于外，外内症，治俱同前。夹痰湿眩运者，宜大黄酒蒸九次二两，酒芩七钱，白僵蚕姜制、天麻酒蒸、陈皮盐煮，去白、桔梗各五钱，半夏牙皂水、姜汁煮透两，薄荷叶三钱，白芷、青礞石煅各二钱，滴水丸，每二钱，食后临卧茶清下。〔批〕痰湿眩晕。

〔批〕游风。

游风头风痛无常位，一饭之顷，游易数遍，而不能度其何所起止也。若痛缓而珠赤，赤而有障起者，必变外障；痛甚而肿胀紧急者，必有瘀滞之患。久而失治，不赤痛而昏眇者，内症成外症者多，然为害迟，加减知母汤。

甘菊花　山茱肉　黄芪　白术　羌活　防风　天麻　藁本　蔓荆子　川芎　当归各钱　知母二钱　细辛　甘草各五分

头面肿加牛蒡子炒，研二钱，煎，分二服，日三。

〔批〕邪风。

邪风素有头风，因而目病，或素目病，因而头风。二邪搏夹，深入脑袋，致伤肝胆诸络，故成此患。头风目病，常并行不悖，轻则一年数发，重则一月数发。若赤痛胀急，则有外症之候。若无赤痛，及赤痛不甚，只昏眇者，内症成矣，宜羌活胜风汤见外障。

目赤

〔批〕目赤分数①。

倪仲贤曰：此心火乘金，水衰反制之病也。目赤为热，人所共知。然赤分数等②，治各不同。有白睛纯赤，热气炙人者，乃热淫反克之病；有白睛赤而肿胀，外睫虚浮者，乃风热不制之病；有白睛淡赤，而细脉深红，纵横错贯者，乃七情五贼、饥饱劳役之病；有白睛不肿不胀，忽如血贯者，乃血为邪胜，凝而不行之病；有白睛微变青色，黑睛稍带白色，白黑之间赤环如带，谓之抱轮红，此邪火乘金，水衰反制之病。

〔批〕抱轮红。

抱轮红此病或因目病已久，抑菀不舒，或因目疾误服寒凉药过多，或因目病时内多房劳，皆能内伤元气，元气一虚，心火亢甚，故火克金。水本克火，水衰不能克，反受火制，故视物不明，昏如雾露中，或睛珠高低不平，其色如死，甚不光泽，赤带抱轮而红，口苦舌干，眵多羞涩，稍有热者上焦应有热邪，还阴救苦汤主之《原机》。〔批〕口苦舌干。

升麻　苍术泔浸　甘草炙。诸主脾胃，为君，为损者温之也　柴胡　防风　羌活各五钱　细辛二钱　藁本四钱。诸升阳化滞为臣，为结者散之也　川芎两　桔梗五钱　红花钱　当归尾七钱。诸补行血脉为佐，为留者行之也　黄连　黄芩　黄柏　知母　连翘　生地黄　龙胆草各三钱。诸除热邪为使，为客者除之也

---

① 目赤分数：本段正文源自《证治准绳》而脱去“等”字，故批语亦云“目赤分数”。

② 等：原脱，据《证治准绳·杂病·目赤》补。

每七钱，煎奇经客邪之病，强阳搏实阴之病，服此亦具验。二症见后。

及黄连羊肝丸见前。无上热症者，助阳活血汤主之见前。〔批〕无热症。热微者，神验锦鸠丸。〔批〕热微。

甘菊花五钱　草决明三两，明目为君　蕤仁去皮，三两　牡蛎粉五钱　黄连　蒺藜各五两，除湿热为臣　防风五两　羌活三两　细辛五钱，升上　瞿麦三两　白茯苓四两，分下，为佐　斑鸠补肾。一只，跌死，去皮毛肠嘴爪，文武火连骨煮，炙干　羯羊肝补肝。一具，竹刀薄批，炙令焦，忌铁　蔓青子下气通中。二升，淘净袋盛，蒸一伏时，晒干　肉桂二两。导入热邪，为使

蜜杵丸。每服二钱，渐加至五钱此制之大者也，肝肾位远，服药不厌频多之义也。

有热无热，万应蝉花散。〔批〕有热无热。

蝉蜕去土，五钱　蛇蜕炙，三钱。制之复者也，奇之不去则偶之，是为重方。用二蜕者，取其重蜕之义以除翳，为君　川芎　防风　羌活皆能清利头目，为臣　甘草炙。各两　苍术四两。通主脾胃　赤芍三两　当归两。脾胃多气多血，二味以补气补血　石决明镇坠肾水，益精还阴。两半，东流水煮一伏时，研　白茯苓分阴阳上下，为使。两

为细末。每二钱，米泔或茶清下。

又，千金磁石丸见内障。镇坠心火，滋益肾水，荣养元气，自然获愈。

《东坡手录》云：凡目赤不可具汤浴，并忌用汤泡足。汤驱体中热病集头目，丧明必矣。〔批〕忌汤浴泡足。

〔批〕淫热反克。

淫热反克，症见目赤总论。倪仲贤曰：膏粱之变，滋味过也。气血俱盛，禀受厚也。亢阳上炎，阴不济也。邪入经络，内无御也。热为火，火炎木。肝木生火，母妊子，子以淫胜，祸发反克，肝受克而目亦病也，其病眵多，眊矂，紧涩，赤脉贯睛，脏腑秘结者为重，芍药清肝散主之《原机》。

白术三分　甘草炙，二分半。方为风热不制，热甚大便硬者，从权用

之。盖苦寒之药败胃，故先以二者之甘温甘平，主胃气，为君　川芎　防风　羌活　桔梗各三分　荆芥二分半。次以诸味之辛温辛散清利，为臣　白芍　前胡各二分半　柴胡三分。三味微苦　薄荷叶　黄芩各二分半　山栀仁二分。三药微苦寒，并以之且导且攻，为佐　知母二分　滑石　石膏各三分。三药甘苦寒　大黄四分　芒硝三分半。二味大苦寒，以之驱逐热淫，为使

大便不硬者减硝、黄，煎，热服此反治也。〔批〕大便不硬。

通气利中丸。

白术苦甘温，除胃中热，为君。两　白芷辛温解利　羌活苦甘平，微温，通利诸节，为臣。各五钱　黄芩微苦寒，疗热滋化　滑石甘寒，滑利小便，以分清浊，为使。取末，各两　大黄苦寒，泻诸实热，通秘结。二两半　牵牛辛苦寒，利大便，除风毒，为使。取末，两半。然其性有毒，非神农药，今与大黄并用者，取其猛烈而快也〔批〕牵牛，本草辛热。

除滑石、牵牛另研，余药同为细末，和匀，滴水丸，桐子大。每服三十丸，渐加至百丸，茶汤下。

大便不硬，或只用芩、连、栀、柏、菊花、花粉、连翘、薄荷之类。〔批〕不用硝黄。目眶烂者，内服上药，外以黄连炉甘石散收其烂处。

炉甘石斤　黄连四两。另用水浸，却以炉甘石煅红，淬七次，同置日中，晒干

研为极细末，用时以一二两，量入冰片少许，井花水调如糊，临睡以箸头蘸傅破烂处。不破烂者，点内眦锐眦尤佳，不宜使入眼内。〔批〕点两眦佳，不宜使入眼内。

龙脑黄连膏

黄连八两。解诸毒　冰片钱。去热毒

先以水三大碗煎黄连，文武火慢熬至大半碗，入薄磁器内，重汤顿成膏，旋入冰片点之。诸目痛皆宜用。〔批〕诸目痛皆宜用。

蕤仁春雪膏

蕤仁去暴热，治目痛。去油，四钱　冰片五分

先以蕤仁研细，入冰片，和匀，生好白蜜钱二分解毒和百药，

再研，调匀，点两眦此与黄连炉甘石散及黄连龙脑膏并用。

嗃鼻，碧云散。

鹅不食草解毒。二钱　青黛去热　川芎大辛，除邪破留。各钱

为细末，含水满口，用如米大，嗃鼻内，以泪出为度此升透之药也，如开锅盖法，欲使邪毒不闭，令有出路。然力少而锐，嗃之随效。宜常嗃，以聚其力。〔批〕升透法。

以上诸方，治淫热反克，或膏粱太过，或气血俱盛，或亢阳上炎，或邪入经络之病。非此四者毋用也。〔批〕药方宜忌。

〔批〕风热不制。

风热不制症详目赤总注。因热而召，是为外来；久热不散，感而自生，是为内发。内外为邪，唯病则一。淫热之病，条已如前，益以风邪，或加头痛鼻塞，肿胀涕泪，脑巅沉重，眉骨酸疼，有一于此，羌活胜风汤主之见外障。如痒，以杏仁龙胆草泡散洗之。〔批〕痒。

龙胆草　黄连二药苦寒，去热毒　当归尾行血　杏仁润燥，去皮　滑石甘寒泄气。研末　赤芍苦酸，除痒。等分

以白汤①泡，顿蘸洗。

此数症，或不服药，或惧服药，翳必生矣。余详外障条。

〔批〕血凝。

血为邪胜，凝而不行症见目赤总注。血，阴物，类地之水泉，性本静，行为阳，是阴中之阳，坎中有火之象。纯阴故不行，不行则凝，凝则经络不通。五味淫则伤胃，胃伤血病，邪从本生；寒阻风散，血亦病焉，邪从末生。其病环目青黤，如被物伤状；重者白睛亦黤，或如血贯，轻者或成斑点，然不痛不痒，无眵泪眊瞒羞涩之患。初起之时，大抵与伤风症相似，一二日即显此病，川芎行经散。〔批〕环目青黤，如被物伤。

枳壳　甘草炙。各六分。以和胃气　白芷　防风　荆芥穗　薄荷叶　独活各四分。以治风邪　川芎　当归各六分　红花少许。以行滞血　柴胡六分。以去结气　白茯苓二分。分利除湿　羌活　蔓荆子各四分。

① 白汤：即白开水。

引入太阳经　桔梗五分。利五脏则胃脉开，小肠膀胱皆邪去凝行也

煎，热服。

见热者，消凝大丸子。〔批〕见热。

川芎　当归治血和阴　桔梗各七钱　羌活　荆芥穗　防风　藁本　薄荷各五钱。疗风祛邪，引入手足太阳经　甘草炙，七钱　白术　滑石　石膏各两。调补胃虚，通泄滞气，除足阳明经热　黄芩　栀仁各两　连翘　菊花各七钱。去热除烦

蜜丸，每二钱，茶嚼下。

睛痛者，更以当归养荣汤主之见前。如此则邪消病去，血复如故。〔批〕睛痛。

〔批〕赤眼。

赤眼戴云有数种：气毒赤者，热壅赤者，时眼赤者，无非血壅肝经所致。肝主血，通窍于目，赤眼之病，大半皆由于肝，黑神散见产后门、消风散见头痛，俱等分调服，仍用豆腐切片傅其上盐就者可用，酸浆者勿用，即乌豆傅盦①之意。

〔批〕风热赤甚。

风热赤甚者，淅二泔第二次米汁冷调洗肝散见前或菊花散《局方》。

白蒺藜炒去刺　羌活不见火　木贼去节　蝉蜕去头足。各三两　菊花去梗。六两

为细末。每二钱，茶清调下。

仍进四物汤内用生地、赤芍半帖，食后服，却加赤茯苓五分，大黄酒蒸钱，再一服。早晨盐汤下养正丹二三十粒若不便于过凉之剂，则不必用洗肝散，宜黑神散二钱、消风散一钱，调服。

〔批〕时行赤眼。

时行赤眼，用黄连少许，研，以鸡子白和，入盏内，用匙打，起泡满盏停，取汁，以鸭毛点之，神效。

〔批〕流泪痛痒。

---

①　盦：原作“奝”，据文义改。

目赤血热，流泪肝热，或痛热甚，或痒热微，昼不能视赤肿昏眊，夜恶灯光阳盛，二百味草花膏赵谦。

羯羊胆苦寒，益胆泻热　蜂蜜甘润，补中缓肝

入蜜胆中，蒸熟候干，细研为膏。每含少许，或点目中。又法，腊月入蜜胆中，纸笼套住，悬屋檐下，待霜出，扫取点眼曰二百味草花者，以羊食百草，蜂采百花也。李时珍曰：胆汁减则目暗，目者，胆之精华，故诸胆皆治目疾。

〔批〕赤眼久不愈。

赤眼久不愈，诸服药无效者，早起以苏子降气汤见气下黑锡丹见眩晕，日中以酒调黑神散，临睡以消毒散见麻出没下三黄丸此数药不但治久赤，诸眼疾皆治之。

〔批〕暴作云翳。

目赤暴作云翳，痛不可忍，四物龙胆汤海藏。

四物汤各五钱　羌活　防风各三钱　龙胆草酒拌，炒焦　防己各二钱

煎。

〔批〕肾风痒痛。

肾风眼赤，痒痛羞明，四生饮见耳痒。

〔批〕暴发肿。

暴发肿，散热饮子《保命》。

防风　羌活　黄芩　黄连各两

每五钱，煎。大便秘，加大黄两。痛甚，加当归、地黄。〔批〕痛甚。烦热不得卧，加栀仁两，或泻青丸。〔批〕烦热。

〔批〕肝脏实热。

肝脏实热，眼赤疼痛，竹叶汤。

淡竹叶　黄芩去黑心　犀角屑　木通各①两　车前子　黄连　元参各两二钱半　芒硝二两　栀仁　大黄微炒。各两半

每五钱，煎。

① 各：原脱，据《圣济总录》卷一〇二“竹叶汤”补。

龙胆饮。

龙胆草　栀仁各二钱　防风　茵陈　川芎　元参　荆芥　菊花　楮实子　甘草各钱

为细末。每一钱，茶清调下。

余药如决明、柴胡、升麻、秦皮、细辛、赤苓、葳蕤之类，俱可随症加用，不必另立方名。服寒凉药太过，目赤而不痛，宜助阳和血汤见前，外用碧天丸洗之里热已去，兼治其标。〔批〕寒凉太过。

瓦粉①炒，两　铜绿七分，研末　枯白矾二分

上研铜绿、白矾，令细，旋旋入瓦粉，研匀，熟水和为丸。每一丸，热汤半盏浸一二时，洗至觉微涩为度。合眼半时，临卧更洗，瞑目就睡尤妙一丸可洗十日，如再用，汤内顿热。里实者不宜用，当泻其实热。

〔批〕阴病。

阴病目暴赤，古铜钱刮净姜上，取汁于钱唇，点目中，热泪出，随点随愈，有疮者不可用，针头丸《本事》。

川乌尖七枚，去坏②，干　白僵蚕七枚，去嘴、怀③，干　硼砂钱

为末，用猪胆汁调药成软块，摊碗内，荆芥、艾各两，皂角小者一茎，烧，将药碗覆熏之，常将药块搅转，又摊又熏，以烟尽为度，用油纸裹，入地中，出火毒，丸如针头。每一丸，点眼中。

〔批〕阳病。

阳病目赤，艾烧烟，以碗盖之，候烟上煤，取下，入黄连，以温水调洗。

〔批〕阴阳俱病。

① 瓦粉：即瓦楞子研成的粉。

② 去坏：原作“怀”，据《普济方·卷七十三·眼目门》引《圣惠方》针头丸改。

③ 坏：原作“怀”，据《普济方》引《圣惠方》改。

阴阳赤眼痒痛，煎枸杞汁服，黄连、秦皮为粗末，加滑石，煎汤洗。

〔批〕瘀血灌睛。

瘀血灌睛为病最毒，初起不过红赤，次后紫胀，及后则白珠皆胀起，甚则胀为形如虾座。盖其病乃血贯睛中，瘀滞不通，宜服宣明丸。

四物汤内用生地、赤芍。合三黄芩、连、大黄，加薄荷叶等分，蜜丸，米饮下。

分珠散。

槐花　白芷　生地黄　栀子　荆芥　黄芩　龙胆草　赤芍　当归　甘草各两

春加大黄泻肝，夏加黄连泻心，秋冬加桑白皮泻肺。余药如麦门冬、元参、芒硝、防风、细辛、白蒺藜之类，皆可随症加用。〔批〕四时加药。

〔批〕血灌瞳神。

血灌瞳神谓视瞳神不见其黑莹，但见其一点鲜红，甚则紫浊色也。病至此，甚危且急。初起一二日尚可救，迟则救亦不愈。不但不愈，恐其人亦不久。盖肾之真元有伤，胆中精汁皆损，故一点元阳神气灵光，见其血之英色，而显于肾部。今人见瘀血灌睛，便呼为血灌瞳神，谬矣，四物汤内用生地、赤芍合益阴肾气丸见内障，外用真珠散点之。

真珠　水晶　琥珀　马牙硝等分　朱砂加倍　冰片少许

同研如粉，以铜箸取如半小豆大点之。

单方用生地黄汁，温服一盏，频服，以瘥为度。

〔批〕色似胭脂。

色似胭脂不论上下左右，但见一片或一点红血，俨似胭脂抹者是也。此血不循经络而来，偶然客游肺膜之内，滞成此患。内外夹治，或独内治，俱可退。亦有寡欲慎火者，不治自愈。若犯禁而变，则瘀滞转甚，因而感激风热者，他症生焉，退血散。

当归　赤芍　木贼　防风　细辛　龙胆草等分

煎，乘热熏眼后，温服。

〔批〕赤脉贯睛。

赤脉贯睛或一赤脉，或二三赤脉，不论粗细多少，但在气轮上起，贯到风轮，经过瞳外，接连那边气轮者，最不易治。细者稍轻，粗者较重。从上下者重，从下上者稍轻。此症专言脉已挂侵风轮之重，非比赤丝乱脉，只在气轮之轻者，芍药清肝散见前。

〔批〕赤丝乱脉。

赤丝乱脉气轮有丝脉赤乱，久久常如是者。有痛不痛，有泪无泪，有羞明不羞明，为病不等。盖病生在气轮白珠上，有丝脉纵横，或稀密粗细，但常如是，久不愈者是也，点眼蕤仁膏。

蕤仁去皮，细研，五钱　好酥一粟子大

二味和研，摊碗内，用艾一小团烧烟，将碗覆烟上熏之，烟尽，重研匀。以麻子大点两眦头，日二。

〔批〕目珠青蓝。

附：目珠俱青目之白珠变青蓝色，病在至急。盖气轮本白，被莺邪蒸逼，走散珠中膏汁，游出在气轮之内，故色变青蓝。失治者，瞳神损而为终身痼疾矣。然当各因其病而治其本。头风者，风邪；伤寒、疟疾、痰火者，热邪；因毒者，毒气所攻，还阴救苦汤见前。

目肿胀

〔批〕目肿胀。

风热作，实则肿，清风养血汤。

荆芥　防风　麻黄　白芷　甘白菊　蔓荆子轻浮上升，并能消风散热　桃仁去皮尖　红花酒炒　川芎各五分　当归酒洗　白芍酒炒。辛散酸收，并能养血去瘀　草决明　石决明皆除肝经风热而治目疾　甘草缓肝止痛。各钱

煎服。

〔批〕肝经实热。

肝经实热，眼赤肿痛，麦门冬汤。

麦门冬去心　大黄酒炒　黄芩去黑心　桔梗炒　元参各两　细辛去苗　芒硝研。各五钱

每两，煎。

泻肝散。

栀仁　荆芥　大黄　甘草等分

煎。

〔批〕风眼肿。

风眼肿，枸杞白皮、鸡子白皮等分，研极细，每日三次，吹鼻内。

〔批〕风毒攻眼。

风毒攻眼，赤肿痒痛，涤风散。

黄连　蔓荆子各五钱　五味子三钱

研细，分三次，新汲水煎，滤清汁，以手沃洗。

截恶眼立效方。〔批〕截恶眼。

明矾好者。黑豆大　山栀子一枚。剥去皮，咬碎

用净绢帛包定，井水小半盏浸透，水黄，洗眼二三十次，一宿次早无事，立效。

〔批〕白睛肿痛。

白睛肿痛，桑白皮散、洗眼青皮、元参丸、泻肺汤、朱砂煎俱见目痛。

〔批〕肿胀如杯。

肿胀如杯目赤痛，睥胀如杯覆，乃肝邪实而传脾土，土受木克，火邪乘虚而为炎燥之患，洗肝散见上、泻青丸见火。

〔批〕形如虾座。

形如虾座因瘀滞已甚，血胀无所从出，遂致壅起，气轮状如虾座，甚则吐出睥外。瘀血灌睛则概言，而未至于此极。有半边胀起者，有通珠俱被胀起，盖定乌珠者，又有大眦内近鼻梁处胀出一片，如皮如肉，状似袋者，宣明丸、分珠散俱见前。

〔批〕状如鱼胞。

状如鱼胞气轮努胀，不紫不赤，或水红，或白色，状如鱼胞，乃气分之症，金火相搏也，桑白皮散、元参丸、泻肺汤见前。

〔批〕鹘眼凝睛。

鹘眼凝睛其状目如火赤，绽大胀于睥间，不能敛运转动，若庙望凶神之目，犹鹘鸟之珠也，四物汤加酒大黄。

〔批〕旋胪泛起。

旋胪泛起气轮自平，水轮自明，唯风轮高泛起也，乃肝气独盛，胆液滞而木道涩。火菀风轮，故随火胀起。或在上，或在下，或在两旁，各随其火之所来，泻肝散。

升麻　大黄　赤芍　黄芩　薄荷　五灵脂　栀仁　木贼　陈皮　黄连　朴硝　菊花　甘草　防风　葶苈　细辛等分

为细末。每二钱，调服，水煎亦可。老人加枳壳、厚朴。

〔批〕旋螺尖起。

旋螺尖起乃气轮以内，乌珠大概高而绽起，如螺蛳之形圆而尾尖，视乌珠亦圆绽而中尖高，故名。因亢滞之害，五气壅塞，故胀起乌珠，在肝独盛，救睛丸。

苍术　枳实　甘草　川芎　荆芥　蝉蜕　薄荷叶　当归　木贼　草决明　谷精草辛温轻浮，上行阳明，兼入厥阴，明目退翳。等分

蜜丸，弹子大。每一丸，食后茶清嚼下。

搜风散。

天门冬　五味子　防风　大黄　桔梗　细辛　赤芍　茺蔚子等分

煎。食后服。

〔批〕神珠自胀。

神珠自胀目珠胀也，有内外轻重不同。若轻则自觉目内胀急不爽，重则胀痛，治法于前去风热剂中，加破血收敛之药。

〔批〕珠突出眶。

珠突出眶乌珠忽然突出眶也。其故不一：有真元将散，精华衰败，络脉俱损，痒极揩擦而出者，其人不久必死；有因酒醉怒甚，及呕吐极而闢出者；有因火症热甚，关格亢极而胀出者。此皆因水液衰少，精血耗损，故络脉涩脆；气盛，火从出而窍涩，故涌胀而出。亦有因打扑而出者。凡出虽离两睑而脉系未断者，乘热捺入；虽入，络脉损者，终是光损。若突出搁在睑中而含者，易入，光不损。若脉络

系俱断而出者，虽华佗不救，**分珠散**见目赤，**水淋法**。

新汲水沃眼中，频数换水，眼睛自入。更以麦冬、桑白皮、栀子煎汤通口服。

目　痒

〔批〕目痒。

病源非一，有风邪之痒，有血虚气动之痒，有虚火入络，邪气行动之痒，有邪退火息，气血得行，络脉通畅而痒。大凡有病之目，常时又不医治而自作痒者，痒一番则病重一番。若治后而作痒，病必去速。若痒极难当，时时频作，目觉低陷者，命亦不久。有极痒而目脱者，死。痒而泪出者，血虚夹火。大抵痛属实，痒属虚，虽有火，亦是邪火乘虚而入，非其本病也。

〔批〕因风。

因风者，驱风一字散散之。

川芎　川乌炮　荆芥各五钱　羌活　防风各二钱半

每二钱，薄荷汤调下。

〔批〕因火。

因火者，于目赤目痛条内求降火之剂。

〔批〕因血虚。

因血虚者，四物汤加补血药。

〔批〕痒若虫行。

痒若虫行　非若常时小痒之轻，乃如虫行而痒不可忍。为病不一，须验目上有无形症，决其病之进退。至有障无障，皆有痒极之患。

〔批〕肾风。

肾风上攻，目痒，四生散。

白附子　黄芪　独活一用羌活　沙苑蒺藜等分

为末。用猪腰子一枚，批开，入末药二钱，湿纸裹，煨熟，细嚼盐汤下。风痒酒下。

〔批〕肝热涩痒。

肝热涩痒，人参羌活散。

即人参败毒散加天麻、地骨皮，煎，或加荆芥、防风。

〔批〕昏泪飕痒。

风毒攻眼，昏泪飕痒，菩萨散。

苍术　防风　蒺藜炒。各二两　荆芥二两半　甘草盐水炒，七钱半

为末。每一钱，入盐少许，沸汤调下，或用消风散夹和亦佳。

〔批〕眊矂赤痒。

风上攻，眊矂赤痒，杏仁龙胆草泡散洗之见前目赤，惟风痒者可用。

外　障

〔批〕外障。

在睛外遮暗，多有赤脉。《内经》诊目痛，论赤脉分三阳说见白眼痛注中。按此论，表里之翳明矣。用以治病，如鼓应桴也。

〔批〕太阳病。

太阳病赤脉翳从上而下者，属太阳，主表，其病必连眉棱骨痛，或脑顶痛，或半边头肿痛是也，治法宜温之散之。温宜腊茶饮。

芽茶一大撮　附子五钱　白芷钱　细辛　川芎　防风　羌活　荆芥各五分

煎，或即用茶、盐、附子等分，煎服薛氏云：尝治此症，用附子一钱，一服即愈。

散则夏枯草散即补肝散，见黑眼痛。必与神仙退云丸相兼服。方见后、选奇汤见前，羌活除翳汤。

麻黄根二钱半　薄荷二钱　生地黄酒洗。钱　当归根　川芎各三钱　黄柏四钱　知母酒炒。五钱　藁本　荆芥穗各七分。煎成入　防风两　羌活两半　川椒五分　细辛少许

每三钱，煎。

〔批〕阳明病。

阳明病赤脉翳从下而上者，或从内眦出外者，皆属阳明，主里，其症多热，或大便实，治宜下之寒之。下则流气饮《局方》。

大黄煨　川芎　菊花去梗　牛蒡子炒　细辛　防风　蔓荆子　山栀仁去皮　白蒺藜炒去刺　黄芩　荆芥去梗　木贼去节　甘草炙　元参各两　苍术漂炒。三两　草决明两半

为末。临卧冷酒下二钱。

泻青丸见火。寒则黄连羊肝丸见前。

〔批〕少阳病。

少阳病赤脉翳从外眦入内者，属少阳，主半表半里，治宜和解之，羌活退翳汤。

五味子　羌活　升麻　当归身各二钱　黄芩　黄柏酒炒　龙胆草酒洗　白芍　甘草各五钱　柴胡　黄芪各三钱　防风钱半　石膏二钱半

分二服，煎，入酒少许，临卧热服。

神仙退云丸东垣。

川芎　当归各两半　犀角酒洗　枳实　川楝子　蝉蜕洗　薄荷叶不见火　甘菊花各五钱　瓜蒌仁生用。六钱　蛇蜕　密蒙花　荆芥穗各二钱。此三味同甘草焙干，去甘草不用　地骨皮洗　白蒺藜微炒去刺　生地黄酒洗，焙干　羌活各钱　木贼两半。去节

童便浸一宿，焙干蜜丸。每二三钱，米泔下。妇人当归煎汤下，有气者木香汤下，使用在人消息。

消翳散一名龙胆饮子。

青蛤粉　谷精草　郁金各五钱　龙胆草　黄芩炒。各三钱　羌活三钱　升麻二钱　麻黄钱半　蝉蜕　甘草根炙。各五分

为末。每二钱，茶调下。

〔批〕翳膜。

翳膜　风热重则有之。或斑入眼，此肝气盛而发在表也，宜发散而去之。若反疏利，则邪气内蓄，为翳益深。邪气未定，谓之热翳而浮；邪气已定，谓之水翳而沉；邪气牢而深者，谓之陷翳。当以焮发之物，使其邪气再动，翳膜乃浮，佐之以退翳之药，而能自去也。病久者不能速效，宜以岁月除之。

〔批〕表散新翳。

新翳所生表散方，羌活除翳汤见上。有热者，退云丸见上。阴虚有热者亦宜之。

〔批〕焮发陷翳。

焮发陷翳，《保命》羚羊角散之类。

羚羊角　升麻　细辛等分　甘草减半

一半蜜丸，每五七十丸，泔水煎，吞服；一半为散，泔水调服。用之在人消息。

〔批〕青白翳。

青白翳东垣云：阳不胜其阴，乃阴盛阳虚，则九窍不通。今青白翳见于大眦，乃足太阳、少阴经中蔸遏，厥阴肝经气不得上通于目，故青白翳内阻也。当于太阳、少阴经中九原之下，以益肝中阳气，冲天上行，此当先补其阳，后于足太阳、少阴标中，泻厥阴肝火，阴火乃次治也。经曰：阴盛阳虚，则当先补其阳，后泻其阴，此治法是也，补阳汤东垣。每日清晨，腹中无宿食时服之。

柴胡去苗。两　独活　甘草梢　熟地黄　人参　黄芪一方用黄芩　羌活　白术各两　白芍　泽泻研末　防风　陈皮去白。各五钱　当归酒炒　生地黄焙　白茯苓　知母炒黄色。各三钱　肉桂钱

每五钱，煎服。药力行尽方许食。

升阳泄阴丸一名升阳柴胡汤。午上食远服。

羌活　独活　甘草梢　当归　白芍　熟地黄各两　人参　黄芪炙　生地黄酒洗，焙　白术　楮实子酒炒。各五钱　泽泻　陈皮　白茯苓　防风各三钱　知母酒炒。三钱，如大暑加一钱　柴胡钱半　肉桂五分

每五钱，煎。另合一料，蜜丸。每五钱，食远茶清下。如天气热甚，加五味子、天门冬去心各五钱，楮实亦加五钱。〔批〕与上方同，但多楮实而分两不同，故名与主治亦异。

连柏益阴丸临卧服。

羌活　独活　甘草梢炒　当归酒炒　防风　五味子各五钱　黄连酒炒红色。两　石决明烧存性。五钱　草决明　黄芩　黄柏　知母各两

蜜丸，以渐加服。若天变大寒大风，并大劳役，或先日饮食不调，精神不足，或气弱，俱不得服，候体气和平，天气如常服之。

〔批〕下起色绿肿痛。

翳从下而起病属阳明，其色绿绿非五方正色，乃肺肾合邪为病，肿痛，治宜清肺肾之邪，而以入阳明药为之使。

〔批〕翳除复发。

翳除尽，至其年月日期复发者，或间一月、二月一发，皆为积，治宜消积，如东垣五积法治之。

〔批〕风热不制。

风热不制倪仲贤曰：翳如云雾，如丝缕，如秤星，或一点，或三四点、数十点，如螺盖者，为服寒凉过多，脾胃受伤，生意不能上升，渐尔致也，羌活胜风汤主之《原机》。

白术五分　枳壳窍不利，皆脾胃不足之症，故以二者调治胃气，为君
羌活　川芎　白芷　独活　防风　前胡诸治风药，皆主升发，为臣
桔梗除寒热　薄荷各四分　荆芥清利上焦　甘草各三分。和诸药，为佐
柴胡解热，行少阳、厥阴经。七分　黄芩疗上热，主目中赤肿。五分。为使

煎，热服热性炎上，令在上散，不令流下。随翳所见经络加药：翳自内眦而出手太阳、足太阳受邪，加蔓荆子治太阳经、苍术去小肠膀胱之湿；自锐眦而入客主人穴名斜下者足少阳、手少阳、太阳受邪，加龙胆草味苦，与胆味合、藁本太阳风药，少加人参以益三焦之气；自目系而下者足厥阴、手少阴受邪，加黄连泻心火，倍加柴胡行肝气；自抵过而上者手太阳受邪，加木通导小肠热、五味子酸以收敛。热甚者兼用治热淫之药，搐鼻碧云散见前。俱治上症。〔批〕随翳所见经络加药。

〔批〕奇经客邪。

奇经客邪倪云：人之有五脏，犹五岳也；六腑犹四渎也；奇经者，犹四渎之外，别有江河也。奇经客邪，非十二经之治也。经曰：邪客于足阳跻之脉，令人目痛，从内眦始。故阳跻受邪者，内眦即生赤脉如缕，缕根生瘀肉，瘀肉生黄赤脂，脂横侵黑睛，渐蚀神水，此

阳跷为病之次第也。或兼锐眦而病者，以其合于太阳故也。锐眦之病，必轻于内眦者，盖枝蔓所传者少，而正受者必多也。俗呼为攀睛，即其病也。〔批〕俗呼攀睛，还阴救苦汤主之见前目赤，拨云退翳丸。

川芎治风入脑。两半　菊花治四肢游风。两。《难经》曰：阳跻脉起于跟中，循外踝上行入风池。风池者，脑户也。故以二者一疗其上，一平其下。为君　蔓荆子除手太阳之邪　木贼去节　密蒙花各二两　蝉蜕洗净，五钱　蛇蜕炙，三钱。除菀去翳，为臣　薄荷叶五钱　白蒺藜去刺，炒　荆芥穗各两。诸疗风者，清其上也　地骨皮两　楮实子五钱。通小便者，利其下也，为佐　黄连五钱。除胃中热　天花粉六钱。除肠中热　甘草炙，三钱。和诸药　川椒皮去目，七钱。利五脏，明目　当归两半。诸所病处血亦病，故复以之和血。为使

蜜丸，每两作八丸。每服一丸，日三服。翳者，米泔下；睛暗，当归汤下；内障，木香汤下。

〔批〕眵泪羞涩。

上症并有眵泪，羞涩难开，栀子胜奇散。

蛇蜕　草决明　白蒺藜炒　荆芥穗　川芎　谷精草　菊花　防风　羌活　密蒙花　黄芩　蔓荆子　木贼　栀仁　甘草炙。等分

为细末。每二钱，食后临卧热茶清调。

〔批〕外治。

外治，磨障灵光膏。

黄连去邪热，主明目，为君。剉如豆大，两，童便浸一宿，晒末　黄丹除热去毒。水飞，三两　炉甘石疗湿收散，为臣。另以黄连两，剉，浸水中，烧炉甘石通红，淬七次　当归和血脉。取细末，二钱　麝香另研　乳香通气。另研，各五分　轻粉杀疮，为佐。另研　硇砂能消。另研　海螵蛸磨翳。取末　白丁香主病不移。研末，各钱　龙脑除赤脉，去外障，为使。另研，少许

白蜜十两，砂锅内熬五七沸，以纸搭去蜡面，下药，用柳木搅匀，次下黄丹，再搅，慢火搅至紫色，却将乳香、轻粉、麝香、硇砂和匀，入锅内，以不粘手为度，急丸如皂角子大。每一丸，

新汲水化开，入冰片少许，时点翳上。

万应蝉花散见前。治同。

〔批〕黄膜上冲。

黄膜上冲在风轮下，坎位间，神膏之内，有翳生而色黄，与凝脂翳同一气脉，但凝脂在轮外，点药可去，此则在膏内，热蒸起，点药所不能除。若漫及瞳神，其珠必损，此是经络阻塞极甚，故大便闭而小便涩。〔批〕经络阻塞极甚，通脾泻胃汤。

防风　天门冬　大黄　元参　知母　黄芩　麦门冬　茺蔚子各二两

每五钱，煎。

神消散。

黄芩　蝉蜕　甘草　木贼各五钱　谷精草　苍术各两　蛇蜕三条。炒

为末。每二钱，夜卧，冷水调下。

犀角饮。

犀角二两　白附子炮　麦门冬各二钱半　车前子　羌活　黄芩各五钱半

煎，食后温服与下皂角丸俱可选用。

皂角丸此丸能消膜退翳，如十六般内障，同生熟地黄丸用之，神效。〔批〕消膜退翳。

蛇蜕七条　蝉蜕　当归　白术　元精石　穿山甲炒　白茯苓　谷精草　木贼各两　白菊花　龙胆草　刺猬皮蛤粉炒。按：本草只主倒睫　赤芍　连翘各两半　豮猪爪去热。三十枚，蛤粉炒　人参　川芎各五钱

为末和匀。一半入猪牙皂二挺烧灰，和匀，蜜丸，杏仁汤下；一半入仙灵脾两，为末和匀，每服用豮猪肝夹药煮熟，细嚼，以原汁送下，日三。

〔批〕赤膜下垂。

赤膜下垂初起甚薄，次后甚大，大者病急。其患有赤脉贯白轮而下，乌珠上半边近白际起障一片，仍有赤丝牵绊。障大，丝粗赤甚，

泪涩珠疼，头痛者，病急；丝细赤微，珠不疼，头不痛者，缓。或只赤涩而生薄障，障上仍有细丝牵绊；或障边丝下，起星数点，此星亦是凝脂之微病也，炙肝散。

石决明洗　谷精草各四两　皂角炙，去皮、弦、子。二钱半　黄芩　木贼各五两　甘草炙。二两　苍术油浸七日，切，焙。八两

为细末。每用豮猪肝一叶，去筋膜，批数缝，掺末五钱于缝内，仍掺盐钱，合定，以湿柳枝三四条阁起，慢火炙香熟，早晨空心冷嚼尽，仍吃冷饭一盏压之。每旦用新水漱口，吃毕亦然。

外用紫金膏洗之。〔批〕外洗。

黄连五钱　赤芍　当归　朱砂另研　乳香另研　硼砂另研。各二钱半　雄黄研飞。二钱　麝香另研。五分

为细末，入另研末，拌匀再研，蜜丸，如皂角子大。每用一丸，沸汤泡开，于无风处洗。药冷，闭目少时，半日再煨热洗。忌铜铁器暴赤眼肿者勿用。

次服通肝散见目痛、神消散、皂角丸俱见上。

〔批〕凝脂翳。

凝脂翳此症为病最急，起非一端，盲瞽者十有七八。在风轮上有点，初起如星色白，中有靥如针刺伤，〔批〕靥音魇，山桑有点文者。后渐长大，变为黄色，靥亦渐大为窟者。有初起如星，色白无靥，后渐大而变色黄，始变出靥者。有初起便带鹅黄色，或有靥，或无靥，后渐变大者。或初起便成一片，如障大而厚，色白而嫩，或色淡黄，或于障内变成一块如黄脂者，或先有痕靥，后变出凝脂一片者。所变不一，治法不同。星障①，但见起时肥浮脆嫩，渐大而色黄，善变而速长者，即此症也。凡目病有此症起，但见头疼珠痛，二便燥涩，即是极急。若二便通畅，稍缓，上二症方中选用。

〔批〕花翳白陷。

花翳白陷因火烁络内，膏液蒸伤，凝脂四围起而漫神珠，故风轮

---

① 所变……星障：《证治准绳·杂病·七窍门上》作“所变不一，祸则一端。大法不问星障”，可参。

皆白或微黄，睛上白点如枣花。白轮之际，四围生漫而来，渐渐厚阔，中间尚青，瞳神尚见，只是四围高，中间低，或兼黄膜、凝脂二症。轻则清凉之，重则消导，知母饮子。

知母　茺蔚子各二两　防风　细辛各两半　桔梗　大黄　茯苓　芒硝各两

每五钱，煎。

桑白皮汤。

桑白皮　木通各两半　泽泻　犀角屑　黄芩　茯神　元参　大黄炒　旋覆花各两　甘菊花五钱　甘草炙。二钱半

为细末。每三钱，煎，连渣服。

〔批〕花翳不退。

花翳多年不退，蕤仁散。

蕤仁汤浸，去赤皮　秦皮各两　枳壳炒黄　赤苓各两半　大黄炒，五钱　车前子　青葙子　赤芍各三钱半　柴胡两

为细末。每三钱，煎，连渣热服。

〔批〕蟹睛虚实。

蟹睛谓真睛膏损，凝脂翳破坏风轮，神膏绽出黑颗，小则如蟹睛，大则如黑豆，甚则损及瞳神，内视瞳神，亦如枣核、杏仁状者。有虚实二症：虚者软而不疼，实者坚而多痛。虽有妙手，难免瘢靥之患，防风泻肝散。

防风　远志　桔梗　羚羊角　甘草　赤芍　细辛　人参　黄芩等分

为细末，温水调服。

肝肾虚者，磁石丸。〔批〕肝肾虚。

黄芪　人参　青盐　巴戟　苁蓉　覆盆子　附子炮　木香　沉香　防风　牛乳　桂心　干姜　远志　茯苓　熟地黄　磁石火煅，醋淬七次　苍术泔浸　白术　陈皮　川芎　槟榔　白芷　青皮　乌药　独活等分

蜜丸，梧子大。每服三十丸，温盐汤送下。

〔批〕聚开。

聚开障障或圆或缺，或厚或薄，或如云似月，或数点如星，痛则见，不痛则隐，聚散不一，或月数发，或年数发，**退血散**见目赤。

〔批〕聚星。

聚星障乌珠上有细颗，或白，或微黄，或联缀，或团聚，或散漫，或一同生起，或渐次生起，由一至十余数者，**羚羊角散**见前。

〔批〕垂帘。

垂帘障生于风轮，从上而下，不论厚薄，只是白障在外，漫漫生下，间有红，亦是略略微红而已者方是，**羌活除翳汤**见前。

〔批〕逆顺。

逆顺障风轮际处，由白珠而来，无数粗细不等赤脉纵横上下，两边周围侵入黑睛，黑睛上障起，昏涩者，**消翳散**见前。

〔批〕涌波翳。

涌波翳障从轮外自下而上，非黄膜上冲从内而上之比。白者缓，赤者急。有变黄膜者，先去上冲，后治此症，**流气饮**见前。

〔批〕阴阳。

阴阳翳乌珠上生二翳，俱白色，一中虚，一中实，两翳联串如阴阳之图。此症非心坚耐久，不能得其效，**羌活退翳散**见前。

〔批〕剑脊。

剑脊翳亦名横翳。色白，或如糙米色者，或带微微焦黄色者，但状如剑脊，中间略高，两边薄，横于风轮之外者，即此症也。色嫩根浮者，亦有瘢痕。若滑涩根深沉者，虽妙手，需之岁月，只可减半，**七宝汤**。

羚羊角镑　**犀角**镑。各两　**胡黄连**　**车前子**　**石决明**刮洗，捣研　**甘草**炙。各五钱　**丹砂**另研，两①

为粗末。每三钱，煎去渣，入丹砂末五分，决明末一字，再温两沸，温服。

皂角丸见前，**生熟地黄丸**见内障。

〔批〕冰瑕。

① 两：原脱，据《圣济总录·眼目门·内障眼针后用药》补。

冰瑕翳薄薄隐隐，或片或点，生于风轮之上，其色光白而甚薄，如冰上之瑕，掩及瞳神，人看不觉其病，自视昏眊渺茫。虽治不能速去，七宝丸。

石决明捣研，二两　茺蔚子　人参各两　琥珀捣研，七钱半　冰片二钱半，研　熊胆　珍珠捣研。各五钱

蜜丸，梧子大。每服十五丸，加至二十丸，食前茶清下。

〔批〕水晶翳。

水晶翳如冰冻坚实，傍斜细看，则白透睛瞳内。阴处与日中看，其形一同。治虽略减，难免终身之患，通肝散见目痛。

〔批〕圆翳外障。

圆翳外障薄而且圆，其色白，大小不等，厚薄不同。十有九掩瞳神，亦名遮睛障，病最难治。有阴阳二症，治法则同，见圆翳内障。

〔批〕努肉攀睛。

努肉攀睛多起上轮，有障如肉，或如黄脂，后渐长厚。赤瘀努起如肉，或赤如珠，自两眦头努出，遂乃攀睛，或起筋膜，或先赤烂多年，肝经为风所冲而成，宜洗刀散。

防风　连翘　羌活　独活　木贼　元参　草决明　蔓荆子各两　当归　荆芥穗　滑石　薄荷　麻黄　赤芍　白术　大黄各五钱　黄芩　川芎　栀子　白菊花　白蒺藜　桔梗　石膏　芒硝　蝉蜕　细辛　甘草各三钱

每五钱，加姜煎，食后服。

二黄散。

黄芩　大黄酒蒸　防风　薄荷叶等分

煎，入蜜少许对服。

定心丸。

石菖蒲　枸杞子　白菊花各五钱　辰砂二钱。另研　远志甘草水煮，去心。二钱　麦门冬去心。两

蜜丸。每服三钱。

外用冰硼散〔批〕外治方。

南硼砂色黄者。钱　片脑分

研细末，点。

或用元参、麦门冬、生地黄煎汤调洗心散见目痛末服。

〔批〕鸡冠、蚬肉。

鸡冠、蚬肉二症形色相类，经络相同，治亦一法。故总而言之，非二病同生也。其目大眦内有红肉一块，如鸡冠、蚬肉，乃心经血分之英华，抽风汤。

防风　桔梗　大黄　细辛　黄芩　元参　车前子　芒硝等分

煎。

决明子散。

决明子　黄连　升麻　枳壳麸炒　元参各两　黄芩七钱半　车前子　栀仁　地肤子　人参各五钱

每三钱，煎。

〔批〕混睛。

混睛白睛先赤而后痒痛，迎风有泪，闭涩难开，年深则睛变成碧色，满目如凝脂。一云混障，谓漫珠皆一色之障也，有赤白二症，赤者易治，地黄散。

生地黄两　赤芍　土当归　甘草各五钱

每三钱，煎。

〔批〕黑翳如珠。

黑翳如珠风轮际处，发起黑泡，如珠子，圆而细，或一二至五六点，多寡不一。其症火实甚者痛，虚缓者不痛。若长大，则有裂目之患，先服羚羊角饮子。

羚羊角屑　五味子　细辛　大黄　知母　芒硝各两　防风二两

每五钱，煎。

后服补肾丸。

人参　白茯苓　五味子　细辛　肉桂　桔梗各两　山药　柏子仁各二两半　干地黄两

蜜丸，空心服。

〔批〕诸翳外治。

外治。

指甲散治诸翳及诸物入眼。

左手中指甲洗净候干，以刀刮其屑，灯心醮点眼中翳处一二次即去。孕妇爪甲尤佳。

猪胆方。

猪胆一枚，瓦铫熬成膏，入冰片如黍米大，点入，微觉翳轻，又将猪胆白膜皮阴干，作小绳如钗股大，一头烧灰，待冷，点翳。重者不过三五度，瘥。

〔批〕照水自落。

治翳，照水散神验。

海螵蛸钱　朱砂五分　冰片半分

为细末，溶黄蜡八分，搅，微冷入末，和为丸如麻子大带扁。临卧纳眼中翳膜上，次早照水自落。

内　障

〔批〕内障。

睛里昏暗，与不病之眼无异，惟瞳神内有隐隐青白者，亦有并无者。楼全善云：内障先患一目，次第相引，两目俱损者，皆有翳在黑睛内，遮瞳子而然。今详通黑睛之脉者，目系也。目系属足厥阴、足太阳、手少阴三经，盖此三经脏腑中虚，则邪乘虚入，经中菀结，从目系入黑睛内为翳。《龙木论》所谓脑脂流下作翳者，即足太阳之邪也；所谓肝气冲上为翳者，即足厥阴之邪也。治当补中，疏通此三经之菀结，使邪不入目系而愈。有用针者更捷，然非心细眼明手巧不能也。

〔批〕饮食劳伤。

饮食不节，劳伤形体，脾胃不足，内障眼病东垣论见总论，宜用人参补胃汤东垣。

黄芪　人参各两　甘草炙。八钱。大补中气，以强脾胃　蔓荆子二钱半。能升清阳而通九窍　白芍炒。入厥阴而和荣血，目得血而能视　黄柏除湿热而滋肾水，肾水足则目明。酒炒四次。各三钱

每四钱，煎，日二服使精气足而清阳升，则脏腑和而障翳退矣。

楼云：治目不明，气虚而未脱，故可于参、芪中微加连、柏。若气已脱，连、柏等凉药不可施矣。经云：阳气者，烦劳则张，精绝，目盲不可以视，耳闭不可以听之类，是其症也。

益气聪明汤。

即上方加升麻三钱、葛根三钱能入阳明，鼓舞胃气，上行头目。黄柏春夏加之，盛暑倍加之，加少则不效，脾胃虚者去之。

复明散。

黄芪钱半　生地黄　柴胡　连翘　甘草炙。各钱　当归二钱　苍术　川芎　陈皮各五分　黄柏三分

煎气虚有热宜之。忌酒、面、辛热物。

〔批〕障在右眼两眦。

内障在右眼两眦右眼小眦显青白翳，大眦亦微显白翳。脑痛，瞳子散大，上热恶热，大便涩，小便如常，遇热暖处，头疼睛胀，能食，日没后天阴暗则昏，滋阴地黄丸见目痛。翳在大眦，加升麻、葛根；〔批〕大眦。翳在小眦，加柴胡、羌活。〔批〕小眦。东垣云：肝木旺则火之胜，无所畏惧而妄行，故脾胃先受之。或病目而生内障者，脾裹血，胃主血，心生脉，脉者血之府也，或曰心主血，又曰脉生血，肝之窍开于目也。治法俱地黄丸即上方、当归汤见瞳子散大之类。

〔批〕阴阳。

阴弱不能配阳倪仲贤曰：五脏无偏胜，虚阳无补法，六腑有调候，弱阴有强理。经曰：心者，五脏之专精，目者其窍也，又为肝之窍。肾主骨，骨之精为神水。故肝木不平，内挟心火，为势妄行，火炎不制，神水受伤，上为内障，此五脏病也。诸脉皆属于目，相火者心包络也，主百脉，上荣于目，火盛则百脉沸腾，上为内障，此虚阳病也；膀胱、小肠、三焦、胆脉俱循于目，其精气亦上注为目之精，精之窠为眼，四腑一衰，则精气尽败，邪火乘之，上为内障，此六腑病也。神水黑眼皆法于阴，白眼赤脉皆法于阳，阴齐阳侔，故能为视。阴微不立，阳盛则淫。经曰：壮火食气，壮火散气。上为内障，此弱阴病也。四者皆为阴弱不能配阳也初起视觉微昏，空中有黑花，

神水淡绿色，次则视岐视一成二，神水淡白色，冲和养胃汤主之即内障升麻汤。

柴胡肝木不平，内挟心火，以之平肝。七分　人参补心气。两　黄连泻心火。钱　当归荣百脉。酒浸，两　五味子敛百脉。二钱　白芍顺血脉，散恶血。六钱　白茯苓泻膀胱之湿。三钱　羌活清小肠之邪。两半　甘草补三焦。炙，两　防风升胆经之阳。五钱　黄芪补气。两半　白术健脾胃。两　升麻　葛根升脾胃清气。各两　黄芩退壮火。钱　干生姜入壮火，为导。钱

每六钱，煎。

或益气聪明汤见上、《千金》磁朱丸更妙〔批〕神水淡绿淡白。

磁石辛咸寒，镇肾为君，令神水不外移也。吸针者。置巨火中煅，醋淬七次，晒干，另研极细，二两　辰砂微甘寒，镇心为臣。肝为心母，此子能令母实也，肝实则目明。另研，两　神曲辛甘温，化脾胃中宿食，为佐。生末，三两，与前药和匀，更以末一两，水和作饼，煮浮为度，溲①入前药中。生者发其生气，熟者敛其暴气也

蜜丸，梧子大。每服十丸，加至三十丸，空心饮汤下。

《准绳》云：此方磁石法水入肾，朱砂法火入心，神曲专入脾胃，乃道家黄婆媒合婴姹之理②，或加沉香五钱，升降水火尤佳。

石斛夜光丸补上治下，利以缓，利以久，不利以速，阴弱不能配阳并宜服之。

天门冬去心，蜜蒸　人参各二两　菟丝子酒浸，七钱半。以通肾安神、强阴填精为君　茯苓二两　麦门冬去心　生地黄　熟地黄各两　五味子五钱　杏仁去皮尖，研　枸杞子酒蒸　牛膝酒浸。各七钱半。以敛气除湿，凉血补血，为臣　甘菊花去蒂　山药各七钱半　蒺藜宜用沙苑　石斛去根　肉苁蓉酒洗　川芎　甘草炙　枳壳炒　青葙子各五钱。以治风疗虚、益气祛毒为佐　草决明七钱半　防风　黄连　羚羊角屑　犀

---

①　溲：原作“搜”，“溲”之俗字。《正字通·水部》：“溲，水调粉面也。”即以液体拌和之义。

②　黄婆……之理：道家以肾为婴儿，心为姹女，脾为黄婆，所谓黄婆媒合婴姹之理，即心肾相交须借助脾土之义。

角屑。各五钱。以散滞泄热、解结明目为使

蜜丸，梧子大。每服三五十丸，温酒盐汤任下。

〔批〕前症眵泪眊矂。

前症眵泪眊矂有热，泻热黄连汤见目痛，午前热服午后服之则阳逆不行。临卧休服，为反攻阴也。

〔批〕青风。

青风内障视瞳神内有气色昏蒙，如晴山笼淡烟也。然自视尚明，但比平时光华，则昏矇日进。急宜治之，免变绿色。变绿色则病甚，而光没矣。阴虚血少之人，及劳心忧菀忿怒者，多有此患，羚羊角汤。

羚羊角　人参　地骨皮　元参　羌活各两　车前子两半

每三钱，煎。

楼全善云：此方并后羚羊角散、补肝散、羚羊角饮子皆用羚羊角，入厥阴经，甚捷。元参、细辛入少阴经。海藏云：元参治空中氤氲之气、无根之火，为圣药也。羌活、防风、车前子行太阳经。如筋脉枯涩者，诸方中更加夏枯草，能散结气，有补养厥阴血脉之功，尝试有验。然此诸方又当悟邪之所在，若气脱者，与参膏相半服之，气虚者必与东垣人参养胃汤、益气聪明汤之类相半服之；血虚者，必与熟地黄丸之类相兼服之。更能内观静守，不干尘累，使阴气平伏，方许作效。

白附子散、补肾磁石丸俱见目昏、还睛散昏涩泪出，瘀血努肉并治。〔批〕昏涩泪出，瘀血努肉。

龙胆草　川芎　草决明　石决明　荆芥　枳实　野菊花　野麻子　白茯苓去皮　甘草炙　木贼　白蒺藜　川椒炒，去目　仙灵脾　茵陈各五钱

为细末。每二钱，食后茶清下，日三服。一方有楮实子，无仙灵脾、茵陈、枳实。

〔批〕绿风。

绿风内障瞳神气色浊而不清，其色如黄云之笼翠岫，似蓝靛之合藤黄，乃青风变重之症，久则变为黄风。凡病到绿风，十有九不治。

一云此病初患则头旋，两额角相牵，瞳人连鼻隔皆痛，或时红白花起，或吐逆。肝受热则先左，肺受热则先右，肝肺同病则齐发，先服羚羊角散论见前。羚羊角汤下。

羚羊角　防风　知母　人参　茯苓　元参　黄芩　车前子　桔梗各两　细辛三钱

每三钱，煎。

后服还睛散见上。

〔批〕黑风。

黑风内障与绿风候相似，但时时黑花起，乃肾受风邪，热攻于眼，宜凉肾，白附子散、补肾磁石丸俱见目昏。

〔批〕乌风。

乌风内障色昏气浊，如暮雨中之浓烟重雾，此胆汁亏、真气耗之症，不治。或眼虽疼痛而头不旋，但渐昏暗，如物遮定，全无翳障，或时生花，此肝有实热，大黄泻肝汤。

郁李仁　荆芥各二钱半　大黄　甘草各五钱

煎。

〔批〕偃月。

偃月内障瞳神上下，半边有白气隐隐一湾，如新月，或覆垂向下，或仰生向上，坠翳丸。

羊胆七枚　青鱼胆　鲤鱼胆七枚　熊胆二钱半　牛胆五钱　石决明两　麝香少许

面糊丸，茶清下。

〔批〕雷风。

雷风内障其症头旋，恶风，呕吐，热毒之气冲入睛中，牵引瞳人，或微，或大，或小，黑暗，凝脂结白，磁石丸。

磁石烧赤醋淬，三次　五味子　牡丹皮　干姜　元参各两　附子炮，五钱

蜜丸，茶下一钱。

〔批〕肝风。

肝风内障不痛不痒，眼见花发黄赤黑白，或一物二形难辨，补

肝散论见上。

羚羊角汤内去骨皮，加茯苓、细辛、防风、黄芩。

〔批〕圆翳。

圆翳黑睛上一点圆，日中见之差小，阴处见之则大，冷药治之，转见黑花，或明或暗，视物不明，此因肝肾俱虚而得，宜皂角丸见前黄膜上冲合生熟地黄丸。

石斛　枳壳　防风　牛膝各六两　生地黄　熟地黄各斤半　羌活　杏仁各四两　菊花斤

蜜丸，梧子大。黑豆炒，令烟尽为度，淬好酒，每用半盏，空心下三十丸。上方除羌活、菊花，即《局方》明目地黄丸。

补肾丸。

巴戟　山药　破故纸炒　牡丹皮　茴香各五钱　肉苁蓉　枸杞子各两　青盐二钱

蜜丸，梧子大。每三十丸，盐汤下。

〔批〕冰翳。

冰翳如冰冻坚实，傍观见透于瞳神内，阴处及日中看之，其形一，目疼而泪出。此因胆气盛，攻于肝而得之，宜服七宝丸、皂角丸俱见外障、生熟地黄丸见上、通肝散见目痛、分珠散见目赤、泻肝散见目胀。

〔批〕滑翳。

滑翳有如水银珠子，但微含黄色，不疼不痛，无泪，遮绕瞳神，宜皂角丸合生熟地黄丸、还睛丸。

川芎　白蒺藜　木贼　白术　羌活　菟丝子　甘草　熟地黄等分

蜜丸，弹子大。空心，热汤嚼下二三丸。

黄连羊肝丸见目痛。

〔批〕涩翳。

涩翳微如赤色，或聚或开，两傍微光，瞳神上如凝脂色，时复涩痛，而无泪出，宜皂角丸合生熟地黄丸。

〔批〕散翳。

散翳形如鳞点，或睑下起粟子而烂，日夜痛楚，瞳神最疼，常下热泪，皂角丸合生熟地黄丸、八味还睛散。

蒺藜炒　防风　甘草炙　木贼　栀子各四钱　草决明八钱　青葙子炒　蝉蜕各二钱

为细末。每二钱，麦冬汤下。

谷精散。

谷精草　猪蹄退炒　绿豆皮　蝉蜕等分

为细末。每三钱，米饮下。

四物汤俱可加用。

〔批〕浮翳。

浮翳上如冰光，白色环绕瞳神，初生目小眦头，至黑珠上，不痒不痛，无血色相潮，皂角丸合生熟地黄丸，或七宝散俱见前、川芎散。

川芎　地骨皮　荆芥穗　菊花　旋覆花　何首乌去黑皮　草决明　石决明刷洗　甘草炙。各两　青葙子　蝉蜕去土　木贼各五钱　白芷二钱半

为细末。每服一钱，食后米泔调下。

〔批〕沉翳。

沉翳白藏在黑水下，向日细视方见其白，或两眼相传，疼痛则早轻夜重，间或出泪，皂角丸合生熟地黄丸。

上自圆翳以下七症，虽有治法，终难奏效，唯金针拨之为善。

〔批〕枣花障。

枣花障甚薄而白，起于风轮周匝，从白膜之内四面环布而来。若白而嫩，在风轮外四围生起，珠赤痛者，是花翳白陷，不可误认为此。一云周围如锯齿，四五枚相合，赤色，刺痛如针，视物如烟，晨轻，昼则痛楚，迎风有泪，昏暗不明，皂角丸、生熟地黄丸、桑白皮汤见外障、蕤仁散见花翳不退。

〔批〕眼多黑暗。

眼多黑暗，杏仁方润泽脏腑，洗垢开光，能驱风明目。

杏仁五枚，去皮尖

五更初就床端坐，勿言勿呼，息虑澄神，嚼一粒，勿咽，逐一细嚼五粒，候津液满口，分为三咽，直入肝肾，久而成功。

〔批〕白翳黄心。

白翳黄心四边皆白，中心一点黄，大小眦头微赤，时下涩泪，还睛散见前，皂角丸合生熟地黄丸。

〔批〕黑花翳。

黑花翳其状青色，大小眦头涩痛，频频下泪，口苦，不害饮食，凉胆丸。

黄连　黄芩俱不见火　龙胆草　荆芥各五钱　芦荟　防风各两　黄柏　地肤子各二钱半

蜜丸，梧子大。每服二十丸，薄荷汤下。

还睛丸见前、四物汤、皂角丸、生熟地黄丸。

〔批〕五风变障。

五风变障其候头旋，偏肿痛甚，瞳人结白，颜色相间，却无泪出，乃毒风脑热所致。日中如坐暗室，常自忧叹，宜除风汤。

羚羊角　车前子　白芍　人参　茯苓　大黄　黄芩　芒硝各两

每一两，煎。

并服皂角丸、生熟地黄丸。肝肾虚风，杏仁方见上。

〔批〕通治内障。

通治内障，罗汉应梦丸《类苑》。

夜明砂蚊，食血之虫。蝙蝠食蚊而眼不化，砂皆蚊眼也，故能散目中恶血而明目。淘净取砂　木贼轻扬而善磨木，故能平肝散热而去障。去节用　蝉蜕善蜕，故能退翳　当归能入厥阴养血而和肝。酒洗炒。各两　羯羊肝羊性属火，取其气血之属，能补气血，引诸药入肝以成功。四两，去筋膜，水煮或生捣

捣烂和丸，梧子大。每五十丸，食后服，百日眼如故。

徐道亨奉母至孝，母患内障，忽一夕梦罗汉授此方，服之眼遂复明。

羊肝丸《本事》。

白羯羊肝只用子肝一片，薄切瓦上焙干　熟地两半　蕤仁　泽泻

菟丝子　防风　黄芩　车前子　麦门冬　地肤子去壳　杏仁炒　桂心　细辛　白茯苓　五味子　枸杞子　茺蔚子　苦葶苈　青葙子各两

蜜丸，日三。

张台卿苦目暗不见物，因得此方，遂明。一人内障，医治无效，因以余剂遗之。一夕曰适有所见，如隔门缝见火。视之，膜裂如线。

〔批〕外洗。

外洗，碧霞丹。

当归　没药各三钱　血竭　白丁香　硼砂　冰片　麝香各钱　马牙硝　乳香各五分　黄连三钱　铜绿两半，为衣

为细末，熬黄连膏为丸，如鸡头实大。每一丸，新汲水半盏浸洗，每一丸可洗四五日。大病不过一月，小病半月，冷泪三日见效。

〔批〕外点。

外点方丹溪。

黄连清心肝之火　人乳《衍义》曰：心主血，肝藏血，目受血而能视，盖水入于经，其血乃成。又曰：上为乳汁，下为月水，故知乳汁即血也，用以点目，岂有不相宜者哉

浸点，或煎点。或加朴硝除热。目赤障翳者，宜加此治之。

〔批〕翳遮瞳人。

翳遮瞳人，如云气障隔，百点膏东垣。

黄连泻火。一钱。以水一碗煎至半碗，再入后药　蕤仁消风散热，益水生光。去皮尖，研，三分　当归养血　甘草和中。各六分　防风散风。八分

同熬，滴水不散，去渣，入蜜少许，再熬少时。要病人耐心点之，点至目微痛为度。日百点不厌烦也，临卧点尤妙。

〔批〕内障生翳，瞳子散大。

内障生翳，及瞳子散大，因劳心过度，饮食失节者，圆明膏东垣。

柴胡　麻黄发表散邪　生地各五钱　当归三钱。和肝养血　黄连五

钱。清肝火　甘草和中州　诃子皮湿纸裹煨，各二钱。瞳子散大，故以此收之

水二碗，先煮麻黄，至一碗去沫，入药同熬至滴水不散，去渣，入蜜少许，再熬点之。

〔批〕通治内外障。

通治内外障，五退还光散。

蝉蜕炒　蛇蜕炒　猪蹄退前爪，烧存性　刺猬皮麸炒　苍术漂，炒　枳实炒　防风　草决明各两　蚕退五钱

蜜丸，茶清下。一方加石决明。

太阴元精石散。

真元精石细研。两　蝉蜕去土　菊花去梗蒂。各两　石决明煅存性　羌活各五钱

为细末。每一钱，食后麦门冬汤下。

煮肝散。

猪肝二两，批开，以夜明砂淘净，二钱为末，掺入肝内缚定，水一盏，煎令肝转白色取出，烂嚼，用煮肝汤下，食后服。

梦灵丸。

防风蜜炙　威灵仙　枸杞子　蕤仁去壳　苍术漂　石决明水一升煮　蚌粉飞过　谷精草各两　菊花二两

为末。猪肝一具，去筋膜，入面少许，捣丸，盐汤下。

瞳神散大

〔批〕瞳神散大。

东垣曰：心包络之脉，出于心中，代心君行事也。瞳子散大者，少阴心脉挟目系，厥阴肝脉连目系，心主火，肝主木，此木火之势盛也。其味则宜苦、宜酸、宜凉，大忌辛辣热物，饮食中当知此理，尤忌食冷水。大寒之物能损胃气，胃气下陷，胸中三焦之火及心火乘于肺，火主散溢，瞳子之散大者以此。滋阴地黄丸见目痛方中不用茺蔚子，以味辛益肝，是助火也；用芩、连泻上、中二焦之火，以酒洗之，寒因热用也。亦不用青葙子，为助

阳火也。更加五味子，以收其散大也，诸酸物能助元气。孙真人曰：夏月常服五味子，助五脏气，以补肺金。经云：以酸补之，以辛泻之，则辛味伤气明矣。或曰当归亦辛甘也，此以其和血之圣药，况味甘又以为乡①导也？

〔批〕风轮反窄，甚则如线。

瞳神散大，风轮反窄，窄一周，甚则如线者乃邪热莵蒸，风湿攻击，以致神膏游走散坏，初起即收可复。未起内障，而只是散大者，直收瞳神；有内障者，于收瞳神药内，渐加攻内障药治之。多用攻动真气，瞳神难收。瞳神愈散，障亦不能退，当归汤《保命》。

黄连　柴胡各钱　当归　黄芩　白芍各二钱　熟地　甘草炙。各三钱

煎。

济阴地黄丸功与六味、还少丹等。

五味子　麦门冬　山药　当归　熟地黄　肉苁蓉　山茱萸　枸杞子　甘菊花　巴戟肉等分

蜜丸。

瞳神紧小

〔批〕瞳神紧小。

倪仲贤曰：此强阳搏实阴也。肾之精上为神水，包络为相火，火强搏水，水实而自收。其病神水紧小，渐至如菜子许，又有神水外围类虫蚀者，然皆能睹而不昏，但微觉眊矂羞涩耳。是皆阳气强盛而搏阴，阴气坚实而有御，虽受所搏，终止于边鄙皮肤也，内无所伤动。

〔批〕头风热症。

《秘要》云：瞳子渐渐细小如簪脚，甚则小如针，视尚有光，早治可挽。患因恣色欲，及劳伤血气，思竭心意，肝肾二经俱伤，不能升运精汁，以滋于胆，胆中之精有亏，则所输亦乏，故瞳神

---

①　乡：通“向”。《礼记·礼运》：“生者南乡。”《孔子家语·周礼》“乡”作“向”。

亦渐耗损，甚则陷没俱无，为终身疾矣。亦有头风热症，攻走蒸干精液，而细小者，皆宜早治。抑阳酒连散主之。

生地黄补肾水真阴　独活　黄柏　知母俱益肾水。各三分　蔓荆子　羌活　白芷　前胡各四分　防风三分。俱升阳之药，抑之而令其分，更不相犯也　甘草生用，四分　黄芩酒炒　栀子　寒水石　黄连酒炒。各五分。大抵强者则不易入，故以酒为之导引，欲其气味投合，入则可展其长，此反治也　防己三分。皆寒而不走之药，惟欲抑之，不欲祛风也

水二盏煎，热服。

还阴救苦汤亦主之见目赤。疗相火药也，亦宜用嗃鼻碧云散见目赤。

瞳神欹侧

〔批〕瞳神欹侧。

瞳神歪斜不正，或如杏仁、枣核、三角、半月，乃肾胆神膏损耗，瞳神将尽矣，甚为可畏，宜急治之，磁石丸见前蟹睛。

目昏花

〔批〕目昏花。

经云：肝虚则目𥆨𥆨无所见，耳汩汩无所闻，善恐，如人将捕之。海藏云：目瞑，肝气不治也。镇肝明目羊肝丸。

羯羊肝一具，新瓦器中焨，更焙之，肝大只用一半　甘菊花　羌活　细辛　官桂　白术　柏子仁　五味子各五钱　黄连七钱半

蜜丸。

许学士云：经云久视伤血，血主肝，故勤书则伤肝，主目昏。肝伤则自生风热，热上腾致目昏。亦不可专服补药，但服益血镇肝明目药自愈。楼全善说见目痛黄连羊肝丸注，宜参看。

养肝丸。

四物内用熟地、白芍加车前子酒蒸、防风、蕤仁去皮，另研、枳实各两，蜜丸。

〔批〕运气目昏。

运气目昏有四：一少阳司天，风热参布，目昏；二少阴在泉，

热淫所胜，治以咸寒；三风胜目昏；四阳明司天，燥淫目昧，治以苦热。

〔批〕目瞑。

目瞑经云：胆移热于脑，则辛频鼻渊，传为目瞑，《千金方》：牛胆浸槐子，阴干百日，每日食后吞一枚。

〔批〕房劳目昏。

房劳目昏经云：肾足少阴之脉，是动则病，坐而欲起，目𥇦𥇦无所见。又云：少阴所谓起则目𥇦𥇦无所见者，阴内夺故也。此房劳目昏也，左肾阴虚，益本滋肾丸。

滋肾丸去肉桂。

六味地黄丸；右肾阳虚，补肾丸。

磁石火煅醋淬七次，飞过　菟丝子酒蒸。各二两　五味子　枸杞子　石斛去根　熟地黄　覆盆子酒浸　楮实子　肉苁蓉酒浸　车前子酒蒸。各两　沉香另研　青盐另研。各五钱

蜜丸。

八味地黄丸。

刘河间云：目昧不明，热也。热气怫菀，元府闭密，而致气液血脉，荣卫精神，不能升降出入故也。

〔批〕怒伤目昏。

怒伤目昏倪仲贤曰：气，阳物，类天之云雾，性本动。聚，其体也，聚为阴，是阳中之阴，离中有水之象，阳外阴内，故聚也。纯阳，故不聚。不聚则散。怒，七情之一也。经曰：肝在志为怒，怒甚伤肝。伤脾胃则气不聚，伤肝则神水散，何则？神水，亦气聚也。其病无眵泪痛痒　羞明紧涩之症，初但昏如云雾中行，渐空中有黑花，又渐视物成二体，久则光不收，遂为废疾，宜千金磁朱丸、石斛夜光膏并见内障。有热者，滋阴地黄丸见目痛、益阴肾气丸。

六味地黄丸加生地黄酒洗，补肾真阴、当归尾行血、五味子补五脏、柴胡引入厥阴，蜜丸，辰砂通心为衣兼磁朱丸服，庶易效。

〔批〕血少目暗。

怒气伤肝，血少目暗，八味逍遥散见菀症。肝伤血少则目昏，

丹皮能泄血中伏火，栀子能泄三焦菀火。

〔批〕两目昏暗。

肝肾气虚，两目昏暗目为肝窍，瞳子神光属肾，加减驻景丸《易简》。

熟地黄五钱　枸杞子二两。补肝滋肾　菟丝子酒浸，八两　楮实子两。益精强阴　五味子二两。敛耗散而助金水　当归五两。和气血而益肝脾　川椒炒，两。补火以逐下焦虚寒　车前子炒，两。利水而泻肝肾邪热。张子和曰：目赤肿是厥阴肝经风热，车前子清肝明目，利小便而不走气，能去肝经风热，得此泄邪，则补药更为得力。

蜜丸，酒下。除当归、五味、楮实、川椒，名驻景丸。

〔批〕眼见黑花，或作蝇翅。

肝肾俱虚，眼见黑花，或作蝇翅，羚角羌活汤。

羚羊角屑　羌活　黄芩　附子炮　人参　泽泻　秦艽　山茱肉　车前子　青葙子　柴胡　决明子微炒。各两半　黄芪二两　甘草炙，两

每五钱，煎，温服，日再。

〔批〕眼昏多泪，常见黑花。

肝肾不足，眼昏多泪，常见黑花，菊睛丸。

枸杞子三两　肉苁蓉酒蒸　巴戟各两　菊花四两

蜜丸。酒、盐汤任下。余太宰方，加熟地黄二两。

〔批〕目久昏暗。

肝虚血弱，目久昏暗者，石决明丸。

知母炒　山药　熟地黄　细辛去苗。各两半　菟丝子酒浸一宿，另研　五味子　石决明各两

蜜丸，空心下。

〔批〕目昏时见黑花，渐成内障。

肝肾气虚上攻，目昏，时见黑花，渐成内障，补肾磁石丸。

肉苁蓉酒洗，浸蒸　磁石火煅，醋淬　菟丝子酒浸一宿，焙干　甘菊花　石决明各两　雄雀十五只，去毛嘴足，留肚肠

以青盐三两同煮，令雀烂为度，取出先捣如膏，和药末为丸。

空心酒下。

〔批〕体弱眼昏。

肝肾不足，体弱眼昏，三仁五子丸《医林》。

柏子仁　薏苡仁　酸枣仁　菟丝子　五味子　枸杞子酒蒸　覆盆子酒浸　车前子酒浸　肉苁蓉　熟地黄　白茯苓　当归　沉香等分

蜜丸，空心盐酒下。

〔批〕黑花昏朦，初起发散。

黑花昏朦，初起发散，白附子散。

荆芥　菊花　防风　木贼　苍术　白附　粉草　人参　羌活　蒺藜分两自斟

煎服。

〔批〕目暗热泪。

肝脏实热，眼目昏暗，时多热泪，羚羊角散。

即羚羊角汤见内障除人参，加黄芩、栀仁、瓜蒌仁、胡黄连、菊花、细辛，为细末，淡竹叶煎汤，调服二钱。

〔批〕见花五色。

眼见花，五色不定，摩顶膏。

附子炮　木香各两　朱砂二钱半　冰片五分　青盐两半　牛膝二两

为末，鹅脂四两、牛酥二两，同脂、酥以慢火熬成膏。每用少许，不拘时顶上摩之。

〔批〕目生黑花，头目不利。

肝肾虚风上攻，目生黑花，头目不利，服椒方。

川椒能下行，导火归元，治风明目，通神延年一斤，去目及合口者，炒令透干，地下铺纸二重，用盆合定，周围用黄土培之半日，去毒出汗，曝干，磁盒子收。每日空心新汲水下十粒。

〔批〕冷泪昏暗。

冷泪昏暗，密蒙花散。

密蒙花　甘菊花　杜蒺藜　石决明　木贼　白芍　甘草炙。等分为细末。每一钱，茶清调下。半月后，加至二钱。

〔批〕涩肿痛痒。

肾水虚衰，肝经邪热，涩肿痛痒，障翳诸症，白龙粉。

元明粉精制研细点之。

〔批〕目昏有五。

目昏症，有视瞻昏眇者谓目内外别无症候，但自视昏眇蒙昧不清，非因目病者，有睛黄视眇者谓风轮黄亮如金色，而视亦昏眇者，有干湿昏花者目自觉干涩不爽利，而视物昏花也，有起坐生花者内外别无症候，但动作少过，起坐少频，或久坐久立，久眠久视，便觉头眩目花昏晕也，有萤星满目者自见目前有无数细点红星，如萤火飞伏扰乱，甚则如灯光扫星之状，皆宜培养根本，滋阴养水抑火，于本症诸方选用之。

〔批〕外治诸方。

外洗用黄柏，一爪甲许，每早含使津出，置掌中拭目讫，以水洗之，至百日光明，久行之，永无目疾。

〔批〕暑月或行路目昏。

暑月或行路目昏多泪，以生鸡苏叶五七片，洗净，手揉烂，以生绢包捩汁，滴入眼中，妙。

点盐法 明目去翳，大利老眼，得补益之良。

海盐净者，随多少，百沸汤泡，滤取清汁，砂锅内熬，取雪白盐花，新瓦器盛。每早用一钱擦齿，用左右手大指背，递向口内，蘸盐津洗两眦，闭目良久，却用水漱动洗面名洞视千里。

〔批〕目暗。

目暗，取青鱼胆汁滴目中。

目 盲

〔批〕目盲。

经曰：气脱者目不明。平日素无他病，外不伤轮廓，内不损瞳神，倏然盲而不见。

暴盲有气大虚者，宜人参膏服之。或恣酒嗜辣，胃有死血者脉必涩，以苏木煎汤，调人参膏服之；服后鼻内两手掌皆紫黑，此滞血行矣，四物加苏木、红花、桃仁、陈皮，煎，调人参末服。

〔批〕受湿目盲。

受湿目盲一人早起，忽开眼无光，急就睡片时，却能见人物，竟不能辨其何人何物，饮食减半，神思极倦，脉缓大，重按则散而无力。丹溪作受湿治，询之，果因卧湿地半月得此症，以白术为君，黄芪、茯苓、陈皮为臣，附子为佐，服之愈。

〔批〕青盲。

青盲瞳神不大不小，无缺无损，并无障翳气色等病，与好人眼无异，只是自看不见，乃六腑幽邃之源菀遏不得发此灵明耳。其因有二，伤于七情则伤神，曰神失，伤于精血则损胆，曰胆涩，皆不易治，而失神者尤难。年高心肾不足，虽治不愈，救睛丸见旋螺尖起。

〔批〕雀盲。

雀盲俗称也。本科曰高风内障，至晚不明至晓复明也，盖元阳不足之病，决明夜灵散。

石决明镇肾益精。另研　夜明砂升阳，主夜明。另研。各二钱

猪肝肝与肝合，引入肝经或羊肝一两，竹刀切作四片，以二药铺一片，上以一片合之，绳缠定，勿令药得泄出，淘米泔水一大碗，主脾胃也，贮砂罐内，不犯铁器，煮肝至小半碗，临睡连肝药汁服之。

又法：多食牛猪之肝，治以补气之药，即愈，益见其元气弱而阳不足也，蛤粉丸《三因》。

蛤粉细研　黄蜡等分

溶蜡溲①粉为丸，如枣大，用猪肝二两，批开，裹一丸缚定，如上法煮熟，倾出，乘热熏目，至温吃之，以愈为度。

又方：苍术四两，米泔浸一宿，切片，焙干为末，每三钱，用猪肝一片二两批开掺药，缚定如上法，粟米一合，水一碗，砂锅

① 溲：原作“搜”，乃“溲”之俗字。

内者熟熏眼，候温临卧服之，大效。《千金方》：地肤子益精强阴，除虚热，利小便五钱、决明子名马蹄决明，治一切目疾，益肾精斤，二味为末，以米饮汁和丸，桐子大，食后服二十丸至三十丸，日服，至瘥止。

〔批〕雀目青盲。

肝虚雀目青盲，转光丸。

熟地黄　生地黄　白茯苓　山药　川芎　蔓荆子　防风　白菊花等分　细辛减半

蜜丸，空心桑白皮汤下。

瞳神干缺

〔批〕瞳神干缺。

其症干涩，全无泪液，或白或黑，始则疼痛，后来稍定，而黑不见，至神水将枯者，不治，泻胆汤。

地骨皮　元参　黄芩　麦门冬　知母各两　黄芪　茺蔚子各两半

每五钱，煎。

辘轳转关

〔批〕辘轳转关。

目病，六气不和，或有风邪所击，脑筋如拽，神珠不待人转而自惊然察上察下，下不能上，上不能下，或左或右，倏易无时。轻则气定脉偏而珠斜，如神珠将反之状，甚则翻转而为瞳神反背矣。天门冬饮子。

天门冬　知母　茺蔚子各二两　五味子　防风各两　人参　茯苓　羌活各两半

每五钱，煎。

元参泻肝汤。

麦门冬二两　大黄　黄芩　细辛　芒硝各两　元参　桔梗各两半

每五钱，煎。

麦门冬汤见目胀，退血散见目赤，还睛丸见内障黑花翳。

双目睛通

〔批〕目珠偏斜。

亦曰睊目。幼时所患目珠偏斜，视亦不正，至长不能愈者，非神珠将反急病之比，牛黄膏。

牛黄钱　犀角二钱　甘草分二厘

蜜丸，绿豆大，金银箔各五片为衣。每七丸，薄荷汤下。

倒睫拳毛

〔批〕倒睫拳毛。

眼睫毛倒卷入眼中央也，乃内急外弛之病，由目急皮缩之故，盖伏热内攻，阴气外行，当去其内热并火邪，使眼皮缓，则睫毛立出，黄芪防风饮子。

蔓荆子走头面而升阳。五分　细辛二分。入少阴而润肾。二者除手少阳、少阴之邪，肝为二经之母，子平母安，此实则泻其子也　葛根钱半。散风热，治足太阴、阳明之弱。肺为二经之子，母薄子单，此虚则补其母也　黄芪实皮毛　防风散滞气。各钱　甘草炙，钱①。补中　黄芩疗湿热，去目中赤肿。半钱②

煎。一方有人参补气、归身濡血、黄连炒，清火，一方除黄芪、黄芩，名神效明目汤兼治赤烂羞涩，眵泪稠黏。

无比蔓荆子汤。

黄芪　人参实肺气　甘草生用，泻热。各钱　黄连除心邪　柴胡除肝邪。各七分　蔓荆子除小肠邪　当归和血　葛根解热　防风疗风散滞。各五分　细辛叶利九窍。用叶者，取其升上之意，三分

煎。

决明益阴丸见目痛，菊花决明丸见目赤，五退还光散见通治，泻肝散见目胀，洗刀散见外障，皂角丸同上。又法，摘去拳毛，以虱血点，数次愈；无名异末掺卷纸中，作撚子点着，至药末处吹

---

① 钱：原脱，据《原机启微》卷下补。

② 半钱：原脱，据《原机启微》卷下补。

杀，以烟熏之自起。〔批〕烟熏法。

〔批〕一切眼疾。

久患内外气障，风昏，拳毛倒睫，一切眼疾，石膏羌活散《宣明》。

羌活治脑热头风　藁本治偏头痛　白芷清头目　川芎疗头痛　荆芥治目中生疮　密蒙花治羞明怕日　苍术明目，暖水脏　木贼退障翳　麻子起拳毛　细辛　菜子起倒睫　黄芩　石膏清心退热　菊花降火除风　甘草调和诸药

等分，为末。每一二钱，食后临卧蜜水调下，茶清、米泔亦可。

睥急紧小

〔批〕睥急紧小。

谓眼楞紧急缩小，乃倒睫拳毛之渐，神效黄芪汤。

黄芪二两　人参　甘草　白芍各两　陈皮五钱　蔓荆子钱

每四五钱，煎服。小便淋涩，加泽泻五分；有大热症加黄柏三钱酒炒四次；麻木，加黄芪两，虽有热，不用黄柏。眼小紧急甚，去白芍，忌酒、醋、葱、蒜、生冷硬物。〔批〕眼小紧急。

楼全善云：阳虚则眼楞紧急，阴虚则瞳子散大，故东垣治眼楞紧急，用黄芪补气为君，佐以辛味疏散之，而忌芍药、五味子之类，酸收故也；治瞳子散大，用地黄补血为君，佐以酸味收敛之，而忌青葙、茺蔚子之类，助阳是也。

有翳者，拨云退翳丸见外障。

〔批〕小角偏紧。

小角偏紧，目中溜火，迎风有泪，连翘饮子见目痛。

〔批〕睥肉粘轮。

睥肉粘轮目内睥肉与气轮粘不开，难于转运，排风散。

天麻　桔梗　防风各三两　细辛　白芍　乌蛇　干蝎　五味各二两

为细末。每钱，米饮下。

〔批〕血涌赤痛。

热燥血涌，目必赤痛，退血散目赤。

〔批〕胞内胶粘。

胞内胶粘两睥腻沫，粘合难开，夜卧尤甚。轻则如胶粘制，重则结硬，必得润而后可开。其病重在脾肺湿热之故，久或赤烂成疮，龙胆丸。

龙胆草　苦参　牛蒡子等分

蜜丸。每二十丸，米泔下。

〔批〕风沿烂眼。

风沿烂眼丹溪云：风沿眼系上，膈有积热、顽痰痞塞，浊气不降，清气不上升，由是火益炽而水益亏，积久眼沿因渍脓而肿于中，生细小虫丝，至年久不愈而生痒，紫金膏见前，以银钗脚揩去油腻点之。若果痒者，又当去虫，以绝根本。

〔批〕饮食挟怒成痰。

饮食挟怒成痰，防风通圣散去硝黄，为细末，以酒拌匀，晒干服之。禁诸厚味。

〔批〕两眦赤烂。

两眦赤烂要分大小二眦，君火相火虚实，洗刀散见外障。两睑溃烂，或生风粟，菊花通圣散。

即防风通圣散加白菊花、马牙硝、白蒺藜、黄连，每三钱，入姜煎。

有翳，拨云退翳丸见外障。

〔批〕眼眶涩烂。

眼眶涩烂因风而作，燥以风药，柴胡散。

柴胡　羌活　防风　桂枝　生地黄　赤芍　荆芥　甘草等分

煎。

外点炉甘石散。

炉甘石不拘多少，以童便、黄连浓煎汁，细茶浓煎汁，分三次，每次煅淬七次，又并三汁，余者合一处，再煅淬三次，安地上一宿，出火毒，入冰片麝香，细细研之点上，神妙。

外洗黄连散。

黄连　防风　荆芥　赤芍　五倍子　覆盆子根　蔓荆子等分

煎，入盐少许，滤净，又入轻粉末少许，和匀洗眼，效。

〔批〕风弦赤烂。

风弦赤烂　乃目睥沿赤烂垢腻也。血虚液少不能滋养睥肉，以致湿热滞于脾络，常时赤烂如是。有障者，治其障，通其脉络而自愈。

〔批〕迎风赤烂。

迎风赤烂　不论何风，见之则赤烂，无风则否。与风弦赤烂及后迎东、迎西诸症不同。夫风属木，木强土弱，弱则易侵，因邪引邪，内外夹攻，土受木克故也。赤者木中火症，烂者土之湿症。若痰若湿盛者，烂胜赤；若火若燥盛者，赤胜烂。治宜补土平木，辨湿痰燥火而加药。

〔批〕目肿赤烂。

眼赤瞎　东垣云：目肿赤烂岁久，俗呼为赤瞎。青泥蛆淘净，晒干为末，仰卧合目，放末一钱眼上，少时去药，赤瞎自无。

〔批〕睥轮振跳。

睥轮振跳　目睥自牵拽振跳，乃气分之病，属肝脾二经络牵振之患，血虚而气不顺也。若有湿烂及头风病者，是风邪之故，宜祛风。

〔批〕血瘀睥泛。

血瘀睥泛　睥内之肉，紫瘀浮泛，如臭血坏泛之状，甚则细细如泡，无数相连成片。盖睥络血滞，又不忌火毒燥腻，致睥内肉坏，或碎睥出血，因而冒风，风伤其血，血滞而睥肉不得润泽。治以活血为上。

〔批〕睥翻粘睑。

睥翻粘睑　睥翻转，贴在外睑之上，如舌舐唇之状，乃气滞血涌于内，皮急系吊于外，故不能复转。有自病壅翻而转，有因翻睥自病，为风热搏滞，不得复转。大抵多风湿之滞所致，治亦难愈，非风易治。

〔批〕睥虚如球。

睥虚如球　目睥浮肿如球，目无别病，乃火在气分之虚症，不可误认为肿如杯覆，血分之实症。以两手掌擦热拭之，少顷平复如故。

目泪不止

〔批〕目泪不止。

经曰：风之中目也，阳气内守于精，是火气燔目，故见风则泣下也。比之火疾风生，乃能雨之类也。张子和曰：凡风冲泪出，俗言作冷泪者，非也。风冲于内，火发于外，风热相搏，由是泪出，内外皆治可愈。当归饮子。

当归　大黄酒浸　柴胡　黄芩　人参　甘草　白芍各两　滑石五钱

每三五钱，姜三片煎。

外以贝母一枚白腻者，加胡椒七粒，不犯铜铁器，研细，临卧点之。

〔批〕风寒泪出。

中风寒泪出经曰：风气与阳明入胃，循脉而上至目眦，则寒中而泣，肌瘦，汗不止，当归汤河间。

当归　人参各三两　肉桂　陈皮各两　干姜炮　白术　白苓　白芍　甘草　川芎　细辛各五钱

每二钱，姜三片，枣二枚煎。

李云：水附木势，上为眼涩，为眵，为冷泪，皆由肺虚，木寡于畏也。

〔批〕迎西症。

肝虚见西北二风则涩痛泪出，见东南风则否，秋冬发多者，枸杞酒。

枸杞子肥者，用二升捣破，酒一斗浸，密封三七日，每日取饮之，勿令醉。

二妙散。

当归　熟地黄等分

为细末。每二三钱，酒下。

腊月牯牛胆盛黑豆，不拘多少，浸，候百日开取，食后、夜间吞三五粒，神效。

〔批〕迎东症。

肝实见东南风则涩痛泪出，西北风则否，春夏发多。上症名迎西，此谓迎东症，洗肝汤。

人参　黄芩　川芎　柴胡　赤茯苓　地骨皮　甘菊花　桔梗　黄连　栀仁　甘草炙。各五钱

每三钱，入苦竹叶七片，煎。

羚羊角散见绿风内障。

〔批〕赤眼多泪。

肝热，风赤眼，多泪，决明子方。

决明子，朝朝取一匙，挼令净，空心水吞下，百日见夜光，止泪明目。

〔批〕迎风热泪。

迎风热泪，羌活散。

羌活　川芎　天麻　旋覆花　藁本　甘菊花　防风　蝉蜕洗　细辛　杏仁去皮。各两　甘草炙，五钱

为细末。每二钱，新汲水调。

〔批〕迎风冷泪。

迎风冷泪，羌活散。

羌活去芦，二两　木香　肉桂去粗皮　胡黄连　山药　升麻　艾叶焙。各两　牛膝酒浸，蒸焙　山茱萸酒蒸，去核　白附子炮。各七钱半

每三钱，煎。

〔批〕热泪。

无时热泪，海螵蛸研细，点目中。

〔批〕目中溜火。

目中溜火，迎风有泪，连翘饮子见目痛。

〔批〕冷泪。

无时冷泪，乌鸡胆汁临卧点眼中，补肝丸见黑珠痛，或楮实散见后。

〔批〕风湿泪出。

风湿泪出，菊花散。

苍术四两。肥皂角一寸，同入砂罐，用河水煮一日，去皂角，刮去黑皮，晒干，三两　菊花二钱半　木贼新者　草决明洗　荆芥穗　旋覆花　甘草炙。各两　蝉蜕洗，七钱半　蛇蜕二钱半

为细末。每一钱，腊茶五分同煎，空心临卧时服。

又，川芎丸见后。

〔批〕流泪不结。

冷泪流而不结，阿胶散。

阿胶　马兜铃　紫菀　款冬花各二两　甘草五钱　白蒺藜炒，二钱半　糯米两

每二钱，煎。

原注曰：肝经受风冷。愚按：用此方，必肺虚有火也。冷泪治肺，姑存之。

〔批〕头风冷泪。

头风冷泪，《本事方》庞安常：甘菊花、决明子各二钱，白术、羌活、荆芥穗、川芎、细辛、白芷各五钱，为细末，每一钱，温汤调下，日三。

〔批〕风盛。

风盛鼻塞，清涕下泪，多眵，头痛，川芎丸《本事》。

川芎　柴胡各两　人参　前胡　半夏曲　甘草炙　甘菊花　防风各五钱

每四钱，姜四片、薄荷五叶煎。

〔批〕气菀。

气菀冷泪，银海止泪方。

苍术泔浸，两半　木贼去节，二两　香附炒，两

蜜丸，桐子大。盐汤下三丸。

〔批〕阴症。

阴症冷泪，楮实散。

楮实子去白膜，炒　夏枯草　甘草各五钱　香附炒　夏桑叶各两

为细末，滚汤调服，不拘时。

〔批〕冲风泪出。

冲风泪出，白僵蚕散。

细辛　粉草　白僵蚕炒　旋覆花　木贼各五钱　荆芥二钱半　嫩桑叶两

煎。

外点真珠膏。

珍珠研　丹砂研，各三分　干姜二分　贝齿五枚，炭火煅，研

同研极细，仰卧点之。

〔批〕阳症。

阳症，风泪湿痒，乳汁煎。

人乳一升　黄连七钱半　蕤仁研烂，两　干姜炮，二钱半

同研细，以乳浸一宿，微火煎，取三合，滤去渣，用黍米大点眦中勿当风点。

目疮疣

〔批〕目疮疣。

运气目眦疡有二：一曰热，少阴司天，大火流行，民疾目赤眦疡，治以寒剂；二曰燥，岁金太过，燥淫所胜，民病目眯眦疡，治以温剂。

倪仲贤曰：血气不欲相混，混则为阻而成结，则无所去还，故隐起于皮肤之中，遂为疣病。自上眼睫而起者，乃手少阴、足厥阴气血混结而成也。初起但如豆许，血气虚则不复长，盛则渐长，如杯如盏，如碗如斗，皆自豆许致也。血气初混时，药自可及，比结则不能及矣，防风散结散。

防风　羌活升发阳气　白芍　当归尾各五分　红花　苏木各少许。破凝行血　茯苓泻邪气　苍术去土湿　前胡利五脏　独活除风　黄芩疗热滋化。各五分　甘草炙。和诸药　防己行十二经。各六分

煎。病在上睫者，加柴胡、黄连；在下睫者，加藁本、蔓荆子。

〔批〕睑生风粒。

睑生风粒，消毒饮。

大黄　荆芥穗　牛蒡子炒。各等分　甘草减半

煎。

偷针

〔批〕偷针。

巢氏曰：凡眼内眦头忽结小疱，细红点如疮，三五日间便生脓汁，世呼为偷针。初起以针刺破即瘥，故名偷针，实解太阳经络热也。治偷针眼方。

南星生，为末，三钱　生地黄不拘多少

合研成膏，贴太阳两边，肿自消。

又方，生姜捣细盦①之，泪出即愈。

〔批〕积热宿食。

脾间积热，宿食不消而生偷针者，桑白皮剉，和砂糖煎水，调大黄末一钱服，利之即消。

漏睛

〔批〕漏睛。

眦头结聚生疮，流出脓汁，或如涎水，粘睛上下。不痛，仍无翳膜。此因心气不宁，并风热停留在睑中，宜五花丸、

金沸草四两　巴戟三两　川椒皮　枸杞子　白菊花各二两

蜜丸。每二钱，空心酒下。

白薇丸。

白薇益阴清热。五钱　防风　蒺藜　石榴皮　羌活各三钱

米糊丸。

〔批〕积热必溃。

---

① 盦（ān安）：覆盖。

热积必溃倪仲贤曰：热为阳邪，邪深则伏，因伏而为积，积久必溃。其病隐涩，稍觉眊矂，视物微昏，内眦开窍如针目，按之则泌泌脓出，有两目俱病者，有一目独病者。目属肝，内眦属膀胱，此盖二经积邪之所致，名曰漏睛是也，竹叶泻经汤主之《原机》。

柴胡　羌活先以行足厥阴肝、足太阳膀胱之药为君　升麻　甘草炙。二经生意皆总于脾胃，以调足太阴、阳明之药为臣。各五分　赤芍　草决明肝经多血，以之通血脉，除肝邪　茯苓　车前子　泽泻膀胱多湿，以之利小便，除湿为佐。各四分　栀子　黄连　大黄各五分　黄芩六分　青竹叶十片。总以破其积热

煎。大便不硬者，减大黄。

蜜剂解毒丸。

杏仁甘润治燥，燥为热之源也。去皮尖，研，二两　栀仁微苦，寒。治烦，烦为热所生也。十两，末　石蜜甘平，温，安五脏，为其解毒除邪也。一斤，重汤炼　大黄苦寒，性走不守，泻诸实热，为使，攻其积，不令其重叠不解也。五两，末

蜜丸，梧子大。每三十丸，加至百丸，茶清下。

〔批〕流脓疳翳。

肝病湿热，眼流脓生疳翳，龙胆饮子即消翳散，见外障。疳因火滞，火兼水化，湿热相搏，而为漏矣。

〔批〕大眦。

大眦漏　大眦之间生一漏，时流血水，其色紫晕，肿胀而疼。病在心部，火之实邪，治法宜补北方、泻南方。

〔批〕小眦。

小眦漏　小眦间生一漏，时流血，色鲜红。病由心包络而来，相火横行之候。失治则神膏损而明丧矣，当于北方中补水抑火。

〔批〕阴漏。

阴漏　不论何部生漏，但从黄昏至天晓则痛胀，流水作青黑色，或腥臭不可闻，日间则稍可，乃幽阴中伏火，随气升而来。治当清而温之。

〔批〕阳漏。

阳漏　不论何部生漏，但日间胀痛流水，其色黄赤，遇夜则稍可，非若他漏长流也。治当补正气，清金火。

〔批〕正漏。

正漏　漏生于风轮，或正中，或略偏，病至此，目亦危矣。若初发破浅，流出如痰白膏，犹为可救。病属肝肾二部，目窍于肝，主于肾，故名正漏。

〔批〕偏漏。

偏漏　漏生在气轮，金坚而位旁，为害稍迟，故曰偏漏。其流如稠浊白水，重则流脓。久而失治，水泄膏枯，目亦损矣。

〔批〕外漏。

外漏　生于两睥之外，或流脓，或流稠臭水，胀痛则流出，不胀则略止，其害自迟于各漏。久而失治，则睥坏气泄，膏水耗损，目亦坏矣。

〔批〕窍漏。

窍漏　目傍窍中，流出薄稠水，如脓腥臭，拭之即有，久则目亦模糊也。治漏，黄芪散。

黄芩　防风　子黄芩　大黄煨。各五钱　地骨皮　远志　人参　赤茯苓　漏芦各五分

煎。

能远视不能近视

〔批〕能远视。

东垣曰：阳气有余，阴气不足也。乃血虚气盛，火有余，元气不足也。火者，元气、谷气、真气之贼也。王海藏曰：目能远视，责其有火。不能近视，责其无水，法当补肾。

地芝丸东垣。

生地黄凉血生血　天门冬润肝滋肾。各四两　枳壳宽肠去滞。炒　甘菊花降火除风。去蒂。各二两

蜜丸，茶清或酒下茶欲火热下降，酒欲药力上行。

能近视不能远视

〔批〕能近视。

东垣云：阳气不足，阴气有余也，乃气虚血盛，阴火有余，元气虚弱也。此老人桑榆之象也。王海藏云：目能近视，责其有水。不能远视，责其无火。治当补心。《秘要》云：此非谓禀受生成近视之病，乃平昔无病，素能远视，而忽不能也。

定志丸《局方》。

人参补心气。两　石菖蒲开心窍。二两　白茯苓能交心气于肾。两　远志能通肾气于心。二两

蜜丸，朱砂色赤，清肝镇心，心属离火，火旺则光能及远也为衣。每十丸，加至二十丸，米饮下。

目妄见

〔批〕目妄见。

经云：夫精明者，所以视万物，别白黑，审长短。以长为短，以白为黑，则精衰矣。益气聪明汤之类主之。

〔批〕神光自见。

神光自见　自见神光出现，如电闪掣，甚则如火焰霞明，时发时止，乃阴精亏损，孤阳飞越，神光欲散矣。愚意可急用七味地黄丸。

〔批〕黑夜精明。

黑夜精明　乃水火不交，精华关格，乖乱不和，阳光飞越之故。宜培养阴精以制阳光愚意可用知柏八味丸之类。

视正反斜

〔批〕视正反斜。

谓物本正而目见为斜也。乃阴阳偏胜，神光欲散之候。阳胜阴者，因恣辛嗜酒，怒悖头风，痰火气伤之病。阴胜阳者，因色欲哭泣，经产血伤之病。此内之元府菀滞有偏，而气重于半边，故发见之火亦偏而不正耳。治宜培其本，而伐其标。〔批〕培本培阳，培阴伐标，伐其胜者。

〔批〕治案。

陈吉老治一富翁子，忽病视正为邪，乃因醉中尝闪倒，肝一叶搭于肺上不能下，令复饮醉，扶坐轿中，高下其手，则肺胀颠倒，展转之间，肝亦垂下而愈矣。

视定反动

〔批〕视定反动。

谓物本定而目见为动也。乃气分火邪之害，水不能救之，故上旋眩运，振掉不定，久则地石亦觉振动，阴虚血少有此患。

视物颠倒

〔批〕视物颠倒。

谓目视物皆振动而倒植也。由真元有伤，阴精虚衰，阳邪上干，虚眩而运，有一年数发，一月数发者，须别其因虚、因风、因痰、因火而治之。有伤酒大吐，上焦反复，致倒其胆腑，故视物皆倒植。法当复吐，以正其胆。藜芦、瓜蒂为粗末，空心，顿服，大吐之，吐毕自愈。

视一为二

〔批〕视岐。

谓一物而目视为二，即《内经》所谓视岐也。经曰：目之系上属于脑，后出于项中，故邪中于项，因逢其身之虚，其入深，则随眼系以入于脑，则脑转，脑转则引目系急，目系急则目眩以转矣。精散则视岐，视岐见二物，服祛风入脑药则愈。

视瞻有色

〔批〕视瞻有色。

目凡视物有大片，当因其色而别其症治之。青蓝碧绿之色，乃肝肾不足之病，阴虚血少之故；黄赤者乃火，脾胃络有伤也，痰火湿热人每有此患；白色者，病由金分，元气有伤，及有痰沫阻滞道路；若视有大黑片者，肾之元气大伤，胆无所养，不久盲矣。

〔批〕视赤如白。

视赤如白 谓视物非本色也。或睹灯火如粉色，或视粉墙如红如碧之类，当因其色而别之，以知何脏腑乘侮之为病而施治。

〔批〕光华晕大。

光华晕大 谓视日与灯烛，皆生红晕，甚则通红，而人物在灯光之下，亦大矣。皆是实火阳邪，发越于上之害。

目闭不开

〔批〕目闭不开。

足太阳之筋为目上纲，足阳明之筋为目下纲，热则筋纵，目不开，助阳和血汤主之。

目为物伤

〔批〕目为物伤。

倪仲贤曰：志固者，则八风无以窥其隙；本密者，则五脏何以受其邪。经曰：邪风之生，疾如风雨，故善治者治皮毛。今为物所伤，则皮毛肉腠之间为隙必甚；七情内移，而为卫气衰惫之原。二者俱召风，安得不从？上下左右俱病者，总宜除风益损汤主之，

熟地黄黑睛为肾之子，虚则补其母 当归目为血所养，今伤则血病 白芍气血兼补，盖血病气亦病。酒炒 川芎治血虚头痛。各钱 藁本通血，去头风 前胡 防风通疗风邪，俾不凝留。各七分

煎服。热服，兼治亡血过多之病。伤于眉骨者，病自目系而下，手少阴有隙也，加黄连；伤于𩓐者，病自抵过而上，伤于耳者，病自锐眦而入，手太阳有隙也，加柴胡；伤于额交巅，耳上角及脑者，病自两眦而出，足太阳有隙也，加苍术；伤于耳后、耳角、耳前者，病自客主人斜下，伤于颊者，病自目锐眦而入，足少阳有隙也，加龙胆草；伤于额角及巅者，病自目系面下，足厥阴有隙也，加五味子。凡伤甚者，从权加大黄，泻其败血。〔批〕目伤加药。眵多泪多，羞涩赤肿者，加黄芩。〔批〕眵泪赤肿。

兼服加减地黄丸。

即生熟地黄丸见圆翳内障除石斛、菊花，加当归。

〔批〕惊振。

惊振内障因病目再被撞打，变成内障，日夜疼痛，赤膜绕目，不能视三光，宜补肝丸见肝风障、补肾丸见圆翳障、石决明丸见目昏、皂角丸见外障合生熟地黄丸同上。

〔批〕打损。

打损眼目，加味四物汤。

四物四两生地取汁，加防风、荆芥穗各两。每三钱，煎，入生地汁服。

次用生地黄两，杏仁五十枚，捣烂贴眼上，复以精猪肉贴之，再服《局方》黑神散见咯血。为末，童便、生地汁相调服。

〔批〕血瘀。

血瘀滞重，可用苏木、桃仁、红花、钩藤、花粉、血竭、白芷、紫金皮之类，或敷或服。

〔批〕眼胞赤肿。

打扑伤损，眼胞赤肿疼痛，一绿散。

生地黄　芙蓉叶等分

捣烂敷胞上。

飞丝入目

〔批〕飞丝入目。

风扬游丝，偶然撞入目中而作痛也。若野网、蜘蛛、木虻之丝，患尚迟。若金蚕老鹳丝，其目不出三日而迸裂矣。

头垢点入眼中。

陈墨浓磨，以新笔涂入目中，闭目少时，以手外揉，其丝自成一块，着在眼白上，用绵轻轻惹下。未尽再涂。

茄子叶杵碎，井水一碗浸，搅，却将舌浸水中，涎沫自出，神效。火麻子同法浸，亦效。

物偶入睛

〔批〕物偶入睛。

凡被物入目，不可便擦，须泪来满而擦，则物润而易出。如芒刺金石及有棱角之物，不能出者，急令人取出，不可揉擦。

〔批〕飞扬眯目。

飞扬眯目 行间风吹沙土入目，频多揩拭，以致气血凝滞而为病。盐与豉置水中浸之，视水其渣立出。

〔批〕沙尘麦芒入目。

沙尘入目 取蜣螂一枚，手持其背于眼上影之，沙尘自出。

麦芒入目 煮大麦，取汁，洗之即出。

〔批〕稻芒入目。

稻芒入目，取蛴螬，以新布覆目上，待蛴螬从布上摩之，其芒出着布上。

伤寒愈后目病

〔批〕伤寒后目病。

伤寒余邪不散，上走空窍。其病瘾涩赤胀，生翳羞明，头脑骨痛，人参补阳汤分利阴阳，升降上下。

羌活 独活各六分。导阳之升也 茯苓 泽泻导阴之降也 人参 白术大补脾胃。正盛则邪自不容 黄芪各四分 防风五分。大实皮毛，外实则邪自不入 当归 熟地黄俱生血。目得血而能视 生地黄与熟地同补肾，神水属肾 白芍理气。各四分 柴胡行经，五分 甘草炙，四分。和诸药

煎，热服。

羌活胜风汤见外障、加减地黄丸见上、嗃鼻碧云散见目赤皆可用，忌硝黄苦寒通利之剂。

〔批〕两目昏暗，或生浮翳。

伤寒后，两目昏暗，或生浮翳，前胡犀角汤。

前胡 犀角屑 蔓荆子 青葙子 防风 山栀子 麦门冬去心 生地黄 菊花 决明子微炒 羌活 车前子微炒 细辛 甘草炙，

各两　黄芪两半

每五钱，煎。

〔批〕目暗有翳。

时气后目暗及有翳，茺蔚子丸。

茺蔚子　泽泻各两半　枳壳　枸杞子　青葙子　生地各两　石决明　麦冬　细辛　车前　黄连各三两

蜜丸。

〔批〕赤眼外障。

天行后，赤眼外障，泻肝散。

知母　黄芩　桔梗各两半　茺蔚子　大黄　元参　羌活　细辛各两

每五钱，煎。

〔批〕疮疹入眼。

疮疹入眼，及昏暗障翳，兔矢丸。

兔矢二钱，为末。兔者，明月之精，得金之气。其矢名明月砂，能解毒杀虫，故专能明目，又可兼治痨瘵

茶清调下，或全吞丸，须待疮疹收后服之。

〔批〕痘疹入眼。

痘疹入眼，决明散。

决明子　赤芍　甘草炙。各二钱半　天花粉五钱

为末，以麝香另研少许和匀。小儿三岁服五分，米泔调，食后服余于幼科痘疹门目病条参之。

〔批〕诸毒入眼。

痘疹及诸毒入眼，密蒙花散。

密蒙花二钱半　青葙子①　决明子　车前子各五分

为末。羊肝一片，批开三片，掺药合定，湿纸裹煨熟，空心食之。

〔批〕入眼成翳。

① 青葙子：此前原衍一“木”字，据《证治准绳·类方·目》删。

痘疹入眼成翳，蛇皮散。

蛇蜕炙黄　天花粉等分。为末

三岁一钱，入羊肝内，泔煮食。

谷精散见内障、鳝血方。

鳝鱼系其尾倒垂，从项下割破些少，取生血点于翳上，白鳝尤佳。若翳凝，硼砂末点之。

卷二十

耳

耳聋　耳鸣　耳肿痛　耳痒　停耳　耳内疮　冻耳成疮　虫入耳

总论　经曰：肾者，精神之舍，性命之根，外通于耳。又曰：肾在窍为耳，肾和则耳能闻五音矣。《保命集》云：耳，以窍言之，水也；以声言之，金也，以经言之，手足少阳俱会其中。有从内不能听者，主也。有从外不能入者，经也。有若蝉鸣者，有若钟声者，有若火熇熇然者，各随经见之，其间虚实不可不察。赵以德曰：耳者肾之窍，心亦寄窍于耳。十二经除足太阳、手厥阴外，其余脉络皆入于耳。肾治内之阴，心治外之阳。清净精明之气上走空窍，而听斯聪矣。若二气不调，则阳气闭塞，阴气冒明。〔批〕阳气闭塞，阴气冒明。

阳气闭塞者，或因烦劳，阴虚气浮，或因卫气不下循脉，或得于邪风，与阳并盛，或经脏积热，或大怒气逆。如是者，皆由心气不调，虚则不能治其阳，下与阴交，实则阳强而与阴绝。阴气冒明者，或忧愁不解，阴气闭塞，不与阳通，或湿饮痞隔，气不升降，或因二气不和，结干耵聍塞之。如是者，皆由肾气不和，虚则阴气微，不能上交于阳，实则阴气逆，不纳其阳，此暴聋也。若久聋者，于肾亦有虚实之异。〔批〕暴聋久聋。

左肾为阴，主精。右肾为阳，主气。精不足，气有余，则聋为虚。其人瘦而色黑，筋骨壮健，此精气俱有余，因藏闭塞，是聋为实，乃高寿之兆也。又年五十，体重，耳目不聪明，此亦无治。惟暴聋，阴阳隔绝未甚，经脉欲行而未通，作嘈嘈风雨诸声者，则可随其邪以为治。

〔批〕气厥，挟风，劳伤。

仁斋云：耳聋有气厥者，有挟风者，有劳伤者，外有风邪与气相搏，其声嘈嘈，谓之虚鸣。聚热不散，出脓，谓之脓耳。风热搏液，成核塞耳，谓之耵耳。数者脉亦可推，风浮而盛，热洪而实，虚涩而濡，风则疏散，热则清利，虚则调补。

〔批〕运气。

运气耳聋有四：一曰湿邪伤肾、三焦聋，治以苦热；二曰燥邪伤肝，三曰火邪伤肺，四曰风火炎扰于上，治以寒剂。

耳　聋

〔批〕耳聋分左右耳。

丹溪云：皆属于热。然有左耳聋者，有右耳聋者，有左右耳俱聋者，不可不分。

左耳聋足少阳、厥阴火也，愤怒之人多有之，龙胆汤见胁痛、芦荟丸主之见火热。

右耳聋足太阳、少阴火也，色欲之人多有之，六味丸见虚劳。

〔批〕左右俱聋。

左右俱聋足阳明火也，醇酒厚味之人多有之，防风通圣散见伤寒阳明后、滚痰丸见痰饮。

〔批〕风热菀。

风热菀者聋皆属热，少阴、厥阴热多，宜开痰散风热，宜通圣散诸药通用酒炒，倍入酒煨大黄，再用酒炒三次后，煎服。

〔批〕风聋。

风聋风邪入耳，必耳中痒，或头痛，或风气壅塞，头目不清，耳常重听，清神散。

甘菊花　白僵蚕炒。各五钱　羌活　荆芥穗　木通　川芎　防风各四钱　木香　石菖蒲　甘草炙。各钱半

为细末。每二钱，食后茶清调服。

〔批〕湿聋。

湿聋因雨入耳浸渍，必耳内肿痛，凉膈散倍酒大黄，或五苓散加陈皮、枳壳、紫苏、生姜。又，黄芩酒炒加羌活、防风、荆芥煎。湿痰，神芎丸见头痛除黄连、薄荷、川芎，加槟榔二两，

水丸。

〔批〕风虚。

风虚耳者宗脉之所附，脉虚而风邪乘之，风入于耳之脉，使经气痞而不宣，必有时乎头痛，是为风聋，桂星散。

辣桂　川芎　当归　石菖蒲　细辛　木通　木香　白蒺藜炒去刺　麻黄去节　甘草炙。各钱　白芷梢　天南星煨裂。各钱半

葱白二根、紫苏五叶、姜五片煎。

羊肾羹。

磁石五两。捣碎，水淘去赤汁，绵裹悬煎，不得倒锅底　杜仲去粗皮，炙断丝　黄芪各五钱　羊肾一枚。去脂膜，切　肉苁蓉两。酒浸一宿，去皮炙干

水三大碗，先煮磁石，取汁两大碗，下杜仲等，煎取一盏，去滓，入羊肾、粳米一合，葱白、姜、椒、盐、醋，如做羹法，空心服。

磁石丸。

磁石火煅醋淬七次　防风　羌活　黄芪盐水浸，炒　木通去皮　桂心不见火　白芍炒。各两　人参五钱

为末，酒煮羊肾一对，和药捣烂，余酒煮糊丸，桐子大。空心温酒下。

上方补血、祛风、温肾、补肾，如归、芎、熟地、鹿茸、苁蓉、川椒、川乌、菟丝、远志、菊花、细辛、蔓荆子之类，俱可随症加用。〔批〕可加诸药。

姜蝎散。

全蝎四十九枚。去虿、泥，泡湿，以糯米半升，大瓦上铺平，将蝎铺米上焙，令米黄为度，去米不用。一方无糯米，制只用生姜，砂锅内炒干　生姜切。四十九片，每片置一蝎，再焙，姜焦为度，去姜不用

将蝎研为细末。三五日前，每日先服黑锡丹三五服，临服药时，令夜饭半饱，酒随量，勿令大醉。服已，令熟睡，勿得叫醒，却令人轻唤，如不听得，浓煎葱白汤一碗，令饮。五更耳中闻百十攒笙声，便自此闻声。

排风散见目睥病。

〔批〕风聋年久及耳鸣。

风聋年久及耳鸣，外治鱼脑膏。

生鲤鱼脑二两　当归炒　细辛　附子炮，去皮脐　白芷　石菖蒲各五钱

为细末，入鱼脑内，微火煎。候香，滤去滓，倾入磁器中，候凝，丸如枣核大，绵裹塞耳中。〔批〕外治法。

〔批〕风热。

风热耳肿掣痛，或连头痛，或脓血流出，犀角饮子。

犀角镑　木通　石菖蒲　甘菊花　元参　赤芍　赤小豆炒。各二钱　甘草炙。钱

姜五片煎。热加生地、麦门冬，风加羌活、枳壳。

芍药散。

赤白芍二味　川芎　木鳖子　当归　大黄　甘草各钱半

煎。

茯神散。

茯神去木　麦冬各两　羌活　防风　黄芪　薏苡仁　石菖蒲　蔓荆子　五味子各五钱　薄荷　甘草各二钱半

每三钱，姜三片煎。

〔批〕厥聋。

厥聋十二经脉，上络于耳。其阴阳诸经适有交并，则脏气逆而为厥。厥气抟入于耳，暴厥而聋，必有时乎眩晕之症，流气饮见目外障加石菖蒲，《三因》七气汤见气加石菖蒲、槟榔、木香、青皮、香附、木通、赤茯苓、麦门冬之类，生姜、葱白同煎服，或沉香降气、苏子降气汤俱见气、不换金正气散见腹痛吞养正丹见中气。

凡治耳聋，皆当调气。

〔批〕气逆有三。

气逆其症有三，肝与手太阳、少阳也。经云：肝气逆则头痛，耳聋不聪，颊肿。又云：太阳所谓浮而聋者，皆在气也。罗谦甫云：手太阳气逆而聋者，其候聋而耳内气满也。手少阳气逆而聋，其候耳内

辉辉焞焞也，治宜四物汤吞芦荟丸见火热以降其火，及复元通气饮见腰痛以调其气此皆因气逆而聋者也。

〔批〕精脱。

肾虚精脱经曰，精脱者耳聋，其候颊颧色黑，烧肾丸。

磁石煅淬七次，研，飞，两　附子炮，去脐皮　巴戟　川椒微炒出汗。各两

为末，用猪肾一枚，去筋膜，细切，葱白、韭白各少许，入末药一钱，盐花一字，和匀，用十重湿纸，于红灰火内煨熟，空心细嚼，酒下。十日效。

〔批〕水亏火炎。

水亏火炎，耳聋耳鸣水不制火，木挟火势，肾脉洪大，不能受峻补者，大补阴丸见疭。

〔批〕肾虚兼风。

肾虚兼风，苁蓉丸。

肉苁蓉酒浸　山茱肉　石龙芮即胡椒菜　菟丝子酒蒸　羌活　石菖蒲　鹿茸酥　石斛　磁石煅淬　附子各两　全蝎焙。七枚　麝香半字

蜜丸。

补肾丸。

巴戟去心　干姜炮　白芍　山茱肉　桂心　远志去心　干地黄　细辛　菟丝子酒蒸　泽泻　石斛　黄芪　当归　蛇床子　牡丹皮　肉苁蓉　人参　附子炮　甘草各二两　石菖蒲两　茯苓五钱　防风半两　羊肾二枚，研烂

酒煮，面糊丸。

又方：牡荆子一升，碎之，酒浸七日，任量饮醉，可治三十年聋。

〔批〕肾热。

肾热耳流脓血，不闻人声，肾热汤。

磁石体重，辛咸，色黑，补肾祛热，通耳明目。火煅、醋淬七次　牡蛎咸寒，软痰破结。盐水煮，煅粉。各五两　生地黄汁大寒，泻火滋肾。

一升　麦门冬甘寒，补肺清金，肺为肾母，声属金。王太仆曰：肺虚则少气，不能报息而耳聋　白芍酸寒，平肝和血。经曰：肝虚气逆，则耳不聪　白术漂，炒。各四两　甘草两　大枣十五枚。皆补脾之品，益土气正以制肾邪也。经曰：头痛耳鸣，九窍不利，肠胃之所生也。精气充足，则邪热自退　葱白一升。引肾气上通于耳

煎，分三服。

〔批〕肾虚有热。

肾虚有热，地黄丸《本事》。

生地黄　枳壳　羌活　桑白皮各两　磁石煅淬，二两　甘草　防风　黄芪　木通各五钱

每四钱，煎。

〔批〕肺虚。

肺虚东垣曰：经云，肺虚则少气，耳聋嗌干，盖肺虚必寒，甚则气血俱涩滞而不行。耳者，宗气也。肺气不行，故聋，宜生脉散见暑，嚼下蜡弹丸《三因》。

白茯苓二两　山药三两　杏仁去皮尖，炒。两半

为末皆入于太阴，山药大补阴气，唯杏仁利气，乃补中有通也，黄蜡两甘温，续绝阳溶和为丸，如弹子大。虚聋者，盐汤嚼下。

〔批〕肝虚。

肝虚经曰：肝虚，则目𥆨𥆨无所见，耳汩汩无所闻，善恐，宜四物汤加防风、羌活、前胡、茯神、石菖蒲等分，煎服二十余剂，却用姜蝎散见前开之本草云：肝虚则生姜补之是也。

〔批〕劳聋。

劳聋劳役伤于血气，淫欲耗散其真元，瘦悴力疲，昏昏瞆瞆，能将摄得所，血气和平，则其聋渐轻，益气聪明汤见目内障。

〔批〕气闭。

气闭不通，通气散。

茴香　木香　全蝎　元胡索　石菖蒲　陈皮各钱　羌活　僵蚕　川芎　蝉退各五分　山甲二钱　甘草钱半

为末，酒调三钱。

秘传降气汤。

桑白皮二两。炙　枳壳汤浸，去穰，麸炒　柴胡酒洗　陈皮炒黄　甘草炙。各两　五加皮酒浸半日，炒黄　骨碎补燎去毛，炒　地骨皮炒黄　桔梗炒黄　草果去皮、膜，炒黄　诃子肉　半夏姜制。各半两①

加石菖蒲，为末，碗盛，饭甑内蒸一伏时②，倾出，摊，冷收之。每三钱，紫苏三叶、生姜三片煎。痰加半夏，心肺虚加人参、茯苓。上热加黄芩，下寒加附子。

菖蒲散。

石菖蒲十两。一寸九节者　苍术五两。剉作块

以米泔浸七日，取出苍术，只将菖蒲于甑内蒸三两时，取出焙干，捣末。每二钱，糯米饮调服，日三。或以块子食后置口中，时时嚼之，咽津下亦可。

〔批〕外治诸法。

外治，通神散。

全蝎一枚　地龙　土狗各两个　明矾半生半枯　雄黄各五钱　麝香一字

为细末。葱白蘸入耳中，闭气面壁，坐一时，三日一次。

通耳法。

磁石豆大一块　穿山甲烧存性，为末。一字

新绵裹，塞耳中，口衔以生铁，觉耳内如闻风雨声即愈。

蓖麻丸。

蓖麻子去壳　松脂　黄蜡　杏仁去皮，炒。各五钱　乳香　盐　巴豆炒。各二钱半

捣如膏，捻如枣核样，以黄蜡薄卷之，大针刺二三眼，透两头，塞耳中，经一宿，黄水出愈。效。

又，蝎梢膏。

蝎梢七枚。焙　淡豉拣大者十一粒，焙干　巴豆七粒。去心、膜，不

---

① 各半两：原脱，据《太平惠民和剂局方·卷三·宝庆新增方》补。

② 一伏时：又称一复时，即十二个时辰。

去油

先研蝎梢、淡豉令细，别研巴豆成膏，同研匀，捻如小枣核状，用葱白小头取孔，以药一粒在内，新绵裹定，临卧置耳中，一宿取出，以通为度。

鸡卵方。

新鸡卵一个　巴豆一粒。去心、膜

将鸡卵上开一小孔，纳巴豆于中，纸封，与抱余雏出时，取汁滴耳内，日二次。

又方，甘遂半寸，绵裹，插两耳中，口中嚼甘草；又方，取龟尿滴之；又方，白颈蚯蚓，安葱叶中，面封头，蒸熟化为水，以滴耳中。

〔批〕久聋。

久聋，蓖麻子丸。

蓖麻子廿一枚。去油　皂角煨，取肉。半挺　生地龙中者。一条　全蝎两个。焙　远志去心　磁石煅淬如前　乳香各二钱

黄蜡溶和，为丸，塞耳中。

天雄鸡子方。

天雄二钱半　附子一枚

为细末。鸡子开一孔，取白和药，仍入壳中，令抱，候雏出取药，绵裹塞耳中，取瘥。

通气散。

穿山甲　蝼蛄各五钱　麝钱

为细末。以葱涎和剂塞耳，或葱管盛末少许，放耳中。

又方，水银二钱半，蚯蚓中者一条，就葱丛内，以一茎去尖头，入水银、蚯蚓在内，系，勿令倾出，候化水，滴耳；又方，大蒜一瓣，一头剜一坑子，以巴豆一粒，去皮，慢火炮，令极熟，入蒜坑子内，以新绵裹定，塞耳中。

〔批〕暴聋。

暴聋罗谦甫云：卒耳聋者，由肾气虚，为风邪所乘，搏于经络，随其血脉，上入耳中，与正气与邪气相搏，故令卒聋也。楼全善云：

暴聋皆是厥逆之气。经云：暴厥而聋，偏塞闭不通。又云：少阳之厥，暴聋。宜于前厥聋条求其治法。〔批〕阳厥聋，外治，蒲黄膏。

细辛　蒲黄各分　曲末　杏仁去皮尖。各三分

为末，同杏仁研如膏，捻如枣核，绵裹塞耳中，日一易。

龙脑膏。

冰片钱二分。研　椒目五钱。研　杏仁去皮。二钱半

研匀，绵裹塞耳中，日二易。

又用鸡心槟榔一个，以刀从脐剜一窍如钱眼，实以麝香，令满，坐耳内，上以艾灸之，不过二三次，效；或用雄黄钱、巴豆肉一枚，研细，葱涎和挺子，纸裹塞耳中。

耳　鸣

〔批〕耳鸣。

经云：耳者，宗脉之所聚也。故胃中空则宗脉虚，虚则下溜，脉有所竭，故耳鸣。又云：上气不足，耳为之苦鸣。又，脑为髓之海，髓海不足，则脑转耳鸣。又，液脱者，脑髓消，胫酸，耳数鸣。凡此，皆耳鸣之属虚者也。〔批〕虚。

经云：太阳所谓耳鸣者，阳气，万物盛上而跃故也。又云：厥阴之脉，耳鸣头眩。又：少阳所至，为耳鸣，治以凉寒。凡此，皆耳鸣之属实者也。〔批〕实。

王汝言云：耳或鸣甚如蝉，或左或右，或时闭塞，世人多作肾虚治，不效。殊不知此是痰火上升，菀于耳中而为鸣，甚则壅蔽矣。若遇此病，但审其平，昔饮酒厚味，上焦素有痰火，只作清痰降火治之。大抵此症，先有痰火在上，又感恼怒而得，怒则气上，少阳之火客于耳也。〔批〕痰火上升。若肾虚而鸣者，其鸣不甚，其人多欲，当见劳怯等症。〔批〕肾虚。

〔批〕宗脉虚。

宗脉虚，风邪乘虚入耳，气与之搏而耳鸣，先用生料五苓散加炒枳壳、橘红、紫苏、木香、槟榔、生姜同煎散邪疏风下气，续以芎归饮和养之。

川芎　当归　细辛各五钱　石菖蒲　肉桂　白芷各三钱

每三钱，入紫苏、姜、枣煎。

〔批〕风热酒热。

风热酒热耳鸣，用通圣散加枳壳、柴胡、南星、青皮、荆芥穗酒炒，煎服。

〔批〕痰火上升。

痰火上升，复聪汤。

半夏　赤茯苓　陈皮　甘草　黄柏盐水炒　萹蓄　木通　瞿麦各钱

姜三片煎。

〔批〕虚火痰气。

虚火痰气菀于耳中，通明利气汤。

贝母钱半　陈皮钱　黄连　黄芩并酒浸，猪胆汁拌炒　黄柏酒炒　栀仁炒　元参酒洗。各七分　苍术盐水炒　白术　香附童便炒。各五分　川芎四分　木香二分半　甘草二分

姜三片煎，入竹沥五匙服。

加减龙荟丸。

龙胆草酒洗　当归酒洗　栀仁炒　黄芩酒炒　青皮各两　大黄酒炒　青黛　柴胡各五钱　芦荟　胆南星各三钱　木香二钱半　麝香五分

神曲糊丸，绿豆大。姜汤下，二日三服。

七日后，用针砂酒以通其气。

针砂两　山甲末钱。拌针砂，养一昼夜，拣去山甲

将针砂以酒一碗浸三四日，含酒口内，外用磁石一块，绵裹塞耳。忌怒戒色。

〔批〕血虚。

血虚有火，四物加山栀、柴胡。

〔批〕气虚。

中气虚弱，补中益气汤。

血气俱虚，八珍汤加柴胡。

〔批〕肝胆虚实。

肝胆气实触怒便聋，小柴胡加芎、归、山栀；虚，用八珍汤加山栀。

〔批〕午前甚，阳气虚实。

午前甚者，阳气实热者，小柴胡加黄连、山栀；阳气虚者，补中益气汤加柴胡、山栀。

〔批〕午后甚。

午后甚者，阴血虚也。四物加白术、茯苓；若肾虚火动，或痰盛作渴者，地黄丸。

〔批〕上气不足。

上气不足，必用参、芪为君，升、柴佐之。

〔批〕耳閧液脱。

耳中哄哄，无阴及液脱者，地黄丸。

〔批〕声无休止。

肾虚，耳中潮声蝉声无休止者当坠气补肾，正元饮见自汗吞下黑锡丹，间进安肾丸《局方》。

肉桂　川乌头炮。各斤　桃仁麸炒　白蒺藜去刺，炒　巴戟去心　破故纸　茯苓　山药　肉苁蓉酒浸，焙　石斛去根，酒炙　萆薢　白术各三斤

蜜丸。

有热者，龙齿散。〔批〕有热者。

龙齿　人参　白茯苓　麦门冬去心　远志肉各五钱　丹砂　铁粉　冰片　牛黄　麝香各二钱半

为细末。每五分，沸汤调下，日三服。

〔批〕肾脏风。

肾脏风夜间睡着，如打战鼓，更四肢抽掣痛，耳中觉有风吹，奇痒，宜黄芪丸。

黄芪两　沙苑蒺藜炒　羌活各五钱　黑附子大者一枚　羯羊肾一对，焙干

酒糊丸。煨葱、盐汤下。

耳中耵聍

〔批〕耳中耵聍。

耳鸣致聋，柴胡聪耳汤。

柴胡三钱　连翘四钱　水蛭五分，炒，另研　当归　人参　甘草炙。各钱　虻虫三个，去翅，另研　麝香少许

除另研外，入姜煎，后下研末，再煎服。

〔批〕外治。

外治，麝香散。

麝香五分　全蝎十四枚

薄荷十四叶，裹麝香、全蝎，瓦上焙干，为细末。滴水捏作挺子，塞耳内。极妙。

或乌头烧灰、菖蒲等分为末，绵裹塞耳中余法与耳聋相参用之。

〔批〕耵聍塞耳。

耵聍塞耳不可强挑，葱涎膏。

细辛　附子炮。各三钱半

为末，葱汁二合，稀调，灌入耳中。

肾风耳痒

〔批〕肾风耳痒。

有病目者，久不愈，若耳中痒，即肾风，宜四生散见目痒、透水丹一切风毒，上攻下疰，及瘫痪等症俱治，亦能疗肾风。

大黄去粗皮　山栀仁去皮　蔓荆子去白皮　白茯苓去皮　益智子去皮　白芷　威灵仙去芦，洗，焙干。各五钱　香墨烧，醋淬，研　麝香研。各钱　茯神去木，五钱　川乌二两，河水浸半月，切片，焙干，盐水炒　天麻去苗，钱①　仙灵脾叶洗，焙，五钱

为末，蜜和如饴，以真酥涂杵臼，捣万杵如干，旋入蜜捣，令得宜。成剂，每服旋丸梧子大。每二丸，薄荷自然汁、温酒化下。

---

① 钱：原脱，据《古今医统大全·卷六十二·耳证门》补。后仙灵脾叶用量“五钱”同。

〔批〕肾虚耳痒。

耳痒一日一作，直剔出血，稍愈，此肾脏虚，浮毒上攻，宜透水丹见上。忌酒、湿面、蔬菜、鸡豕肉之类。

停　耳

〔批〕停耳。

罗谦甫云：耳者，肾气之所通，足少阴之经也。若劳伤气血，热气乘虚入于其经，邪随在耳，热气聚，则生脓汁，故谓之停耳。

柴胡聪耳汤见上。

通气散

郁李仁去皮，研　白芍　人参各五钱　大黄　山药　肉桂各两　槟榔三枚　牡丹皮　木香　细辛　甘草炙。各钱半

为细末，温酒下二钱。

蔓荆子散

蔓荆子　赤芍　生地黄　桑白皮　升麻　甘菊花　木通　赤茯苓　麦门冬　前胡　甘草炙。各钱

入姜、枣煎。

〔批〕外治。

外用，红绵散。

白矾、胭脂研匀，先用绵条展去脓及黄水尽，另用绵条蘸药，入耳中，令到底，即干。

白莲散。

枯矾　乌贼骨　黄连　龙骨等分

为细末，绵裹塞耳中。

麝香散。

桑螵蛸一个。炙　麝香一字

研匀，用半字掺耳。一方麝香少，黄丹多，研匀，吹入耳。

〔批〕耳病有虫。

诸耳病有虫者，矾石散。

枯矾研细，以笔筒吹入耳中。一方先以盐末掺之，次入矾末，

尤佳。

蝎倍散。

全蝎三钱。烧存性　五倍子炒，两　枯矾钱　麝少许

研匀。每少许，吹入耳中。

三黄散。

雄黄　雌黄　硫黄等分

为末吹之。

或用密陀僧二钱，轻粉五分，麝一字，为末掺之。

〔批〕脓水不瘥。

壮盛之人，耳中出脓水不瘥积热上攻，玉屑无忧散及雄黄解毒丸俱见咽喉。

耳肿痛

〔批〕耳肿痛。

属少阳相火，经曰少阳之胜耳聋，治以辛寒是也，犀角饮子、解热饮子即芍药散。俱见前风热条；耳内痛，生疮，鼠粘子汤东垣。

桔梗五钱　桃仁钱　柴胡　黄芪各三钱　鼠粘子　连翘　黄芩　当归梢　生地黄　黄连各三分　蒲黄　甘草　昆布　龙胆草　苏木　甘草生用。各分　红花少许

煎，热服。忌寒药利大便。

〔批〕耳湿肿痛。

耳湿肿痛，凉膈散加大黄酒煨、黄芩酒炒、羌、防、荆芥服之，更以脑多、麝少、枯矾研细，吹入耳中。

〔批〕耳痛。

耳痛，青盐、鹿茸，煎雄、附为剂。

坎为耳。痛者，气阳运动常显，血阴流行常幽。血如水，故坎为血卦。竟饵此，良愈。

〔批〕外治。

外治，白龙散。

枯矾　黄丹　龙骨各钱　麝二分

研细。先以绵条展尽脓水，用一字，分掺两耳。

杏仁膏并治耳肿有脓。

杏仁炒焦为末，葱涎溲①和为丸，绵裹塞耳中，或乱发裹塞之，亦妙。

耳内疮

发热焮痛手少阳、足厥阴风热，柴胡栀子散。

柴胡　栀子炒　牡丹皮各钱　茯苓　川芎　白芍　当归　牛蒡子炒。各七分　甘草五分

煎。太阳头痛加羌活。

〔批〕内热痒痛。

内热痒痛属前二经血虚，当归川芎散。

上方去蒡子，加白术、蔓荆子，归、芍倍用，煎服。若肝气不平，寒热，加地骨皮；肝气实，柴胡倍用，加黄芩；气血虚，加参、芪、归、地；脾虚，饮食少思，苓、术倍用。如胸膈不利，加参、芪；痰滞，胸膈不利，加苍术、半夏；肝气不顺，胸膈不利，或小腹痞满，或时痛，加青皮；肝血不足，胸膈不利，同上诸症，加熟地黄；肝血虚寒，小腹时痛，加肉桂；日晡发热，加熟地黄，倍用当归。

〔批〕寒热作痛。

寒热作痛属肝经风热，小柴胡加山栀、川芎。

〔批〕内热口干。

内热口干属肾经虚火，加味地黄丸。

六味加生地、柴胡、五味，杵膏，蜜丸。

不效，加减八味丸去附子，加五味子。

耳　痔

〔批〕耳痔。

耳蕈不作脓，亦无寒热，外无臃肿，耳内生痔疮，闭塞不通，

① 溲：原作“搜”，乃“溲”之俗字。

仙方活命饮见肠痈。

冻耳成疮

〔批〕冻耳成疮。

柏叶三两微炙，为末，杏仁四十九枚汤浸，去皮，研成膏，乱发两鸡子大，食盐、乳香各五钱细研，黄蜡两半。清油斤，先煎令沸，即下乱发，以消尽为度，次下诸药，令焦黄，滤去渣，更以重绵滤过，再以慢火煎之，后下乳香、黄蜡等，搅令稀稠得所，磁器盛取，鹅翎涂之。

诸虫入耳

〔批〕诸虫入耳。

猫尿生姜擦猫鼻，其尿自出滴耳中，虫自出。

白胶香烧烟，熏入耳中。

猪肉少许炙香，置耳边。

外如葱、韭、莴苣、大蒜诸汁、鸡冠血、酸醋、香油、稻秆灰汁，俱可灌入耳中诸法不及猫尿之速。

蜒蝣入耳，硇砂、胆矾等分，研细，鹅翎管吹一字入耳，虫化为水。入腹者，饮牛乳一二升，即化为水。

蜈蚣及蚁入耳，前诸汁及姜汁灌耳中，炙猪脂肉掩耳上，即出。

飞蛾入耳，以鹅翎管极气吸之，或耳边击铜器。

苍蝇入耳，速用皂角子虫研烂，生鳝血调，灌入耳中。

蚤虱入耳，菖蒲为末，炒，乘热，以绵裹，着耳边。

水入耳，薄荷汁点，立效。

物不得出，麻头剪，令头散蘸浓牛胶于上，着耳中，粘物引出。

鼻

鼻塞　鼻齆　鼻渊　息肉　鼻疮　鼻疳　鼻　齇　鼻干痛

鼻干　鼻痛　鼻䶢　鼻紫黑　鼻衄见血门

总论　鼻通天气，曰元[①]门；口通地气，曰牝户。《老子》曰：谷神不死，是谓元牝。元牝之门，为天地根，绵绵若存，用之不勤。

又，神庐者，鼻也，乃神气出入之门也。《黄庭经》曰：神庐之中当修治，呼吸庐间入丹田。经曰：西方白色，入通于肺，开窍于鼻，藏精于肺。又云：肺气通于鼻，肺和则鼻能知香臭矣。又云：五气入鼻，藏于心肺。心肺有病，而鼻为之不利也。〔批〕五气入鼻，藏于心肺。

其在小儿面部，谓之明堂。经曰：脉见于气口，色见于明堂。明堂广大者寿，小者殆。与面相称，虽小亦寿。余处无恙，独鼻尖色青黄者，其人必为淋也。鼻尖微白者，亡血；赤者，血热也；黄者，小便难也。

鼻　塞

〔批〕鼻塞。

东垣曰：宗气出于鼻而为臭。夫阳气、宗气者，皆胃中生发之气也。若因饥饱劳役，伤损脾胃，生发之气既弱，其营运之气不能上升，邪塞空窍，故鼻不利而不闻香臭也。宜养胃气、实营气，阳气、宗气上升，鼻管则通矣。〔批〕邪塞孔窍。

又，《难经》云：心主五臭，肺主诸气。鼻者肺窍，反闻香臭者，盖以窍言之，肺也；以用言之，心也。因卫气失守，寒邪客于头面，鼻亦受之，不能为用，是不闻香臭矣。故经曰：心肺有病，鼻为之不利。洁古曰：视听明而清凉，香臭辨而温暖者是也。治宜先散寒邪，后补卫气，使心肺之气交通，则鼻利而闻香臭矣。

---

① 元："玄"之避讳字。

河间曰：伤风寒于腠理而为鼻塞者，寒能收敛，阳气不通畅也。

〔批〕声重流涕。

感风寒，声重流涕者，羌活冲和汤、参苏饮俱见伤寒。

〔批〕不闻香臭。

不闻香臭，丽泽通气汤。

羌活　独活　防风　升麻　葛根各八分　麻黄不去节，四分。冬加之　苍术钱二分　川椒四分　白芷　黄芪各钱六分　甘草炙，八分

姜、枣、葱白同煎。忌冷物及风寒凉处坐卧。

〔批〕眼多眵泪。

眼多眵泪，温肺汤。

升麻　黄芪　丁香各二钱　葛根　羌活　甘草炙　防风各钱　麻黄四分，存节

为粗末。葱白二茎煎，分二服。

〔批〕咳嗽上喘。

咳嗽上喘，御寒汤。

黄芪钱　人参　升麻　陈皮各五分　甘草炙　防风　款冬花　佛耳草各三分　黄连　黄柏　羌活　白芷各二分　苍术七分

煎。

〔批〕气寒血热。

气寒血热，目中溜火，泪多，脐下冷，阴汗，足痿弱，温卫汤。

黄芪　苍术　升麻　羌活存节　知母　柴胡　当归各钱　人参　甘草炙　白芷　防风　黄柏　泽泻各五分　陈皮　青皮　木香　黄连各三分

煎，食远温服，晴日服之。

〔批〕气寒血虚。

气寒血虚，耳鸣，口不知谷味，气不快，四肢困倦，行步不正，发脱落，食不下，膝冷，阴汗，带下，喉中介介，不得卧，口苦，咽干，太息，头不可回顾，项筋紧急，脊强痛，头旋眼黑，头痛，呵欠，嚏喷，温卫补血汤。

黄芪钱二分　升麻四分　甘草生炙各半　柴胡　地骨皮　桔梗　人参各三分　生地黄　白术　藿香　吴茱萸　黄柏各分　苍术　陈皮　王瓜根　牡丹皮各二分　当归各二分　桃仁三粒　葵花七朵　丁香一个

煎，稍热服。

〔批〕肺气上攻。

肺气上攻，人参汤。

人参　茯苓　黄芩　陈皮去白　羌活　麻黄去根节　蜀椒炒。各钱半

煎。

〔批〕肺气不和。

肺气不和，增损如圣散。

鼠粘子　桔梗　桑白皮　紫菀各钱半　荆芥二钱　甘草生用，七分

加姜煎。

〔批〕头眩唾稠。

肺气不利，头目昏眩，咳唾稠黏，辛夷汤。

辛夷　川芎　白芷　甘菊花　前胡　石膏　白术　生地黄　赤茯苓　薄荷叶　陈皮去白。各两　甘草炙，二两

每五钱，煎。

以上皆治鼻塞之方，宜审表里、寒热、虚实用之。

〔批〕外治。

外治，菖蒲散。

菖蒲　皂角等分

为细末。每一钱，绵裹塞鼻中，仰卧少时。

瓜蒂散。

瓜蒂、黎芦等分

为细末。每一钱，同上法，日三易之。

〔批〕肺有火邪。

遇寒月多塞，或略感风寒便塞此肺金素有火邪，治宜清肺降火，

凉膈散佐以通气之剂。

〔批〕内伤。

鼻塞，因饥饱劳役所伤脾胃发生之气不能上升，邪害空窍，补中益气汤之类主之。

鼻　鼽

〔批〕鼻鼽。

谓鼻出清涕也。

运气鼻鼽有二：一曰火攻肺虚鼻鼽，治以诸寒；二曰金助肺实鼻鼽，治以温剂。

孙一奎曰：大肠，肺之腑也。胃，五脏之所受气者也。经曰：九窍不利，肠胃之所生也。又曰：清气通于天。又曰：鼻主天气。若肠胃素有痰火积热，则其平常上升之气，皆氲而为浊矣。浊气熏蒸，凝聚既久，壅遏菀结，而为涎涕。至于痣珠息肉之类，皆由积久燥火内燔，风寒外束，隧道壅塞，气血升降被其妨碍，浇培弥厚，犹积土而成阜也。即非火热主令之岁，有不病者乎。治无拘于运气可也。

〔批〕风痰有热。

风痰有热者肺热出涕，二陈加川芎、当归、细辛、白芷、防风、羌活、桔梗、薄荷、黄芩、生姜同煎。

〔批〕肥人清涕。

肥人鼻流清涕丹溪云：乃饮食痰积也，苍术、黄芩、南星、川芎、白芷、辛夷、甘草，或末或丸。

〔批〕肺寒脑冷。

肺寒脑冷者，川椒散。

川椒炒出汗　诃子去核　肉桂　白姜生用　川芎　细辛　白术等分

为细末。温酒下二钱，或加附子、蔓荆子、枳壳、炙草，去川椒、白姜。

通草丸《本事》。

通草　辛夷各五钱　细辛　甘遂　桂心　川芎　附子各两

蜜丸，如麻子稍大。绵裹纳鼻中，密封，勿令气泄，微觉少痛，效。

辛夷散《三因》。

细辛　川椒去目　干姜　川芎　吴茱萸　辛夷　附子各七钱半　皂角屑五钱　桂心两　猪脂六两。煎油

以苦酒浸前八味，入油煎附子黄色止，绵裹塞鼻中。

〔批〕鼻流清涕。

外感风寒，鼻流清涕不止，白芷丸。

白芷一味，研为细末，以葱白捣烂，和丸如小豆大。每二十丸，茶汤下，无时。

或用川芎一味，或煎或末，并佳。

鼻　渊

〔批〕鼻渊。

谓鼻出浊涕不止也。

运气　皆为热，治以苦寒。

经曰：胆移热于脑，则辛頞鼻渊，传为衄衊瞑目。又云：泣涕者脑也，故脑渗为涕。王注云：脑液下渗，则为浊涕，如彼水泉，故曰鼻渊。足太阳脉上额络脑，足阳明脉起于鼻，交頞中。脑热，则足太阳逆，与阳明之脉俱盛，薄于頞中，故鼻酸痛也。热盛，则阳络溢，故衄。血出甚，虚衰不能荣养于目，故目瞑。

防风汤

防风两半　麦门冬去心　黄芩　人参　甘草炙　川芎各两

为细末。每二钱，白汤调服，日三。

〔批〕风热烁脑。

风热烁脑，液下渗者《原病式》曰：如以火铄金，热极则化为水。肝热甚则出泣，心热甚则出汗，脾热甚则出涎，肺热甚则出涕，肾热甚则出唾。经曰：鼻热甚，出浊涕。故凡痰涎唾涕稠浊者，皆火热盛极，消烁以致之也，苍耳散《三因》。

白芷主手足阳明，上行头面，通窍发汗，除湿散风。两　辛夷通九窍，散风热，能助胃中清阳上行头脑　薄荷泄肺疏肝，清利头目。各五钱　苍耳子疏风散湿，上通脑顶，外达皮肤，炒，二钱半

为末。葱升通阳气、茶苦寒下行。凡头面之疾，皆清阳不升，浊阴逆上之故。清升浊降，风热散，而脑液自固矣煎汤，调下二钱。

鼽渊遇寒则甚，盖寒伤皮毛，腠理致密，热气拂菀不得出，故愈甚也。

〔批〕风热痰积。

风热痰积，丹溪治用南星、半夏、苍术、白芷、神曲、黄芩、辛夷、荆芥，煎服。

〔批〕湿热痰积。

湿热痰积，楼全善治右鼻管流浊涕，有秽气，脉弦小，右寸滑，左寸涩，黄芩酒炒二两，苍术，半夏各两，辛夷、细辛、川芎、白芷、石膏、人参、葛根各五钱，分七贴，煎服。

孙一奎云：常以防风通圣散除硝、黄，其滑石、石膏减半，倍加辛夷花，先服三五贴，再用此为丸，每服七十丸，早晚白汤送，至半斤则愈矣。

〔批〕肾虚。

肾虚戴复庵云：有不因伤冷而涕多，或黄或白，或时带血，如脑髓状，此由肾虚所生，不可过用凉剂，宜黑锡丹见眩晕、灵砂丹见呕吐。

〔批〕有痰气。

有痰气者，南星饮。

大南星切片，沸汤烫二次，焙干为末

每二钱，枣七枚、甘草少许煎，日三四服。仍以大蒜、荜拨末杵作饼，炙熟，用纱衬贴囟门，熨斗火熨透，或香附末、荜拨末，嗃入鼻中。

〔批〕头风，涕如白带。

头风，鼻涕下如白带，辛夷丸。

南星　半夏俱姜汁蒸　苍术泔浸　黄芩酒炒　辛夷　川芎　黄柏

炒焦　滑石　牡蛎煅粉。等分

糊丸，薄荷汤下。鼻脓极臭者，冷水调百草霜末服。

〔批〕脑漏。

脑漏脑液下渗，验方：人参、白术、川芎、当归各钱，黄芪、防风各七分，陈皮八分，白芷、木通各五分，辛夷四分，细辛、升麻、甘草炙各三分，煎，食后服。

〔批〕流臭黄水。

时流臭黄水，甚者脑亦时痛俗名控脑沙，有虫食脑中，丝瓜藤近根三五尺，烧存性，为细末，酒调服即愈。

鼻息肉

〔批〕鼻息肉。

气息不通，不闻香臭，气热则鼻塞，湿热盛，蒸于肺，则生息肉，如湿地得热，则生芝菌。

辛夷散《严氏》。

辛夷　白芷辛温，轻浮，能引胃中清气上行头脑　防风　藁本辛温，雄壮，上入巅顶，胜湿祛风　细辛散热破结，通精气而利窍　川芎补肝润燥，助清阳而散菀　木通通中　甘草和中。等分

为末。茶下三钱茶苦寒，与木通下行泻火。

〔批〕外治。

外用枯矾为末，加硇砂少许，吹鼻中，顷之化水而消。

内服盛湿汤见伤湿、泻白散见火热。

〔批〕肺虚而壅。

肺虚而壅，鼻生息肉，羊肺散。

羊肺一具　白术四两　苁蓉　木通　干姜　川芎各两

为细末，以水量打稀，灌入羊肺中，煮熟，焙干为末。每三钱，米饮下。

〔批〕食积热痰。

胃中有食积，热痰流注，宜星、半、苍术、酒芩连、神曲、辛夷、细、芷、草及消痰积药。

〔批〕外治。

外用，轻黄散。

轻粉　杏仁各钱　雄黄五钱　麝少许

研匀。夜卧，用箸①点米大在息肉上，每隔一日，夜卧时又点一次，半月效。

二丁散。

苦丁香　丁香　赤小豆即红豆小者。各七粒

为细末，吹鼻中。

瓜丁散。

瓜丁即瓜蒂　细辛等分

为细末。绵裹绿豆大，塞鼻中。

鼻　鼽

〔批〕鼻鼽。

寒久而成，由肺气注于鼻，上荣头面。若上焦壅滞，风寒客于头脑，则气不通，冷气停滞，搏于津液，浓涕结聚，则不闻香臭，遂成鼽也。

川芎散

川芎　当归　槟榔　肉桂　麻黄去节　防己　木通　细辛　石菖蒲　白芷各钱　木香　川椒　甘草炙。各五分

每三钱，苏叶、姜煎。

山茱萸丸

山茱肉　大黄炒　菊花各两二钱半　朴硝三两七钱半　附子炮，去皮脐　独活各七钱半　秦艽两半　蔓荆子去白皮　栀仁炒　防风　甘草炙。各两

蜜丸，每服二钱。

〔批〕外治。

外用，赤龙散。

---

① 箸：原作"筯"，系"筯"之形讹字，"筯"乃"箸"之异体，故据文义改。

冰片五分，研　瓜蒂十四枚　黄连二钱　赤小豆三十粒

研匀，每用菜豆许，临卧吹入鼻中。

通草散。

木通　细辛　附子等分

为末，蜜和，绵裹塞鼻中。

鼻　疮

〔批〕鼻疮。

甘露饮见齿衄。

黄连阿胶丸见痢。

外用，杏仁研，调乳汁傅之，乌牛耳垢傅之。

鼻疳蚀

〔批〕鼻疳蚀。

椿根汤

椿根去皮，切，升　葱白细切，半升　豆豉半升　盐半合　川椒炒出汗，一合

醋及清泔各三升，煎数十沸，去渣再煎，约一升，分三服。有恶物下，即效。小儿量大小加减。

〔批〕外治。

外治，乌香散。

草乌烧灰　麝香研。等分

研极细，每以少许掺疮上，或贴之。

鼻　干

〔批〕鼻干。

无涕，桑白皮散。

桑根白皮　木通　大黄炒。各二两　升麻两半　甘草炙，两　石膏　葛根各三两

每三钱，煎。

〔批〕外治。

外以冰片、马牙硝、瓜蒂等分，为末吹之。

〔批〕鼻痛。

鼻痛气道壅塞，人参顺气散又名通气祛风散。

干姜五钱　人参　川芎　甘草炙　干葛　桔梗　厚朴制　白术　陈皮去白　白芷各两　麻黄去节，两半

每三钱，姜、枣煎。

〔批〕鼻塞干痛。

鼻塞干痛肺受风，面色枯白，颊时赤，皮肤干燥，此为虚风，白鲜皮汤。

白苓去皮　杏仁去皮尖，炒　细辛　白芷　白鲜皮治风疮　麦门冬　桑白皮　石膏各两

每三钱，大豆煮汁煎。

〔批〕痰火冲肺。

痰火冲肺，鼻隔隐痛，二陈汤加黄芩酒炒、山栀仁炒、桔梗、麦门冬等分，煎。

〔批〕食物入脑。

卒食物，从鼻缩入脑中，介介痛不出，以牛脂或羊脂，如指头大，纳鼻中，吸取脂入，须臾脂消缩入，则物逐脂俱出。

鼻　皻

〔批〕鼻皻。

乃血热入肺也。多饮酒人，邪热熏蒸肺叶，伏留不散，故见于鼻。有肺素有风热，虽不饮酒，其鼻亦赤。宜一味淅二泔①，食后冷饮；或以枇杷叶拭去毛，不须炙煎浓汤，候冷，调消风散见头痛，日三服。

秘方：枇杷叶去毛、大山栀、苦参、苍术泔浸，炒各等分，为末，每酒调钱半，白汤下。

〔批〕外治。

外用生白矾末，洗面时置掌中，滴酒擦之，数日即白，或白

① 淅二泔：第二道淘米水。

盐常擦，或生半夏末，酒调傅。

〔批〕鼻赤肺风。

鼻赤肺风，硫黄、白矾等分，为细末，茄汁调涂。

〔批〕酒皶。

酒皶，用生硫黄三钱，黄连、白矾、乳香各钱半，轻粉五分，为末，唾津蘸药擦之。

鼻紫黑

〔批〕鼻紫黑。

丹溪云：酒性喜升，大热有毒，熏蒸面鼻。血得酒为极热，血得冷为阴气所搏，污浊凝滞而不行，宜其先为紫，而后为黑色也，须融化滞血，使得流通，滋生新血，痛乃可愈。

酒制四物汤加黄芩酒炒、陈皮、生甘草、红花酒炒，生姜煎，调五灵脂末饮之。气弱形肥者，加黄芪酒炒，入好酒数滴为引。

口

口甘　脾瘅[①]口苦　胆瘅　口酸　口辛　口淡　口咸

口涩　口糜　口疮　口臭　附：笑欠口不能开

总论　口曰玉池。《黄庭经》曰：玉池清水灌灵根。注曰：玉池者，口也；清水者，津液也；灵根者，舌也。经云：中央黄色，入通于脾，开窍于口，藏精于脾。又云：脾气通于口，脾和则口能知五味矣。危达斋[②]云：口之津液，通乎五脏。脏气偏胜，则味应乎口。热胜则苦，寒胜则咸，宿食则酸，烦躁则涩，虚则淡，瘅[③]则甘，劳菀则口臭，凝滞则生疮。李梴曰：伤胃阳虚，则口无味，伤胃阴虚，则口有味。胃脉挟口，交承浆，大肠脉挟口，交人中。

---

① 瘅：瘅，热也。原作“疸”，声同而误，据文义改。下“胆瘅”“脾瘅”之“瘅”同。

② 危达斋：即危亦林，字达斋，元代医家。

③ 瘅：原作“疸”，声同而误，据文义改。

口　甘

〔批〕口甘。

脾热则口甘，生地黄、白芍、黄连之类及三黄丸见发热。

〔批〕脾瘅。

脾瘅　经曰：有病口甘者，此五气之溢也。夫五味入口，藏于胃，脾为之行其精气。津液在脾，故令人口甘。此肥美之所发也，传为消渴。治之以兰，除陈气也。

口　苦

〔批〕口苦。

心热则口苦，柴胡、黄芩、黄连、苦参、龙胆草之类，及小柴胡汤加麦门冬、酸枣仁、地骨皮、远志肉。

〔批〕胆瘅。

胆瘅　经曰：有病口苦，名曰胆瘅。乃肝主谋虑，胆主决断，胆虚则谋虑而不能决，为之恚怒，则气上逆，胆汁上溢，故口苦，或热盛使然。加减龙胆泻肝汤见胁痛。又方见痿。

口　酸

〔批〕口酸。

肝热则口酸，黄连、龙胆草泻肝、神曲、莱菔消食，小柴胡加胆草、青皮。

口　辛

〔批〕口辛。

肺热则口辛，黄芩、栀子泻肺、白芍泻脾、麦门冬清心，加减泻白汤见后。

口　淡

〔批〕口淡。

胃虚则口淡，白术、半夏、生姜、茯苓燥脾渗湿，六君子汤之类主之。

口　咸

〔批〕口咸。

肾热则口咸，知母、乌贼骨泻火，及滋肾丸见小便、知柏八味丸之类。

口　涩

〔批〕口涩。

黄芩泻火、葛根生津、防风、薄荷疏风、瓜蒌仁去油、茯苓行痰之类主之。

口　糜

〔批〕口糜。

经云：膀胱移热于小肠，隔肠不便，上为口糜。东垣云：好饮酒人多有此疾，五苓合导赤散见发热服，神效。

〔批〕运气。

运气　火气内攻，上为口糜，治以苦寒，胡黄连散。

胡黄连五分　藿香钱　细辛　黄连各三分

为末。五分，干掺口内，漱吐之。

野蔷薇根煎汤漱之，良；必效散。

白矾　大黄等分

为末。临卧干掺，沥涎尽，温水漱之。

口　疮

〔批〕口疮。

运气　有寒有热，火有虚实。因诸经有热而动者为实，无热而动者为虚。实则正治，寒凉之剂是也；虚则从治，温热之剂是也。

〔批〕实热。

实热　心属君火，诸经之热，皆应于心。心脉布舌上。心火炎上，熏蒸于口，则为口舌生疮。脾脉布舌下，脾热生痰。热痰相搏，从相火上炎，亦生疮。

胃热脉洪大，宜凉膈散见阳明后、甘桔汤见咽喉加黄芩、三补丸，或大金花丸俱见伤寒阳明后、黄连升麻汤。

黄连三钱　升麻钱半

为末。绵裹，含津咽下。

绿袍散。

黄柏四两　甘草炙　青黛各两

研末掺之，含久吐去。

丹溪以西瓜汁徐徐饮之。

外用细辛、黄柏末掺取涎，好墨研蝼蛄极细，傅之立效胡氏方。

按：此治膀胱移热于小肠之正剂也。说见口糜。盖蝼蛄专走膀胱、小肠，而通利隔肠，力峻气猛，惟实热在上焦者宜之。

〔批〕上中下皆痛。

有病口疮者数年，上至口中、中至咽嗌、下至胃脘皆痛，不敢食热物。子和治以一汗、一涌、一泄，十去其九，次服黄连解毒汤，十余日皆释。

〔批〕虚寒。

虚寒　服寒凉药不愈，此酒色劳役过度，舌上光滑如无皮；或因忧思，损伤中气，虚火泛上无制。用理中汤，甚者加附子、肉桂噙之。胃虚谷少，则所胜肾水气逆而乘之，反为中寒。脾胃虚衰之火被迫炎上，作为口疮，故用参、术、甘草补其土，姜、附散其寒，则火得所助，接引退舍矣。

薛新甫云：口疮，上焦实热，中焦虚寒，下焦阴火，各经传变所致，当分别治之。

〔批〕辨证用方。

发热作渴，饮冷，属虚热者原本误作实热，轻则用补中益气汤，或香砂六君子汤。

饮食少思，大便不实中气虚也，用芪附理中汤。

手足逆冷，肚腹作痛中气虚寒也，用附桂理中汤。

晡热内热，不时而热血虚，八珍加丹皮、五味、麦冬。

发热作渴，唾痰，小便频数肾水亏也，加减八味丸，除附子，加五味子。食少便清，面黄肢冷火衰土虚也，用八味丸。

日晡发热，或从腹起阴虚也，用四物，参、术、五味、麦冬，不效，用加减八味丸。

热来复去，昼见夜伏，夜见昼伏，不时而动，或无定处，或从脚起乃无根之火也，亦用前丸及十全大补加麦冬、五味，更以附子末唾津调擦涌泉穴若概用寒凉，损伤生气，为害匪轻。

〔批〕虚冷上攻。

元脏①虚冷上攻，口疮，《圣济总录》用巴戟、白芷、红豆蔻末，猪肾入末煨服，又有用丁香、胡椒、松脂、细辛为末，苏木汤调涂疮上。不任食者，用当归、附子、白蜜含咽；或用吴茱为末，醋熬膏，入生地龙末，涂两足心若此之类皆是治龙火。

按：寒水上迫，心肺之阳不得下降，故用温热之剂，或散于上，或散于下，或从阴随阳，所攸利者也。

〔批〕少阴口疮。

少阴口疮，声绝不出是寒遏绝，阳气不升，半夏散。

半夏姜制，两　肉桂　乌头各一字

同煎，分二服。

〔批〕太阴口疮。

太阴口疮，甘矾散。

甘草二寸　白矾栗子大

含化咽津。

〔批〕赤口疮。

赤口疮，乳香散。

乳香　没药各钱　白矾五分　铜绿少许

研末掺之。

〔批〕白口疮。

白口疮，没药散。

① 元脏：即玄脏，即水脏，指肾。

没药　乳香　雄黄各钱　轻粉五分　巴豆霜少许

为末掺之。

〔批〕疮久不愈。

口疮久不愈，五倍末擦之，或煎汤漱，或煎汤泡白矾，或胆矾漱，盖酸能收敛也。

〔批〕上盛下虚。

上盛下虚，口舌生疮戴复庵云：宜用镇坠之药，以降气汤见气下养正丹或黑锡丹。或盐水下亦可。临卧，热汤洗足，拭足了，拣净吴茱萸一撮，炒热置足心，绢片扎之，男左女右。

〔批〕齿断肉烂。

口疮，齿断肉烂，升麻饮。

升麻　元参　黄连　羚羊角屑　黄芩　葛根　大黄　麦门冬　羌活　防风　菊花各五钱　人参　知母　甘草炙。各二钱半

每三钱，煎，食后温服。一方无人参，有牛蒡子。

口　臭

〔批〕口臭。

胃热也，加减甘露饮。

熟地黄　生地黄　天门冬　黄芩　枳壳　枇杷叶　山茵陈　金钗石斛各两　甘草　犀角各五分

每二钱，煎，日三。

〔批〕口中如胶而臭。

口中如胶而臭，知母、地骨皮、桑白皮、山栀、麦门冬、甘草，煎服，盐汤含。早起，汲井中第一汲水即黄华水含之，吐弃厕下即瘥；含鸡舌香即沉香花，如无，沉香可代；香薷浓煎汁，含之。

〔批〕肺热。

肺热口臭，口中如胶，舌干发渴，小便多，地骨皮丸。

地骨皮　桑白皮　栀仁　马兜铃　黄芪等分

细末，甘草膏和丸。每一丸，食后含化。

〔批〕心气不足。

心气不足，口臭，益智仁加甘草少许，为末，干咽，或汤点服。

〔批〕秽不可近。

口臭如厕，秽不可近戴人曰：肺金本主腥。为火所乘，火主臭，应便如是也。火则成腐，腐者肾也，此亢极，则反兼水化也。病在上，宜涌之，以茶调散见头痛涌之，去其七分，夜以舟车丸见水肿下五七行，比旦而臭断。

〔批〕多饮劳心，肺金有伤。

膏粱多饮，劳心过度，肺金有伤，以致气出腥臭，涕唾稠黏，咽嗌不利，口苦干燥，加减泻白散主之谦甫。

桑白皮三钱　地骨皮钱半　甘草炙，钱半。《难经》曰：心主五臭，入肺为腥臭，此其一也。因洪饮，大热之气所伤，从心火刑于肺金，以泻白散苦微寒降肺中伏火而补气，为君　黄芩五分　知母七分。苦寒，治气腥臭，清利肺气，为臣　五味子二十一粒。肺欲收，急食酸以收之　麦门冬五分。苦寒，治涕唾稠黏，口苦干燥，为佐　桔梗二钱。辛温轻浮，治痰逆，利咽膈，为使

煎，日三服。忌酒、湿面及辛热之物。

〔批〕外治。

外治，生香散。

干甜瓜子去壳，研细

蜜少许，调成膏，食后含化，或傅齿上，尤妙。

〔批〕口不能开合。

笑欠口不能开，及卒然牙关紧急，水不能入，以致不救，即取盐梅二个，取肉擦牙，即当口开。若不能合，再用擦之，候开合正当，却服治风药。

牙　齿

前两大齿谓之板齿，两旁谓之牙，通谓之齿，其根谓之龈，亦作龂。

〔批〕龈、龂并音垠。牙痛　龋蛀　牙根宣露　动摇　不生

总论　总属足少阴肾经。肾主骨，齿者骨之余，髓之所养也。

上下断则属胃与大肠。足阳明之支入上齿，手阳明之支入下齿。若骨髓不足，阳明脉虚，则齿之诸病生矣。盖阳明金也，齿属肾水也，乃母气。营卫，其子也，故阳明实，则齿坚牢；阳明虚，则齿浮动。所以齿痛者，乃阳明经有风冷湿热之邪乘虚而入，与齿间之气血相搏击而痛也。诸齿病，皆因阳明之所致也。〔批〕齿病皆因阳明所致。

东垣曰：手阳明恶寒饮而喜热，足阳明而喜寒饮而恶热。牙者肾之标，亦喜寒，寒者坚牢，热甚则动齿，齿断袒脱，作痛不已，故所治不同。有恶热而作痛者。有恶寒而作痛者。恶热又恶寒，有恶寒饮少、热饮多，有恶热饮少、寒饮多而作痛者。有动摇而作痛者。有齿袒者。有齿断为疳所蚀缺，少血出者。有齿断肿起者。有脾胃中有风邪，但觉风而作痛者。有牙上多为虫所蚀，其齿缺少而色变，为虫牙痛者。有胃中气少，袒露其齿者。有臭秽气不可近者。病既不一，非一法可尽也。刘宗厚曰：头面外冒风寒，或口吸寒冷致痛者，外因也。实热、阴虚火动、气菀血热、虫蛀，皆内因也，硬物支击，不内外因也。

牙 痛

〔批〕齿痛统治。

有风毒热壅、龋蛀、肾虚，未辨何症，俱用消风散见头痛揩擦。

〔批〕风热上攻牙龈；齿缝红肉努出。

风毒及热壅上攻，牙龈痛，或齿缝有红肉努出，宜消风散。食后临卧入茶调服，仍入荆芥、防风、白芷、蜂房之属，煎，冷，频频漱口；诸症皆宜香附炒黑三钱，盐炒钱，研匀揩擦；刷牙方。

羊胫骨灰两　升麻　黄连各钱

为末，擦之。

〔批〕牙龈肿痛。

风热风毒，或牙龈肿痛，独活散。

羌活　独活　川芎　防风　荆芥　白芷钱半　石膏　干葛　生

地　赤芍　黄芩　薄荷各钱　细辛　升麻各七分　甘草五分

每三五钱，煎，漱，咽。

外用皂角一寸，实之以盐，火煨，汤泡，漱，吐涎沫；甚者，外面赤肿，茵陈散。〔批〕外面赤肿。

茵陈　连翘　半夏　荆芥穗　牡丹皮　麻黄　升麻　黄芩　射干　羌活　独活　大黄煨　薄荷　僵蚕各二钱半　细辛五钱　牵牛两

为细末。每三钱，水一盏，先煎滚，下药一搅，急泻出，连渣热服。

〔批〕热壅甚痛。

热壅甚，牙肿连颊，痛不可忍，金沸草散见咳嗽去麻黄，加薄荷如其数，煎，熏，漱，服。

〔批〕大寒犯脑。

冬月大寒入脑令人头脑连齿痛，名曰脑风，为害甚速，非此莫救，羌活附子汤东垣。

麻黄去节　附子炮。各三分　羌活　苍术各五分　黄芪钱　防风　甘草　升麻　黄柏炒　白芷　白僵蚕炒，去丝。各三分　佛耳草有寒嗽者用之

煎。〔批〕此方重出，已见头痛。

露蜂房、川椒炒等分，为粗末，煎，漱。

〔批〕脑痛牙摇。

风寒湿犯脑，痛，项筋急，牙齿摇，肉龂袒脱，疼痛，羌活散东垣。

麻黄去节　白芷各三钱　羌活根钱半　防风根三钱　藁本　当归各三分　细辛根　苍术　升麻　柴胡根各五分　羊胫骨灰三钱　草豆蔻　桂枝各钱

为末。先用温水漱口，后擦，痛立止。

〔批〕风寒湿痛。

冬月风寒湿头痛，项筋急，牙动摇，疼痛，麻黄散东垣。

麻黄根　羊胫骨烧灰　龙胆草酒洗　生地各二钱　羌活钱半　防

风　藁本　升麻　黄连　草豆蔻各钱　当归　熟地黄各六分　细辛根少许

为末，依前擦之。

大寒犯脑，脑痛连齿，细辛散东垣。

上方去胆草、二地、黄连，加桂枝、白芷、柴胡、苍术。

为末。水漱，擦之。

白芷散东垣。

上方去生地、黄连、胆草、防风、细辛、胫骨，加桂枝、黄芪、白芷、吴茱萸。

先漱后擦。或去吴茱萸、熟地，再加蝎梢、柴胡，名蝎梢散，用如前法。

〔批〕湿热甚痛。

湿热甚而痛者，承气汤下之，轻者清胃散东垣调之上下牙痛，属手足阳明。牵引头脑，足阳明脉络脑，满面发热，阳明脉荣于面。其牙喜寒恶热，或牙龈溃烂，或牙宣出血，亦名齿衄。若血多而涌出不止，为阳明热甚。或口唇颊腮肿痛，皆二经热盛，胃有积热也。

黄连泻心火，亦泻脾火，脾为心子，与胃相表里者也　当归和血　生地黄各三分　牡丹皮凉血，以养阴而退阳。五分　升麻钱。升阳明之清阳

一方加石膏泻阳明之大热。清升热降，则肿消而痛止，为末。水煎，候冷，细细呷之。

又，大黄炒焦黑，存性、香附同上为末，入青盐少许，擦之。

〔批〕龈肿痛。

大肠热而龈肿痛者，清胃散主之，重则调胃承气汤调之。

〔批〕服补热药。

因服补胃及热药，致上下牙痛，不可忍，牵引头脑，满面发热乃足阳明经中热甚，清胃散主之。

〔批〕口臭齿摇，血出不止。

平昔多食肉人，口臭，牙齿动摇欲落，或血出不止乃内伤湿热膏粱之疾、神功丸。

兰香叶如无，藿香代之　当归　木香各钱　升麻二钱　生地黄酒

洗　生甘草各三钱　黄连酒洗　缩砂仁各五钱

汤浸，蒸饼为丸。每服百丸。

调胃承气汤去硝，加黄连汤。

〔批〕外治。

外用，牢牙散。

升麻　羌活　羊胫骨灰各两　胆草酒洗，两半

为末，卧时贴牙龈上。

〔批〕热痛凉止。

得热而痛，得凉则止者，以辛凉药治之。

〔批〕口吸凉风则止。

有口吸凉风则痛止者乃湿热之邪也，阳明多气多血，又加以膏粱之味，助其湿热，故为此病，馘①鬼散。

黄连　胡桐泪苦寒　新薄荷叶　荆芥穗辛凉。四味相合，而作风寒之气，治其湿热　升麻苦平，引入阳明　羊胫骨灰齿者骨之余，以骨补之。各等分②　麝香少许，入内为引

为末擦之。神效。

又以调胃承气汤去芒硝加黄连汤以治其本，良愈。

〔批〕清凉更痛。

牙痛，用清凉药更甚者，从治之：荜拨、川椒、薄荷、荆芥、细辛、樟脑、青盐为末擦之。

〔批〕寒热皆痛。

寒热皆痛，当归龙胆散。

升麻　麻黄　生地黄　当归尾　草豆蔻　白芷　羊胫骨灰　龙胆草　黄连等分

为末，擦之。或加益智仁、木律即胡桐泪，去麻黄、白芷、龙胆草，名益智木律丸丹溪。寒牙疼，去木律。

〔批〕寒多热少。

---

① 馘（guó 国）：捕获，俘获。

② 各等分：原脱，据《东医宝鉴·外形篇》补。

寒多热少者，微恶热饮，大恶寒饮，草豆蔻散丹溪。

草豆蔻钱二分　黄连　升麻各二钱半　细辛叶　防风各二分　熟地黄　羊胫骨灰各五分　当归六分

为细末，擦之。

〔批〕热多寒少。

热多寒少者，微恶寒饮，大恶热饮，立效散东垣。

防风钱　升麻七分　甘草炙，三分　龙胆草酒洗，四分，恶热饮甚，倍之　细辛分

煎，去渣，以匙挑入口中渫痛处，立止。恶风加草豆蔻、黄连，除胆草，随寒热加减。

〔批〕上牙。

上片牙疼，升麻散。

细辛加倍　黄柏　知母　防己　牛蒡子　蔓荆子　黄连　升麻　白芷　薄荷等分

为末，薄荷汤调服及擦牙龈，煎服亦可。

〔批〕下牙。

下片牙疼，白芷散。

升麻倍　白芷　防风　连翘　熟石膏　荆芥　赤芍

服同上。

〔批〕六菀。

六菀而痛者，越鞠丸见菀症。

〔批〕脾虚。

中气虚而痛者，补中益气汤。思虑伤脾而痛者，归脾汤见惊悸。

〔批〕肾虚。

肾气虚热而痛者，六味丸。

肾经虚寒而痛者，还少丹，重则加减八味丸。

肾虚，牙浮而痛，甚则憎寒壮热全具，如欲脱之状，宜安肾丸见耳鸣、八味丸、还少丹之类，间进黑锡丹见眩晕。

〔批〕虚不能嚼。

病齿非肿非疼，虚不能嚼食，嘉禾散见悸。姜煎食后服，次以地骨皮煎汤漱之。候空心，以羊腰子一对，切片，勿令断，以葱丝、椒末、青盐、蒺藜去刺末拌匀，掺羊腰子内，荷叶包裹，煨熟食之。服经两日，顿觉快利，饮食如故。

〔批〕外治。

外用擦药：升麻三钱，生地黄、石膏各钱，白茯苓、元参各五分，羊胫骨灰、胡桐泪各三分，黄连钱二分，麝香少许另研，为细末，每用少许，临卧擦牙，温水漱去。

〔批〕通治。

通治，雄黄定痛膏。

大蒜二枚　细辛　盆硝另研。各二钱　雄黄另研，钱　猪牙皂角四挺

为细末，大蒜捣膏为丸。每用一丸，绵裹，左边牙痛塞左耳，右边牙疼塞右耳，良久痛止，一丸可治数人。

刷牙方。

槐枝　柳枝各长四寸，四十九枝　皂角不蛀者，七枚　盐四两

入罐内，黄泥固济，糠火烧一夜，候冷取出，研细用。

一方用绿豆十一粒、胡椒七粒，共略捣碎，绵裹，如黄豆大，用一粒，咬于疼牙上，立止疼极者，先以烧酒漱，吐去，用药咬之，立止。

〔批〕毒痰。

毒痰痛热则生痰，毒气上攻，灌注经络，最能发痛。外证痰盛咳唾，二陈加细辛、枳壳，姜、枣、乌梅煎。

〔批〕瘀血痛。

瘀血痛风热挟攻龈间，令血出，瘀滞不消，掣痛钻刺，犀角地黄汤见血门，或加减甘露饮见口臭。

龋　齿

〔批〕龋齿。

阳明风热之邪搏齿断，气血腐化为脓，出臭汁，谓之齿龋，

亦曰风龋。

海藏：牙齿龋蛀，数年不愈者，当作阳明蓄血治之，宜用桃仁承气汤见畜血，细末，蜜丸服之好饮过度，多得此疾，屡服有效。

外用：巴豆一粒烂研一方香油灯上烧过，乳香细末为丸，塞蛀孔中；不蛀皂角一挺，去皮、弦、子，却于每皂子处安巴豆一粒，盐泥固济，烧灰研细末，用挖耳抄少许，填入蛀孔中；松脂锐如锥者塞孔中，少顷虫出脂上；芜荑仁，安蛀齿上，有缝就以塞之。

〔批〕虫蛀牙根。

虫蛀牙根湿热生虫，肉腐甚者名齿䘌虫蚀齿至龈，脓烂汁臭，用棘针烧取沥，频涂之，或煮汁，含之亦可；温米醋，漱出虫，自愈；用小瓦片，置油拌韭子烧烟，搁在水碗上，以漏斗覆之，以蛀牙受漏斗口中烟，其牙内虫如针者，皆落水碗中。牙虫已出，其孔穴宜用乳香少许，火炙令软，以实之。

齿龈宣露

〔批〕齿龈宣露。

由气热传于脉，至齿断间，液沫为脓，气血竭，肉断消，故齿龈露而挺出也，亦名齿挺。

或出血阳明风热之邪入齿龈，搏于血，故血出也，甘露饮见齿衄，或加减甘露饮见口臭。

蚯蚓矢，水和为泥，火煅令赤，研粉，腊月猪脂和傅，日三，永差。

蔓荆子、生地、青蒿、地骨皮各两，郁李根皮二两，每五钱，煎，热含冷吐。

疳　䘌

〔批〕疳䘌。

牙龈臭烂，出脓水。

麝香散

枯白矾　青黛　胡黄连　芦荟各二钱半　麝香二分半　蝦蟆皮灰五分

为末，掺傅患处，加梧桐泪二钱半尤妙。

牙齿动摇

〔批〕牙齿动摇。

阳明脉虚，气血不荣，宜还少丹东垣云：常服牢牙齿，六味丸。

阴虚内热，甘露饮，五倍子散。

五倍子　干地黄去土，微炒。各五钱

为细末。先用生姜揩牙根，后以药末敷之。五日内不得咬硬物。如齿被外物所伤，初折落，乘热置齿槽中，贴药齿上，即牢如故。

生姜半斤取汁，地黄一斤，洗净打烂，浸取自然汁，同留滓，不蛀皂角十茎，刮去黑皮、弦，将二汁蘸皂角，慢火炙干，再蘸再炙，汁尽为度，并前药滓，同入罐内，火煅存性，为末，擦牙龈上，如髭黄，以铁器盛药末三钱，汤调，浸三日，将汁临卧蘸髭发，次早已黑色，三夜其黑如漆；又方，黑铅半斤，大铫内溶成汁，旋入桑条灰，柳木搅，研为末，每日早擦牙，温水漱在盂内洗眼，能明目，乌髭发及诸般眼疾。〔批〕并乌髭发。生地黄细剉，绵裹，着齿上咂之，又以汁渍齿根，日三四，并咽汁十日，大佳。

〔批〕脱牙。

脱牙秘方

初脱一个，浓茶刷洗净，焙干，研细末。用大剂六味地黄汤加沙苑蒺藜、骨碎补煎，调牙末服，以后牙再不脱矣。以牙补牙，其牙自固，屡愈不爽。四五十岁初脱牙时即用此法，可至七八十岁，再无脱者。

牙齿渐长

〔批〕齿渐长。

日渐长，难开口饮食，髓溢所致。白术一味为末，水和服及煮水含漱，自愈。

龂齿

〔批〕龂齿。

凡人睡中，上下齿相磨切有声，谓之龂齿，亦曰咬牙，皆胃热也。治法：取患人卧席下尘一捻，纳口中，勿令知，即瘥，内用清胃热药。

打伤牙动

〔批〕打伤牙动。

蒺藜散《瑞竹堂》。

蒺藜根烧灰

贴动牙即牢。

齿黄黑

〔批〕齿黄黑。

由骨髓气血不能荣盛，谓之历齿，白牙药丹溪。

石膏细末　砂锅细末。各二两　白芷　青盐　升麻各二钱　细辛钱　麝香五分

为细末。每早取少许擦之，温水漱吐。

〔批〕落齿重生。

落齿重生方　雷公曰：长齿生牙，赖雄鼠之骨末。取骨法：取雄鼠剥去皮，用硇砂擦上，三日肉烂化尽，取骨，瓦上焙干，作末，揩落处，齿立生如故。或取未开眼嫩鼠三四个，外用白芷、白及、青盐、细辛、当归、熟地黄各五钱，先将五味研为末，入地黄，研如泥，做一饼，包鼠在内，湿纸包裹，文武火烧，烟绝取出，研末擦上，其齿即重生。又方，黑豆三十粒，牛粪火烧烟尽，取出两，细研，入麝香少许，研匀，先以针挑不生处，令血出，涂药在上，不可见风。忌酸咸物。

〔批〕齿风痛。

牙齿不生，及齿风痛，露蜂房散。

露蜂房炙　荆芥　川椒炒出汗　地骨皮　老松节　青盐　白矾枯。各两

为细末。每五分，绵裹，于患处咬之。有涎吐之。

〔批〕去痛齿。

去痛齿方

川椒　细辛各两　草乌五钱　荜拨五钱

每少许，揩齿痛处，齿自落。

唇

茧唇　唇眴　唇紧　唇疮　唇燥

总论　经曰：脾者仓廪之本，营之居也，其华在唇。故唇上下好者，脾端正；唇偏举者，脾偏倾；揭唇者，脾高；唇下纵者，脾下；唇坚者，脾坚；唇大而不坚者，脾脆。脾病者，唇黄；脾绝者，四面肿。又曰：唇舌者，肌肉之本也。人中满，则唇反。唇反者，肉先死。《元①珠》曰：上下唇皆赤者，心热也；上唇赤、下唇白者，肾虚而心火不降也。钱仲阳曰：肺主唇白，白如枯骨者死。唇白当补脾肺，盖脾者，肺之母也。母子皆虚，不能相荣，其名曰怯，故当补。若深红花色，则当散肺虚热。又，上唇挟口，属手阳明大肠；下唇挟口，属足阳明胃经。燥则干，热则裂，风则眴，寒则揭。若唇肿起，白皮皱裂如蚕茧，名曰茧唇。有唇肿重出如茧者，有本细末大、如茧如瘤者。或因七情动火伤血，或因心火传授脾经，或因厚味积热伤脾。〔批〕茧唇数种。大要审本症，察兼症，补脾气，生脾血，则燥自润，火自除，风自息，肿自消。若妄用清热消毒之药，或用药线结去，反为翻花败症矣。

茧　唇

〔批〕茧唇。

胃火血燥，唇裂为茧，或牙龈溃烂作痛，宜清胃饮见齿，或加赤芍、川芎、柴胡可治脾胃肝胆经热。

---

①　元：“玄”之避讳字。

〔批〕唇口肿裂。

肝经怒火，风热传脾，唇肿裂，或患茧唇，柴胡清肝散。

柴胡　黄芩炒。各钱　黄连炒　山栀炒。各七分　当归钱　川芎六分　生地黄钱　升麻八分　牡丹皮钱　甘草三分

煎，服。若脾胃弱，去芩、连，加白术、茯苓。

外用皂角末少许，水调涂。〔批〕外用。

〔批〕肾虚唇裂。

肾虚唇茧阴虚火燥，唇裂如茧，时出血水，内热口干，吐痰，体瘦，宜用济阴地黄丸。

熟地黄　五味子　麦门冬　当归　肉苁蓉　山茱萸　枸杞子　山药　甘菊花　巴戟肉等分

蜜丸。空心，盐、酒下。

唇　瞤

〔批〕唇瞤。

风热传脾，唇口瞤皱，或头目眩，或四肢浮肿，如风状，羌活散。

羌活　茯苓　薏米仁等分

每四钱，煎，入竹沥和服。

风热客于脾经，唇燥裂无色，宜泻黄饮子《济生》。

白芷　升麻　枳壳炒　黄芩　防风各钱半　半夏制，钱　石斛钱半　甘草七分

姜三片煎。

〔批〕风湿入脾。

风湿入脾，唇口瞤动，头目眩痛，结核浮肿，用薏苡仁炒、防己、赤小豆炒、甘草炙，等分，姜煎，独活散《圣惠》。

独活　升麻　桑寄生　犀角屑　沉香　连翘　汉防己　大黄炒。各七钱半　甘草炙，五钱

每三钱，加白蔹、黄芪、枳壳煎。

外用松脂五钱，大黄、白蔹、赤小豆、胡粉各二钱半，为细

末，鸡子清调涂。

唇　紧

〔批〕唇紧。

口唇紧小，不能开合，饮食不得，不急治则死。此亦奇病，名曰沈[1]唇，亦曰紧唇。

实者，泻黄饮子见上。

肿者，薏苡仁汤。

即上薏苡仁等四味。

外用乱发、露蜂房、六畜毛烧灰，猪脂调搽。

唇　疮

〔批〕唇疮。

经曰：足阳明所生病者，口喎唇胗胗同疹，疮也。

中气伤损，唇口生疮，恶寒发热，肢体倦怠，宜补中益气汤见内伤。思虑伤脾，血耗唇皱，宜归脾汤见惊悸。

〔批〕疮久不愈。

思虑过度，蕴热于脾，沈裂无色，唇燥口干，生疮，年久不愈，五福化毒丹。

元参洗，焙　桔梗各二两　人参五钱　茯苓两半　马牙硝风化　青黛各两　麝香一字　甘草炙，七钱半

蜜丸，皂角子大，金银箔为衣。每一二丸，薄荷汤化下。

〔批〕外治。

外治　橄榄烧灰，猪脂调涂，或用核中仁细研傅之；八月蓝叶绞汁洗，不过二日瘥；诃子肉、五倍子等分，为末，干掺；大铜钱四文，石上以猪脂磨，取汁涂；蛇蜕烧灰、晚蚕蛾炙干为末，油调敷；饭甑边气水，点之。皆神效。

---

① 沈：通“沉”。《国语·周语·下》“气不沈滞”，《补音》：“沈，俗作‘沉’。”

唇燥

〔批〕唇燥。

脾热，唇焦枯，无润泽，宜生地黄煎。

生地黄取汁　生天门冬取汁。各半升　生麦门冬去心　葳蕤各二两　黄芪　升麻各两半　细辛　川芎　白术　甘草生用。各两

细剉，绵裹，酒浸一宿，以猪脂二斤煎至药色焦，滤去滓，入前二汁，熬令稠，磁器盛，每半匙，含咽下。

冬月唇干，折出血，桃仁捣烂，猪脂调涂。

舌

舌苔　舌肿胀痛　木舌　重舌　舌疮　舌痹　舌出不收

舌强　舌卷　舌纵　自啮舌颊　断舌

总论　经曰：心在窍为舌。又曰：心气通于舌，心和则舌能知五味矣。又曰：中央黄色，入通于脾，故病在舌本。乔岳[①]曰：心绝则舌不能收，及不能语。李东垣曰：舌者心也，复能知味，是舌中有脾也。〔批〕舌中有脾。

孙景思[②]曰：舌者，心气之所主，脾脉之所通。二脏不和，风邪中之，则舌强不能言，壅热攻之，则舌肿不能转，更有重舌、木舌、肿痛、出血等症，皆由心脾二经风热所乘而然也。《准绳》曰：舌主尝五味，以荣养于身，资于脾，以分布津液于五脏，故心之本脉，系于舌根；脾之络脉，系于舌傍；肝脉循阴器，络于舌本。心脾虚，风热乘之则为病。又，经曰：足少阴脉之正直者，系舌本。舌纵，涎下，烦悗，取足少阴。《元珠》曰：舌之下窍，肾之津液所潮也。注：下窍，廉泉穴也，一名舌本，在颔下结喉上。

---

① 乔岳：生平不详，著有《五脏绝歌》，南宋太医局刊行的《小儿卫生总微论方》曾引之，则乔当为宋以前人。

② 孙景思：明代医家，著有《医论》一书。

舌　苔

〔批〕舌苔。

舌者心之官，法应南方，本红而泽。伤寒邪气在表者，舌即无苔，及邪气传里，则生苔矣。舌上苔滑者，丹田有热，胸中有邪，邪气相传入里也。寒变为热，则苔不滑而涩，是热耗津液，而滑者已干也。若热聚于胃，则舌苔黄。《金匮》曰：苔黄者，下之，黄自去。若舌上黑色者，为热极矣。经曰：热病，口干舌黑则死。心开窍于舌。黑为肾水，水火相刑，故必死。肾虚有火，是无根虚火，舌色淡黑，二三点，用补肾降火之药。

〔批〕白苔。

脾热则滑而苔，或白苔干涩如雪，白蜜、薄荷汁，姜片蘸揩之余苔治法，详伤寒。

〔批〕芒刺。

舌生芒刺结热甚也，燥涩如杨梅刺者，亦宜姜片蘸蜜揩之，兼下之，其刺自消。

〔批〕舌衄。

舌衄见血门。

肝热则血上壅，宜蒲黄或槐花炒黑为末掺之，内服清肝药详舌衄。

舌肿胀痛

〔批〕舌肿胀痛。

舌根肿胀为重舌，肿而不柔和者为木舌另详后条。

〔批〕齿寒壮热，齿浮舌肿。

风寒伤于心脾，令人憎寒壮热，齿浮，舌肿痛，宜金沸草散见咳嗽。漱口，吐一半，吃一半。世医用此发散伤寒、伤风，及加杏仁、五味子治痰嗽，皆效。独未知用之治舌肿牙疼。昔有人患舌肿满塞，粥药不入，其势危急，煎此一剂，乘热以纸笼气熏之，遂愈，黄药汤。

黄药子凉血降火解毒，治诸恶肿疮

每三钱，煎，食后温服。

〔批〕肿痛状如无皮。

口舌肿痛，或状如无皮，或发热作渴薛新甫云：此为中气虚热，清热补气汤。

归、芍、四君各钱，加升麻、五味子、麦门冬、元参各五分，煎。如不应，加炮干姜，甚者加附子。

〔批〕眼如烟触。

若眼如烟触，体倦少食，或午后益甚此为阴血虚热，清热补血汤。

四物各钱内用熟地，加元参七分，知母、黄柏、五味子、麦门冬、柴胡、牡丹皮各五分，煎。如不应，用补中益气汤加五味子。

愚按：薛氏用方，每无定见若此。

乱发烧灰，水调下。

〔批〕发热作渴。

发热作渴，饮冷，便秘此为肠胃实火，宜凉膈散。

〔批〕发热恶寒。

若发热恶寒，口渴喜汤，食少体倦此为脾经虚热，宜加味归脾汤。

本方加柴胡、山栀、丹皮，倍当归。

上俱薛氏法，姑录之。

〔批〕头肿舌强。

腮颊肿痛，舌本作强为心脾壅热，元参升麻汤。

元参入少阴，壮水制火　升麻入阳明，升阳解毒　赤芍滋阴　犀角清热　桔梗泻火　贯众解毒　黄芩清热　甘草和药。等分

每四钱，煎。

〔批〕痰盛作渴。

痰盛作渴，口舌肿痛为上焦有热，清热化痰汤。

贝母　天花粉　枳实麸炒　桔梗各钱　黄芩　黄连各钱二分　元参　升麻各七分　甘草五分

煎。

〔批〕恚怒过度。

恚怒过度，寒热口苦，舌肿痛此为肝经血伤火动，小柴胡汤加丹皮、栀仁。

〔批〕血虚。

血虚肝火动者，八珍汤加柴胡、山栀、丹皮，倍参、术，虚甚加炮干姜。

〔批〕七情。

七情所菀，舌肿满，不得息，《本事》方：草乌一个，南星一个，生姜一块，为末，醋调，贴手足心。

〔批〕刺法。

凡舌肿胀，宜先刺舌尖，或舌上，或傍边，出血泄毒，以救其急。惟舌下廉泉穴，此属肾经，虽宜出血，宜当禁针，恐血出不止，慎之。

〔批〕外治。

外治　百草霜研细，醋调，敷舌上下，脱去更傅一方加盐等分，井花水调敷；硼砂细末，切生姜，蘸药，揩舌肿处，即退；蓖麻油蘸纸，捻条，烧烟熏之；好胆矾研细，傅之。

〔批〕肿硬出血。

肿硬出血者，海螵蛸、蒲黄等分，研细，井花水调敷。

木　舌

〔批〕木舌。

舌肿满口，气不得吐，不急治，则塞闷杀人，马牙硝丸。

马牙硝研，七钱半　铅白霜　太阴元精石　寒水石　麝香细研　大黄炒。各五钱　白矾枯，钱二分　甘草炙，二钱半

蜜丸，含咽。

牛黄散。

牛黄研　汉防己各七钱半　犀角屑，二钱半　羚羊角屑　人参　生地黄　桂心　牛蒡子炒　甘草炙。各五钱

为细末。每三钱，煎，连渣温服。

元参散。

元参　升麻　犀角屑　大黄各七钱半　甘草五钱

每五钱，煎。

百草霜散见上外治。若先决去血汁，更傅之，尤佳。

上外治诸方俱可用。

重　舌

〔批〕重舌、重腭、重龈。

《纲目》曰：舌根下，生形如舌而小，谓之重舌；其着颊里及上颚如此者，名曰重腭；其着齿龈上下者，名曰重龈。皆急宜刺之出血。

乌犀膏见咽喉。

牛黄散

牛黄研　人参　大黄炒　麝香研　甘草炙。各五钱　丹砂研　当归炒。各二钱半　白茯苓去皮，七钱半

为细末。每五分，沸汤调服，甚者倍用。

〔批〕外治。

外用：真蒲黄末，掺之；又方，皂角刺煅，朴硝少许，研匀，先以手蘸水，擦口并舌上下，将药掺之，涎出自消；又，用五灵脂两去沙石，研末，米醋一大碗煎，时含漱口；黄连煎汤，频呷之以泻心火；又，蛇蜕烧灰，研极细，少许傅之。

舌　疮

〔批〕舌疮。

风热，口中干燥，舌裂生疮，甘露饮见齿衄去熟地、天冬、茵陈、枳壳，每五钱，煎，瓜蒌根散。

瓜蒌根　胡黄连　黄芩各七钱半　僵蚕炒　白鲜皮　大黄炒。各五钱　牛黄研　滑石研。各二钱半

为细末。每二钱，竹叶汤调下。

甘露丸。

寒水石二斤，烧令赤，摊地上一宿，出火毒　马牙硝三两，细研　铅

白霜细研　冰片细研　甘草炙赤。各七钱半

糯米饭和丸，弹子大。食后，新汲水磨半丸，含服。

〔批〕外治。

外用绿云散。

铜绿　铅白霜等分，研极细

每用少许，掺舌上。

白矾为末，汤泡，洗足。

〔批〕口舌生疮，咽喉肿痛。

热毒，口舌生疮，咽喉肿痛，升麻散。

升麻　赤芍　人参　桔梗　干葛　甘草等分

煎。一方有大黄、黄连、黄芩、元参、麦门冬，等分，煎服。

〔批〕积热疮痹。

积热，舌疮喉痹，碧雪《局方》。

芒硝　青黛　寒水石　石膏煅。各研、飞　朴硝　硝石　马牙硝等分

甘草煎汤，入诸药再煎，柳枝搅，令溶入，青黛搅匀，倾盆内，冷即成霜。每少许，津含化。喉痹，竹管吹入喉中。

或玉屑无忧散见喉痹。

〔批〕心热裂疮。

心热则裂而疮，木舌重舌，三黄丸见火热；真蒲黄掺之，三黄丸末，水调贴足心，龙石散《三因》。

寒水石煅，三两　朱砂二钱半，研　冰片半字

为末，用少许擦患处。

白矾不枯、大黄、朴硝擦漱，醋调五灵脂、乌贼骨、蒲黄末涂之；内服散肝经实热之药。

〔批〕口干足热。

舌疮咽痛，口干足热，日晡益甚为胃经虚火，宜六味丸夜卧睡觉，以手左右交揉两丸①三五十遍。

① 丸：此指睾丸。

〔批〕肢冷，痰甚，眼赤。

四肢逆冷，恶寒饮食，或痰甚眼赤为命门火衰，宜八味丸俱见虚劳。

〔批〕思虑过度。

思虑过度，口舌生疮，咽喉不利此为脾经血虚火动，宜加味归脾汤见前舌肿胀。

〔批〕舌疮成穴。

有舌上病疮，久蚀成穴，累服凉剂不效，后服黑锡丹渐愈此亦下虚，故上盛也。

舌　痹

〔批〕舌痹。

舌无故常自痹者，名舌痹，由心血不足，不可作风治。

理中汤加当归，或归脾汤加炮姜服之。

舌　强

〔批〕舌强。

风寒湿所中，舌强不能语，矾石散《三因》。

枯矾　桂心等分

为末。每一钱，安舌下。

牛黄散见木舌，又用蛇蜕烧存性、全蝎焙干等分，为细末傅之余详中风门。

舌　卷

〔批〕舌卷。

风寒湿所中，则舌卷缩不能言，宜小续命汤见中风。挟热，升麻散见前加桔梗漱之。

经云：邪客手少阳之络，令人喉痹舌卷，口干心烦，臂外廉痛，手不及头，刺手中指、次指爪甲上去端如韭叶各一痏。唇青舌卷卵缩者，死。

舌出不收

〔批〕舌出不收。

心经热甚，及伤寒热毒攻心，又或伤寒后，不能调摄，往往有之。宜珍珠末、冰片等分，傅之即收。

伤寒后，不能调摄者，巴豆一粒，去油取霜，纸捻卷之，纳入鼻中，舌自收。

舌吐不收，名曰阳强；舌缩不能言，名曰阴强。伤寒后阴阳易病，舌出数寸者死。

〔批〕治案。

一妇因产子舌出不能收，周真①见之，以朱砂傅其舌，令仍作产子状。以两女扶掖之，乃于壁外置瓦盆，投地作声，声闻而舌收矣。经曰：舌者心之苗。因产心惊，吐舌不收，乃惊之，则自收矣。

舌纵涎下多唾

〔批〕舌纵涎下。

经曰：饮食皆入于胃，胃中有热，则虫动。虫动则胃缓。胃缓则廉泉开。廉泉开，故涎下。补足少阴。

〔批〕风痰。

口角流涎不止，口目㖞斜，手足痿软，神龟滋阴丸见痿。有风痰者，宜用清心导痰丸。

白附子两　南星姜制　半夏同上。各二两　黄连炒，七钱半　天花粉两　白僵蚕炒，去丝、嘴，五钱　川乌盐制，二钱　郁金七钱半　天麻　羌活各五钱

姜汁糊丸。

〔批〕流涎。

流涎自然流出喜笑，舌喑，脉洪大，黄连解毒汤加二术、半夏、竹沥，姜汁服之。

〔批〕病后喜唾。

大病后，喜出唾，久不了了者，当以丸药温之，宜理中汤详伤

---

① 周真：元代医家，字子固，号玉田隐者。

寒瘥后病。

自啮舌颊

〔批〕自啮舌颊。

经曰：此厥逆走上，脉气皆至也。少阴气至则啮舌，少阳气至则啮颊，阳明气至则啮唇。视主病者，则补之。

东垣神圣复气汤主之，治咬颊、咬唇、咬舌、舌根强硬如神方见腰痛。

〔批〕补断舌。

补断舌方 大人小儿，偶含刀在口，割断舌头，已垂落而未断者，用鸡子白软皮，袋住舌头，以破血丹救之。

天花粉三两　赤芍二两　姜黄　白芷各两

为末。蜜调，涂舌根断血。却以蜜调黄蜡，稀稠得所[1]，敷在鸡子皮上盖性软，能透药性故也，常勤添敷。三日舌接回，方去鸡子皮，只用蜜蜡勤敷，七日全安。愈后舌硬，以白鸡冠血点之即软。

〔批〕穿断，血出不止。

自行跌仆，穿断舌心，血出不止，以鹅翎蘸米醋，频刷断处，其血即止，仍用蒲黄、杏仁、硼砂少许为末，蜜调成膏，含化。

〔批〕舌断重生。

舌断能重生，用活蟹一只，炙干为末敷之。此方至神至验。

咽

喉喉痹　急喉痹　咽嗌痛　乳蛾　生疮　悬雍垂　尸咽
梅核气　如物噎塞　诸物哽喉

总论 咽在喉之前，所以咽物。经曰：咽主地气，地气通于嗌。嗌即咽之底处也，咽即嗌之高处也。喉在咽之后，所以候气。经曰：喉主天气，天气通于肺，谓之肺系。〔批〕咽主地气，喉主

① 得所：适当，适宜。

天气。又曰：咽嗌者，水谷之道也；喉咙者，气之所以上下者也；会厌者，声音之户也；悬雍者，音声之关也。

咽与喉、会厌与舌，四者同在一门，而其用各异。喉以纳气，故通于天；咽以纳食，故通于地；会厌管乎其上，以司开合。掩其厌，则食下；不掩其喉，必错。必舌抵上颚，则会厌能闭其候。四者交相为用，缺一则饮食废而死矣。

〔批〕咽喉病名。

咽喉病名：有痹即闭也有肿，又有缠喉风、乳蛾、生疮。

诸病治法：十二经脉，惟足太阳膀胱在表，别下项，不历咽膈，余经皆循喉咙，历膈，尽得以病之。然统其所属者，乃在君相二火。经曰：诸逆冲上，皆属于火。盖肺主气，天也；脾主食，地也。纳气者，从金化；纳食者，从土化。金性燥，土性湿。至于病也，金燥则涩，涩则闭塞不仁。故在喉，谓之痹。土湿则泥，泥则壅胀不通。故在咽，谓之肿。皆火菀于上焦，致痰涎气血聚结于咽喉也。自其咽肿形状分之，则有缠喉风、乳蛾之名。喉痹之暴发、暴死者，名走马喉痹。又有嗌塞咽喉干者，亦皆因诸经所致。虽有经气之寒热不等，其为火症一也。〔批〕皆为火症。

喉痹咽肿治法：视火微甚，微则正治、甚则反治，撩痰、出血，三者随宜而施。

〔批〕撩痰。

撩痰：以鹅翎蘸米醋，缴喉中，摘①去其痰，盖醋味酸，能收其痰，随翎而出，又能消积血。

〔批〕出血。

出血：于手大指少商，出血行气。

乳蛾甚而不散，宜以小刀，就蛾上刺出血；马牙硝吹点咽喉，以退火邪。

〔批〕内服。

---

① 摘：通“擿”，本义为探取，此作探吐解。《千金要方》卷十八第六：“须臾猥猥然欲吐，擿之。”《千金翼方》卷十九第四“擿”作“摘”。

内服射干、青黛、甘、桔、栀、芩、矾石、恶实、大黄之类，随其攸利为方，以散上焦之热。

〔批〕外傅。

外傅，如生地龙、韭根、伏龙肝之类，皆可用。

生疮或白或赤，其白者多涎，赤者多血，大略与口疮同例，蔷薇根皮、黄柏、青黛，煎，含，细咽亦佳。

凡经云喉痹者，谓喉中呼吸不通，言语不出，而天气闭塞也。云咽痛、嗌痛者，谓咽中不能纳唾与食，而地气闭塞也。喉痹、咽嗌痛者，天地之气并闭塞也。病喉痹，必兼咽嗌痛；病咽嗌痛，未必兼喉痹也。

喉痹

〔批〕喉痹。

经曰：一阴一阳结，谓之喉痹。一阴，少阴君火；一阳，少阳相火也。盖君相二火独胜，则热结正络，故痛且速也。嗌干、嗌痛、咽肿、颔肿、舌本强，皆君火也。唯喉痹急速，相火也。

初起作痛，或有疮、或无疮，通用甘桔汤见肺痈。不效，加荆芥，名如圣汤。或更加连翘、鼠粘子、防风、竹茹，或甘露饮见齿衄，一见齿。

〔批〕表症。

恶寒，及寸脉小弱于关尺者，皆为表症楼全善云：喉痹恶寒者，皆是寒折热，寒闭于外，热菀于内。姜汁散其外寒，则内热得伸而愈矣。切忌胆矾酸寒等剂点喉，反使其阳菀结不伸。又忌硝、黄等寒剂下之，反使其阳下陷入里，则祸不旋踵矣。韩祗和云：寸脉弱小于关者，宜消阴助阳。东垣云：两寸脉不足，乃阳气不足，或三部俱小弱，皆宜用表药以升阳，甘桔汤。

〔批〕风寒卒痹。

外感风寒，卒喉痹，不得语，《三因》用小续命汤见中风加杏仁七粒，煎。甚妙。

〔批〕暴寒中人。

暴寒中人，咽痛非时暴寒，伏于少阴经。始不觉，旬日乃发，必先咽痛，次必下利，脉微弱，古谓之肾伤寒，宜半夏桂枝甘草汤《活人》。

半夏　桂枝　甘草等分

入姜煎，旋旋呷之。

〔批〕天行运气。

乡村病皆相似，属天行运气之邪，必先表散之，亦大忌酸药点之、寒药下之，菀其邪于内，不得出也。

运气喉痹有二：一属火少阳司天所至，宜仲景桔梗汤见少阴，或面赤斑者属阳毒，宜阳毒诸方汗之见阳毒门〔批〕阳毒；一属湿太阴在泉，湿淫所胜，宜前半夏桂甘汤即仲景半夏散。并见少阴，或面青黑者属阴毒，宜阴毒诸方汗之见阴毒门。〔批〕阴毒。通宜甘桔汤加黄连、半夏、白僵蚕、鼠粘子根等剂发之。〔批〕通治。挟虚者，加参、芪、当归辈。〔批〕挟虚。水浆不入者，先用解毒雄黄丸丹溪。

雄黄两，能破结气　郁金钱，能散恶血　巴豆十四粒。去皮、油，能下稠涎。丹溪生平不用厉剂，此盖不得已而用之

醋糊为丸，如绿豆大，用三丸，醋磨化，灌喉。

痰出，更用生姜汁灌之，却用上项药，无不神验。〔批〕水浆不入。

以上皆表散之剂。〔批〕以上表散。

凡治此病，暴者必先发散，次取痰去恶血。

〔批〕不恶寒。

喉痹，不恶寒者，及寸脉大滑实者，皆属下症韩祗和云：寸脉大于关尺者，宜消阳助阴。东垣云：两寸脉实为阳盛阴虚，下之则愈。宜硝、黄、青黛等寒药降之，或白矾等酸剂收之，或三部俱实，亦可用其法，宜《外台》神验方。

朴硝两

细细含咽汁，立愈。

或含黄柏片，或咽萝卜汁，或吹乌鲩鱼胆。

〔批〕上症及缠喉风痹。

上症及缠喉风痹，其肿透达于外，且麻、且痒、且痛，咽喉肿痛、咽物有碍，或风涎壅塞，口舌生疮，玉屑无忧散并治骨屑哽塞。〔批〕骨屑哽塞。

元参　黄连各五钱　寒水石三钱。以上清火　贯众　山豆根解毒　茯苓　滑石利水　砂仁各五钱　硼砂三钱。软坚，并消骨哽　荆芥散结　甘草和中。各五钱

为末。每一钱，先挑入口，徐以清水咽下。能除三尸，去八邪，避瘟疗渴。硼砂、元参，最能生津。凡泻火利水之药，皆能疗渴。朱丹溪曰：咽痛必用荆芥，虚火上炎，必用元参。

《局方》碧雪见舌疮，玉钥匙《三因》。

焰硝两半　硼砂五钱　冰片一字　白僵蚕二钱半

为末。以竹管吹五分入喉中，立愈。

清心利膈汤。

防风　荆芥　薄荷　黄芩　黄连　桔梗各钱半　山栀　连翘　元参　大黄　芒硝　牛蒡子炒，研　甘草各七分

煎服。

碧玉散《宝鉴》。

青黛　盆硝　蒲黄　甘草等分

研细，吹入喉中，细细咽下，或用砂糖为丸，含化。

追风散。

黄丹　朴硝　猪牙皂烧灰　砂仁壳烧灰。各五钱

为细末。每少许，以鹅翎蘸药入口中，傅舌上下及肿处，然后以温水灌漱。如咽喉间毒已破，疮口痛，用猪脑髓蒸熟，淡姜醋蘸，吃下立效。

以上皆寒降之剂。〔批〕以上寒降。

〔批〕气息不通。

上证，气息不通，开关散《宝鉴》。

僵蚕炒，去丝、嘴　枯矾等分

为末，姜汁、蜜水调下。细细服之。

七宝散。

僵蚕直者，十个　硼砂　雄黄　全蝎十个，头尾全者，焙　明矾　猪牙皂一挺，去皮、弦。各钱　胆矾五分

为细末。每一字，吹入喉中，即愈。

又，白矾末，乌鸡子清调灌；或枯而吹之，用灯盏底油脚灌下；或胆矾末，以箸蘸之点患处；或用牙皂，和梅霜，为末含之。

以上皆酸收之剂。〔批〕以上酸收。

〔批〕取痰。

喉痹，宜取痰，瓜蒂散。

甜瓜蒂自干落者，不拘多少

研细末。壮者一字，老幼半字。早晨用井花水调下，一时顷，含砂糖一块。良久，涎如水出。年深者涎尽，有一块涎，布水上如镜。涎尽，食粥一二日。如吐多困甚，以麝香细研，用温水一盏调下半分。此药不大吐逆，只吐涎水。

乌犀膏。

皂荚两条，捶碎，用水浸一时久，挼汁去渣，入瓦罐熬成膏。好酒一合，焰硝、百草霜研各钱，用皂角膏搅匀，令稠。人参二钱为末，硼砂、白梅霜各少许，并研入膏中。用鹅翎点少许于喉中，以出尽顽痰为度。却嚼甘草三寸，咽汁吞津。若木舌，先以布蘸水，揩舌令冷，次以生姜片擦之，然后点药。

雄黄解毒丸见前，或用鹅翎蘸桐油探吐之，或用射干末，逆流水调，吐之，或皂角揉水灌下。

〔批〕牙关闭。

牙关闭者，嗜鼻取之，一字散。

雄黄另研　白矾生，研　藜芦厚者，去皮用仁。各钱　猪牙皂七挺　蝎梢七枚

为末。用一字，吹鼻中，即时吐出顽痰。去蝎梢，名备急如圣散，亦用嗜鼻。

或用巴豆油染纸作捻子，点火吹灭，以烟熏入鼻中，即时口鼻流涎，牙关开矣。

以上皆取痰之剂。〔批〕以上取痰。

〔批〕急喉痹。

急喉痹恶血不散，内外皆肿，缓治则死，雄黄解毒丸见上，或用上巴豆油纸法，吹息，带烟刺入喉中，出紫血、恶涎即宽此以热攻热之法，热则流通之义也。

〔批〕刺血。

单蛾、双蛾、木舌、重舌、缠喉风、走马喉风，病同属火，唯缠喉、走马杀人最速。张子和曰：治喉痹，用针出血最为上策。《内经》：火菀发之。发谓发汗，出血者，乃发汗之一端也。针刺少商穴大指内侧爪甲根出血，或刺大溪穴足内踝后五分，跟骨上动脉陷中出恶血。

猪牙皂角、白矾、黄连等分，焙为末，吹入喉中，少顷吐出脓血，立愈。

皂角去皮、弦、子，生用五钱，为末，以箸头点少许在肿痛处。更以醋糊调药末，厚涂顶上，须臾便破，血出瘥。

〔批〕血壅为痹。

血壅而为痹，宜取红蓝花汁服之，无鲜者，则浓煎绞汁亦得；或茜草两，煎服；或用杜牛膝，捣自然汁，和醋服；或用马鞭草，捣自然汁服；或用射干，切一片，含咽汁。

以上皆破血之剂。〔批〕以上破血。

〔批〕急喉痹。

急喉痹，有声如鼾，有如痰在喉响者此为肺绝之候，速宜参膏救之，用姜汁、竹沥和服。如无膏，浓煎独参汤救之服早者十全七八，次则十全四五，迟则十不全一也。

〔批〕风痰热痹。

风痰热喉痹，先以千缗①汤见喘，次以四物汤加黄柏、知母丹溪法。养阴则火自降。

〔批〕七情菀结。

---

① 缗（mín 民）：原作“緍”，据《医学纲目·肝胆部·咽喉》改，与本书卷十一合。

七情菀结，咽喉肿痛，气塞不通，急宜五香散。

木香　沉香　鸡舌香　熏陆香各两　麝香三分

细末。每一钱，水调下。

〔批〕寒客卒哑。

寒气客于会厌，卒然而哑，玉粉丸见喑。

陈藏器每治脏寒咽闭，吞吐不利，用蜜附子方。见后。

咽嗌痛

〔批〕咽嗌痛。

咽唾与食则痛者是也。经云：形苦志苦，病生于咽嗌。又云：肝者，中之将也，取决于胆，咽为之使。又云：一阴一阳代绝，喉咽干燥，病在脾土。注：一阴，厥阴脉；一阳，少阳脉。并木之气也。木克土，故咽嗌病。虽在脾土，实由肝胆之所为也。又，十二经脉，除足太阳，余皆循喉咙。或实热上攻，或虚火妄行，痰涎结聚，则成咽痛、咽疮。实火宜升之、散之。〔批〕实火升散。若虚火，宜用人参、姜、附，辛热之药，多有过服寒凉而病反甚者。〔批〕虚火辛热。

〔批〕浮热。

浮热表散之，加味如圣汤见前。

〔批〕脾肺火热。

脾肺火热，虚烦上壅，利膈汤《本事》。

桔梗　甘草甘桔汤也。咽痛咽疮，由于火菀，二药辛苦散寒，甘平除热，为清肺利咽之要药　薄荷　荆芥以之散火除风　牛蒡子以之润肠解毒　人参火者元气之贼，正气虚则邪火炽，故又加之，以补虚退热

等分为末。每服二钱。或加僵蚕其气清化，能散相火逆结之痰。

喻嘉言曰：此方上清上焦壅热，全用辛凉轻清之味，不用苦寒下降之药，较凉膈散尤胜。

〔批〕咽肿微痛。

咽肿，微觉痛，桔梗汤东垣。

麻黄存节，五分　桔梗钱　黄芩三钱　甘草钱　白僵蚕二钱　马

勃两　桂枝少许　当归三分

煎上三方散之不已，则收之。〔批〕散之不已，则收之。

单用硼砂，或和胆矾、白僵蚕、白梅霜，噙之；或百药煎去黑皮、硼砂、甘草、生白矾，等分为末，每一钱，米饮调，细细咽下。

〔批〕热壅嗽血。

热壅咽痛，或嗽中带血，宜金沸草散见咳嗽，佐以辰砂化痰丸见痰饮。

〔批〕热壅上焦。

热壅上焦，吞咽干物，不若常时之润，睡觉口舌全无津液，如圣汤见前加人参五分、元参七分，或佐以鸡苏丸见吐血、碧云散。

白矾明净者，研，钱　巴豆一粒，去壳

以白矾末，瓦上溶成，入巴豆在内，候矾干，细研。每一字，吹入咽中，涎出为效。一方用青矾。

〔批〕心头烦躁。

上症，兼心头烦躁者，辰砂五苓散见太阳；实热咽痛，三黄丸见火热，或用黄连、荆芥、薄荷为末，蜜、姜汁调，噙，或含山豆根及用三黄丸水调，贴足心，甚者祛毒牛黄丸《宝鉴》。

牛黄研，三钱半　人参　琥珀研　生地黄沉水者佳　犀角屑　桔梗　硼砂各五钱　雄黄两，飞　元参　升麻各三钱　寒水石煅，二两　蛤粉水飞，四两　朱砂研，飞，七钱　铅白霜　冰片各钱

蜜丸，小弹子大。每一丸，浓煎，薄荷汤化下，或新汲水化亦得。日三服，含咽亦可。本方除雄黄、蛤粉、寒水石，加羚羊角屑、川芎、连翘、赤茯苓、马牙硝、麝香，名龙麝聚圣丹《宝鉴》，治同。

〔批〕服冷反甚。

咽痛，服冷剂反甚者，宜用姜汁详咳嗽失声，生疮损破者勿用用之辣痛，又能散不收。又，用冷药不效者，宜枳南汤缺方。大约系用枳壳、南星辛温之类。

〔批〕妨闷微痛。

咽痛妨闷，咽物则微痛不宜用寒凉药过泄之，发声散《宝鉴》。

瓜蒌一个　白僵蚕五钱，微炒　桔梗白者，七钱半，炒　甘草二钱，炒

为细末。每少许，干掺喉中。

〔批〕肿痛。

若肿痛，左右有红，或只一壁红紫长大，水米难下，用此散钱、朴硝钱，和匀，掺喉中，咽津。

〔批〕赤肿白疮。

如喉中生赤肿，或有小白头疮，用前散钱七、白矾细研五分，和，干掺。

〔批〕感寒咽闭。

运气咽嗌痛皆属寒，感寒咽闭，不能咽，蜜附子方《三因》。

大附子一枚，去皮、脐

切作大片，蜜涂，炙令黄，含咽津，甘味尽，更以一片蜜涂炙，含之。

〔批〕发斑。

发斑咽痛，元参升麻汤见发斑。

〔批〕阴虚阳越。

阴气大虚，阳气飞越，痰结在上，遂成咽痛，脉必浮大，重取必涩去死为近，此症皆是劳嗽日久者有之。如用实热喉痹中诸方，无益有害，宜补阴敛阳，人参浓煎汤，细细饮之。

〔批〕非咽痛。

咽痛，用诸药不效者此非咽痛，乃是鼻中生一条红线如发，悬一黑泡，大如樱珠，垂挂到咽门而止，饮食不入，用牛膝根直而独条者，洗净入好醋三五滴，同研细，滴二三点鼻孔中，则线断珠破，其病立安。

乳　蛾

〔批〕乳蛾。

肿于咽两旁，名双乳蛾；一边肿者，名单乳蛾：俱圆如小箸

头，生于咽喉关上。在关下难治。

罗青散《瑞竹堂》。

真蒲黄五钱　罗青想即大青　盆硝研。各三钱　甘草二钱

为细末。每一钱，冷蜜水调，细细咽之，吞不下，鸡翎蘸药，喉内扫之，立效。

粉香散

白矾三钱　巴豆三粒，去壳　轻粉　麝香各少许

于铁器内熬矾令沸，入巴豆在矾内，候枯去巴豆，研末，入粉、麝，吹喉中，乳蛾即开。

悬雍垂

〔批〕悬雍垂。

即上颚音声之关。若脏腑伏热，上冲咽喉，则悬雍或长而肿。有长数寸者，谓之帝钟风，不可针破，针则杀人。

元参散

元参　升麻　射干　大黄各五钱　甘草减半

煎，放温，时时含咽，良验。

射干丸

上方除元参，加杏仁去皮尖，麸炒五钱，大黄微炒、木鳖子，各二钱半，蜜丸，含化。

烧盐散

烧盐　枯矾等分

研细，以箸头点之，即消。

〔批〕悬雍闭塞。

悬雍闭塞不通，马牙硝散。

马牙硝一味，细研

每一钱，绵裹，含咽津，以通为度。

硼砂散。

硼砂研　马牙硝研　滑石　寒水石各二钱　冰片研，五分　白矾钱半

为细末。每五分，新汲水调服。

尸　咽

〔批〕尸咽。

阴阳不和，脾肺壅盛，风热毒气，又不能通，故令尸虫发动，上蚀于喉，或痒或痛，如䘌之候也。与伤寒狐惑同参之。

咽　疮

多虚火游行无制，客于咽喉，宜人参、黄柏蜜炙、荆芥治之。

气虚，人参、黄芪加竹沥。血虚，四物汤加竹沥。

咽喉生疮，黄芪散。

黄芪　槟榔　紫菀　牛蒡子　栀仁　赤茯苓　生草各五钱　麦门冬去心　元参各两　升麻　黄芩各三钱

每一钱，煎服，去渣。

救命散。

腻粉三钱七分　五倍子二钱半　大黄炒　直僵蚕炒　黄连　甘草生用。各五钱

为细末。每用一字，大人竹筒吸之，小人吹之。如毒攻心肺，用男孩奶汁调一字，鸡翎蘸探，呕者生，不呕者死。

琥珀犀角膏。

琥珀研　犀角屑各钱　人参　枣仁去皮，研　茯神去木　辰砂研。各二钱　冰片研，一字

蜜和为膏。每服一弹子大，麦冬浓煎汤化下，日五服。

牛蒡子丸。

牛蒡子炒，两　升麻　黄药子　干浮萍　元参　甘草生用。各五钱

蜜丸，如小弹子大。常含一丸，咽津。

玉屑无忧散见前。

梅核气

〔批〕如有炙脔。

仲景云：妇人咽中如有炙脔，咽不下，咯不出，半夏厚朴汤

主之即七气汤。见气。

〔批〕如物噎塞。

喉中如有物噎塞，杏仁煎丸。

杏仁去皮尖，炒，五钱　枇杷叶去毛，炙　肉桂去皮　人参各两

蜜丸，樱桃大。每一丸，含化。

冬月，临卧食生萝白三五片，无咽喉之患。

〔批〕噎塞疼痛。

噎塞疼痛，咽物不下，射干散。

射干　桔梗　升麻　犀角屑各三钱　木香　木通各五钱　紫苏子炒　诃梨勒去核　槟榔　枳壳　赤茯苓　甘草炙。各两

每三钱，煎。

龙脑丸。

龙脑研　麝香研。各二钱半　升麻　黄芪　马牙硝　钟乳粉各两　大黄微炒　甘草炙。各五钱　生地黄五两，取汁

和蜜丸。每含一丸，咽津。

四味汤。

半夏姜汁浸一宿，汤泡，切　厚朴姜汁炒黄　陈皮去白。各两　赤茯苓二两

每三钱，姜煎。

〔批〕诸物哽喉。

诸物哽喉，《三因》方：薤白，煮令半熟，以线缚定，手执线头，少嚼薤白咽之，度薤白至哽处，便牵线，引哽物即出。

〔批〕骨哽。

骨哽，苎麻根杵烂为丸，如弹子大，将所哽骨煎汤，化下；以犬吊一足，悬起，取其涎，徐徐咽下，其骨化为水，如神以狗善食诸骨也；朴硝研，入鸡苏丸，如弹子大，含化，不过三四丸；南硼砂，井华水洗涤，含化，最软骨；贯众浓煎，盏半，分三服，连进片时，一咯，骨自出。

诸骨哽，玉屑无忧散。

〔批〕鱼骨。

鱼骨哽，皂角少许，吹入鼻中，得嚏哽出；细茶、五倍子，等分为末，吹入咽喉立愈；食橄榄即下，或用其核，为末，顺流水下；缩砂、甘草，末，绵裹含咽，即吐出。

〔批〕在肚刺痛。

鱼骨在肚中，刺痛，煎吴茱萸汁一盏，饮之，骨软而出。

〔批〕鸡骨哽。

鸡骨哽，水帘草捣汁饮之，骨自消；狸骨，煮汁服。

〔批〕兽骨。

兽骨哽，象牙磨水咽下；虎骨为末，水调服；上骨哽诸方，皆可用。

〔批〕谷贼。

谷贼稻芒糠秕，藏于米而误食之，滞于咽门，不能传化，遂令肺刺，不急治亦能杀人，将鹅吊一足，取涎，徐徐咽下即消，或取荐头草嚼亦妙，马牙硝研细，绵裹五分，含咽，以瘥为度。

〔批〕吞钉铁金银铜钱。

吞钉铁金银铜钱等物，但多食肥肉，自随大便而下；水银五钱，服之即消；缩砂浓煎汤，饮之自下；勃荠研烂，服之，其铜自化；多食胡桃，其铜自烂。

〔批〕吞针及铁。

吞针及铁，饴糖半斤，浓煎，艾汁调服；或用真磁石，磨如枣核大，钻眼以线穿，令吞喉间，针自引出；蚕豆煮熟，同韭叶吃之，豌豆亦可，针与菜从大便而出。

〔批〕吞钱。

吞钱，烧炭末，白汤调服，数匙即出，或服蜜升许，艾一把，水五升，煮至一升，顿服，下。

〔批〕吞钱钗镮。

吞钱及钗镮，饴糖二斤，渐渐食之。

吞钗，取薤白，曝令痿黄，煮熟，勿切，食大枣大，即出。

〔批〕吞竹木屑。

误吞竹木屑不下，故锯烧赤，淬酒中，热饮之；铁斧磨水，灌下亦效。

〔批〕吞发。

吞发，绕喉不出，取自乱发烧灰，白汤调服一钱；旧油梳烧为末，酒调服。

〔批〕误吞蜈蚣。

误吞蜈蚣，吃生鸡血，须臾，以清油灌口中，其蜈蚣滚在血中，即吐出，继以雄黄末，水调服，解其毒。

〔批〕误吞水蛭。

误吞水蛭，多服浓茶，食蜜即化为水，田中泥做丸樱桃大，冷水下一丸，蛭即下。

〔批〕治哽皆以类推。

陈无择云：凡治哽之法，皆以类推。如鸬鹚治鱼哽，磁石治针哽，发灰治发哽，狸虎骨治骨哽，亦各从其类也。

面

面痛　鼻颏痛　颊车痛　面皮痛　面热及寒　面肿五色　面疮　肺风酒皶　粉刺　黑皯　附：颊腮　痄腮　髭发

总论　经曰：诸阳之会，皆在于面。又曰：十二经脉，三百六十五络，其血气之津液皆上熏于面。面皮厚，肉坚，故寒热不能胜之也。又曰：五七，阳明脉衰，面始焦，发始堕；六八，衰竭，面焦，发鬓颁白。又，足太阳气血和，则色美；有余，则肥泽；不足，则瘦而无泽。又，心主血，其华在面，以五色候五脏。故青属肝，赤属心，黄属脾，白属肺，黑属肾。又曰：五脏六腑，固尽有部，视其五色，黄赤为热，白为寒，青黑为痛。余详伤寒察色条。

〔批〕面病。

面病　叶氏曰：手足六阳之脉，皆上至于头，而惟阳明脉起鼻，交頞中，入上齿中，侠口环唇，循颊车，上耳前，过客主人。故人之面部，阳明之所属也。其或胃中有热则面热，胃中有寒则面寒。若风热内盛而上攻，令人面目浮肿，或面鼻紫色，或风刺瘾疹，随其症而治之。李氏云：风邪入皮肤，痰饮渍脏腑，则面䵟黯。脾应见于面，肺应皮毛，二经风湿搏而为热湿，故面生疮。丹溪云：面热火气因菀热，面寒属胃虚。

面　痛

〔批〕面痛。

《准绳》曰：面痛皆属火。盖诸阳之会，皆在于面。火，阳类也。心者，生之本，神之变，其华在面。而心，君火也，暴痛多实，久痛多虚。高者抑之，菀者开之。血热者凉血，气虚者补气，不可专以苦寒泄火为事。诸方书无面痛门，今补后三条，以见用药，不可执一，非三条足尽是症也。

〔批〕鼻颊痛。

鼻颊痛或麻痹，久则连口唇、颊车、发际皆阳明经脉所通，故所患皆一经络皆痛言语饮食皆防，颊颊常如糊，触之则痛此足阳明受风毒，传入经络，血凝滞不行，故有此症，犀角升麻汤《本事》主之面病皆属足阳明胃也。经云：肠胃为市。又云：阳明多气多血。胃之中，腥膻五味，无所不纳，如市廛无所不有也。以其腐热饮食之毒，聚于胃中。

犀角屑，钱半。为君，解饮食之毒也　升麻佐之　黄芩同升麻专入胃经　羌活　防风各钱　川芎　白芷　白附子　甘草各五分。皆涤除风热

煎，食后温服。

〔批〕颊车痛。

老年颊车痛，多言伤气不寐伤神则大发。发剧，上连头，下至喉内及牙龈，皆如针刺火灼，不可手触，言语饮食并废。自觉火光如电闪，涎涕稠黏如丝，每劳与饿则甚，得卧与食则少安知其虚也，始以清胃散、犀角、升麻、白虎等汤，皆不效，改用参、芪、白术、芎、归、升麻、桔梗之类，稍佐以栀、芩、连翘、鼠粘子，空心进之，食后则服加减甘露饮见齿牙，遂渐安。

〔批〕菀结过服热药，遂成颊车痛。

因菀结，复过服补火药积成胃热，遂患前症服清胃、甘露、石膏等过当，而见虚症，又服参、芪等补药过当，而复见火症，以越鞠丸见菀加山栀、连翘、贝母、橘红之属，开其菀结自安。

〔批〕面皮里痛。

面皮里痛，何首乌末，姜汁调成膏，傅之，帛盖，以火炙鞋底，热熨之。

面　热

〔批〕面热。

膏粱积热，阳明经标本俱实，先攻其里，后泻经络中风热。先以调胃承气汤七钱，加黄连三钱、犀角一钱，疏下一二行彻其本热，次以升麻加黄连汤治其标热。本不热者，只用此汤。

升麻　葛根各钱　白芷七分　甘草炙，五分　白芍五分　黄连酒炒，四分　生犀末　川芎　薄荷各三分　荆芥穗四分

先浸荆芥、川芎、薄荷，余药水二盏，煎至一盏，入浸三味，再煎，食后温服。忌酒、面、五辛。

东垣云：饮食不节则胃病，胃病则气短精神少，而生大热。有时显火上行，独燎其面。

〔批〕面热如醉。

咳逆倚息不得卧，面热如醉为胃热上冲，熏其面，桂苓五味甘草汤《金匮》。

桂枝去皮　茯苓各四两　甘草炙，三两　五味子半升

加大黄以利之。

经曰：肾者水脏，主卧与喘。东垣云：病人不得卧，水气逆行，上乘于肺。愚按：此症胃热气冲致肾燥，故用桂枝之辛以润之。肺欲收，故用五味之酸以收之。茯苓行水，甘草补土，加大黄以荡胃热。凡喘不得卧，其脉浮，慎勿下之。此症无面热，仲景原以小青龙主之，服已寸脉沉，尺脉微，厥逆气冲，故用此汤，虽大黄亦可加之。

面　寒

〔批〕面寒。

身体瘦弱，饮食清减者，阳明经标本俱虚，先温其里，次行经络。先以附子理中汤温其中气，次以升麻加附子汤治其外寒本不寒者，只用此汤。

升麻　葛根　白芷皆解阳明风热，胃寒亦必用之以行经络　黄芪各七分　人参五分　草蔻五分　附子炮，七分　智仁三分　炙草五分

葱白连须二茎，同煎。

面　肿

〔批〕面肿。

为风，宜用羌活、防风、升麻、白芷、牛蒡子之属；外，杏仁去皮，杵膏，敷之余见水肿。

面　青

〔批〕面青。

《难经》云：肝外症，面青善怒。

面　尘

〔批〕面尘。

经曰：肝是动病，甚则嗌干，面尘，脱色；胆是动病，甚则面微有尘，皆木菀不能敷荣也。逍遥散之类主之

运气面尘有二：一曰燥金制肝，燥淫所盛，治以苦温；二曰火，少阳之复，治以苦寒。

面　赤

〔批〕面赤。

《难经》云：心外症，面赤，口干，善笑。东垣云：面赤为邪气怫菀在经，宜表不宜下。仲景云：下利，脉沉而迟，其人面赤，身有微热，下利清谷者，以菀冒汗出而解。此面赤亦表而解也。

治面赤方《奇效》。

黄柏四两

入人乳浸拌，晒六七次，为细末。临卧清茶或汤调下二钱。

运气面赤皆属寒，寒淫所胜，治以热剂。

面　黄

〔批〕面黄。

《难经》云：脾外症，面黄，善噫，善思，善味。《内经》云：阳明经终者，口目动作，善惊妄言，色黄。

治法见黄疸门。

面　白

〔批〕面白。

《难经》云：肺外症，面白，善嚏，悲愁不乐，欲哭。经云：血脱者色白，夭然不泽，其脉空虚。

肺病面白不悦，则为脱气脱血，脱精脱神，脱津脱液，巴戟丸主之《发明》。

白术　五味子　巴戟去心　茴香炒　熟地黄　肉苁蓉酒浸　人参　覆盆子　菟丝子酒浸　牡蛎煅　益智仁　骨碎补去毛　龙骨等分

蜜丸。

〔批〕面白或色恶。

面白善嚏，或面色恶，脉紧者，皆寒也，宜以羌活、防风、甘草、藁本四味泻足太阳，加附子以通其脉。色恶悲恐者，更加附子、肉桂、炮干姜。

面　黑

〔批〕面黑。

《难经》云：肾外症，面黑，善恐欠。

忧思不已，饮食失节，脾胃有伤，面色黧黑，环唇尤甚，心悬如饥，气短而促阴气上溢于阳中，故黑色见于面。又，脾气通于口，其华在唇。今水反来侮土，故黑色见于唇，此阴阳相反，病之逆也，冲和顺气汤主之经曰：上气不足，推而扬之。

升麻苦平。钱　葛根甘温，自地升天，通行阳明之气，为君。钱半　防风辛温　白芷甘辛温，人之气，以天地之风名之，气留而不行者，以辛散之，故以散滞气。为臣。各钱　苍术三分。苦辛，蠲除阳明经之寒　白芍三分。酸寒，安太阴经之怯弱　人参七分　黄芪八分　甘草四分。甘温，

补益正气，为佐　生姜三片。辛热　枣二枚。甘温。辛甘发散为阳，以二者合营卫，开腠理，致津液，以复其阳气，为使

煎服。

〔批〕感臭面黑。

感非常臭气而面黑者，焚沉檀，安帐中熏之肾臭腐，脾臭香。腐气入肾，面黑。香气入脾，胜肾，故愈。

〔批〕面疮。

面上细疮，常出黄水，桃花阴干，加当归或杏花，作末洗面。

〔批〕黄水、目疮。

黄水疮，并目生疮，三月三日取桃花，阴干为末，食后白汤下方寸匕，日三。

〔批〕热疮恶疮。

面上热疮、恶疮，胡连散。

胡粉炒　黄连炒。等分

为末，猪脂调涂。

〔批〕五色疮。

五色疮，用盐汤绵浸搨①疮上，日五六度，易瘥。

〔批〕肺风疮。

面上肺风疮，用无灰酒，砂钵内浓磨鹿角尖，傅之，兼服四生散见目痒。

〔批〕粉刺。

面上粉刺，用不语唾涂之，或捣菟丝子汁涂之，或白矾末少许，酒调涂之。

〔批〕酒皶。

面上酒皶，生附子、川椒、野葛少许，醋浸一宿，取出，用猪脂同煎，以附子黄为度，去滓，时时涂之。

〔批〕皯点、疮刺、皮肤瘙痒。

---

①　搨：搭也。《集韵·合韵》："搨，冒也，一曰摹也。或作搭、搭。"原作"塌"，声同形近而误，据文义改。

面有皯点，或生疮及粉刺之类，并皮肤瘙痒，皂角三斤去皮、弦、子，另研，糯米升二合，绿豆八合另研，楮实子五两，山柰、缩砂连皮各五钱，白及肥者二两剉，甘松七钱，升麻五钱，白丁香拣净五钱，为细末，绿豆、糯米粉、皂角末和匀，用之洗面洗身，润泽肌肤。

〔批〕洗面方。内当有白及。

洗面，七白散。

白蔹　白术　白牵牛　白附子　白芷　白僵蚕等分

为末，洗。〔批〕内当有白及。

〔批〕指爪破。

指爪破出血，用生姜自然汁调轻粉敷，破处更无瘢痕。

颊　腮

经曰：心病者颧赤。乔岳曰：心绝则虚阳上发，面赤如脂。按：如脂者，如女人以粉傅面，以丹傅颧也，谓之火克金。是从所不胜来者，为贼邪，其病不治。故《脉诀》云：面赤如妆，不久居也。又，肾病者，颧与颜黑。

经曰：少阳之脉，色荣颊前注：色，赤色也。“前”字，当依《甲乙经》作“筋”。又曰：肝病气逆，则颊肿，小儿面部。肝热病者，左颊先赤。肺热病者，右颊先赤。

颐即腮颔。经曰：阳明虚，则寒栗鼓颔。又曰：肾病者，颐先赤。〔批〕颐即颧骨。

〔批〕两腮热肿。

两腮热肿丹溪谓膈壅之病也，用干葛、桔梗各钱半，升麻钱，苏叶五分，甘草炙七分，薄荷钱，姜一片，煎。

〔批〕两腮肿。

两腮肿，以细辛、草乌等分为末，入蚌粉，用猪脂调，敷患处；醋调赤小豆末傅之，亦妙；口含白梅，置腮边，良久肿退，出涎自消。

〔批〕咽痛颔肿。

咽痛颔肿，脉洪大，面赤者，羌活胜湿汤见伤湿加黄芩、桔梗、甘草各五分治之东垣。

〔批〕耳鸣，目黄，诸肿痛。

如耳鸣，目黄，颊颔肿，肩臑、肘臂外后廉痛，面赤，脉洪大者，以羌活、防风、甘草、藁本通其经血，加黄芩、黄连消其肿，人参、黄芪益其元气，而泻其火邪。

痄腮

〔批〕痄腮。

腮脸生毒，肌肉浮而不着骨者，谓之痄腮。

柏叶、车前草、柏子仁，杵碎炒熟，敷患处；或用鸡子清调赤小豆涂即小红豆。辨见幼科。

发颐，见大头瘟后。

〔批〕颊车蹉。

伸欠，颊车蹉，但开不能和，《三因方》：以酒饮之，令大醉，睡中吹皂角末嗃其鼻，嚏透即自正。

髭发

〔批〕髭发。

发属心，故上生，禀火气也。眉属肝，故横生，禀木气也。须属肾，故下生，禀水气也。经曰：肾者主蛰，封藏之本，精之处也。其华在发。又曰：肾之合骨也，其荣发也，多食甘则骨痛而发落。甘益脾，胜于肾故也。巢氏《病源》云：足少阳胆之经，其荣在须。足少阴肾之经，其华在发。〔批〕胆荣在须，肾华在发。冲任之脉，为十二经血海，其别络上唇口，若血盛，则荣于须发，故须发美。若血气衰弱，经脉虚竭，不能荣润，故须发脱落。

男子肾气外行，上为须，下为势。女子、宦官无势，冲任之脉不荣口唇，故须不生焉。有人不生须者，此天之所不足也。禀冲任不盛，有气无血，唇口不荣，故须不生。

髭鬓黄赤者，多热多气；白者，少血少气；黑色者，多血少气。美眉者，太阳多血；通髯极须者，少阴多血；美须者，阳明多血。

〔批〕发黄白。

发黄白，张天师草还丹海藏：此少阴、厥阴药也。

地骨皮　生地黄　菟丝子酒浸三宿，炒黄　牛膝酒蒸　远志去心　石菖蒲等分

蜜丸。温酒、盐汤，空心下。修合忌铁器及女人、鸡、犬见。久服轻身，如《列子》乘虚①。发白者，从根而黑。若未白者，永不白。不信，将药拌饭，与白猫吃，一月即黑。

七宝美髯丹见虚劳。

元精丹　北方黑色，入通于肾，开窍于二阴，藏精于肾，其味咸，其类水，其病在骨，此药主之。〔批〕黑鬓发。

血余自己发及父子一体者，或童男女与胎发，拣去黄白者，用灰碱洗二三次，再以大皂角四两搥碎，煎水洗净，无油气为度。晒干，每净发一斤，用川椒四两，捡去梗目，于新大锅内，发一层，椒一层，铺匀。以中锅盖之，盐泥固济，勿令泄气。桑柴火慢煅，三炷香，退火待冷，取出，约重四两。余于无风处研为细末　何首乌黑豆水拌，九蒸九晒，净末一斤　破故纸炒，取净末四两　黑芝麻九蒸九晒，净末八两　生地黄怀庆沉水者，酒浸捣膏，八两　熟地黄九蒸九晒，八两　桑椹取汁熬膏，四两　女贞子四两　旱莲草取汁熬膏，四两　胡桃肉研膏，二两　胶枣肉研膏，二两　槐角子入牛胆内，百日，四两

为末，入诸膏，和匀，加蜜，入石臼内杵丸。首乌浸酒送下，日三，或只用前制血余一二分，空心酒下。

〔批〕擦牙。

擦牙乌须方

猪牙皂角七钱　白茯苓去皮　破故纸　熟地黄酒浸，焙　五倍子

① 列子乘虚：据《列子·周穆王》所载，周穆王时，有从最远的西方之国而来能幻化的人能够“乘虚不坠”，故此处用服食该方后能够乘虚来形容此方具有极好的轻身作用。

制　青盐　细辛各三钱　桑椹子晒干，五钱

为末。擦牙，水漱口，洗须鬓。漱水不可入盆内，洗面恐损眼目。

〔批〕乌须。

乌须易简方

五倍子拣大者，去蛀屑，敲作碎粒，分粗细为二。先将粗者于瓦锅内，用文火炒成糊，次入细者同炒。初时大黑烟起，取开，不住手炒。将冷，又上火炒成昏黄。烟起，又取开，再上火，青黄烟间出，即住火。先以新青布一大片浸湿，将五味子倾布上，捏成一团，用脚踏扁，以湿泥一担，盦一夜，色如乌鸦羽为妙，磁器盛之，勿令泄气

每一钱，入胆矾、白矾各七厘，盐一分四厘，榆皮面二分，俱研，细茶清调如稀糊，黄昏乘热刷髭发上，一更洗去。

又方：水蛭大者二个，放磁碗中，饿七日，取乌骨鸡血，磨浓墨，倾入猪尿胞内，任水蛭吃饱，将铁刺蛭，流出血汁，涂须发，留根二分，其汁自浸渍入内。

又方：三月三日，取黑虾蟆子，阴干一合，用桑椹汁一升，浸入磁罐内，盖定封固，埋屋东墙下。白日取出涂须发，一染永不再白。

〔批〕眉落。

眉毛堕落，生半夏、羊矢烧焦等分为末，姜汁调涂。

〔批〕发落不生。

发落不生东垣云：脉弦气弱，皮毛枯槁，发鬓脱落，黄芪建中汤主之见虚劳，四物汤亦主之。

发脱落及脐下痛，四君子汤加熟地黄发燥者，胆有怒火也。胆合膀胱，上荣毛发，风气盛则燥焦。

〔批〕年少脱发。

年少发脱，不留一茎，饮食起居如常，脉微弦而涩，轻重皆同丹溪云：此厚味成热，湿痰在膈间。又，日多食梅，酸味收湿热之痰，随上升之气至于头，熏蒸发根之血，渐成枯槁，遂致一时尽脱。处以补血升阳之药，湿热渐解，发渐长，防风通圣散去芒硝，唯大

黄三度酒炒，和四物汤酒制，作小剂煎，频频与之。三圣膏。

黑附子　蔓荆子　柏子仁各五钱

鸡脂和匀，捣研，瓦器封固百日，取涂脱处，三五日即生。

甜瓜叶捣汁，涂之即生；麻子一升，熬令黑，压油，敷发上；《千金方》：麻叶、桑叶二味，以泔煮，沐发七次，可长六尺。

卷二十一

妇　科

男女有生之后，男则气血俱足，女则气有余血不足。至于受病，外感内伤之症，未尝不同。但女则别有调经、胎前、产后之治，故更立一科。调经专以理气、补心脾为主，胎前专以清热、补脾为主，产后专以大补气血、行滞为主。余病与男同者，治不重出。

调经辨色　审多少　先期后期　身痛　腹痛　发热　寒热　热入血室　月水不断　月水不利　过期不止

〔批〕调经。

总论　《大全》云：经曰：女子七岁，肾气盛，齿更发长。二七而天癸至，任脉通，太冲脉盛，月事以时下。天谓天真之气，癸谓壬癸之水。壬为阳水，配丁而化水；癸为阴水，合戊而化火。故曰：水火者，阴阳之征兆也。女子阴类，故得癸焉。冲为血海，任主胞胎，二脉流通，经血渐盈，应时而下，天真气降，与之从事，故曰天癸也。〔批〕天癸故名。常以三旬一见，以象月盈则亏，不失其期，又名月信也。若遇经行，最宜谨慎，否则与产后症相类。若被惊恐劳役，则气血错乱，经脉不行，多至劳瘵等疾。若逆于头面肢体之间，则重痛不宁。若怒气伤肝，则头昏、胁痛、呕吐，而生瘰疬、疮疡。若经血内渗，则窍穴淋滴无已。凡六淫外侵，变症百出，犯时微若秋毫，成患重如山岳，可不畏哉？凡经行之际，禁用苦寒、辛散之药。

〔批〕月水不调。

月水不调　《大全》云：由风邪乘虚客于胞中，而伤冲任之脉，损手太阳少阴之经。盖冲任之脉皆起于胞中，为经络之海，与心、小肠为表里，上为乳汁，下为月水。然月水为经络之余，苟能调摄得宜，则经应以时矣。万密斋云：得其常候者为无病，不可妄投调补之剂。苟或不及期而经先行者，或过期而经后行者，或一月而经再行者，或数月而经一行者，或经闭不行者，或崩者，或漏下者，此皆失其常候，不可不调也。

〔批〕用药大概。

大抵调治之法，热则清之，冷则温之，虚则补之，滞则行之，滑则固之，下陷则举之。对症施治，以平为期。如芩、连、栀、柏，清热之药也。丁、桂、姜、附，温暖之药也。参、苓、归、芍，补虚之药也。川芎、香附、青皮、元胡，行滞之药也。牡蛎、赤石脂、棕榈灰、侧柏叶，固涩之药也。升麻、柴胡、荆芥、白芷，升举之药也。随其症而用之，鲜有不效者矣。

〔批〕经病有三。

经候不调有三治病之主不可不审：一曰脾胃虚弱经曰：二阳之病发心脾，其在女子为不月。二阳者，阳明胃也。胃主受纳五谷，长养血气，灌溉脏腑，流行经隧，乃水谷之海，血气之母也。惟忧愁思虑则伤心，心气受伤，脾气失养，菀结不通，腐化不行，胃虽能受，而所谓长养灌溉流行者，皆失其令矣。故脾胃虚弱，饮食减少，气渐耗，血渐少，斯有血枯、血闭及血少色淡，数月一行之病。〔批〕脾胃虚弱，二曰冲任虚损经曰：气以呴①之，血以濡之，故气行则血行，气止则血止也。女子之性执拘偏急、忿怒妒忌，以伤肝气。肝为血室，冲任血海之系。冲任失守，则气血妄行。褚氏曰：女子血未行而强合，以动其血，则他日有难名之疾。或于月事未断之时，而男子纵欲不已，冲任内伤，血海不固，由斯为崩为漏，有一月再行，先期而行者矣。〔批〕冲任损伤，三曰脂痰凝涩女子之身，内而肠胃开通，无所阻塞，外而经隧流利，无所凝滞，则血气和畅，经水应期。惟彼肥硕者膏脂充满，元室之户不开。挟痰者痰涎壅滞，血海之波不流，故有过期而经始行，或数月而经一行，及为浊，为带，为经闭，为无子之病。〔批〕脂满痰滞。

---

① 呴：原作“吹”，据《难经·二十二难》“气主呴之”改。

〔批〕辨色。

辨色　丹溪曰：经水者，阴血也。阴必从阳，故其色红，禀火气也。血为气之配，气热则热，气寒则寒，气升则升，气降则降，气凝则凝，气滞则滞，气清则清，气浊则浊。往往见有成块者，气之凝也。将行而痛者，气之滞也。来后作痛者，气血俱虚也。色淡者，亦虚也，而有水混之也。错经妄行者，气之乱也。紫者，气之热也。黑者，热之甚也。今人但见其紫者、黑者、作痛者、成块者，率指为风冷，而行温热之剂，则祸不旋踵矣。良由《病源》论月水诸病，皆曰风冷乘之，宜其相习而成俗也。或曰：黑，北方水色也。紫淡于黑，非冷而何？予曰：经曰亢则害，承乃制。热甚者必兼水化，所以热则紫，甚则黑也。〔批〕黑者热甚。况妇人性执而见鄙，嗜欲加倍，脏腑厥阳之火无日不起，非热而何？若曰风冷必须外得，设或有之，盖于百一二者也。《准绳》曰：冷症，外邪初感，入经必痛或不痛者，久则郁而变热矣。《玉机微义》曰：血得寒则凝，既行而紫黑，故非寒也。

〔批〕如黑豆汁。

经水如黑豆汁，四物加芩连汤海藏。

四物四两　芩　连各两。二药苦燥湿，寒胜热

醋糊丸。

〔批〕经黑口渴。

经黑口渴，倦怠，行短色黑，脉不匀似数丹溪，用赤芍、香附制各五钱，黄柏炒、黄芩各三钱，甘草二两。为末，醋糊丸，白汤下五六十丸。或加牡丹皮。

〔批〕忽行腹痛，有块色紫。

经事二月不来，忽行，小腹痛，有块，血紫色，用白芍、白术、陈皮各五钱，黄芩、川芎、木通各二钱，甘草炙，少许，煎。

〔批〕紫黑成块，经行不止，崩中漏下。

紫黑成块，及经行不止，崩中漏下，固经丸《良方》。

黄芩清上焦之火。炒，二两　黄柏泻下焦之火。酒炒，三两　龟板炙，杵，四两　白芍酒炒，三两。二者以滋阴而养血，皆壮水以制阳光也

香附辛以散郁。童便浸，炒　樗皮涩以止脱，炒。各两半

酒糊丸。

〔批〕气凝血滞、紫色口苦。

气滞血涩，脉不涩，经不调，或前或后，紫色，口苦，两大腿外廉麻木，有时痒，生疮，大便秘滞丹溪，用麻仁、桃仁、白芍各二两，枳壳炒、白术、当归尾、威灵仙、诃子肉泄气降火、生地黄、陈皮各五钱，大黄煨七钱，粥丸。

〔批〕色淡。

经水色淡者气血俱虚，八物汤即八珍汤之类。如兼他症随症加药，或加黄芪、香附。

〔批〕白带口渴，初黑后淡。

因有白带，口渴，月经多，初血黑色，后来血淡，倦怠食少，脐上急丹溪，用白术钱半，白芍、陈皮各钱，木通、枳壳、黄芩各五分，缩砂仁、甘草炙各三分，红花少许，煎汤下保和丸见内伤饮食，三十丸，抑青丸见杂症胁痛二十丸。

〔批〕审多少。

审多少　妇人病，多是月经乍多乍少，或前或后，将发疼痛。医者不审，一例呼为经病。不知阳胜阴，阴胜阳，所以服药无效。盖阴气乘阳，则包藏寒气，血不运行。经所谓天寒地冻，水凝成冰，故令乍少，而在月后。若阳气乘阴，则血流散溢，经所谓天暑地热，经水沸溢，故令乍多，而在月前。当和气血，平阴阳，斯为善也。经水过多，为虚热，为气虚不能摄血。经水涩少，为虚为涩。虚则补之，涩则濡之。

〔批〕阳胜经多。

阳胜阴，月水多者，当归饮。

四物汤加黄芩抑阳、白术补脾，脾能统血，每三钱煎。

〔批〕阴胜经少。

阴胜阳，月水少者，及经水愆期，或多或少，腹痛，四物汤加干姜、蓬术、木香等分，每四钱煎。

〔批〕经过多。

经水过多丹溪，用黄芩炒、白芍炒、龟板炙，杵各两，黄柏炒三钱，椿根白皮七钱半，香附二钱半，酒糊丸。

〔批〕经涩少。

经水涩少，四物加葵花汤海藏。

四物四两　葵花两

一方加红花、血见愁。

或四物汤倍用生地、归身濡血。

〔批〕形肥经多。

脉弦而大，不数，形肥，初夏时倦怠，经来时多此禀受弱，气不足摄血，故行多，宜补气丹溪。用白术钱半，黄芪生、陈皮各钱，人参五分，甘草炙二分，姜、枣煎。

〔批〕瘦人经少。

瘦人经水来少者责其血虚少也，四物加人参汤万氏。

四物加人参、香附童便炒、甘草炙，煎。

〔批〕肥人经少。

肥人经水来少者责其痰凝经隧，二陈加芎归汤万氏。

归身　川芎　陈皮去白　枳壳麸炒　半夏制　茯苓　香附童便炒。各八分　甘草五分　滑石三分

姜三片煎。

〔批〕经水太多。

经水来大多不问肥瘦，皆属热也，四物加芩连知柏汤万氏。

四物汤各钱，加知母、黄连、条实黄芩各钱，熟地黄五分，黄柏七分，煎。

兼服三补丸见阳明后。

〔批〕先期后期。

先期后期　王子亨曰：经者，常候也。谓候其一月之阴阳愆伏，知其安危，故每月一至。太过、不及皆为不调。阳太过先期而至，阴不及则后期而来。其有乍多乍少，断绝不行，崩漏不止，皆由阴阳衰盛所致。有谓先期而来者，血虚有热。后期而来者，血虚有寒也。

〔批〕经不及期。

经不及期者血热，四物加芩、连。

〔批〕形肥多痰。

肥人不及日数而多痰者血虚有热，南星、白术、苍术、黄连、香附、川芎作丸俱丹溪方。形肥多痰多蒄，责其血虚气热，四物汤去白芍余各七分，二陈汤各五分，加黄芩、香附童便炒、黄连酒炒各钱，入姜三片，煎。

〔批〕德行温和。

如德行温和，素无他疾者，责其血盛，且有热也。四物汤内芎、归各七分加知母、麦门冬、地骨皮各钱，甘草五分，煎。

〔批〕性急多怒。

如性急躁，多怒多妒者，责其气血俱热且有蒄也，四物汤内生地用七分加黄芩炒、黄连、香附炒，研各钱，甘草五分，煎。

〔批〕血热。

形瘦，素无他疾者，责其血热也，四物加芩连汤见前，再加生甘草五分，煎，兼服三补丸和之。

〔批〕形瘦且热。

如形瘦，素多疾，且热者，责其冲任内伤也，四物汤用熟地黄加人参、麦冬、知母各钱、甘草炙五分，姜、枣煎。更宜常以六味地黄丸见杂症虚劳服之。

〔批〕误服热药。

如曾误服辛热暖宫之药者，责其冲任伏火也，四物内川芎用七分加黄柏炒、知母、木通各钱，甘草生用五分，煎。更兼服三补丸和之俱万氏方。薛立斋曰：有因肝经血燥者，宜加味逍遥散。肝火怒火者，宜加味小柴胡汤。

〔批〕经水过期。

经水过期者血少，芎归汤见后加人参、白术与治痰药。色淡者，痰多也。淡白者，虚也，或挟痰停水以混之也。二陈汤加川芎、当归。

〔批〕紫黑有块。

色紫有块者，血热也，气滞也，或风冷乘之也。

〔批〕血热气滞。

血热气滞，必作痛，四物汤加香附、黄连俱丹溪方。风冷乘之者，升麻和气饮见后经来腹痛温利之。

〔批〕温和无疾。

如德性温和，素无他疾者，责气血虚少也，八珍汤主之。

〔批〕性急多怒。

如性急躁，多怒多妒者，责其气逆血少也，八珍汤加香附炒、青皮等分，煎。兼常服苍莎丸和中开郁。

苍术米泔水浸　香附童便浸一日夜，炒。各三两　条黄芩酒炒，两

为末，汤浸，蒸饼为丸，白汤下。

〔批〕素无他疾。

如形瘦，素无他疾者，责其气血俱不足也，十全大补汤主之。

〔批〕形瘦食少。

如形瘦食少，责其脾胃虚弱，气血衰少也，异功散合芎归汤见后主之。

〔批〕肥人食多。

如肥人及饮食过多者，责其湿痰壅滞，气血虚少也，芎归六君子汤主之二陈治其痰滞，参术补其气虚，芎归活其经血。盖气血行则痰行也。兼服苍莎丸。

〔批〕多痰。

如素多痰者，责其脾胃虚损，气血失养也，参术大补丸主之。

人参五钱　白术　白茯苓　陈皮　莲肉　归身　甘草炙。各三钱　山药两　砂仁　川芎　石菖蒲各二钱半

共为末，薄荷包米煮饭，为丸，米饮下万氏。

〔批〕心肺虚损。

心肺虚损，血脉虚弱，月水过期，滋血汤。

八珍汤去白术、甘草，加山药、黄芪。

如血虚气滞，去参、芪、山药，加桃仁、红花、肉桂、木通。甚者加蓬术。

〔批〕一月再行。

一月经再行如性急多怒气者，责其伤肝，动冲任之脉，四物加柴胡汤主之。

四物汤加人参、柴胡、黄芩、黄连、甘草生，煎。

更宜常服补阴丸以泻冲任之火。

黄柏酒炒　知母去皮毛，盐酒炒。等分

蜜丸。

〔批〕服辛热药。

如曾服辛热之药者，四物汤加黄柏、知母及三补丸主之。

〔批〕数月一行。

数月而经一行，瘦人责其脾胃弱，气血虚，十全大补汤及地黄丸主之。肥人责其痰滞及气血虚，六君子汤加芎、归、苍术米泔浸、香附童便炒、枳壳麸炒，入姜煎。更服苍莎导痰丸。

苍术泔浸、香附童便炒各二两，合二陈加胆星、枳壳各两。

姜汁蒸饼为丸。

〔批〕经行复止。

经行复止，血少神衰经曰：月事不来者，胞脉闭也。胞脉者属心，而络于胞中。今气上逼肺，心气不得下降，故月事不来也，柏子仁丸《良方》。

柏子仁安神养心，去油　卷柏各五钱。生破血，炙用止血　泽兰二者活血脉，通经闭。二两　牛膝酒浸，五分　续断二两　熟地黄两。三者补肝肾而益冲任

蜜丸，米饮下。

〔批〕或前或后。

经行或前或后，悉从虚治，八珍益母丸。

八珍加益母膏。等分，蜜丸。

或八珍去熟地，加陈皮、丹皮、丹参、香附，煎。

〔批〕虚损无子。

脾胃虚弱，冲任损伤，血气不足，经候不调，以致无子，乌鸡丸服之屡验。

白乌骨雄鸡一只，要未镦①者，以粳米喂养七日，勿令食虫蚁野物，吊死，去毛并肚杂，以一斤为率

生地黄、熟地黄、天门冬、麦门冬各二两，放鸡肚内，甜美醇酒十碗入丸罐煮烂，取出，再用桑柴火焙。去药，更以余酒淹尽，焙至焦干，研为末，再加杜仲盐水炒，去丝、人参、甘草炙、肉苁蓉酒洗、破故纸盐水炒、小茴炒各两，归身酒炒，川芎、白术漂、炒、丹参酒洗、茯苓各二两，香附醋浸三日，夜焙四两，砂仁两，共焙研，和上末，酒糊丸。空心温酒下，每服五七十丸。

〔批〕经脉不匀。

经脉不匀，或三四月不行，或一月再至，当归散《简易》。

当归　川芎　黄芩炒　白芍酒炒。各两　白术漂洗　山茱肉各两半

为细末，空心温酒下二钱，日三。

如寒者，去黄芩，加肉桂两。

〔批〕小腹满痛。

经水不利，小腹满痛，一月再见，及带下者，土瓜根散《金匮》。

土瓜根　白芍　桂枝　䗪虫各七钱半

杵为散，酒服方寸匕，日三《准绳》云：按此方乃破坚下血之剂，则经不及期，有污血者，前论俱所未及。欲知污血有无，须以小腹满痛与否别之。〔批〕有污血。

〔批〕居经。

三月一行为居经。问曰：妇人妊娠三月，师脉之，言此妇人非孕，今月经当下，其脉何以别之？师曰：寸口脉卫浮而大，谓右脉浮大也。荣反而弱，谓左脉反弱也。浮大则气强，反弱则血少。孤阳独呼，阴不能吸，二气不停，卫降荣竭。阴为积寒，阳为聚热。阳盛不润，经络不足，阴虚阳实，故令少血。时发酒

---

① 镦（dūn）：同“驐”。阉割。

淅①，咽燥汗出，或溲稠数，多唾涎沫，此令重虚，津液漏泄，故知非躯，畜烦满血，阴盛则泄，名曰居经。

〔批〕经来身痛。

经来身痛《产宝》云：经水者，行气血，通阴阳，以荣于身者也。气血盛，阴阳和，则形体通。或外亏卫气之充养，内乏荣血之灌溉，血气不足，经候欲行，身体先痛也，血气虚寒者，越痛散。

虎骨五钱　茯苓　甘草炙　续断酒炒　藁本　防风　白芷　当归　赤芍　白术　附子炮。各三钱

每五钱，姜、枣煎。

〔批〕经来腹痛。

经来腹痛　《大全》云：由风冷客于胞络、冲任，或伤于手太阳、少阴经。冲任虚损，月候不调，或来多不已，或过期不行，或崩中去血过多，或经损娠，瘀血停留，小腹急痛，五心烦热〔批〕小腹急痛、五心烦热，并宜大温经汤《金匮》。

吴茱萸汤泡　牡丹皮　白芍　肉桂或用桂枝　人参　当归　川芎　阿胶碎，炒　甘草炙。各钱　麦门冬去心，二钱　半夏二钱半

姜五片煎。

小温经汤《简易》。

当归 附子炮。等分

每三钱，煎。

《局方》温经汤。

四物汤去地黄，加莪术各钱半，人参、牛膝各二钱，桂心、丹皮各钱，甘草五分，煎。

〔批〕小腹急痛，经行头眩。

冲任衰弱，月候愆期，或前或后，或崩漏带下，小腹急痛。每至经脉行时，头眩，饮食减少，气满心怯，肌肉不泽，悉宜加味吴茱萸汤。

吴茱萸汤泡　当归各钱半　半夏二钱　麦门冬去心　干姜炮　白

① 洒（xiǎn 显）淅：寒栗貌。

茯苓　苦桔梗　南木香　防风　牡丹皮　甘草各钱　肉桂　细辛各五分

姜三片，枣一枚，煎服。

〔批〕经前腹痛，不可忍。

经前先腹痛，不可忍，桂枝桃仁汤。

桂枝　赤芍　生地黄各二两　桃仁去皮，四十九粒　甘草两

每五钱，姜三片，枣一枚，煎。

〔批〕气郁血滞。

若忧思气郁而血滞，用上方。

〔批〕风寒伤脾。

若风寒伤脾者，六君子汤加炮干姜。

〔批〕思虑伤血、伤气。

思虑伤血者，四物汤加人参、白术。思虑伤气者，归脾汤加柴胡、栀仁。

〔批〕郁怒伤血。

郁怒伤血者，逍遥散。

〔批〕经行腰胀腹痛。

经水将行，腰胀腹痛气滞血实，桃仁四物汤万氏。

归尾　川芎　赤芍　丹皮　香附　玄胡索各钱　生地五分　红花五分　桃仁二十五粒

煎。

瘦人责其有火，加芩、连各钱煎。肥人责其有痰，加枳壳、苍术各钱。

〔批〕时发疼痛。

月经乍多乍少，或前或后，时发疼痛，当别其阴阳，调其血气，使不相胜，以平为期，宜紫石英丸《本事》。

紫石英细研，水飞。治血海虚寒不孕　川乌炮　泽泻　杜仲炒，去丝　禹余粮血分重剂，火煅醋淬　远志去心　桑寄生　桂心　龙骨别研　当归　人参　肉苁蓉酒浸　石斛　干姜炮　五味子　甘草炙。各两　牡蛎煅　川椒去目及合口者，炒出汗。各五钱

蜜丸桐子大，每二十丸米饮下。

〔批〕紫色恶寒，喜热腹痛。

经水紫色，或前或后，恶寒热极似寒喜热，或时感寒，腹亦作痛，脉皆细濡近滑，两尺重按略洪而滑，此血热也，用黄连酒煮四两，香附、归身尾各二两，五灵脂两，粥丸，效汪氏。

〔批〕经来腹痛，不来亦痛。

经来腹痛，不来腹亦痛戴云：皆血之不调也。欲调其血，先调其气。《济生方》论：经云百病皆生于气。经所谓七气者，喜怒忧思悲恐惊也。益以寒热二症，而为九气。气之为病，男子妇人多有之。唯有妇人血气为患尤甚。盖血随气行，气滞则血与气并。或月事不调，心腹作痛，或将行先作痛，或已行淋滴作痛，或连腰胁，或引背膂，上下攻刺，吐逆不食，甚则手足搐搦，状类惊痫，或作寒热，或为癥瘕，肌肉消瘦。非特不能受孕，久而不治，转而为瘵疾者多矣。

〔批〕因气滞。

因气滞者，升麻和气饮《局方》。

干姜五分　干葛两　大黄酒蒸，五钱　枳壳麸炒，五分　桔梗　苍术漂洗　升麻各两　白芍七钱半　陈皮　甘草各两半　当归　半夏制　白芷　白苓各二钱

每四钱，姜三片、灯心十茎，煎。

戴复庵加香附五分，兼吞独附丸《澹寮》。

香附一斤，擦去毛，米醋浸一日，瓦铫煮，令醋尽

醋糊为丸。

一方：香附斤制同上，艾叶四两、当归二两，名艾附丸寒者宜之。或四物汤加吴茱萸五分，香附钱。和气饮加吴茱萸五分亦可。痛甚者，四物去生地，加玄胡索、槟榔、木香、山棱、莪术、厚朴、练子、官桂之类。〔批〕痛甚。然又恐感外邪，伤饮食，痛不因血，宜审。和气饮却能兼治。

〔批〕脐腰腹痛。

临经先脐腰痛，甚则腹中亦痛，柴胡丁香汤东垣。

柴胡　丁香　生地黄　当归　羌活　全蝎等分

煎。

腹痛甚，加玄胡、灵脂、良姜、蒲黄之类。

〔批〕经后腹痛。

经过后腹痛虚中有滞，八珍汤等分加木香、甘草各五分，青皮七分，香附炒钱，姜、枣煎。

〔批〕头痛口干，身痛腰痛。

若头痛口干，经后身痛，腰更痛虚中有热，四物芍、地各钱，芎、归尾减半，白术钱，黄柏、甘草炙各三分，水兼少酒煎。

《准绳》云：经后腹痛，为虚明甚，若脉不数，症无显热，但有口干，未可遽断其为热也。无热，八珍汤为宜。〔批〕无热。有热，逍遥散为宜。〔批〕有热。

以上各例调经之法，宜于经行时连进十余服，下次自无愆矣。

〔批〕烦热潮热。

发热，经血过多，五心烦热，日晡潮热，诸药不效，四物汤加胡黄连，效吴茭山。

〔批〕发热倦怠。

经候过期，发热倦怠或用四物、黄连之类，反两月一度，且少而成块，又用峻药通之，两目如为帛所蔽。薛立斋曰：脾为诸阴之首，目为血脉之宗。此脾伤，五脏皆失所养，不能归于目矣，宜补中益气、济生归脾二汤相间服。

〔批〕发热自汗。

月事未期而至，发热自汗，服清热止汗之剂，反作渴，头痛，手掉身麻此因肝经风热，四物汤各钱加柴胡、黄芩炒、黄连炒、山栀仁炒、丹皮各钱，白茯苓、人参、黄芪、白术漂，炒各钱半，甘草炙五分，姜、枣煎。凡发热久者，阳气亦自病，须调补之。

〔批〕寒热。

寒热经水适来适断，时或有往来寒热者，先服小柴胡汤，以去其寒热，后以四物汤和之。

〔批〕热入血室。

热入血室《大全》云：妇人伤寒伤风发热，经水适来，昼则安静，夜则谵语，有如疟状，或如见鬼状，此为热入血室。治者毋犯胃气及上二焦，谓不宜汗下也，宜小柴胡汤。

〔批〕如结胸状。

若脉迟身凉，胸胁满如结胸状，当刺期门，随其实而泻之。

〔批〕刺期门法。

刺期门法：穴在乳旁一寸半，直下又一寸半。《良方》云：凡刺期门，必泻勿补。下针，病人五吸，停良久，徐出针。肥人二寸，瘦人寸半。

〔批〕伤寒中风。

妇人伤寒中风，自汗头痛，项背强，发热恶寒，脉浮而弱恐其热入血室，桂枝加芍药汤。

桂枝汤倍加白芍。

伤寒无汗，脉浮而紧，及上诸症恐其热入血室，宜麻黄加生地黄汤。

麻黄汤加生地黄。

〔批〕寒热如疟，狂言见鬼。

伤寒经脉适来适断，寒热如疟，狂言见鬼，宜干姜柴胡汤《活人》。

柴胡四两　瓜蒌根　桂枝各两半　牡蛎煅　干姜炮　甘草炙。各两

每五钱煎，温服。初服微烦，再服汗出而愈。

〔批〕昼明了，夜谵语。

伤寒发热，经水适来适断，昼日明了，夜则谵语，如见鬼状，小柴胡加生地黄汤。

谦甫小柴胡汤加生地一味。

妇人伤寒身热，脉弦而长属阳明、少阳症，同上，热入血室，不实满者〔批〕不实满者，小柴胡加牡丹皮汤。

小柴胡加牡丹皮如柴胡之数，每两煎。

实满者〔批〕实满者，桃仁承气汤云岐子。

〔批〕脉浮误下，脉沉而数。

伤寒头痛脉浮，医反下之，邪气乘虚而入于里，经闭不行，心下结硬，口燥舌干，寒热往来，狂言见鬼，脉沉而数不沉数不可下，小柴胡加芒硝大黄汤。

原汤加二味。

〔批〕自汗脉迟。

伤寒表虚自汗，身凉，四肢拘急，脉沉而迟太阳标病、少阳本病，经水适断，桂枝加附子红花汤。

桂枝汤去大枣，加附子炮、红花各如桂枝五分之一，每一两煎。

〔批〕邪入内攻，无实满者。

太阳标病，汗解表除，邪入内攻，热入血室，经水过多，无满实者，甘草芍药汤加生地黄、川芎等分，每一两煎。去渣，入发灰五钱调匀，温服。不止者，刺隐白足大指穴。

〔批〕血结胸膈。

热入血室，血结胸膈，宜海蛤散。

海蛤　滑石水飞　甘草各五钱　芒硝两

为末，每服二钱，用鸡子清调下小肠通利，血结自散。

更用桂枝加红花汤，发其汗则愈。

〔批〕经来泄泻。

经来泄泻或不调，或血脱后脉弱食少，水泄日二三行，益胃升阳汤东垣。

补中益气汤加神曲炒、黄芩秋去之，每五钱煎。腹痛加白芍，嗽去人参。

〔批〕先泄后行。

经来必先泄后行，脉濡弱此脾虚也。脾属血属湿，经水将动，脾血先已流注血海，然后下流为经。脾血既亏，则虚而不能运行其湿，故泄，参苓白术散见杂症泄泻，每服二钱，米饮下，日二三次，月余效。

〔批〕带下泄泻。

月水过多，白带时下，日轻夜重，泄泻无时皆由阳虚下陷而然，命曰阳脱是也。日轻夜重，盖日阳旺而得健运之职，故血亦无凝滞之患，故日轻。夜则阴旺而阳不得其任，失其健运之常，血亦随滞，故夜重，宜参、术助阳之药。

〔批〕经水不断。

经水不断 右尺脉按之空虚是气血俱脱，大寒症，轻手，其脉数疾，举指弦紧或涩皆阳脱之症，阴火亦亡，见热症于口眼鼻，或渴此皆阴燥，阳欲先亡也，当温之举之，升之燥之，升阳举经汤东垣《兰室秘藏》。

柴胡根 当归根 白术 黄芪各三钱 藁本 羌活根 防风根各二钱 熟地黄水中沉者 人参 黑附子炮 甘草梢炙。各钱 肉桂去粗皮，秋冬五分，夏不用 红花 白芍 独活根各钱半 桃仁去皮尖，十粒 细辛六分 川芎钱

为粗末，每二钱煎。渐加至五钱，稍热服此法大升浮阳气，补命门之下脱。根者，近苗处，去苗即是。

〔批〕淋滴无时。

月水不断，淋滴无时或因劳损气血而伤冲任，或因经行而合阴阳，皆令气虚不能摄血。若时止时腹痛，脉沉细，此寒热邪气客于胞中，非因虚弱也，若因菀怒伤肝，脾虚火动而血不归经者乃肝不能藏，脾不能摄也，当清肝火，补脾气，宜加味归脾、逍遥二方主之。〔批〕菀怒伤肝。若劳伤气血，冲任虚损者，宜胶艾汤。〔批〕劳伤气血。

四物四两，加阿胶、艾叶、甘草各五钱，每五钱煎。一方有黄芪。

〔批〕口干心烦，肢乏食减。

月水不断，口干心烦，四肢弱乏，饮食减少，续断丸《大全》。

川续断 乌贼骨 当归 黄芪 牛角鳃烧 五味子 甘草 龙骨煅 赤石脂 熟地各两 地榆炒黑，五钱 艾叶 附子炮 干姜炮 川芎七钱半

蜜丸，温酒下三钱。

〔批〕久冷黄瘦。

久冷，月水不断，面黄肌瘦，虚烦减食，禹余粮丸《大全》。

禹余粮二两　鹿角胶鹿角霜炒珠，七钱半　紫石英　续断　赤石脂　熟地黄　川芎各两　干姜炮　黄芪　艾叶　柏叶炒　当归炒　人参　白茯苓各五钱

蜜丸，空心米饮下三钱。

〔批〕注下豆汁，或五色，脐腹冷痛。

血气劳伤，冲任脉虚，经血非时注下，或如豆汁，或成血片，或五色相杂，脐腹冷痛，伏龙肝散《局方》。

伏龙肝　麦门冬去心　赤石脂各钱　当归炒　川芎各二钱半　熟地黄　艾叶炒。各二钱半　肉桂去皮　干姜炮　甘草炙。各五分

枣二枚煎，空心服。

〔批〕经行不止。

经行不止乃阴挟热所致，法当补阴清热，固经丸见前、经验方。

黄芩　当归　蒲黄炒黑　柏叶各四分　生姜二分　艾叶分　生地黄二钱四分　伏龙肝研，钱二分

煎，分二服。

〔批〕月水不利。

月水不利《大全》云：由劳伤气血，体虚而风冷客于胞内，伤于冲任之脉故也。若寸脉弦，关脉沉，是肝病也，兼主腹痛，孔窍生疮。若脉滑，气血实，经络不利，或尺脉绝不至，兼主小腹引腰痛，气攻胸胁也。　脐腹作痛或小腹引腰，气攻胸胁，牛膝散。〔批〕脐腹作痛，小腹引腰，气攻胸胁。

牛膝酒蒸，两　桂心桂枝去皮　赤芍　桃仁去皮尖，研　玄胡索炒　当归酒浸，炒　牡丹皮　木香各七钱半

为细末，每一钱，温酒调下，空心服。或以炒大黄易牛膝，加白术、石菖蒲去毛、生地黄、赤茯苓，每三钱煎。

经闭血滞　血枯　附：肠覃　石瘕

总论　洁古曰：女子月事不来者，先泻心火，血自下也。《内

经》曰：二阳之病发心脾，有不得隐曲，其在女子为不月，其传为风消，为息贲者，死不治。王启元注曰：大肠胃热也，心脾受之。〔批〕大肠胃热，心脾受之。心主血，心病则血不流。脾主味，脾病则味不化。味不化则精不足，故其病则不能隐曲。脾土已亏，则风邪胜而气愈消也。李梴曰：妇人以血为主，天真气降，血脉流行，一月一见，其来有常，故曰月经。或外被风寒燥湿暑热，或内伤生冷，或七情郁结，为痰为瘀，凝滞于内，曰血滞。或用力太过，入房太甚，或服食燥热，以致火动，邪气盛而精液衰，曰血枯。若经后被惊，血气错乱，而妄行逆上，则出于口鼻。水血相搏，则为水肿。怒极伤肝，则有眩晕、呕血、瘰疬、疮疡等病。湿热相搏，则为崩带。凝结于内，则为癥瘕。变症百出，总不出血滞与血枯而已。〔批〕经病闭者不出，血滞血枯。万密斋曰：经闭不行，其候有三：其脾胃伤损，饮食减少，气耗血枯而不行者，法当补其脾胃，养其血气，以待气充血生，经自行矣，不可妄用通经之剂，则中气益损，阴血益干，至成痨瘵而不可救。〔批〕脾胃伤损。其忧愁思虑，恼怒怨恨，气郁血滞而不行者，法当开郁行滞。苟用补剂，则气得补而益结，血益凝聚，致成癥瘕、胀满之疾。〔批〕忧愁思虑。其痰涎壅滞者，法当行气导痰，使经得行，斯谓之良工矣。〔批〕痰涎壅滞。

〔批〕血滞。

血滞　经候过期不行丹溪，用杜牛膝捣汁，大半盅，玄胡末钱，香附、枳壳各末五分，调服。

〔批〕气菀血凝。

气菀血凝不行，开郁二陈汤万氏。

陈皮　白茯苓　苍术　香附　川芎各钱　半夏　青皮　莪术　槟榔各七分　甘草　木香各五分

加姜煎。

更宜服四制香附丸。

香附去毛净一斤，分四制，醋、酒、盐水、童便各浸四两，三日，炒研　乌药八两醋糊丸。

如兼痰者，用前苍莎导滞丸主之，更服上开郁二陈汤，去莪术，加枳壳钱，煎李梴曰：血滞经闭，宜破者，原因饮食热毒，或暴怒多菀，凝瘀积痰，直须大黄、干漆之类，推陈致新。俾旧血消新血生也，不可纯用峻药，以亏阴道。至于耗气益血之说，虽女科要法，但气为血配，如果菀火，气盛于血者，方可用单香附丸，抑气散加木香、枳壳、槟榔之类，行气开菀。若气乱则调气，冷则温气，虚则补，男女一般。阳生则阴自长，气耗则血益涸耳，岂可专耗其气哉？

〔批〕血枯。

血枯经闭海藏曰：经云：月事不来者，胞脉闭也。胞脉属心，络于胞中。今气上迫肺，心气不得下降，故不来也。女子善怀，每多忧思，忧多则伤心，心伤则不能生血而血少，血少则肝无所藏，而冲任之脉枯，故经闭不行也，先服降心火之剂芩连、三合、玉烛之类，三合汤。

四物汤、凉膈散合用，等分，倍当归。

玉烛散。

四物与调胃承气汤等分。

后服五补丸《局方》。

熟地黄　人参　牛膝酒浸　白茯苓　地骨皮等分

蜜丸，每三五钱酒下。

后以卫生汤治脾养血。

当归　白芍各二两　黄芪三两　甘草炙，两

每五钱煎虚加人参。

〔批〕经闭有三。

经闭不行东垣谓有三，补前人之阙。脾胃久虚，形体瘦弱，气血俱衰，而致断绝不行，或病中消，胃热善食，渐瘦，津液不生夫经者，血脉津液所化。津液既绝，为热所烁，肌肉渐瘦，时见渴燥，血海枯竭，名曰血枯经断。宜泻胃之燥热，补益气血，经自行矣。补血，四物之类泻火，调胃承气之类此中焦胃热结也，此病或经适行而有子，子亦不成，而为胎病者有矣。或心包络脉洪数，燥作时见，大便秘涩，小便虽清不利，而闭绝不行此乃血海干枯，宜调血脉，除包络中火邪，而经自行矣，玉烛散之类此下焦胞脉热结也。或因劳心，心火上行，月事不来胞脉闭也，宜通心补血泻火，经自行矣，治以芩连及三和之类此上焦心肺热结也。以上洁古、东垣治血枯法。

血枯经方见血症吐血后。王注云：乌鲗①鱼骨主血闭，藘茹主散恶血，雀卵主血瘘，鲍鱼下瘀血。《宣明方》鲗骨、藘茹等分，雀卵不拘数，和丸，小豆大，每服五丸至十丸，煎鲍鱼汤下，日三服，服后以美膳压之。〔批〕藘茹一名闾茹。

〔批〕便短身疼。

阴虚，经脉久不通，小便短涩，身疼者丹溪，用四物汤各两，加苍术、牛膝酒浸、陈皮、甘草生各五钱，作汤。又用苍莎丸见前，加苍耳子、白芍酒炒，为丸，就煎前药，吞下三钱，日二。

血枯经闭丹溪，用四物汤加桃仁、红花。

以上岐伯、河间、丹溪治血枯法。

〔批〕脾胃损伤。

脾胃损伤，血枯不行者，加减补中益气汤。

人参　白术各二钱　黄芪炙，钱　柴胡七分　甘草炙　神曲炒　麦芽炒。各五分　归身　白芍　川芎　陈皮留白。各钱

姜三片，枣二枚煎。

更宜服参术大补丸、乌鸡丸俱见前、上万氏治血枯方。

〔批〕头晕膈痛。

妇人气盛于血，变生诸症，头晕膈痛凡人血气和平，则自无疾。苟血少气多，壅于胸膈则满，上攻于头则晕矣，致月事不下，抑气散严氏。

香附四两。能散菀气　陈皮三两。能调诸气　茯神能安心神　甘草炙，各两。能缓中气。经曰：高者抑之。气得其平则无亢害之患矣

---

① 乌鲗（zé 则）：即乌贼。

为细末，每服二钱。

汪切庵曰：气盛于血，固当抑气。若过用行气之药则真阴耗散，阴火愈炽，而成气血两虚矣。是方平和，为可常用。或用滋血之药，使阴血充足，而阳火自平，亦正治之一法也。

〔批〕一切诸气。

一切诸气，气上凑心，心胸攻筑，胁肋刺痛，月水不行妇人多忧菀，故气病为多。气为血配，气滞则血亦不能行，故月事不调也，正气天香散《绀珠》。

乌药二钱　陈皮钱。二者专入气分而理气　香附八钱　紫苏钱。二者能入血分而行气　干姜五分。以之引入气分，兼入血分，令气调而血和，则经行有常矣

每五六钱煎。

〔批〕迷闷腹痛。

心膈迷闷，腹脏撮痛，气结气滞，月信不通，琥珀散。

天台　乌药二两　当归　莪术各两

为细末，每二钱酒下。以食压之，忌生冷油腻愚按：琥珀能入心肝，消瘀血，方名琥珀，而不用何也？

〔批〕绕脐痛。

经事不来，绕脐痛，万病丸《大全》。

干漆杵碎，炒令烟尽　牛膝酒浸一宿，焙干。各两

为末，生地黄捣汁一升，入二末，瓦器内慢火熬可丸即丸，桐子大，每二丸米饮或温酒下。

〔批〕血积癥瘕。

月事不来，血积癥瘕，桃仁煎《千金》。

大黄湿纸裹，煨　朴硝　桃仁去皮，炒。各二两　虻虫两，去足翅，炒黑

为细末，醋二升，瓦罐熬膏，入大黄、桃仁、虻虫末，不住搅，度可丸，却入朴硝，再搅良久，丸如桐子大。五更初，温酒下五丸。至日午，取下如黑豆汁、鸡肝、虾蟆子样候，鲜红，住服，仍以调气药补之。

〔批〕癥瘕筋胀。

结成癥瘕，筋胀大欲死，《圣惠》方：用马鞭草根苗辛凉，破血瘕。五斤，剉细，水五斗煎至一斗，去渣，熬膏，温酒下半匙。

〔批〕形实气盛。

月水不通《大全》，用厚朴不以多少，姜汁炙香，细切浓煎，去渣，空心服不过三四剂，瘥，形实气盛者宜之，屡试有验。

〔批〕通经药。

通经药如玄胡、牛膝、蒲黄、芫花、红花、苏木、刘寄奴、山棱、莪术之类，俱可酌用。

〔批〕积痰伤经，夜则妄语。

积痰，伤经不行，夜则妄语丹溪，用瓜蒌子两，黄连五钱，吴茱萸十两，桃仁五十粒，红曲二钱，砂仁三两，山楂末两，生姜汁研，蒸饼为丸。

〔批〕躯脂满。

躯脂满，经闭，导痰汤加川芎、黄连张子和曰：凡妇人月事不来，用茶调散吐之，次用玉烛散、芎归汤、三和汤、桂枝白术散之类，乃降心火、益肾水，开胃进食，分阴阳、利水道之药也。

〔批〕治案。

一妇经闭，寒热往来，口干颊赤，饮食少，且暮间咳一二声。经曰：二阳之病发心脾。心受之则血不流，故女子不月。既心受积热，宜抑火升水，流湿润燥，开胃诱食，乃涌出痰一二升，下泄水五六行。湿水上下皆去，血气自然湍流。月事不为水湿所隔，自依期而至矣。亦不用虻虫、水蛭、干漆之类有毒之药。如用之，则月经纵来，小便反闭，他症生矣。凡精血不足者，宜补之以食也。

〔批〕干血。

干血 经闭不利，脏坚癖，下白物不止中有干血，矾石丸主之仲景。

矾石三钱，烧 杏仁分

二味为末，蜜丸枣核大，纳脏中即阴中，剧者再纳之。如后诸方纳阴中法。

〔批〕干血气。

干血气，掌中金丸海藏。

穿山甲炒　甘草　苦丁香　川椒　苦葶苈　白附子　猪牙皂角　草乌头各三钱　巴豆钱，同用研

为细末，以生葱绞汁，和丸弹子大。每一丸，新绵包，纳阴中，一日即白，二日即赤，三日即血，神效。

血极膏谦甫。

川大黄为末

酽①醋熬成膏，丸如鸡头大。每一丸酒化开，临卧温服。大便利一二行后，红脉自下，是治干血气之仙药也。一方加当归头。

〔批〕小腹满，小便微难。

小腹满如敦状，小便微难而不渴此为水与血俱结在血室也，大黄甘遂汤主之《金匮》。

大黄四两　甘遂　阿胶各二两

水三升，煮取一升，顿服。其水血俱当下。

〔批〕经闭成劳。

经闭成劳万密斋曰：有愆期未嫁之女，偏房失宠之妾，寡居之妇，庵院之尼，欲动而不能得遂，憾愤而不能得伸，多有经闭之疾。含羞强忍，不使人知，致成劳瘵之病，终不可救者，宜四制香附丸、参术大补丸，攻补兼行，庶几可疗。此七情之变，无以法治者也。〔批〕七情之变，无以法治。寇宗奭曰：室女童男，积想在心，思虑过度，多至劳损。男子则神色消散，女子则月水先闭。盖忧愁思虑则伤心，而血逆竭，月水先闭。且心病则不能养脾，故不嗜食。脾虚则金亏，故多嗽。肾水绝则木气不荣，而四肢干瘦，故多怒，鬓发焦，筋骨痿。若五脏传遍则死。自能改易心志，用药扶之，切不可用青蒿与虻虫等药凉血行血，宜柏子仁丸见前、泽兰汤。

泽兰叶苦泄热，甘和血，辛散菀，香舒脾，破宿血而调月经，消癥瘕以

① 酽（yàn 验）：浓，指液汁。

养血气。三两　当归　白芍各两　甘草五钱

每五钱煎二方益阴血，制虚火。

〔批〕昏闷虚烦。

室女经候凝滞，或头目昏闷停痰，少食多困，五心虚烦，宜沉香鳖甲散《大全》。

沉香三钱　甘草钱半　槟榔二钱　木香　常山　当归　生地　白苓　柴胡　人参　半夏　桂心　陈皮去白　青皮各两　鳖甲两半

每二钱，姜二片，煎。

〔批〕肌体烦热。

血气不足，肌体烦热，四物汤加黄芪炙、地骨皮等分，煎。或加鳖甲。

〔批〕症如瘵状。

冲任虚损，经闭肌热，如瘵状，四物四两，加柴胡五钱，黄芩六钱，青蒿三钱，每五钱，煎。

〔批〕虚成肺痿。

心肾俱虚，水火不交，初则微嗽，遇夜发热，盗汗倦怠，瘦弱减食，或嗽唾中有红线名曰肺痿，劫劳汤见杂症肺痿。能受此者，或有可生，否则不治。

〔批〕室女经病。

室女年十七，天癸未通，发热咳嗽，饮食少思，不可强通其经，盖因禀气不足，阴血未充故耳。但养气血，益津液，其经自行。有年十四时，经水自下，后经反断此或母年十四时，亦以经水下，所以断，此为避年，勿怪，后当自下，此真气犹怯，禀赋素弱而然也，宜固天元真气，使水升火降，则五脏自和，而经脉通矣。治宜山茱肉、鹿茸、当归各四两，麝香两，各为细末，拌匀，酒糊丸，每百丸，温酒下。

〔批〕肠覃。

肠覃　经曰：寒气客于肠外，与卫气相搏，气不得营，因有所系，癖而内着，恶气乃起，息肉乃生。其始生也，大如鸡卵，稍以益大。至其成，如怀子之状。久者离岁，按之则坚，推之则移，月事以时下。注云：覃客肠外，为气病，故月事时下。万密斋云为胎漏状，壮盛妇人半年以后，气盛而除，虚怯者必成胀病。桂枝桃仁汤主之万氏。

桂枝钱半　槟榔钱半　白芍　枳壳　生地黄各钱　桃仁去皮尖，炒，二十五粒　甘草炙，五分

姜、枣煎。

更常服四制香附丸见前。

〔批〕石瘕。

石瘕　经曰：石瘕生于胞中。寒气客于子门，子门闭塞，气不得通，恶血当写[①]不写，衃以留止，日以益大，状如怀子，月事不以时下。皆生于女子，可导而下。注云：瘕在胞中，为血病，故月事不来。万密斋云：因行经之时，寒气自阴户而入，以致经血凝聚，月水不行，其腹渐大。妇人壮盛者，半年之后小水长而消矣。若虚弱者，必成肿病。温经汤主之万氏。

归身　川芎　人参　莪术　赤芍各钱　甘草炙，五分　川牛膝　故纸　小茴炒。各钱

姜、枣煎。

亦宜常服四制香附丸。

二症载《灵枢经》内，向无治法。今录经文及万氏二方。至肠覃、石瘕之辨，在经之行与不行耳。

〔批〕狐瘕。

狐瘕　月水来或悲，或惊，或逢疾风暴雨，被湿所致。精神恍惚，月水不通，胁胸腰背，痛引阴中，小便难，嗜食欲吐，如有孕状。手足成形者，杀人。未成者，可治。新鼠一枚，以新絮裹之，黄泥固住，入地坑中，桑柴烧其上，一日夜取出，去絮，入桂心末六铢，合二钱半，酒服方寸匕，二服瘕当自下。

崩漏附：经血妄行　杀血心痛

总论　经云：阴虚阳搏谓之崩。又云：阳络伤则血外溢，阴

---

① 写：通“泻”。《周礼·地官》：“稻人掌稼下地，以浍写水。”

络伤则血内溢。又云：脾统血，肝藏血。其为患，因肝脾二经为多。〔批〕肝脾二经。凡非时血行，淋滴不已，谓之漏下。忽然暴下如山崩，谓之崩中。有五色以应五脏，冲任为经脉之海，若无伤损则阴阳和平，血气调适矣。若劳则过度，损伤脏腑，冲任之气虚，不能约制经血，故经多暴下。或由阴虚阳搏，为热所乘，攻伤冲任，血得热则妄行也。戴复庵云：血大至曰崩中，或清或浊，或纯下瘀血，或腐。势不可止，症状非一，所感亦异。血崩甚则腹痛，人多疑恶血未尽，又见血色瘀黑，愈信恶血之说，不敢止截。大凡血之为患，欲出未出之际，停在腹中，即成瘀色，难尽，以瘀为恶，又焉知瘀之不为虚冷乎？若必待见瘀色已尽之后截之，恐并与人而尽矣。〔批〕瘀非为恶。

脉　漏下赤白，下血数升，脉小虚滑迟者生。

大紧实数，急疾者死。

尺寸脉虚者漏血。

脉浮大者俱不治。峻补实其下，亦间有得生者。

崩中暴下　妇女初得是疾宜用止血之剂以防其脱，乃急则治其标也。〔批〕止血防脱，白芷散《大全》。

白芷辛温，燥湿而祛风雨　海螵蛸即乌贼鱼骨。咸温，收涩而和血。二个，煅　胎发血之余，补阴消瘀，煅令黑，能止血。钱。油发亦可

调百草霜钱。

甚者棕榈灰皆能止血，或四物汤调十灰散。

藕节　莲蓬　艾叶　棕榈　大小蓟根　侧柏叶　干姜　油发　干漆各烧存性为灰，等分调匀

每服三钱。或用醋煮糯米粉为丸不喜服末者用之。

〔批〕诸灰止血。

血见黑则止除上十灰、百草霜外。凡荆芥、黄绢、马尾松皮、蒲黄、木贼、鲤鱼、鲮鲤甲、槟榔、五灵脂、鹿角、枯荷叶、白梅、乌梅肉、龙骨之类，俱可烧灰。或一味，或数味，和调服。香矾散。

香附不拘多少，以极酸醋浸一宿，炒焦，存性为灰

每两入白矾末二钱，米饮调服。

又方：夏枯草为细末，每二钱米饮调下。无时，或烧灰存性，为末，米饮调。

〔批〕虚损崩漏。

血气虚损，经候不调，崩中漏下，《杨氏家藏》黑金散。

鲤鱼皮　棕榈皮　黄牛角鳃　破故纸　乱发各两　乌贼骨　熟地黄　干姜炮　木贼　当归酒洗，焙。各五钱

剉，拌入瓦罐内，盐泥固济，候干，炭五斤，火煅通赤。烟尽，埋土内三日，令冷取出，研细，每三钱，入麝香少许，空心米饮下。

〔批〕大去血后。

大去血后，毋以脉诊，当急用独参汤救之。薛氏云：其发热潮热，咳嗽脉数，乃是元气虚弱，假热之脉也，犹当用人参之类。此等症候，无不由脾胃先损，故脉洪大。察其有胃气，受补则可救。设用寒凉，复伤脾胃，生气反不能摄血归原，是速其死也。

实者，腹中痛，煮附丸《经验简要》。

四物汤加香附醋煮，为丸。

戴云：腹痛有二。〔批〕腹痛有二。瘀而腹痛，血通而痛止。崩而腹痛，血住则痛止。宜芎归汤加干姜、熟附各钱止其血而痛自止。复以花绣片拭墨，烧灰，研末，米饮调下。

〔批〕头昏肢冷。

头目昏眩，四肢厥冷，并宜胶艾汤吞震灵丹见杂症泄泻，或童便煎理中汤。

虚者，胶艾汤加麦冬、鹿茸、龙骨、枣仁，或养荣汤加龙骨、血竭，下震灵丹。

〔批〕心虚。

心虚恍惚，多梦健忘，舌强，小便多，面红盗汗，柏子仁汤见后、酸枣仁汤见杂症不眠加龙骨、京墨、百草霜，吞灵砂丹见杂呕吐。

又方：灵砂研、当归、莲肉、龙骨、枣肉丸，人参汤下。崩

中血作，麝香、当归。香者，心气已散，急服人参、灵砂、龙骨等镇之。〔批〕血、香。

〔批〕冷者，肢寒。

冷者，脉紧细，手足寒，红去，淡黑，或五色，当归建中汤。

小建中汤加当归。

再加白龙骨、血竭、附子，下紫石英丸见前调经门腹痛。或养荣汤见虚劳下震灵丹。

〔批〕热者血沸，心烦口苦。

热者脉洪，四肢温，心烦口苦燥血沸而成，宜黄芩汤见少阳，或莲子清心饮见杂症赤白浊加竹沥、生地黄汁煎。或凉血生地黄汤。

生地黄　当归身各钱　黄连生用　黄柏　知母　藁本　川芎　升麻　柴胡　羌活　防风　黄芩　甘草　细辛　荆芥穗　蔓荆子　红花分

煎。

〔批〕崩久有热。

崩久，有热者，奇效四物汤。

四物加艾叶、阿胶炒珠、黄芩去黑者各五钱，每四钱，姜五片煎。

此方正以黄芩为主，血得热则行，得寒则止。或以黄连解毒汤治，无不效。又当审其虚实用之。张子和曰：经云阴虚阳搏谓之崩。阴脉不足，阳脉有余，数则内崩，血乃下流。举世以虚损治之，莫有知其非者，可用火剂。火剂者，黄连解毒汤。次以香附二两炒，白芍二两炒，当归二两炒，同为细末，水调下。或用黄芩一味，不以多少为末，每一钱煎，荆芥汤下崩中多是用止血药及补血药，惟此以治阳乘阴。所谓天暑地热，经水沸溢者也。

〔批〕血止有热。

血止，尚有热者，亦宜即服凉血地黄汤。如血未尽，止用前十灰散之类。

〔批〕阴崩、阳崩。

阴崩阳崩《产宝》云：受热而赤，谓之阳崩；受冷而白，谓之阴崩。阳崩，小腹疼痛，宜前奇效四物汤。阴崩，固经丸。用艾醋炒、鹿角霜、伏龙肝、干姜炮黑等分为末，溶鹿角胶丸，醋汤下。

〔批〕痰菀。

有痰菀者丹溪云：痰菀胸中，清气不升，故经脉壅遏而降下，非开涎不足以行气，非气升则血不能归隧道，此论血泄之义甚明。盖开胸膈浊涎，则清气升，清气升则血随之而归隧道矣。故其症或腹满如孕，或脐腹疠痛，或血结成片，或血出则快，止则闷，宜开结痰，二陈汤加川芎、白术、砂仁。

漏下，脉弦而大仲景云：寸口脉弦而大，弦则为减，大则为芤，减则为寒，芤则为虚，寒虚相搏，此名曰革。妇人则半产漏下，旋覆花汤主之方见杂病胸痛门内肝着条。

〔批〕痰喘肿满。

崩中漏下，痰喘肿满，宿瘀百病，半夏丸《直指》。

圆白半夏刮净，捶扁，四两

姜汁调飞白面，包做饼，炙黄色，去面取半夏为末，米糊丸。芎归汤、沉香降气汤各半贴，煎，下二钱。

〔批〕气滞。

有气滞者，宜行气备金散谦甫。

香附四两，炒　归尾两二钱　五灵脂两，炒

为细末，每五钱，醋汤调服。

〔批〕下血不止，或成五色。

下血不止，或成五色，香附研碎，略炒为末，每二钱米饮下诸药不效，服此可愈。又缩仁散。

缩砂仁不拘多少，于新瓦上炒香

为细末，米饮调下三钱。

〔批〕污血。

有污血者，宜消云岐，用五灵脂二钱，炒熟，加当归二钱，水酒、童便各半盏煎服。又方：鹿茸醋炙、当归各二钱，蒲黄五钱半生用，半炒黑，为末，温酒调下三钱，日三服。

〔批〕宜补养。

有宜补养者东垣云：先因劳役，脾胃虚弱，血下不止，惟觉气下脱，心腹中气不行，气短无力以言，当归芍药汤东垣。

黄芪两半　白术　苍术泔浸，去皮　当归身　白芍各五钱　甘草炙　生地黄各三分　柴胡二分　熟地黄　陈皮各五分

煎，分二服服后顿喜饮食，则气通，能闻食香，知味矣，甚佳。

〔批〕凉涩不效。

崩，用凉血、止涩不效脉皆沉濡而缓，按之无力。汪石山云：此气病，非血病，当用甘温之剂健脾理胃，使胃气上腾，血循经络，则无复崩矣，补中益气多加参、芪，兼服参苓白术散见泄。经行先发寒热，两肋如束，血涌如崩此脾胃亏损、元气下陷与相火湿热所致，补中益气加防风、白芍、黄柏炒黑。

〔批〕忧思伤心。

忧思过度，劳伤心经，不能藏血，崩中不止，柏子仁汤。

柏子仁炒去油　香附炒　川芎　鹿茸酒蒸，焙　茯神　当归各钱半　阿胶　小草各钱　续断二钱　炙草五分

姜五片煎。

有宜补脾升阳者东垣曰经水漏不住有二，补前人之阙。〔批〕补脾升阳。妇人脾胃虚损，致右尺脉沉细而数疾，或沉弦而洪大有力，寸关脉亦然。皆由脾胃有亏，下陷于肾，与相火相合，湿热下迫，经漏不止，其色紫黑，如夏月腐肉之臭。〔批〕脾胃有亏。中有白带者，脉必弦细，寒作于中。有赤带者，其脉洪数，病热明矣，必腰痛或脐下痛。临经欲行，而先发寒热往来，两胁结束，兼脾胃症见，或四肢困热，心烦闷不得卧，心下急，宜大补脾胃，而升降气血，可一服而愈。或先贵后贱，先富后贫，病名脱营者，心气不足，其火大炽，旺于血脉之中。又伤脾胃饮食不节，火乘其中，形质肌肉颜色似不病者，此心病也。〔批〕心病。经水不时而下，或适来适断，暴下不止，治当先说恶死之言，劝谕令惧死而心不动，以大补气血之剂，补养脾胃，微加镇坠心火之药治其心，补阴泻阳，经自止矣。经云：悲哀太甚则胞络绝，绝则阳气内动，发则心下崩，数溲血也，益胃升阳汤脱

血益气，古圣之法也。〔批〕脱血益气。先补胃气以取生长，故曰阳生阴长。诸甘药为之先务，举世皆以为补气，殊不知甘能益血也。故先理胃气，人之一身，内谷为宝。

黄芪三钱　人参有嗽者去之　神曲炒。各钱半　升麻　柴胡各五分　白术三钱　当归酒浸　甘草炙　陈皮各钱　生黄芩二钱。秋凉勿用

每三钱煎。食添加之，食少减之。如腹痛，加白芍二分、肉桂少许，渴加干姜不论时候。

服汤后血仍不止，宜柴胡调经汤大举大升之。

羌活　独活　藁本　升麻各五分　苍术钱　柴胡根七分　葛根　当归身　甘草炙。各二分　红花少许

煎，稍热服。

心火乘脾，脾土受邪。脾土滋荣周身者也，心主血，血主脉，二者受邪，病皆在脉。脉者，血之府也。心不主令，包络代之，脾胃虚而心包乘之，故漏下血，水不调也。况脾胃为阴阳之根蒂，当除湿去热，使风气上升，以胜其湿。又云：火菀则发之。又调经升阳除湿汤东垣。

即上方除葛根，加黄芪、蔓荆子。

此乃从权之法，用风胜湿，为胃气下陷而气迫于下，以救其血之暴崩也。若病愈，经血恶物已尽，必须以参、芪、归、芍之类补之，于补气升阳汤中加和血药。若经血不绝，尤宜救其根原，只益脾胃，退心火之亢。

〔批〕虚挟痰血。

有虚挟积者血崩不止，腹痛如孕，此虚挟痰积污血也，宜补中去积。四物四两，人参、白术各两，甘草五钱，以治其虚。香附三两，半夏两，茯苓、枳实炒、砂仁、玄胡索各两，以破痰积污血，分二十贴，每贴煎干，入薄荷、侧柏叶汤，再煎服之。愈再不发，神效。

〔批〕冬寒，脾胃虚弱之症。

冬月掌中寒，脉沉细而缓，间而沉数，九窍微不力，四肢无力，上喘气促，口鼻气皆不调此心气不足，饮食失节，脾胃虚弱之

症，胃脘当心而痛，左胁下急缩有积，当脐有动气，腹中鸣，下气，大便难，及诸虚证宜先治其本，余症可以皆去，宜用黄芪当归人参汤。

黄芪　人参各钱　当归钱半。益气补血　黄连钱。镇心惊　麻黄不去节，钱　桂枝五分　杏仁九个，研泥。必先岁气，毋伐天和，用以去其冬寒凝在皮肤　草豆蔻七分　神曲消食　陈皮各五分。以去脾胃中之寒　生地黄三分。去肾火，并冬月相火之旺

先煮麻黄去沫，纳诸药煎，午前服。

〔批〕血止热除。

血已止，里热已除宜用补中之剂，加味补中益气汤。

补中益气炒白芍、熟地黄如参、芪之数，茯苓、知母、黄柏炒，如升、柴之数。姜枣煎。

更宜朝服地黄丸，夕服参术大补丸。

〔批〕漏下。

漏下　崩久成漏，连年不休者，此中气下陷，元气不固也。宜上加味补中益气汤，兼服鹿角霜丸。

鹿角霜　柏子仁炒，去油　当归身　白茯神　龙骨煅　阿胶炒珠。各两　川芎七钱　香附醋制，二两　甘草炙，五钱　续断两半　山药五两，研粉作糊

为丸，空心温酒下。

〔批〕身热自汗，短气倦怠。

崩漏身热，自汗短气，倦怠懒食此由劳伤所致，升阳举经汤东垣。

补中益气汤以益气升阳，退热收汗加白芍以和血敛阴、黑栀仁以清热止血、姜三片、枣二枚煎又方同名，见前。

如圣散。

棕榈涩能止血　乌梅酸能收敛。各二两　黑姜两半，温能守中

并煅黑为末，每二钱，乌梅汤下。

〔批〕漏下不止。

漏下不止，鹿角烧灰，细研，食前温酒调下二钱，并前烧灰

诸药随用。

〔批〕淋淫经年。

淋淫经年者，没药钱，硇砂、黄丹各五分，为细末，白矾两，溶成汁，入末，搅匀就成丸子，如弹子大。每用一丸，新绵裹纳阴中，立效。或杨氏黑金散见前。

〔批〕漏下五色。

漏下五色，用地榆二两剉碎，醋升，煮十余沸，食前稍热服一合《本草》地榆主带下十二疾。

〔批〕崩漏诸色。

崩漏不止，或下五色，或赤白不定，或如豆汁，或如豚肝，或下瘀血，脐腹胀痛，头晕眼花，黄瘦口干，不食，镇宫丸。

代赭石火煅，醋淬　紫石英　禹余粮制俱同上　香附醋煮。各二两　阳起石煅　鹿茸醋蒸　茯神　阿胶炒珠　当归酒炒　蒲黄炒黑　川芎各两　血竭五钱，别研

共为细末，醋煎艾汁，煮糯米糊丸，米饮下。

〔批〕经血妄行。

经血妄行　或吐血，或唾血，或口内血腥。用前四物凉膈散即三和汤加生韭、自然汁服之。

杀血心痛　《大全》云：妇人血崩，而心痛甚，名曰杀血心痛，由肝脾血虚也。若小产去血过多，而心痛甚者亦然。若阴气耗散者，用乌贼骨炒为末，醋汤调下，收敛之。若瘀不散者，用失笑散见杂腹痛，行散之。若心血虚弱者，用芎归汤见后，补养之。若郁结伤血，用归脾汤补之。〔批〕杀血心痛有四种。崩漏久，痛甚，虚症悉具，面色萎黄心主血，盖由去血过多，心无所养，故作痛，宜十全大补汤参术倍之数十贴至百余贴，以平为期。其余治法，诸药皆不应。〔批〕崩久痛甚，诸药不应。

带下赤带　白带　室女带下　胎前带下　附：白浊　白淫

总论　《大全》云：妇人带下，其名有五。因经行产后，风邪入胞门，传于脏腑而致之。若伤足厥阴肝经，色如青泥。伤手

少阴心经，色如红津。伤手太阴肺经，色如白涕。伤足太阴脾经，黄如烂瓜。伤足少阴肾经，黑如衃血。〔批〕其名有五。人有带脉横于腰间，如束带之状，病生于此，故名为带。严用和云：妇人平居，血欲常多，气欲常少，百疾不生。或气倍于血，气倍生寒，血不化赤，遂成白带。若气平血少，血少生热，血不化红，遂成赤带。寒热交并，则赤白俱下。其脉右手尺脉浮，浮为阳，阳绝者无子，苦足冷带下，轻则漏下，重则崩中。徐用诚①曰：白属气而赤属血。〔批〕白属气，赤属血。东垣云：血崩久则亡阳，故白滑之物下流，未必全拘于带脉。亦有湿痰流注下焦，或肝肾阴淫之湿胜，或因惊恐而木乘土位，浊液下流，或思慕为筋痿白淫者。戴人以六脉滑大，用宣导之法，此泻其实也。〔批〕泻实。东垣以脉微细沉紧，或洪大而虚，用补阳调经药，乃兼责其虚也。〔批〕责虚。丹溪用海石、南星之类，乃治其湿痰也。〔批〕治湿痰。《集解》云：带下起于风寒湿热所伤，入于胞中，或中经脉，流入脏腑，阴虚阳竭，荣气不升，卫气下陷，滞于下焦奇经之分，因带脉而得名，故曰带。其状如涕，相连而下。言带者，亦属形也。病本虽殊，皆为气血衰耗，荣卫累滞而成，其标则一也。

带下三十六疾 《产宝》云：三十六疾者，是十二瘕、九痛、七害、五伤、三固是也。十二瘕者，是所下之物，一如膏，二如青血，三如紫汁，四如赤皮，五如脓痂，六如豆汁，七如葵羹，八如凝血，九如清血似水，十如米泔，十一如月浣，十二如经度不应期也。〔批〕十二瘕。九痛者，一阴中痛伤。二阴中淋痛。三小便时痛。四寒冷痛。五月水来腹痛。六气满来时足痛。七汗出阴中如虫啮痛。八胁下皮痛。九腰痛。〔批〕九痛。七害者，一害食，二害气，三害冷，四害劳，五害房，六害孕，七害睡。〔批〕

---

① 徐用诚：（？－1308年）字彦纯，明初浙江山阴县人，为名医朱震亨弟子。辑《本草发挥》三卷，还著有《医学折衷》一书，后经刘纯增补，易名《玉机微义》。

七害。五伤者，一窍孔痛。二中寒热痛。三小便急牢痛。四脏不仁。五子门不正引肾痛。〔批〕五伤。三固者，一月水闭塞不通。其余二固，文缺不载。〔批〕三固。而仲景所说三十六种疾，皆由子脏寒热劳损而夹，下起于阴中也。

赤白带下罗谦甫法，十枣汤见太阳，或神佑丸见痰饮，或玉烛散见前。经闭，虚者不可峻攻，实者可行。〔批〕实者可攻。血虚，加减四物汤。气虚，宜以参、术、陈皮间与之。赤属血，白属气，主治燥湿为先。〔批〕燥湿为先。湿甚者，固肠丸见后。相火动者，诸药中加炒黄柏。滑者，加龙骨、赤石脂。滞者，加葵花白者治白带，赤者治赤带。性燥者，加炒黄连。寒月少加姜附。临机应变，带下与梦遗同法治之，先须断厚味。

〔批〕肥人湿痰。

肥人有带多有湿痰，用海石、半夏、南星炒、黄柏、青黛、川芎、苍术、椿根皮之类。

〔批〕瘦人湿热。

瘦人带病少如有，多是湿热，用炒黄柏、蛤粉、滑石、川芎、青黛、樗皮之类丹溪云：带病俱是胃中痰积流下，渗入膀胱，出于大肠小肠，宜升提之。甚者上必用吐，以提其气。下用二陈汤加白术、苍术、海石、南星之类，仍用丸子。

〔批〕少腹痛。

带下，少腹冤结而痛者洁古云：宜先攻后补，先以十枣汤下之，次以苦楝丸和之。

苦楝子碎，酒浸　茴香炒　当归等分

酒糊丸，每服三五十丸。

〔批〕腰背痛。

如腰背痛，四物四两加羌活、防风各两，煎汤送下。腹中或少腹仍痛者，加玄胡索。

〔批〕结痰白带。

结痰白带，小胃丹见杂症痰饮。半饥半饱，津液下数丸，候菀积行，却服补药。

白术两　苍术五钱　白芍七钱半　红白葵花二钱半

蒸饼为丸，空心煎四物汤下二十丸。

或老年形瘦，食前姜汤吞十全大补汤五十丸，午后及临卧各与小胃丹十五丸。

〔批〕子和治案。

一妇带下白物来连绵不绝，已历三载，两手脉俱滑大有力，六七至，上热口干，眩晕，时呕酢①水。张子和知其实，有寒痰在胸中，以瓜蒂散吐出冷痰二三升，皆酢水也，间如黄涎，状如烂瓜，次以粥浆养其胃气，又次用导水丸、禹功散以泻其下热，然后用淡剂渗泄之药利其水道，自愈。导水丸见头痛，禹功散见疝气。

〔批〕如水臭秽。

白带如水，窈漏中绵绵不绝，臭秽之气不可近，面黄食减，病久，服燥补药，污水转多子和断之曰：此带浊水本热乘太阳经，其太阳寒水不禁固，故如此也。夫水自高而趋下，宜先绝其上源。乃涌痰二三升，次日下污水斗余，行三遍，汗出周身，至明旦污已不下矣。次用寒凉之剂清之。若湿痰，而体弱不禁攻者，燥之。〔批〕体弱不禁攻，宜燥痰。热湿宜凉燥，寒湿宜温燥。凉燥如黄连、黄柏、椿根皮、滑石之类。温燥如干姜、良姜之类。

〔批〕七情所伤、下元虚冷。

七情所伤，或下元虚冷戴氏云：感非一端，大率下白带，多间有下赤者，并宜顺气散见气吞震灵丹见泄泻。仍佐艾附丸四物汤加艾叶、香附，或米饮调沙参末。

〔批〕尪羸。

尪羸者，四物汤加牡蛎粉五分，吞固肠丸见遗精，多服取效。

〔批〕漏带。

有带疾愈后一二月，或再发，或半年一发，先血而后下，带来不可遏，停蓄未几，又复倾泻，此名漏带，最为难治。

〔批〕血虚便涩。

① 酢（cù）：“醋”的本字。

有因血虚下截之血，小腹主之而虚热陷入小肠，致小便涩痛，色白如泔，或成沙粒皆不可作淋治，用冷剂，宜四物、五苓各半贴，煎。

〔批〕内伤脉数。

七情所伤，脉数者，用黄连炒、侧柏叶酒蒸、黄柏炒各五钱，香附醋炒、白术炒各两，白芷烧存性、木香各三钱，椿根皮炒二两，白芍两，为末，饭粥为丸，米饮下。

〔批〕带久枯涸。

带下久而枯涸者，宜润之《脉经》曰：崩中日久，为白带漏下多时，骨水枯。言始病血崩不已，久则血少，复亡其阳，故白滑之物下流不止，是本经血海将枯，津液复亡，以本经行经药为引，用为使。以大辛甘油腻之药润其枯燥而滋溢津液。以大辛热之气味补其阳道，生其血脉。以苦寒之药泄其肺而救其上。热伤气，以人参补之，辅之以微苦温之药，而益其元气，补经固真汤东垣。

人参二钱　陈皮留白，五分　干姜末，二钱　白葵花十六朵，去萼，碎　郁李仁去皮尖，研　甘草炙　黄芩生用，另研，后入　柴胡各钱

水三盏，煎至二盏，入黄芩同煎至一盏，带热服，以美膳压之。

〔批〕脉微食少，腹痛不食。

久病，曾经攻水，脉微食少者俱作虚治，宜补之有热宜凉补，无热用温补。及腹中痛，不饮食，羸瘦此血虚有热之症，当凉补，当归煎丸严氏。

当归身　熟地黄　阿胶炒珠　续断　白芍以上补肝滋肾，以治血虚　牡蛎煅粉。各两　地榆炒黑，三钱。二者清热收脱，以止带下　赤芍酸寒，能散恶血，去瘀所以生新，散之亦以收之也。两

醋糊丸，米饮下。

〔批〕凉补。

凉补，如龟板、黄柏、樗皮之类。

〔批〕虚寒白带。

冲任虚寒，带下纯白宜温补，白蔹丸《济生》。

鹿茸酒蒸，焙，二两　白蔹辛甘　狗脊强肝益血。燎毛。各两

为细末，醋煎艾叶，煮糯米糊丸，酒下。

〔批〕治案。

韩雪翁述其妻年三十余，十八胎九殡八夭，会难作惊忧过甚，遂昏不省人事，口唇舌皆疮，或至封喉，下部虚脱，白带如注，如此四十余日，或时少醒。医投凉剂解其上，则下部疾愈甚。或投热剂及以汤药熏蒸其下，则热晕欲绝。急以盐煮大附子九钱为君，制以薄荷、防风，佐以姜、桂、芎、归之属，水煎入井，冰冷与之。未尽剂，鼾鼻熟睡通宵，即能识人。执友赵宪长惊曰：君何术也？曰：方书有之，假对假，真对真耳。上乃假热，故以假冷之药从之；下乃真冷，故以真热之药反之。斯上下和而病解矣。

继服女金丹方缺，温补如鹿茸、肉苁蓉、干姜、归脾汤之类。

〔批〕温凉兼补。

温凉兼补，固下丸子和。

樗皮两半。陈来章曰：樗皮苦燥湿，寒胜热，涩固下，入血分。椿皮入气分，主治略同，故赤白带因于湿热者，用之为君。古方有苍柏樗皮、侧柏樗皮、芩柏樗皮等丸，随症加香附、芎、归、芍、芷、星、夏、生姜等药　白芍五钱。酸敛阴气，收涩下溜，为臣　良姜煅黑，热以散寒湿　黄柏炒黑。各三钱。寒以泻热湿，并炒黑者，以止血收脱，为使也

粥丸，米饮下。

〔批〕冷热相攻，心腹绞痛。

妇人室女，腹脏冷热相攻，心腹绞痛，腰腿痛，赤白带下，面色萎黄，四肢软弱，宜温凉补涩，卷柏丸。

卷柏生用破血，醋炙，辛温止血　鹿茸醋炙　白石脂　赤石脂甘温益气，酸涩固下。赤入血分，白入气分　代赭石苦寒，养血气，平血热，专治肝与心包血分之病。三石并各火煅，醋淬七次　川芎　艾叶醋炒　桑寄生甘，益血　鳖甲醋炙　当归身酒炒　地榆各两。《准绳》云：地榆本血分之药，而其性寒。故凡血分有热而妄行者能止之，非涩剂也　木香另研　龙骨煅。各五钱　干姜炮，七钱半　黄芪蜜炙　熟地黄酒洗。各两半

醋煮，糯米糊丸梧子大，每七八十丸，空心米饮下。

〔批〕带久不止。

带久不止者专以补虚为主，宜补中益气、归脾二汤。有热者，加柴胡、山栀，或十全大补汤去地黄，加陈皮、半夏、干姜，更服参术大补丸见前，用以补脾胃之虚。

〔批〕脐腹冷痛，目中溜火。

白带久下不止，脐腹冷痛，其寒扪之如水，阴中亦然，目中溜火，上壅视物䀮䀮无所见，齿皆恶热饮，痛须得黄连末擦之，其痛乃止。惟喜干食，恶汤饮此皆寒湿乘其胞内，故喜干而恶湿。肝经阴火上溢走于标，故上壅而目中溜火。肾水侵肝而上溢，故目中䀮䀮无所见。齿恶热饮者，少阳、阳明经中伏火也，当大泻寒湿，以丸药治之。经曰：寒在下焦，治主宜缓，大忌汤饮，宜固真丸。

白石脂烧赤，研细，水飞，晒干，钱　白龙骨酒煮水飞，二钱。二者以枯其湿　干姜大辛热以泻寒水。炮，四钱　黄柏酒洗，五分。大寒为因用，又为乡导。治法云：古者虽有重罪，不绝人之后。又为之伏其所主，先其所因之意。又泻齿中恶热饮也　柴胡本经之使。钱　白芍五分。恐辛热太甚，损其肝经，故以为导而微泻之　当归三钱。辛温，大和其血脉，此用药之法备矣〔批〕用药法备。

酒糊丸，如鸡头大。每服三十丸，空心白汤下。无令胃中停住，少时，以早膳压之。忌生冷、硬物、酒麦。

补宫丸。

鹿角霜　白茯苓　白术　白芍　山药　白芷　龙骨　牡蛎煅粉，童便炒　赤石脂各等分　干姜炒减半

醋糊丸以固下元之脱，空心米饮下。

〔批〕久患尫悴。

赤白带下，久患不瘥，尫悴乏力，六脉微弱，伏龙肝散。

棕榈不拘多少，烧赤，急以盏盖，荫令存性　伏龙肝灶心赤土，炒令烟尽　屋梁上悬尘炒，令烟尽出火毒

等分研匀，入冰片、麝香各少许，每三钱，温酒或淡醋汤下患十年者半月可安。

《圣济》方：梁上悬尘名乌龙尾，治经血不止炒令烟尽，同荆

芥穗炒黑，为末，茶下。

前症又方：用云母、石粉，温水调下三钱立见神效。又或用椒目、白芷等分，为末，米饮调服。

治白带，用鲤鱼一尾去肠不去鳞皮，鳞行滞血，将油发一团入鱼肚内，黄泥固济，炭火内煅赤存性。去泥，研鱼为末。每用一钱，以陈酒调乌金散见浊二钱并服。又方：酒煮白果二升，去心去膜，晒干为末，每二钱白汤调下。

〔批〕带皆属血。

赤白带，皆属于血，有出于大小肠之分，黄荆子炒焦为末，米饮调下。

〔批〕日渐尫瘦。

日渐羸瘦，起止不得，不问年月深远，用刺蓟根不以多少，晒干秤，每斤童便五升浸一伏时，取出，再晒干为末，每二钱空心温酒下。

又方：白芍一味，炒黑为末，每三钱酒下。

〔批〕排脓。

排脓带下并肠有败脓，淋漓不已，腥秽殊甚，并脐腹更增冷痛，此盖败脓血所致，卒无已时，须以此排之。白芷两，单叶红蜀葵根二两，白芍、白矾枯，另研各五钱，同为末，黄蜡丸。空心米饮下十丸，候脓尽，别以补药佐之。

〔批〕消污血。

消瘀血　问曰：妇人年五十，所病下利数十日不止，暮即发热，小腹里急，腹满，手掌烦热，唇口干燥，何也？师曰：此病属带下。何以故？曾经半产，瘀血在小腹不去。其症唇口干燥，故知之也。当以《金匮》大温经汤方见调经门主之。

〔批〕室女带下。

室女带下《产宝》第十四问：未出女子有三病，何也？答曰：女子一病者，经水初下，阴中热，或当风卧，或扇风。二病者，太冲脉盛，气盛则内热，以冷水洗之。三病者，或见丹下惊怖。若三者，一有所受，后必有带下之病也。　一切血海虚寒，外乘风冷，搏结不散，积聚成块，或成坚瘕，〔批〕结块坚瘕。赤白带下，不问室女，胎前产后，并宜艾煎丸《百一》。

伏道艾择净枝梗，取叶五两，先用大肥淮枣十二两，砂罐内煮烂，去核，同艾叶一处，捣烂如泥，捻作薄饼子样，猛火焙干，乘热急碾为末　大汉椒去目及闭口者，五两，以阿胶二两、米醋三升，同椒于砂罐内煮极干，取出焙燥，碾为末　当归身　白芍　川芎　白薇　附子大者，炮，去皮脐　卷柏取青叶　泽兰取叶，已上各焙干，秤　熟地黄净洗，去浮者，九蒸九晒，亦焙干，秤。各二两

各末拌匀，米醋煮糊，为丸梧子大，每服五七十丸，至百丸、二百丸，空心米醋汤下。

〔批〕治案。腹左结成硬块，动则痛不可忍。

一妇因产后虚寒，呕恶不食，腹痛如割，时作寒热，复出盗汗，瘦悴骨立，脐腹之左结成硬块，其大如掌，冰冷，虽盛暑，此处独无汗，每块微动，则痛不可忍，百药治不效。梦中忽有人授以此方，因服之。恶心、盗汗、寒热辄止，尽一料，遂平复如故，独血块仍在。服至五六料，其块自融化而出，状如鱼冻，病遂全愈。

〔批〕胎前白带。

胎前带下丹溪。用苍术泔浸三钱，山茱肉、白芍各二钱半，黄芩炒、白芷各二钱，樗根白皮炒、黄连炒、黄柏炒各钱半，糊丸，鸡头大，空心温酒下五十丸。

〔批〕白浊。

白浊白淫《大全》云：皆由心肾不交养，水火不升降。或因劳伤于肾，肾气虚冷故也。肾主水，而开窍在阴，阴为溲便之道，胞冷肾损，故有白浊白淫。〔批〕浊淫。　白浊者浊随小便而来，浑浊如泔。万密斋云：此胃中浊气渗入膀胱也，加味二陈汤主之。

二陈加白术、苍术、益智仁盐水炒，研各钱，升麻、柴胡各七分，甘草炙五分，入姜煎。

〔批〕心虚。

因心虚而得者，威喜丸见遗精。

〔批〕思虑过度。

因思虑过度思则伤脾，致令阴阳不分，清浊相干而成者，宜四七汤见气吞青州白丸子见中风，此药极能分利，更宜乌沉汤见衄血，每贴加茯苓钱，重者益智仁十枚去壳，碾入盐少许调服。

〔批〕菀结。

因脾经菀结者，归脾汤加黄柏、山栀。

〔批〕怒火。

因肝经怒火者，龙胆泻肝汤。虚则用加味逍遥散宜与带下参看主治。

〔批〕白浊无度。

劳伤血脉，胞络受寒，小便白浊，日夜无度，脐腹疼痛，腰膝无力，内金鹿茸丸。

鸡内金　鹿茸　黄芪　牡蛎　肉苁蓉　五味子　远志去心　桑螵蛸　龙骨　附子等分

蜜丸，温酒下。

〔批〕小便不顺，阴户疼痛。

妇人小便不顺，甚者阴户疼痛，加味四七汤。

半夏汤泡七次，两　厚朴姜汁炒　赤苓　香附炒。各五钱　苏叶　甘草各二钱

分四贴，姜五片煎，调琥珀末钱服。

〔批〕下黄水如葵汁。

身热口燥，气块筑痛，下黄水如葵汁，乌金散。

百草霜炒　紫金皮米泔浸煮，炒　粉草炙。各等分

为末，每二钱，艾汤或醋汤调空心下。

心嘈，猪血入盐酒下。

〔批〕滑数不禁。

久积虚寒，白浊，滑数不禁，用鹿茸屑炒黄，为细末，每二钱，空心温酒下。又方：用鸡膍胵炙为末，每二钱，空心温酒调服。

〔批〕湛浊症。

耳鸣，心燥，腰脚疼重，腹内虚鸣，脐下虚冷，频下白水如

泔，名湛①浊症，宜二豆散。

白豆蔻　肉豆蔻　丁香　白茯苓　巴戟　丁皮　苍术　黑附子　桂心各两　人参　白术　山药　桔梗　茴香　粉草各五钱

为粗末，每三钱水盏半，生姜三片，紫苏叶三茎，同煎，空心温服。

〔批〕白淫。

白淫者思想无穷或色欲大过，常在小便之后，而来亦不多，此男精不摄，滑而自出，不须治精尽自止。

求子诊脉　养精　知时　禁忌　成胎　候胎　验胎

总论　胡氏孝曰：男女交姤，其所以凝结而成胎者，虽不离乎精血，犹为后天滓质之物，而一点先天真一之灵气，萌于情欲之感者，妙合于其间。〔批〕先天真一之灵气。朱子所谓禀于有生之初，《悟真篇》所谓生身受气初者是也。医之上工，因人无子，语男则主于精，语女则主于血。著论立方，男以补肾为要，女以调经为先，而又参之以补气行气之说。察其脉络，究其亏盈，审而治之。夫然后一举可孕，天下之男无不父，女无不母矣。万密斋云：人无男女，则乾坤几息矣。男女匹配，所以广嗣，厥系匪轻，勿谓无预于人事。必使阳不衰，阴不慾，精血和凝，而胎元易成矣。

论脉　陈楚良②曰：人身气血各有虚实寒热之异，惟察脉可知。舍脉而独言药者，妄也。脉有十二经，应十二时，一日一周，与天同运，循环无端。其至也，既不宜太过而数，数则为热矣。又不宜不及而迟，迟则为寒矣。不宜太有力而实，实非正气能自实，正气虚而火邪乘以实之也。治法宜先散菀以伐其邪，邪去而后正可补也。〔批〕邪实。不宜太无力而虚，虚乃气血之正虚也，治法唯当补其气血耳。〔批〕正虚。亦有男妇上热下寒，表实里虚

① 湛（zhàn 战）：厚，浓重。

② 陈楚良：号益元道人，明代浙江杭县人，生平未详。著有《武林陈氏家传仙方佛法灵寿丹方》1卷，刊于万历十六年（1588年）。

而未得子者，法当卧睡时服凉膈之药以清其上，每晨空心服补药以温其下，暂进升散之剂以达其表，久服浓味之药以实其里。〔批〕上热下寒，表实里虚。又有女人气多血少，寒热不调，月水违期，或后或先，或赤白带下而无子者，皆当诊脉而以活法治之，务使其夫妇之脉皆和平有神，不寒不热，交合有期，不妄用精，必能生子。故须对脉立方，审症用药。〔批〕气多血少，寒热不调。

脉 仲景云：男子脉，浮弱而涩，为无子，精气清冷。

妇人少腹冷，恶寒，年少者得之为无子，年大者得之绝产。

脉微弱而涩，年少得此为无子，中年得此为绝产。

肥人脉细，胞有寒，故令少子，其色黄者，胸上有寒。

少阴脉浮而紧，紧则疝瘕，腹中痛，半产而堕伤。浮则亡血，绝产，恶寒。

督脉生病，女子不孕。

调经 胎前之道，始于求子。求子之法，莫先调经。每见妇人之无子者，必经不调，不调则血气乖争，不能成孕矣。治法详见调经门。

〔批〕肥人无子。

肥人无子丹溪云：妇人肥盛者，多不能孕。古以身中有脂膜，闭塞子宫，以致经事不行，宜先服调理药，当归酒洗两，茯苓二两，川芎七钱半，白芍、白术、半夏汤泡、香附、陈皮、甘草各两，分十贴，姜三片，煎，吞后丸子。白术二两，半夏曲、川芎、香附各两，神曲、茯苓各五钱，橘红四钱，甘草二钱，粥丸，每服八十丸。如热多者，加黄连、枳实各两，服前药讫，却服下螽斯①丸。

附子　茯苓各六钱　厚朴制　杜仲炒　桂心　秦艽　白薇　半夏　干姜　牛膝　沙参各二钱　人参四钱　细辛五钱

蜜丸小豆大。每服五丸，空心酒下。觉有妊，三月后不可更服按：此方即秦桂丸也。丹溪云：无子之因，多起于妇人。医者不求

① 螽（zhōng 中）斯：虫名。体长寸许，绿褐色。

其因起于何处，遍阅古方，唯秦桂丸，其辞确，其意专。用温热药，近乎人情，锐然服之，甘受燔灼之祸，懵然不悔。或曰：春气温和，则万物发生；冬气寒凉，则万物消陨。非秦桂丸之温热，何以得子脏温暖而成胎耶？诗曰：妇人和平，则乐有子。和则气血均，平则阴阳不争。今得此药，经血必转紫黑，渐成衰少，或先或后。始则饮食骤进，久则口苦而干。阴阳不平，血气不和，疾病蜂起，焉能成胎？纵然成胎，生子亦多病而不寿，以秦桂丸耗损天真之阴也，戒之慎之！《准绳》云：丹溪忌服之者，盖忌于瘦人无血而火多者。若肥人湿多者，又兼前调理药，而所服丸数，十减其九，只服五分，无妨也。上三方得之于丹溪之子朱懋诚，屡试有验。

〔批〕瘦人无子。

瘦人无子丹溪云：瘦弱妇人不能孕育，以子宫无血，精气不聚故也，大五补丸海藏。

天门冬　麦门冬去心　石菖蒲　茯苓　人参　益智仁　枸杞子　地骨皮　远志去心　熟地黄等分

蜜丸桐子大，空心酒下三十丸。服数料后，以七宣丸见二便不通泄之。

苁蓉菟丝子丸赵氏。此方不寒不热，助阴生子。

肉苁蓉两三钱　当归　川芎　覆盆子　蛇床子　菟丝子各两二钱　白芍两　牡蛎　乌鲗骨各八钱　五味子　防风各六钱　黄芩五钱　艾叶三钱

蜜丸桐子大，每三四十丸，盐汤下。

〔批〕冷积如杯。

妇为室女时，心下有冷积如覆杯，按之如水声，以热手熨之如水，娶十余年不孕。诊其脉，寸脉沉而迟，尺脉洪大有力张戴人曰：此非无子之脉，断其可不逾年而孕。先以三圣散见痫。吐涎一斗，心下平软，次服白术调中汤、五苓、四物和之。

〔批〕种子。

种子万氏曰：妇人阴质，取象于月。若自朔至望，经行不失其候者，结孕易，生子多寿，以月光渐生，月轮渐满也。若自望至朔，经行或失其期，胎难结，生子多夭，以月光渐消，月廓渐空也。此造化之理，可与知情者道之。愚按：此说亦本《内经》月始生、月廓满、月廓空，得时之理，调经种玉方。

熟地黄两　归身八钱　川芎四钱　香附六钱，炒　白芍酒炒，六钱　白茯苓　陈皮各三钱　吴茱萸　丹皮　玄胡索各二钱

若过期而经水色淡者血虚有寒，加肉桂、炮姜、熟艾各钱。若先期，三五日色紫者血虚有热，加条黄芩三钱，分四贴，生姜三片煎。空心温服，渣再煎服。经至日服起，药完经止，即当入房，必成孕。未成，经来再服。

养精　袁了凡①先生云：聚精之道，一曰寡欲，二曰节劳，三曰息怒，四曰戒酒，五曰慎味。〔批〕养精五要。今之谈养生者，多言采阴补阳，久战不泄，此为大谬。肾为精之府，凡男女交接，必扰其肾，肾动则精血随之而流。外虽不泄，精已离宫。至能坚忍者，亦必有数点阴精随阳之痿而溢出，此其验也。如火之有烟焰，岂有复反于薪哉！是故贵寡欲。精成于血，不独房室之交损吾之精。凡日用损血之事，皆当深戒。如目劳于视，则血以视耗；耳劳于听，则血以听耗；心劳于思，则血以思耗。吾随事而节之，则血得其养，而与日俱积矣。是故贵节劳。主闭藏者，肾也；司疏泄者，肝也。二脏皆有相火，而其系上属于心。心，君火也。怒则伤肝，而相火动，动则疏泄者用事，而闭藏不得其职。虽不交合，亦暗流而潜耗矣。是故当息怒。人身之血，各归其舍，则常凝。酒能动血，血气既衰之人，数月无房事，精始厚。然使一时大醉，精遂薄矣。是故宜戒酒。《内经》云：精不足者，补之以味。万物皆有真味，调和胜而真味失矣。不论腥素淡，煮得法，自有一段冲和恬淡之气，益人肠胃，最能养精。万密斋云：种子者，男最贵清心寡欲，以养其精。盖形乐者易淫，志乐者易荡。

---

① 袁了凡：初名表，故改名黄。字坤仪，又字了凡。明代浙江嘉善县人，儒医袁颢之曾孙。万历丙戌年（1586 年）中进士，曾任职方郎。著有《祈嗣真诠》1 卷、《摄生三要》1 卷。

富贵之人，不知御神，则荡必倾，不知御形，则淫必亏。此清心寡欲为男子第一要紧也。女贵平心定气以养血。盖女子性多燥，情多偏，稍不如意，即忧思怨怒，使气逆血亦逆。此平心定气，为女子第一要紧也。

〔批〕炼精。

炼精有诀 全在肾家下手。内肾一窍名玄关，外肾一窍名牝户。真精未泄，乾体未破，则外肾阳气至子时而兴，人身之气与天地之气，两相吻合。精泄体破，吾身阳生之候渐晚。有丑而生者，次则寅卯而生者，有终不生者，始与天地不相应矣。炼之之法，须半夜子时，即披衣起坐，两手搓极热，以一手将外肾兜住，以一手掩脐，而凝神于内肾。久久习之，而精旺矣。西番人多寿，夜卧尝以两手掩外肾令暖。

〔批〕男子九丑。

男子九丑之疾言茎弱而不振，振而不丰，丰而不循，循而不实，实而不坚，坚而不久，久而无精，精而不射，谓之九丑之疾，宜葆真丸。

鹿角胶八两，剉作豆大，以鹿角霜八两拌，炒成珠，研细末 杜仲去粗皮，切碎，生姜汁两，同蜜少许，拌炒，研断丝，三两 干山药 白茯苓去皮，乳拌，蒸晒五七次 熟地黄各二两 菟丝子酒蒸，捣，焙 山茱萸肉酒蒸烂。各两半 北五味 川牛膝酒蒸 益智仁去壳 远志甘草水煮，去心 小茴青盐三钱同炒 川楝子去皮核，取净肉 破故纸 胡芦巴同故纸入羊肠内煮，焙干。各两 柏子仁去壳另研，去油，五钱 川山甲炒珠 沉香各三钱 全蝎去毒，钱半

为极细末，以好嫩肉苁蓉四两酒洗，去鳞甲、皮筋，开心。如有黄白膜，亦去之净，二两，好酒煮成膏，同蜜和捣千余下，丸桐子大，每服五十丸，温酒下，以干物压之，渐加至百丸此丸补十二经络，起阴发阳，能令阳气入胸，安魂定魄，开三焦积聚，消五谷进食，强阴益精，安五脏，除心中伏热，强筋骨，轻身明目，去冷除风，无所不治。此药平补，多服常服最妙。七十岁老人尚能育子，非常之力。及治五劳七伤，无子嗣者，服七日，四肢光泽，唇脸赤色，

手足温和，面目滋润，语言清亮，饮食有加，是其效也。

又聚精丸。

黄鱼鳔胶白净者，斤，切碎，同蛤粉炒珠，以无声为度，研末　沙苑蒺藜八两，马乳浸二宿，隔汤蒸一炷香久，取起焙干为末

蜜丸梧子大，每八十丸，空心温酒下。忌食鱼及牛肉、腥腻。

古今第一种子方，五子衍宗丸。

甘枸杞子　菟丝子酒浸，捣。各八两　北五味子两　覆盆子四两，酒洗，去目　车前子炒，二两

俱择道地精新者，焙晒干，为末，蜜丸酒下修合日，春用丙丁己午日，夏用戊己辰戌丑未日，秋取壬癸亥子，冬取甲乙寅卯日。忌师尼鳏寡之人，及鸡犬六畜见之。上方去车前子，加槐角子同首乌煮七次、桑椹子、冬青子酒蒸、柏子仁、没石子炒研，用虫食成孔者、蛇床子蒸，名十子丸。

赵氏加味六子丸。

菟丝子淘洗，酒蒸　川牛膝酒蒸　麦门冬去心，酒蒸　山茱肉　原蚕蛾炙　五味子各两三钱　蛇床子酒蒸，两六钱　车前子两七钱　大甘草炙，两　沙苑蒺藜马乳浸蒸　覆盆子各二两二钱　破故纸洗，炒，二两一钱　肉苁蓉酒浸，去鳞，二两五钱

蜜丸如桐子大，每三四十丸，盐汤下肾不宜大热，亦忌太冷，精寒则难成孕。如天地寒，则草木无萌芽也。此方不寒不热，得中和之道。修合服之，如一阳初动，万物化生，二三月后，必孕成矣。

〔批〕知时。

知时　袁了凡先生云：天地生物，必有絪缊之时。万物化生，必有乐育之候。如猫犬至微，将受妊也，其雌必狂呼而奔跳，以絪缊乐育之气触之而不能自止耳。此天地自然之节候，生化之真机也。世人种子有云：三十时辰两日半，二十八九君须算。此特言其大概耳，非的论也。《丹经》云：一月只有一日，一日只有一时。凡妇人一月经行一度，必有一日絪缊之候。于一时辰间，气蒸而热，昏而闷，有欲交接不可忍之状，此的候也。〔批〕絪缊之候。于此时逆而取之则成丹，顺而施之则成胎矣。其曰：三日月出

庚。又曰：温温铅鼎，光透帘帏，皆言其景象也。当其欲情浓动之时，子宫内有如莲花蕊者，不拘经净几日，自然挺出阴中，如莲蕊初开。妇人洗下体，以指探之，自知也，但含羞不肯言耳。男子预密告之，令其自言，一举即中矣。《素女》论云：男有三至，女有五至。如男至而女未至，玉体缠交，琼浆即吐，虽能下应乎阴，而阴不从也。如女至而男未至，则桃浪先翻，玉露未滴，虽能上从乎阳而阳不应也，所以无子。男三至者，肝气、肾气、心气也。阳痿而不举，则肝气未至，而强合则伤肝，其精流滴而不射。举而不坚，则肾气未至，而强合则伤肾，其精散漫而不黏聚。坚而不热，则心气未至，而强合则伤心，其精冷而不热。此男子贵养肝、心、肾之气也。女五至者，盖交姤之时，面赤而热，心气至也。目中涎滴，微睨视人，肝气至也。娇声低语，口鼻气喘，肺气至也。伸舌吮唇，以身偎人，脾气至也。玉户开张，琼涎流出，肾气至也。交合之时，与至则五气皆至，情洽意美，阳施阴受，有子之道也。〔批〕男有三至，女有五至。

〔批〕三虚四忌。

禁忌　男女无疾，交合应期。三虚四忌，不可不避。三虚者，天地晦冥，日月薄蚀，雷电风雨，晦朔弦望，天之虚也；地震土陷，山崩水溢，地之虚也；忧怒悲恐，醉饱劳倦，人之虚也。犯此则交而不孕，孕而不育，疾病且生，为身之灾也。四忌者，一忌本身正冲，及甲子庚申，灭没休废之日；二忌大寒大暑，大饱大醉之时；三忌日月星辰，寺观坛庙庵厕冢墓之处；四忌触忤恼怒，詈骂击搏之事。犯此不惟无子，且恐自夭也。

成胎　丹溪云：成胎以精血之后先分男女者，褚澄之论也，愚窃惑焉。后阅东垣方，有曰：经水断后一二日，血海始净，精胜其血，感者成男。四五日后，血脉已旺，精不胜血，感者成女。此论亦未为莹。何以言之？《易》曰：乾道成男，坤道成女。夫乾坤，阴阳之性情也。左右，阴阳之道路也。男女，阴阳之仪象也。父精母血，因感而会。精之泄，阳之施也，血能摄之，阴之化也。精成其骨，此万物之资始于乾元也。血成其肉，万物之资生于坤元也。阴阳交姤，胎孕乃凝，胎之所居，名曰子宫。一系在下，上有两岐。一达于左，一达于右。精胜其血，及刚日阳时感者，则阳为之主，受气于左子宫，而男形成。精不胜血，及柔日阴时感者，则阴为之主，受气于右子宫，而女形成。其有双胎者，精气有余，岐而分之，血因分而摄之故也。〔批〕双胎。若男女同孕者，刚日阴时，柔日阳时，感则阴阳混杂，不属左，不属右，受气于两岐之间者。亦有三胎四胎者，犹是而已。〔批〕男女同孕，三胎四胎。其有男不可为父，得阳道之亏者也。女子不可为母，得阴道之塞者也。兼形者，由阴为驳气所乘而成形。故所兼之形，有不可得而同也。楼全善云：丹溪此论极造精微，发前人之未发。是知男女之分，已定于乾元万物资始之际，阴阳交姤之时。昧者不悟是理，妄有转女为男之法，惑矣。夫万物皆资始于乾也，独男女之分，不资始于乾元乎？〔批〕始于乾元。罗鸣谦云：父母之生子，如天地之生物。《易》曰：坤道其顺乎，承天而时行。夫知地之生物，不过顺承乎天；则知母之生子，不过顺承乎父而已。则种子者，以男子为主，不拘老少，不拘强弱，不拘康宁病患，不拘精易泄难泄，只以交感之时，百脉齐到为善耳。〔批〕百脉齐到。百脉齐到，虽老弱病患，虽易泄，亦可以成胎。百脉参差，虽强壮康宁亦难成。若男女之辨，又不以精血先后为拘，不以经尽几日为拘，不以夜半前后交感为拘，不以父强母弱，母强父弱为拘，只以精血各由百脉之齐到者别胜负耳。是故精之百脉齐到，有以胜乎血，则成男矣；血之百脉齐到，有以胜乎精，则成女矣。至有孕而小产，产而不育，育而不寿。而黄耇者，无疆者，亦精血之坚脆，分为修短耳。世人不察其精血之坚脆，已定于禀受之初，或责之母，或责之儿，或诿之数，不亦谬乎？

候胎　经云：妇人足少阴①脉动甚者，妊子也。又云：阴搏阳别，谓之有子。王注云：阴谓尺中也，搏谓搏触于手也。尺脉搏

---

①　足少阴：《素问·平人气象论》作“手少阴”。《新校正》云：“按全元起本作足少阴。”

击与寸脉迥别，则为有孕之兆。又法：遣妊妇人面南行，还复呼之，左回首者是男，右回首者是女。〔批〕阴搏阳别。楼全善云：按丹溪云，男受胎在左子宫，女受胎在右子宫。斯言大契是说也。盖男胎在左则左重，故回首时慎护重处而就左也。女胎在右则右重，故回首时慎护重处而就右也。推之于脉，其义亦然。胎在左，则血气护胎而盛于左，故脉亦从之，而左疾为男，左大为男也。胎在右，则血气护胎而盛于右，故脉亦从之，而右疾为女，右大为女也。〔批〕左疾大男，右大为女。亦犹经云：阴搏阳别，谓之有子。言受胎处在脐腹之下，则血气护胎而盛于下，故阴之尺脉鼓搏有力，而与阳之寸脉殊别也。如痈疖发上则血气从上而寸脉盛，发下则血气从下而尺脉盛，发左则血气从左而左手脉盛，发右则血气从右而右手脉盛也。

脉　妊娠初时，寸微小，呼吸五至，三月而尺数也。脉滑疾，重以手按之散者，胎已三月也。脉重手按之不散，但疾不滑者，五月也。

尺脉左偏大为男，右偏大为女，左右俱大为二子。大者如实状，尺皆实，必有子。妇人妊娠四月，欲知男女法，左疾为男，右疾为女，俱疾为生二子。

〔批〕七月衄血，转筋为躯。

怀躯七月而不可知，时时衄血而转筋者，此为躯也。衄时嚏而动者，非躯也。

诊有妊歌　肝为血兮肺为气，血为荣兮气为卫。阴阳配偶不参差，两脏通和皆类例。血衰气王定无孕，血王气衰应有体肝藏血为荣，属阴，肺主气为卫，属阳。阴阳配偶者，是夫妇匹配，偶合媾精，乃有子也。若血少气盛，则无孕。血盛气少，则有子也。寸微关滑尺带数，流利往来并雀啄。〔批〕寸微关滑尺数，有孕。小儿之脉已见形，数月怀躯犹未觉寸脉微，关脉滑，尺脉带数，流利雀啄，皆是经脉闭塞不行，成胎之脉。左疾为男右为女，流利相通速来去。两手关脉大相应，已形亦在前通语。左手带纵两个儿纵者夫行乘妻，水行乘火，金行乘木，即鬼贼脉也，名曰纵。见在左手则怀两个男儿也。〔批〕脉纵二男，**右手带横一双女**横者妻乘夫也，是火行乘水，木行乘金，即所乘脉也，名曰横。见于右手则怀一双女子也。〔批〕脉横二女。**左手脉逆生三男**逆者子乘母也，是水行乘金，火行乘木，即已生脉也，名曰逆。见于左手则怀三个男儿也。〔批〕脉逆三男，**右手脉顺还三女**顺者母乘子也，是金行乘水，木行乘火，即生已之脉也，名曰顺。见于右手则怀三个女儿也。〔批〕脉顺三女。**寸关尺部皆相应，一男一女分形证**寸关尺部脉大小迟疾相应者，是怀一男一女形证之脉也。谓关前为阳，关后为阴，阴阳脉相应，故怀一男一女也。〔批〕阴阳相应，一男一女。**有时子死母身存，或是母亡存子命**此二句文，无辨子母存亡之脉。**往来三部皆流利，滑数相参皆替替。阳实阴虚脉得明，遍满胸膛皆逆气**若寸关尺三部通行流利，皆替替有力而滑数，皆是阳实阴虚之脉，主孕妇逆气遍满胸膛而不顺也。〔批〕胸膛气逆。**左手太阳浮大男**左寸口为太阳，其脉浮大，则是怀男之脉，**右手太阴沉细女**右寸口为太阴，其脉沉细，是怀女胎也。〔批〕浮大为男，沉细为女。**诸阳为男诸阴女，指下分明长记取**诸阳脉皆为男，即浮大疾数滑实之类是也，当怀男子。诸阴者即沉细之类是也，当怀女子。〔批〕阳脉男，阴脉女。**三部沉正等无绝，尺内不止真胎妇**寸关尺三部脉浮沉正直齐等，举按无断绝，及尺内举按不止住者，的真怀胎妇也。**夫乘妻兮纵气雾**结横顺逆，注见上。气雾，雾露也，又上下也。谓夫之阳气乘妻之阴气，二气上下相逐，如雾润结子也，**妻乘夫兮横气助**谓两傍横气相佐助也。**子乘母兮逆气参**谓子气犯母气。相乘，逆行之气相参合也，**母乘子兮顺气护**是母气乘于子气，为顺气相护卫也。凡胎聚，纵横顺逆四气以荣养，方以成形也。**小儿日足胎成聚，身热脉乱无所苦**妇人怀子五月数足，胎成就而结聚，必母身体壮热，当见脉躁乱，非病苦之症。谓五月胎已成，受火精以成气，故身热脉乱，无病也。〔批〕身热脉乱无苦。**汗出不食吐逆时，精神结备其中住**谓妊娠受五行精气以成形，禀十二经以荣其母。怀孕至五月，其胎虽成，其气未备，故胎气未安，上冲心胸，则汗出不食，吐逆，名曰恶阻，俗呼选饭，唯思酸辛之味，以调胎气也。〔批〕汗出吐逆。**滑疾不散三月胎**妊娠三月名始胎，此时未有定仪，心胞脉养之，故脉见滑疾流利，为少气多血，不散为血气盛，则始结为胎也。**但疾不散五月母**其脉但疾速而不散者，是五个月怀胎之母也。**弦紧牢强滑利安，沉细而微归泉路**沉细而微，谓脉与形不相应，故死也。前文虽云太阴沉细，又云诸阴为女，其说似相违，然三部脉不皆沉细及微，故不同也。〔批〕三部沉微。

〔批〕验胎二法。

验胎法 妇人三两个月，月经不行，心烦，寒热恍惚，疑是两身，却是血滞，此药可验。取之内也，外已有身，病无邪脉，以《素问》脉法推之，十得八九矣。

真雀脑 川芎两 当归重一两者，只用七钱

为细末，分二服，浓煎好艾汤一盏调下，或好酒亦得。待三两个时辰，觉腹脐微动，即有胎也。如不是胎，再服不动，所滞恶血自行，母俱安稳无虞。

又法探之有胎则吐，无则不吐。皂角去皮、甘草炙各钱，黄连五分，为细末，温酒调，顿服。

〔批〕暴渴。

暴渴，惟饮五味汁此血欲凝，非病也，必有孕。古方有血欲凝而渴，唯饮五味之症，不可不知也。

〔批〕风邪搏击。

经闭五月，外受风邪，搏击，下白或赤，午后发热，咳嗽呕吐，若两尺脉皆实，此必有孕，饮清和之剂自安。

胎养食忌 药忌 起居忌 逐月养胎法

总论 古者妇人有妊，即居侧室不与夫接，所以产有无难，生子多贤，亦少疾病而多寿。今人不知禁忌，纵情恣欲，〔批〕多房事。致有触动胎气而堕者，有胎衣肥硕而难产者，有败精凝聚而碍产者，有生子多疾、痘疮稠密者，皆多房事故也。其次饮食、七情、起居、医药，皆宜知忌，免致伤胎。妇人受胎之后，最宜调饮食，淡滋味，避寒暑。常得清纯和平之气，以养其胎，则胎元完固，生子无疾。〔批〕淡滋味。今为妇者，喜啖辛酸煎炒、肥甘生冷之物，不知禁口，所以脾胃受伤，胎则易堕。〔批〕脾胃受伤，胎则易堕。寒热交杂，子亦多疾。况多食酸则伤肝，多食苦则伤心，多食甘则伤脾，多食辛则伤肺，多食咸则伤肾，随其食物，伤其脏气、血气、筋骨。失其所养，子病自此生矣。古有胎教，凡视听言动，莫敢不正。喜怒哀乐，莫敢不慎。故其子女多贤，此非贤母不能也。盖过喜则伤心而气散，怒则伤肝而气上，思则伤脾而气郁，忧则伤肺而气结，恐则伤肾而气下。母气既伤，子气应之，未有不伤者也。其母伤则胎易堕，其子伤则脏气不完，病斯多矣。〔批〕胎教。又妇人受胎之后，常宜行动往来，使血气通流，自无难产之虞。若好逸恶劳，贪卧骄养，则气停血滞，临产多难。况行立坐卧之久，为筋骨皮肉之伤，子通母气，必有伤者。至登高临深，越险负重，尤宜戒之。〔批〕常宜行动。

〔批〕食忌。

食忌　受胎之后，切宜忌不可食之物。非惟有感动胎气之戒，然于物理，亦有厌忌者。设不知禁，不特延月难产，亦能令儿破形，可不戒哉！

鸡肉、糯米合食，令子生白虫。

食羊肉，则儿多白睛。

食羊肝，令子多厄。

食鲤鱼脍及鸡子，令儿成疳多疮。

食犬肉，生子多声哑。

食兔肉，生子缺唇。

食鳖，令子项短及损胎。

鸭子与桑椹同食，令子倒生心寒。

食螃蟹，令子横生。

雀肉合豆酱食之，令子面生默黯黑子。

食山羊肉，令子多病。

食生姜，令子多指生疮。

食驴骡马肉，延日难产。

如此之类，无不验者。则知圣人胎教之法矣。

〔批〕药忌。

药忌 除一切大辛大热、有毒泻下之药，外如薏苡仁、代赭石、茅根、瞿麦、牡丹皮、半夏、南星、通草、干姜之类，俱不宜用。

〔批〕起居忌。

起居忌 《变产须知》云：勿乱服药，勿过饮酒，勿向非常地便遗，勿举重登高临险，心有大惊，犯之难产，肾气不足，生子解颅，脑骨不合。

逐月养胎法。《病源》云：妇人受胎一月，形如露珠，乃太极动而生阳，天一生水谓之胚，足厥阴脉主之。经水即闭，饮食稍异。〔批〕一月名胚。二月如桃花瓣，乃太极静而生阴，地二生火名始骨，谓之娠，足少阳脉所主。若吐逆恶食，名曰恶阻，有孕明矣。或偏嗜一物，乃一脏之虚，如爱酸物，乃肝经只能养胎而虚也。〔批〕二月名始骨。三月名始胎，如清鼻涕，先成鼻与雌雄二器，乃分男女，手厥阴相火所主，胎最易动。〔批〕三月名胎始，分男女。四月始受水精以成血脉形像，其手足顺成，手少阳脉所主。〔批〕四月。五月始受火精，筋骨四肢已成，毛发始生，足太阴脉所主。〔批〕五月成四肢。六月始受金精以成筋，耳目皆成，足阳明脉所主。〔批〕六月成耳目。七月始受木精以成骨，游其魂，能动左手，手太阴脉所主。〔批〕七月成筋骨。八月始受土精，以成皮肤，九窍皆成，游其魄，能动右手，手阳明脉所主。〔批〕八月成皮肤。九月始受石精，百节毕备，三转其身，足少阴脉所主。〔批〕九月百节备。十月神气备足，乃生，足太阳脉所主。惟手少阴、太阳无所主者，君主之官，无为而已。〔批〕十月神气足。

袁了凡云：上论其六略也。若求其细，则受胎在腹，七日一变，辗转相成，各有生相。大集经备矣。今妇人堕胎，多在三五七月者，脏阴而腑阳。三月属心络，五月属脾，七月属肺，阴常易亏，故多堕耳。如昔曾三五月堕胎，则心脾受伤，须先调心治脾。惟有一月之内堕胎，则人皆不知有胎，但谓不受孕，不知其受而堕也。〔批〕一月堕胎。一月属肝，怒则堕。多洗下体，则窍开亦堕。一次既堕，则肝脉受伤，他次亦堕。今之无子者，大半是一月堕胎。故凡初交之候，最宜将息，勿复交接，以扰其子宫。勿令怒，勿令劳，勿令举重，勿令洗浴，而又多服养胎平气之药，胎可固矣。

〔批〕一月肝脉养胎。

妊娠一月，足厥阴脉养内属于肝，主筋及血。一月之时，血行否涩，不为力事，寝必安静，无令恐畏，阴阳新合为胎。寒多为痛，热多卒惊，举重腰痛，腹满胞急，卒有所下，当预安之，宜服乌雌鸡汤。

乌雌鸡一只，治如食法　茯苓　阿胶各二两　吴茱萸升　麦冬五合，去心　人参　白芍　白术各三两　甘草　生姜各两

水一斗二升，煮鸡取汁六升，去鸡下药，煎取三升，内酒三升，并胶烊尽，取三升放温，每服一升，日三服。

若曾伤一月胎者，当预服补胎汤。

细辛两　防风二两　熟地黄　白术各三两　生姜四两　吴茱萸　麦冬各五合　乌梅升

煎，食前分三服。

寒多者，倍吴萸。热多渴者，并细辛去之，加瓜蒌根二两。〔批〕多渴者。若思伤，去麦冬，加人参、柏子仁。

〔批〕二月胆脉养。

妊娠二月，足少阳脉养内属于胆，主精。二月之时，儿精成于胞里，当慎护惊动，阴阳始踞经。有寒多坏不成，有热即痿悴，中风寒有所动摇，心满脐下悬急，腰背强痛，乍寒乍热，卒有所下，宜服胶艾汤。

艾叶　丹参　当归　麻黄各二两　人参　阿胶各三两　甘草两　生姜六两　大枣十二枚

酒三升，水一斗，煎，减半，去渣，纳阿胶，煮取三升，分三服。

一方用乌雌鸡一只，肥者，割头取血，纳酒中相和合，鸡治如食法，煮取汁，去鸡纳药，煎取三升。纳血、酒，并胶，煎取三

升，分温三服。

〔批〕曾伤二月胎。

若曾伤二月胎者，当预服黄连汤。

黄连　人参各两　吴茱萸五合　生姜三两　生地黄五两

酢浆煎，分四服，日三夜一，十日一修合若颇觉不安，加乌梅升，去酢用水煎。〔批〕酢浆，即酸浆。炊粟米熟，投冷水中，五六日味酢生白花类浆，败则杀人。

〔批〕三月心包络脉养。

妊娠三月，手心主脉养内属于心，母悲哀思虑惊动，为定形。有寒，大便青。有热，小便难，不赤即黄。卒惊恐、忧愁、嗔怒，喜顿仆，动于经脉，腹满绕脐苦痛，或腰背痛，卒有所下，宜服雄鸡汤。

雄鸡一只，治如食法　黄芩　白术　生姜各两　麦门冬五合　白芍　甘草　人参　茯苓　阿胶各二两　大枣十二枚，劈

煎如前乌鸡汤法，一日服尽，当温卧。一方用芎、归各三两，不用黄芩、姜。

〔批〕曾伤三月胎。

若曾伤三月胎者，当预服茯神汤。

茯神　丹参　龙骨各两　阿胶炒珠　当归　甘草　人参各二两　大枣二十一枚　赤小豆二十一枚

酢浆煎，分四服，七日后服一剂。腰痛者加桑寄生二两。深师有薤白二两，麻子升。

丹溪治一妇，但有孕至三月左右必堕，其脉左手大而无力，重取则涩，知其血少。以其妙年，只补中气，使血自荣。时初夏，教以浓煎白术汤下黄芩末一钱，与数十帖，得保全而生。因思堕子，内热而虚者为多。曰热，曰虚，当分轻重。盖三月属相火，所以易堕，不然何以黄芩、熟艾、阿胶为安胎妙药也？

〔批〕四月三焦脉养。

妊娠四月，手少阳脉养内输三焦，四月之时，儿六腑顺成，当静形体，和心志，节饮食。有时心下愠愠欲呕，胸膈满，不欲食，

有热小便难，数如淋状，脐下苦急，卒受风寒，头项强痛，寒热，或惊动身躯，腰背腹痛，有时胎上逼胸，心烦不安，卒有所下，宜菊花汤。

菊花鸡子大，一枚　麦门冬升　大枣十二枚　人参两半　甘草炙　当归各二两　麻黄　阿胶各三两　半夏四两　生姜五两

一方用乌雌鸡，同前法煮汁煎。

〔批〕曾伤四月胎。

若曾伤四月胎者，当预服调中汤。

白芍　生姜各四两　厚朴生姜汁炒香　生李根白皮　枳实麸炒。各两　白术　柴胡各三两　续断　川芎　甘草炙。各两　当归两半　乌梅升

煎，分四服，日三夜一，八日后复服一剂愚按：方内枳、朴宜慎用。

〔批〕五月脾脉养。

妊娠五月，足太阴脉养内输于脾。五月之时，儿四肢皆成，无大饥，无甚饱，无食干燥，无大劳倦。有寒，苦头眩，心乱呕吐。有热，苦腹满痛，小便数。卒有恐怖，四肢疼痛，寒热，胎动无常处，腹痛，闷顿欲仆，卒有所下，宜服阿胶汤。

阿胶四两　人参两　生姜六两　当归　白芍　甘草　黄芩各二两　旋覆花二合　吴茱萸七合　麦门冬升

煎，分四服。一方用乌雌鸡取血入酒，水煮鸡汁煎药，并如前法。

〔批〕曾伤五月胎。

若曾伤五月胎者，当预服安中汤。

黄芩两　当归　川芎　人参　干地黄各二两　甘草　白芍各三两　生姜六两　麦门冬升　五味子　大麻仁各五合　大枣三十五枚

水酒各半，煎分四服。日三夜一，七日，复服一剂。

〔批〕六月胃脉养。

妊娠六月，足阳明脉养内属于胃。六月之时，儿口目皆成。调五味，食甘美，无大饱。卒有所动，不安，寒热往来，腹内胀满，

身体肿，惊怖，忽有所下，腹痛如欲产，手足烦疼，宜服麦门冬汤。

麦门冬升　人参　甘草　黄芩各二两　干地黄三两　阿胶四两　生姜六两　大枣十五枚

水煎，纳清酒并胶，再煎。

一方：乌雌鸡，煮汁煎药，如前法。

〔批〕曾伤六月胎。

若曾伤六月胎者，当预服柴胡汤。

柴胡四两　肉苁蓉两　白术　麦门冬　白芍　甘草　川芎各二两　生姜六两　干地黄五两　大枣三十枚

煎，分四服，中间进糜粥。勿食生冷及硬物，七日更服一剂。一方有黄芩二两。

〔批〕七月肺脉养。

妊娠七月，手太阴脉养内属于肺，主皮毛。七月之时，儿皮毛已成，无大言，无号哭，无薄衣，无洗浴，无寒饮。忽惊恐摇动，腹痛，卒有所下，手足厥冷，脉若伤寒，烦热腹满，短气，常苦颈项及腰背强，宜葱白汤。

葱白长三四寸，十四茎　半夏　麦门冬各升　旋覆花二合　黄芩两　人参两半　甘草　当归　黄芪各三两　阿胶四两　生姜八两

水酒煎，分四服，温覆取汗。一方以黄雌鸡一只取血入酒，煮汁，煎药如前。

〔批〕曾伤七月胎。

若曾伤七月胎者，宜服杏仁汤。

杏仁　甘草各二两　紫菀两　麦冬　吴茱萸各升　钟乳　干姜各三两　粳米五合　五味子三合

煎，分四服，七日更服一剂。

〔批〕八月大肠脉养。

妊娠八月，手阳明脉养内属于大肠，主九窍。八月之时，儿九窍皆成，无食燥物，无辄失食，无忍大便。中风寒，有所触犯，身体尽痛，乍寒乍热，胎动不安，常苦头眩痛，绕脐下寒，时时小

便白如米汁，或青或黄，或寒栗，腰背苦冷而痛，目晾，宜芍药汤。

白芍　生姜各四两　厚朴二两　甘草　当归　白术　人参各三两　薤白切，升

水、酒各半煎，分三服。

一方：七八月，用白乌雌鸡俱煮汁，煎药如前。

〔批〕曾伤八月胎。

若曾伤八月胎者，当预服葵子汤。

葵子二升　甘草　厚朴各二两　白芍四两　白术　柴胡各三两　生姜六两　大枣二十枚

煎，分三服。一方用乌雌鸡，煮汁煎药。

〔批〕九月肾脉养。

妊娠九月，足少阴脉养内属于肾。九月之时，儿脉续缕皆成，无处冷湿，无着炙衣。若一时下痢，腹满悬急，胎上冲心，腰背痛，不可转侧，短气。宜服半夏汤。

半夏　当归　麦门冬　吴茱萸　阿胶各三两　干姜两　大枣十二枚

水煎，去渣，纳白蜜八合，微火上温，分四服，痢即止。

一方用乌雌鸡，煮汁，煎药如前。

〔批〕曾伤九月胎。

若曾伤九月胎者，当预服猪肾汤。

猪肾一具　茯苓　桑寄生　干地黄　干姜　川芎各三两　白术四两　附子中者一枚　大豆三合　麦门冬升

先煮猪肾，令熟，去肾，纳诸药，煎，分四服，日三夜一，十日更一剂。

愚按：以上逐月养胎法，及曾伤胎诸方，虽系古法，然人有虚实，时有寒热，用者宜审时辨脉。如上丹溪治三月案，可以取法，当类而推之，毋徒胶柱而鼓瑟也。〔批〕方毋胶执。

〔批〕十月纳气于丹田。

妊娠十月五脏俱备，六腑齐通，纳天地气于丹田，故使关节人神

皆备，但俟时而生。

〔批〕缩胎。

妊娠八九月，宜服缩胎丸丹溪。

黄芩夏一两，秋七钱，冬五钱，酒炒　白术二两　陈皮三两，去白　白茯苓七钱半

临月十日前小便多时，去茯苓，加滑石七钱半，并去陈皮，加枳壳七钱。粥丸桐子大，每服三钱。

万密斋云：妊娠在于清热养血，条实黄芩，安胎圣药，清热故也。置水中，取沉者佳。又云：养胎全在脾胃。譬之钟悬于梁，梁软则钟下坠，梁断则钟下坠。故白术补脾，为安胎要药。胎中痛者，非缩砂不止，必择连壳者用之。八九月间，须用枳壳、大腹皮则易产，行气开滞故也。

〔批〕滑胎。

滑胎，枳壳散瘦胎易生。湖阳公主每产累日不下，南山道士进此方。

商州枳壳二两　粉草两

为细末，百沸汤点二钱服，空心，日三服此孙真人滑胎易产方，抑阳降气，为众方之冠。一方枳壳六两，甘草两重用枳壳者，以未产人，甘草性寒故也。

一方有糯米半升淘洗，烘干同炒，为末，米饮或白汤调下一二钱。温隐君加当归、木香各等分。张氏加香附子去毛，炒三两。

妊娠冲任脉虚，补血安胎，内补丸。

熟地黄二两　当归两，微炒

蜜丸温酒下。

许学士云：大率妇人妊娠，唯在抑阳助阴。《素问》云：阴搏阳别，谓之有子。盖关前为阳，关后为阴。尺中之脉，按之搏手不绝者，妊身也。妇人平居，阳气微盛无害。及其妊子，则方闭经隧以养胎。若阳气盛搏之，则经脉妄行，胎乃不固。抑阳助阴之方甚多，然胎前药唯恶群队。若阴阳交错，则生他病，唯是枳壳散所以抑阳，四物汤所以助阴固已。然枳壳散差寒，若单服之，恐有胎寒腹痛之病。

以内补丸佐之，则阳不致强，阴不致弱，阴阳调停，有益胎嗣。此前人未尝论及也。〔批〕佐枳壳散。

〔批〕临月调理。

临月调理丹溪云：世之难产者，往往见于菀闷安佚之人，富贵豢养之家。若贫贱辛苦者未有也。古方书止有瘦胎饮一论，而其方为湖阳公主作也。有与湖阳公主相反者，彼奉养之人，其气必实，耗其气使平和，故易产。若形肥之人，知其气虚，又勤于针指。久坐，知其气不运，必气愈弱。儿在胞络，因母气不能自运，当补其母之气，则儿健易产矣。于《大全》方紫苏饮加补气药与数十贴，并随母形色性禀，参时令加减用之，达生散丹溪。

大腹皮三钱　人参五分　陈皮五分　紫苏茎叶五分　白芍　白术　当归身尾酒洗。各钱　甘草炙，二钱　黄杨树脑子七个

或加枳壳钱、缩砂仁五分，青葱叶五茎，煎。兼吞益母丸。

临月得二十服，易产，产后无病按：丹溪云：难产死胎，此血气滞病也。此方补中行滞。

〔批〕时令形性加减法。

春加川芎。气虚，倍人参、白术。气实，加香附，倍陈皮。血虚，加当归、地黄。形实，倍紫苏。性急，加黄连。热急，加黄芩。湿痰，加滑石、半夏。食积，加山楂。食后易饥，加黄杨脑。腹痛，加木香、官桂、黄芩。冬月不用黄芩。

益母丸即后返魂丹。益母草一味为丸，制法见后经产统治，妇人怀孕，临月，日三次服之，用前药煎送，或煎缩砂仁汤送下能催生易产。产后服之，能生新血，去旧血，只以白汤送下。虚者少用。

〔批〕将产消息。

主孕九个月，将产消息，猪肚一具，如法用葱五味，煮熟食之。食如不尽，次日复食，以尽而止。不得与别人食，食则无效。

妊娠恶阻附：胎动不安

总论　《大全》云：妊娠禀受怯弱，便有阻病，其状颜色如故，脉息和顺，但觉肢体沉重，头目昏眩，择食，恶闻食臭，好

食咸酸，甚者或作寒热，心中愦闷，呕吐痰水，恍惚不能支持。巢氏谓之恶阻，由妇人元本虚弱，血气不足，肾气又弱，兼当风，食冷太过，心下有痰气挟之，而有孕也。〔批〕总由虚弱。症有轻重，轻者不服药亦不妨，重者须以药疗之。《千金方》以半夏茯苓汤、茯苓丸专治阻病，然二药比来少有服者，以半夏有动胎之性。盖胎初结，虑其易散，此不可不谨也。仲景《伤寒论》有用黄龙汤者，小柴胡方中无半夏是也。此盖为妊娠而设焉。王子亨则有白术散，《局方》则人参丁香散，杨振则有人参橘皮汤，齐士明则有醒脾饮子，皆不用半夏，用之多效。按：本草半夏与参、术并行，但有开胃之功，亦不损胎。〔批〕半夏与参术并行，亦不损胎。《金匮》妇人得平脉，阴脉小弱，其人渴不能食，无寒热，名妊娠恶阻。于法六十日当有此症，设有医治逆者，却一月加吐下者，则绝之。楼全善曰：绝之者，谓绝止医治，任其自安也。〔批〕不治自安。予尝治一二妇阻病，愈治愈逆，因思仲景绝之之旨，遂停药，月余自安。真大哉圣贤之言也。

凡妊娠恶食者，《万全方》云：以所思食者任意食之，必愈。〔批〕恶食。愚按：投其好，即以补其虚也。

〔批〕呕吐不止。

妊娠呕吐不止，干姜人参半夏丸主之仲景。

干姜　人参各两　半夏汤泡去滑，二两

为末，生姜自然汁糊丸，梧子大，每服十丸，日三服。无人参用白术。

〔批〕呕吐心烦，眩晕烦疼。

妊娠呕吐，心烦，头目眩晕，恶闻食气，好食咸酸，多卧少起，百节烦疼，羸瘦有痰，胎孕不牢，半夏茯苓汤《千金》。

半夏洗，两二钱半　赤茯苓　熟地黄各七钱半　橘红　细辛　紫苏　人参　白芍　川芎　桔梗　甘草各五钱

每五钱，姜七片煎。一方无细辛、紫苏，有旋覆花五钱。

〔批〕客热烦渴。

若有客热，烦渴口疮，去橘红、细辛，加前胡、知母七钱半。

〔批〕腹冷下痢。

若腹冷下痢，去地黄，加炒桂心五钱。

〔批〕虚热便秘。

若胃中虚热，大便秘，小便赤涩，去地黄，加大黄七钱半，黄芩二钱半。后服茯苓丸《千金》。

赤茯苓　人参　桂心　干姜　半夏汤泡七次，香油炒黄　橘皮去白。各两　白术　葛根　甘草　枳壳各二两

蜜丸桐子大，每五十丸，米饮下。

〔批〕肥人。

肥人专主治痰，二陈汤加砂仁，万氏亦名半夏茯苓汤。

陈皮去白　半夏汤泡七次，油炒黄。各钱半　茯苓二钱　甘草五分　砂仁八分　乌梅半枚

姜、枣煎。再加白术钱半，桂枝五分，尤妙。

〔批〕瘦人。

瘦人兼痰兼热，治之人参橘皮汤杨氏。

人参　橘皮去白　白术　麦门冬去心。各两　甘草三钱　厚朴制　茯苓各五钱

每四钱，淡竹茹一丸，姜三片煎。加黄芩尤妙。

〔批〕阻甚大吐，或吐清水。

恶阻，甚不能食，或大吐，或时吐清水勿作寒症治之，宜保生汤温隐君。

人参子　甘草各二钱半　白术　香附炒　乌药　橘红各五钱

每三钱，姜五片，煎温服，无时。或作末，姜汤调服。

如觉恶心呕吐，加丁香、干姜煎服。

〔批〕气滞虚烦。

胸膈气滞，呕吐，心神虚烦，四肢少力，枇杷叶散。

枇杷叶　半夏汤泡，炒黄　麦门冬　人参　甘草各五钱　诃子肉　藿香叶各两　赤茯苓　苦桔梗　陈皮各七钱半

每三钱，姜三片，枣一枚，煎温服。一方无诃子肉、大枣。

以上诸方多用半夏，盖取其辛以散结气，泻逆气，故呕恶自

止，非专为痰故也。楼全善曰：予治妊娠阻病，累用半夏，未尝动胎也。经云有故无殒故也。

〔批〕吐清水。

恶阻吐清水，甚者害十余日，水浆不入，白术散子亨。

白术两　人参五钱　丁香二钱半　甘草钱

每二钱，姜五片煎。一方内用丁香、干姜、草蔻辈惟中寒脉迟者宜之。

〔批〕胃寒翻胃，心腹刺痛。

恶阻，胃寒呕逆，翻胃，及心腹刺痛，人参丁香散《局方》。

人参　藿香　丁香各二钱半

每三钱煎。

一方无藿香，有柿蒂、良姜、甘草，为末，热汤点服。

〔批〕中满寒热。

阻病，呕逆不食，甚者中满，口中无味，或作寒热，醒脾饮子齐氏。

草豆蔻以湿纸裹，煨干，取出去皮　厚朴姜汁炒。各五钱　干姜两　甘草两二钱半

每二钱，姜三片，枣二枚煎，神效。

〔批〕呕吐头痛。

恶阻，呕吐不止，头痛，全不入食李茂翁云：若左脉弱而呕，服诸药不止者，当服理血归原药则愈。经云无阴则呕也，归原饮。

人参　甘草　川芎　当归　白芍　丁香各五钱　白术　茯苓　陈皮各两　桔梗炒　枳壳炒。各钱半　半夏泡，炒黄，两

每三钱，姜三片，枣二枚煎。

〔批〕一切诸症。

怀胎三四月至九月，呕吐痰水，或胎动不安，腰腹疼痛，或时下血，及妊娠一切诸症，并宜安胎饮治之。

八珍汤去人参，用黄芪、半夏、阿胶炒珠、地榆等分，每三钱，姜三片，煎温服，无时。

一方无半夏、地榆，有人参、桑寄生。

〔批〕怒气所激。

恶阻，因怒气所激肝气既逆，又挟胎气。参、术之补，大非所宜，宜茯苓煎汤，下抑青丸见杂症胁痛。

又方：缩砂仁为末，每二钱，姜汤调下，或米饮下，或加香附、陈皮。

〔批〕胎动不安。

胎动不安 《大全》云：由冲任经虚，受胎不实也。亦有饮食房室过度，损动不安者。有误击触而胎动者。有忧怒气不舒，伤于心肝，触动血脉者。有信医，过服暖补，反为药所害者。有因母病而胎动者，但治母病，其胎自安。有胎不坚固，动及母病，但当安胎，其母自愈。当以母形色察之，若面赤唇红舌青，儿死母活。唇青舌赤，口中沫出，母死子活。若唇口青，面青，两边沫出，舌黑者，子母俱死。

妊娠，宜常服当归散《金匮》。

当归　黄芩　白芍　川芎等分　白术加倍

杵为末，酒饮服方寸匕，日再服妊娠常服之，即易产，胎无苦疾，产后百症悉可预去之。〔批〕易产无苦。

养胎，白术散《金匮》。

白术　川芎各两　蜀椒七钱半，炒出汗　牡蛎五钱

杵为散，酒服一钱，日三服。

但苦痛，加白芍。心下毒痛，倍川芎。〔批〕毒痛呕吐。心烦痛，吐不能饮食，加细辛两、半夏大者卅枚。服后仍若呕，但以醋浆水服之。〔批〕仍呕不止。复不解，小麦汁饮之。渴者，大麦粥服之。虽愈勿置。

〔批〕虚弱常堕。

脾胃素弱不能管束其胎，气血素虚不能滋养其胎，不以日月多少而常堕者，安胎饮。

人参　白术　归身　生地　白芍　条芩　陈皮各钱　砂仁连壳炒，槌碎　甘草各五分

姜、枣煎，食前服。

更服杜仲丸。

杜仲姜汁炒　续断酒洗。各三两

煮枣肉，研烂为丸，每服二十九粒，米饮下。

与胡连丸同服尤佳。

条芩沉水者，四两　白术无油者，二两　莲肉去心，二两　砂仁微炒，二两　甘草炙，两　山药五两，煮糊

为丸，米饮下。

〔批〕房事触动。

因房事触动不安者，加减四物汤。

归身　熟地　阿胶炒珠。各钱　甘草炙　砂仁炒。各五分　竹茹一片

煎，和男子裤裆灰钱，服。更禁房事，免致胎堕。

〔批〕七情。

七情触动，胎气不安者，四七汤合四物汤，煎服。

〔批〕怒伤肝。

怒气伤肝者，四物加黄芩钱半，人参、柴胡、甘草各钱。

〔批〕菀怒伤肝脾。

菀怒伤肝脾者，四七汤加当归、川芎。

〔批〕忧闷伤脾。

忧闷伤脾者，四物加黄芩、阿胶炒珠、苏叶各钱，五味子十二粒，甘草炙五分，煎。

〔批〕菀滞。

胎气菀滞者，紫苏饮见后子悬。

〔批〕菀结。

菀结伤脾者，归脾汤加柴胡、栀仁、苍术以开诸郁。

〔批〕因恐伤肾。

因恐伤肾胎动者，四物用熟地加续断、杜仲炒、黄柏炒各钱半，五味子十五粒，煎。

〔批〕思虑伤脾。

因思虑稍久伤脾者，四物加白术钱半、人参、陈皮、香附制

各钱，甘草炙五分，煎。

〔批〕喜乐伤心。

因喜乐太过伤心者，四物加黄芩、黄连、白术、麦门冬各钱，甘草炙五分。

〔批〕跌仆。

因跌仆触动者，紫苏和气饮万氏。

归身　白芍各钱　白术　黄芩　紫苏叶各钱半　甘草炙　砂仁炒。各五分

姜、枣煎。

〔批〕顿仆。

顿仆胎动，及腰痛腹满，已有所下，或胎上抢心，阿胶散严氏。

即《金匮》胶艾汤见后漏胎去川芎，加黄芩等分，煎。

〔批〕因犯胎神。

因犯胎神所占方位，胎动不安，上和气饮主之。如见血动，即加艾炒黑、胶。

〔批〕胎动绞痛。

无故胎动，腹中绞痛、烦闷，《产宝》方。

当归　寄生养血安胎。各两　川芎七钱半　豉八合　阿胶五钱　葱十四茎

煎，入胶烊化，温分二服。《集验方》无寄生、豉，有续断七钱。

〔批〕胎动去血。

救急疗胎动，去血，腰腹痛养生必用方。

阿胶　川芎　当归各五钱　竹茹三钱　纹银斤

先煎数十沸出银，入三味煎去滓入胶烊化，温分三服未效，再服。

〔批〕瘛疭腹痛，面青汗冷。

妊娠八九月，瘛疭，胎动不安，心腹疞痛，面目青，冷汗出，气欲绝此由劳动用力伤胎，肝风相火为病，宜急治之，钩藤汤《良

方》。

钩藤钩甘寒，以除心热而散肝风　茯神　人参以益气而宁神　当归各两　桑寄生五钱。以养血而安胎　苦桔梗辛凉，两半

〔批〕风热。

风热，加柴胡、黄芩、栀仁苦平，以平少阳厥阴之风热、白术益胃安胎。

〔批〕风痰。

风痰，加半夏、南星、竹沥。

〔批〕风胜。

风胜，加全蝎、直僵蚕，每五钱煎。

〔批〕烦热。

若烦热，加石膏二两半。临产月加桂心两。忌猪肉、菘菜。

〔批〕护胎法。

护胎法：鲤鱼二斤，粳米升，葱一握，豉、姜、盐，共作臛食之，每月一度。

〔批〕安胎酒。

胎动欲堕，腹痛不可忍，银苎酒。

苎根二两　纹银五两

清酒一盏，水二盏，煎，分温二服。或用纹银煮水，着葱油作羹食之。或用川芎二两，葱白升，煎，分温三服。

〔批〕闷闷不安。

胎动，闷闷不安，甚者用生地黄杵，绞汁，每一小盏，令沸，入鸡子白一枚，和服。

〔批〕口噤唇寒及下重痢。

胎动昼夜呼叫，口噤唇寒，及下重痢不息神方。

艾叶五两

好酒五升，煮取四升，去渣，更煎取一升服。口闭者，掘开灌之，药下即愈。

〔批〕胎气偏坠。

胎气偏坠，腰腿至小水不利，举胎散。

白术炒，三钱　鹿茸酥，钱　归身钱半　川芎钱　条芩钱，炒　黄芪炙，二钱　甘草炙，五分

红枣煎，或用黄杨树枝八分引，更效。

固胎丸。〔批〕固胎。

厚杜仲炒，八两　西砂仁淡盐水炒，二两四钱　白术漂炒，六两　川续断炒，四两　实条黄芩沉水者，酒炒，四两　归身酒炒，二两　淮山药随用

煮糊为丸，空心米饮下。

〔批〕胎死。

胎已死者，急用平胃散加朴硝腐化之。

妊娠经来

漏胎下血　附：下黄汁或如豆汁　妄行口鼻及吐唾　跌仆　毒药伤胎　心腹腰背诸痛　心腹胀满

总论　妊娠经来不多，而饮食精神如故，六脉和缓滑利无病者，血盛有余。儿大能饮，自不来矣。熊宗古曰：妇人血盛气衰，其人必肥，既妊之后，月信常来，而胎不动者，若作漏胎治之，其胎必堕。〔批〕血胜有余。巢氏云：妇人经闭不利，别无所苦者，是谓有子，以其经血蓄之以养胎，拥之为乳汁也。有子之后，蓄以养胎矣，岂可复令散动耶？是亦未必因血盛也。若营卫为风所胜，则所来者非养胎之血。以此辨之，专以一药治风，经信可止。或不服药，胎亦无恙。然而有胎本不固，而因房室不节，先漏而后堕者，须作漏胎治之，此又不可不审也。〔批〕风胜。

〔批〕肝有风。

肝经有风以致血得风而流散，不归经者，防风丸。

防风一味

为丸，每一钱，白汤下。

〔批〕肝有热。

肝经有热，妄行下血，子芩丸。

细条黄芩一味

炒为末，每一钱，以秤锤烧赤，淬酒，乘热调服若脾胃虚者，不宜服。

〔批〕肝有风热。

肝经有风热，致血崩、便血、屎血，宜防风黄芩丸。

条芩炒焦　防风等分

酒糊丸，桐子大。每服三十五丸，温酒下。

〔批〕漏胎。

漏胎《大全》云：妊娠数月而经水时下，此由冲任脉虚，不能约制手太阳、少阴之经血故也。冲任之脉，为经络之海，起于胞内，小肠与心脉二经为表里，上为乳汁，下为月水。有妊之人，经水所以断者，壅之养胎，蓄之以为乳汁也。冲任气虚，则胞内泄，不能制其经血，故月水时下，血尽则人毙矣。又有喜劳役，喜怒不节，饮食生冷，触冒风寒，遂致胎动。若母有宿疾，子脏为风冷所乘，气血失度，使胎不安，故令下血也。丹溪云：胎漏因气虚，因血虚，血热。万氏云：法当四君补气，四物补血，芩柏清热，熟艾止血，杜仲续断以补下元之虚，未有不安者矣，增损八物汤主之万氏。

四君去茯苓，四物去川芎，加艾叶血热者不宜加、条黄芩、黄柏、知母有此三味，则艾叶亦无妨。等分，姜、枣煎，食远服。

更服杜仲丸见前胎动。

〔批〕脾胃气虚。

若脾胃气虚，补中益气汤加五味子。虚陷者，倍升麻。

〔批〕血虚。

血虚者，宜用二黄散。

生地黄　熟地黄

等分，煎。

〔批〕血虚挟寒。

血虚挟寒者，胶艾汤见前月水不断。四物以养其血，阿胶以益其阴，艾叶以补其阳，和以甘草，行以酒力，使血能循经养胎，则无漏下之患矣。

〔批〕血虚挟热。

血虚挟热者，凉血地黄汤加减主之见前崩漏。

因怒气，卒然下血，小柴胡、逍遥散之类主之。

〔批〕胎动腹痛。

漏胎及胎动腹痛，如圣汤《济生》。

四物加鲤鱼皮宜烧存性、阿胶蛤粉炒珠、续断、甘草炙等分。

一方有干姜炒黑、竹茹。每四钱，入苎根少许，姜五片，煎温服。

〔批〕败血凑心。

漏胎，败血凑心，日渐胎干，子母危困，人参散郑氏。

人参　黄芪炙　阿胶炒。各五钱　竹茹五分　木香五分　甘草炙　附子五分　川芎　陈皮　苎根各二钱半　生姜炮黑，三钱

每四钱，糯米二十一粒，煎热服。忌生冷、鸡、鸭、鱼、面等物附子用炮者。

〔批〕下血。

胎漏下血，阿胶二两炒珠，研末，生地黄八两捣烂，以清酒三升，绞汁，调胶末，分三服。

〔批〕癥，漏不止。

妇人宿有癥病，经断未及三月，而得漏下不止，胎动在脐上者，为癥痼害妊娠六月动者，前三月经水利时，胎也。下血者，后断三月衃也。所以血不止者，其癥不去故也。当下其癥，桂枝茯苓丸主之《金匮》。

桂枝　丹皮　茯苓　桃仁去皮尖，熬　赤芍等分

蜜丸如兔屎大。每日食前服一丸。不知，加至三丸。

又方：取桃树上干不落桃子，名桃奴，破血烧灰和水服，瘥。

〔批〕胎漏下黄汁、豆汁。

胎漏下黄汁如胶，或如豆汁，胎动腹痛《大全》，糯米五合，黄芪二两，煎分三服。

〔批〕妄行鼻衄。

经血妄行，及鼻衄不止，地黄汤。

生地黄五钱，酒擂取汁　薄荷三钱　甘草钱

二味为末，新汲水合地黄汁调下，食后服。

又方：白茅花浓煎汁服。

〔批〕吐咳唾血。

妊娠吐血，咳唾血皆由脏腑有伤。凡忧思惊恐，皆伤脏腑，气逆于上，血随而溢，心间胸满，久而不已，心闷甚者死。妊娠病此，必多堕胎，必胜散《局方》。

熟干地黄　小蓟并根　人参　蒲黄微炒　当归　乌梅肉　川芎各两

每五钱，煎温服。

〔批〕怒动肝火。

若因怒动肝火，先用小柴胡加生地、山栀，次合四物汤，后用逍遥散加山栀炒黑。

膏粱积热，加味清胃散见齿之类。

〔批〕跌仆伤胎。

跌仆，伤胎下血《大全》云：妊娠惊胎者，乃怀妊将满，胎神已具，坠仆伤胎，甚至下血不醒。若欲验其子母安否，当于唇舌辨之，若因怒跌仆，或手足抽搐，用钩藤汤见前胎动。若因气滞，用紫苏饮见后子悬。

〔批〕伤胎子死。

伤胎，或子死腹中，恶露下，疼痛不已，口噤欲绝，神妙佛手散。

胎损疼痛，竹茹酒。

青竹茹二合，开菀凉血　好酒升

煎三五沸，分三服，即安。

〔批〕毒药伤胎。

毒药伤胎，甘草黑豆汤见疝加淡竹叶等分。若药毒冲心，外症牙关紧急，口不能言，手直握拳，头低自汗，身微热外症与中风相似，但其脉浮而软，十死一生。医多不识，若作中风治，必死，《捷径方》用白扁豆通利三焦，降浊升清。生用三两，去皮，为末，新汲水调下即效。

〔批〕子死腹中，伤胎下血。

子死腹中，其人憎寒，手指、唇口、爪甲青白，面色黄黑，胎上抢心，则闷绝欲死，冷汗自出，喘满不食。或食毒物，或误服草药，伤动胎气，下血不止，夺命丹即仲景茯苓桂枝丸，见前。但用淡醋汤嚼下，不同耳。如胎未损，服之可安。已死及腐烂者，立出。此系异人传授，神妙。

〔批〕心痛。

心痛 《大全》云：乃风邪痰饮交结。若伤心正经，为真心痛，朝发夕死，夕发朝死。若伤心支络，则乍安乍作。若伤于子脏，则胎动而血下。薛氏云：若饮食所伤，用平胃散加枳壳、木香。若因错杂诸邪，当审其因而治之。

妊娠心气疼，火龙散。

川楝子　茴香炒。各三钱　艾叶末盐炒，钱半

煎服。

〔批〕卒心痛。

卒心痛欲死，不可忍者，白术汤《古今录验》。

白术三两　赤芍二两　黄芩两半

煎，分三服，半日令尽。微下水，令易生。忌桃、李、雀肉等物。

《千金》方。

青竹茹升　羊脂八两　白蜜三合

合煎成膏，每服枣核大三枚，日三。

又方：青竹茹升，酒二升，煎取升半，分温顿服。又鸡子一枚，破，酒调服。沉香降气汤见气、茯苓补心汤见血、四七汤见气、紫苏饮见后子悬皆可选用。

〔批〕心腹痛。

心腹痛 《大全》云：由夙有冷疼，或新冒风寒，皆由脏虚而致发动也。邪正相击而并于气，随气上下，上冲于心则心痛，下攻于腹则腹痛，若不时瘥者，其痛冲击胞络，必致动胎，甚则伤堕也。

〔批〕风寒痰饮。

风寒痰饮，宜金沸草散见嗽。

〔批〕胎气菀结。

胎气菀结，加香附、川芎。

〔批〕饮食停滞。

饮食停滞，六君加紫苏、枳壳。

若怒动肝火，更加柴胡、山栀。

〔批〕腹中绞痛，心下急痛。

腹中绞痛，心下急痛，当归芍药汤。

白芍八两　当归　茯苓　白术各四两　泽泻　川芎各二两

为细末，每二钱，食前温酒调服。蜜丸亦可安期生赐李少君久服之药，后仲景增减为妇人怀妊腹痛之方。并疗产后血晕气虚，崩中久痢。常服通畅血脉，不生痈疖，清痰养肾，明目益津。

〔批〕心腹常痛，肢倦不食。

心腹常痛，四肢不和，全不入食，草豆蔻散。

草豆蔻　陈皮　干地黄　白术各两　川芎七钱半　当归炒　桂心　干姜　木香各五钱

每四钱，枣二枚煎。

〔批〕冷痛。

腹内冷痛，忽胎动，《古今录验》方。

薤白升　当归四两，酒炒

煎分三服。

腹痛，《千金》方。

生地黄二斤，取汁　酒升

合煎减半，顿服愈。

或银苎酒见前胎动。

〔批〕四五月心腹绞痛，痛不可忍。

妊娠四五月，忽心腹绞痛。用大红枣十四枚，烧存性为末，童便调下。

心腹痛不可忍，用盐一斤，烧令赤，以两指取一撮，酒调服，少顷再服。手拈散见杂症心痛。四七汤加川芎、四磨汤见气、小乌沉汤见血皆可选用《脉经》云：妇人有妊，腹痛，欲知生死，若治之不动，令人摸之如覆盆者，则男。如肘颈参差起者，女也。冷在何面？冷者为死，温者为生。

〔批〕小腹痛。

小腹痛，《大全》云由胞胎虚，风寒相搏，痛甚，亦令胎动也。

〔批〕风寒。

风寒，用紫苏饮见后子悬加生姜。

〔批〕惊恼，小腹腰痛，下血。

若被惊恼，胎向下，不安，小腹痛连腰，下血，芎归汤各八钱、阿胶炒、人参、艾叶炒黑各四钱，大枣二十枚，茯苓钱，煎，分三服。或以川芎为细末，酒调下。

〔批〕腰腹痛。

腰腹痛 《大全》云：肾主腰，因劳伤损动其经，虚则风冷乘之故腰痛，冷气乘虚入腹则腹亦痛，故令腰腹相引而痛，其痛不止，多动胎气。妇人肾以系胞，妊娠而腰痛甚者，则堕胎也。

〔批〕外邪。

外邪所伤，宜独活寄生汤见杂病腰痛。

〔批〕痛不可忍。

腰痛不可忍，通气散。

破故纸不以多少

瓦上炒香熟，为末，嚼胡桃肉一个，空心温酒下三钱故纸能堕胎，相火旺者不宜用。

五加皮散。

杜仲炒，四两　五加皮　防风　阿胶炒　金毛狗脊　川芎　白芍　细辛　萆薢各三两　杏仁八十粒，去尖皮，麸炒

煎分三服，或加续断。

一方有白茯苓，无白芍。

以上二方，阳不足者宜之。

〔批〕血疼骨热。

腰腹疼，一切血疼及血气虚，四肢不举，骨髓热疼，大地黄丸。

熟地黄二两　乌梅肉　当归各两

蜜丸弹子大。每一丸，白汤嚼下。

丹溪治有胎腰痛，用八珍汤去茯苓、白芍，加陈皮、黄芩、黄柏。

以上二方，阴不足及血热者宜之。

〔批〕腰痛如折。

腰痛如折，紫酒。

大黑豆二合

炒令香熟，以酒一大盏，煎去豆，空心顿服。

〔批〕胎动下血。

腰痛，胎动抢心，或下血。葱白不拘多少，浓煮汁饮之。

又方：鹿角为末，酒调服。

〔批〕心腹胀满。

心腹胀满　《大全》云：由腹内素有寒气，致令停顿。重因触冷饮发动，与气相干故也，紫苏饮见子悬。

〔批〕心腹胀满，两胁妨闷。

若外感风寒，内伤饮食，用藿香正气散见霍乱。兼两胁妨闷，不下饮食，四肢无力者，仓公下气汤。

羌活　赤芍　甘草　槟榔　青皮　陈皮　大腹皮　赤苓　半夏　桑白皮　桂心各五分　紫苏茎二两

每三钱，姜、枣煎。

〔批〕胎冷腹胀。

胎冷腹胀，痛引两胁，小便频数，大便虚滑，安和饮。

诃子面裹煨，去核　白术各二钱　陈皮去白　高良姜炒　木香另研　白芍　陈米炒　甘草炙。各钱

姜五片煎。

〔批〕胎胀腹痛，发热恶寒，少腹如扇。

怀孕六七月，脉弦发热，其胎愈胀，腹痛恶寒者，少腹如扇所以然者，子脏寒故也，当以附子汤温其脏仲景。

附子二枚，炮去皮，破八片　白术四两　茯苓三两　白芍三两　人参二两

水八升，煮取三升，温服一升，日三服。

卷二十二

妊娠伤寒

附：伤风　中风　中暑　中湿　中恶　子痫　子悬　子烦
子肿　子气　子满　子鸣　子嗽　喘

总论　吴绶曰：凡妇人伤寒，六经治例皆同。有怀妊者，则以安胎为主。药中有犯胎者，则不可用也。大抵妊娠伤寒合用汤剂，必加黄芩、白术二味，能安胎也。海藏皆以四物为君，养血安胎，余同伤寒例，分经而治。万密斋云：妊娠伤寒，专以清热和胎为主，以四味紫苏和气饮，各随六经所见、表里之症加减治之。务宜谨慎，不可与常病伤寒同治，以致损胎，误其母子性命也。本集所采，惟海藏、密斋等至稳之方。〔批〕安胎清热为主。

〔批〕脉浮而弱，表虚自汗。

妊娠伤寒中风，表虚自汗，头痛项强，身热恶寒，脉浮而弱太阳经病，宜表虚六合汤。

四物汤各一两，加桂枝、地骨皮凉血，故能退热止汗各七钱。

〔批〕无汗脉紧。

无汗脉紧，宜表实六合汤。

四物四两，加麻黄、细辛发汗解表各五钱。

上症，万氏用四味紫苏和胎饮为主。

苏叶　条芩　白术各钱半　甘草钱

〔批〕太阳经病。

上症太阳经病，加羌活、藁本、川芎、防风各钱，连须葱三根、姜三片煎，热服，汗出而解。

愚按：若自汗，宜加白芍去葱。

〔批〕伤风自汗。

妊娠伤风自汗，黄芪解肌汤洁古。

人参　黄芪　当归　川芎　甘草炙。各钱　白芍六钱

加苍术、生地黄亦可愚按：不如加防风。每五钱，煎上海藏方俱照此数煎。

〔批〕中风湿气。

妊娠中风湿之气，肢节烦疼，脉浮而热，头痛者太阳标病，宜风湿六合汤海藏。

四物四两，加防风、苍术漂各七钱。

〔批〕湿毒发斑。

下后，湿毒发斑，升麻六合汤。

四物四两，加升麻、连翘各七钱。

〔批〕少阳经病。

若胸胁满痛，寒热往来，或呕，或心下烦，脉弦少阳经病，宜柴胡六合汤。

四物四两，加柴胡、黄芩各七钱。

万氏用和胎饮加柴胡、人参各钱，呕加半夏七分，胸膈满加枳壳、桔梗各钱，头眩加川芎钱，姜、枣煎。

〔批〕阳明经病。

恶寒不发热，但头痛，鼻干，或项强阳明经病，万氏用和胎饮加葛根、白芷、防风各钱，葱白三根、淡豆豉钱，煎以汗而解。

〔批〕阳明太阳本病。

若大便硬，小便赤，气满，脉沉数当发热不恶寒，阳明太阳本病，宜急下之，大黄六合汤。

四物四两，加大黄五钱、桃仁十枚去皮尖，炒，研。

若大渴，蒸蒸而烦，脉长而大，宜白虎六合汤。

四物四两，加石膏、知母各五钱。

〔批〕汗下后嗽。

若汗下后，咳嗽不止者，宜人参六合汤。

四物四两，加人参、五味子各五钱。

〔批〕发热恶寒咳嗽。

如发热恶寒，咳嗽甚者病在手太阴经，万氏用和胎饮加麻黄去

根节、杏仁去皮尖，研各钱，葱白三根，姜三片煎，食后服以汗而解。

〔批〕恶寒无热，腹痛吐泻，肢冷不渴。

如恶寒无热，腹中痛，吐泻不渴，手足逆冷者病在足太阴经，和胎饮加人参、干姜炮、白芍酒炒各钱，姜、枣煎，热服。

〔批〕虚痞胀满。

伤寒后，虚痞胀满者胃病，宜厚朴六合汤。

四物四两，加厚朴、枳实麸炒各五钱。

〔批〕不得眠。

若汗下后，不得眠者，宜栀子六合汤。

四物四两，加山栀仁、黄芩各五钱。

〔批〕小便不利。

若小便不利太阳本病，宜茯苓六合汤。

四物四两，加白茯苓、泽泻各五钱。

〔批〕小便如血。

若小便赤如血者太阳本病，宜琥珀六合汤。

四物四两，加琥珀、白茯苓各五钱。

〔批〕肢急身凉，微汗腹痛。

若四肢拘急，身凉微汗，腹中痛，脉沉而迟少阴病也，宜附子六合汤。

四物四两，加附子炮，去皮脐、肉桂去粗皮各五钱。

《集解》：大黄、桃仁，妊娠所忌，桂、附亦辛热动胎之药。然伤寒间有不得已而用之者，谓药病相当也。经曰：妇人重身，毒之何如？岐伯曰：有故无殒，亦无殒也。此之谓与？

〔批〕恶寒发热，蜷卧肢冷。

如恶寒发热，蜷卧，手足冷者病在足少阴经，万氏用和胎饮加独活、熟地、细辛各钱，姜、枣煎，热服。

〔批〕恶寒肢冷，痛如被杖。

如恶寒，手足厥冷，唇口青，遍身痛如被杖，头项崩痛者病在足厥阴经，和胎饮加当归身、吴茱萸泡，炒、羌活、细辛各钱，连须葱白三茎、姜三片煎，热服或加炮干姜。

〔批〕血漏不止。

若汗下后，血漏不止，胎气损动者，宜胶艾六合汤。

四物四两，加阿胶炒、艾叶各五钱。一方加甘草五钱，一方加甘草、干姜、黄芪。

愚按：干姜、艾叶，俱宜炒黑，虚寒者宜之。

〔批〕蓄血。

若妊娠蓄血症，不宜堕胎药下之，宜大黄四物汤。

四物加生地黄酒洗、大黄酒浸各五钱。

歌曰：妇人妊娠或畜血，抵当桃仁勿妄施，要教子母俱无损，大黄四物对分之。

愚按：症急则以四物合桃仁承气，亦可用。

〔批〕热渴干燥。

妊娠伤寒，勿拘日数，如无恶寒头痛，但发热，口燥咽干而渴者病根在里，用《金匮》[①] 黄龙汤为主，各随所见之症加减治之。

小柴胡汤去半夏，加姜、枣煎。如发热口渴，小便不利者此手足太阳小肠膀胱腑病，本方加白术钱半，猪苓、泽泻、木通、赤茯苓各钱。〔批〕热渴、小便不利。如发热大渴者病在手足阳明胃与大肠，本方加知母二钱、石膏煅三钱，淡竹叶十五片、粳米一撮同煎。如大热大渴，烦躁，大便不通者病在足阳明胃腑，本方去人参，加枳实、大黄煨、芒硝各钱半。〔批〕发热大渴。如发热口干而渴，心烦不得眠者病在足少阳胆腑，本方加麦门冬、天花粉、山栀仁、熟枣仁各钱，竹茹一大丸胃不和，加半夏。〔批〕热渴、心烦不得眠。如发热而渴，腹痛自利者病在足太阴脾，本方加白术、白芍、阿胶、茯苓各钱，姜、枣煎。〔批〕热渴、腹痛自利。如发热

---

① 金匮：考由小柴胡去半夏而成的黄龙汤出自宋·朱肱所著《类证活人书》（一名《南阳活人书》），而非《金匮要略》方，故此“金匮”二字有误，宜为“活人书”。

而渴，下利脓血，手足冷者病在足厥阴肝，本方加归身、白芍酒炒、白术、白茯苓各钱，乌梅一粒煎。〔批〕热渴、下利脓血。如调理失宜，复发热此劳热也，本方加知母、麦门冬各钱，石膏二钱，淡竹叶十五片、粳米一撮煎。〔批〕劳热。

〔批〕食复。

因饮食失节，复发热此食复也，前和胎饮加枳实、黄连、神曲俱各炒、陈皮、姜、枣煎。

〔批〕伤寒初得。

伤寒初得，憎寒发热当发其汗，宜葱白汤。

葱白十茎　生姜二两，切

煎，连服取汗。

葱白一物汤海藏。

葱白二把

煮取汁，令食尽。亦主安胎。若胎损，须臾即出。

〔批〕伤寒用药例。

妊娠伤寒用药例　发热恶寒，不离桂枝、白芍麻黄、苏叶亦宜；往来寒热，不离柴胡、前胡；大渴者，不离知母、石膏、五味子、麦门冬；大便泄者，不离白术、干姜桂、附亦宜；大便燥结者，不离大黄、黄芩；胎不安者，不离人参、阿胶、白术、黄芩；头痛，不离石膏、山栀、前胡；伤暑头痛，不离柴胡、甘草、石膏；满闷，不离枳壳、陈皮；发斑黑者，不离栀、芩、升麻。

〔批〕时气身热护胎法。

妊娠时气，身大热，护胎法令子不落：伏龙肝，研为细末，调涂脐下三寸，干即易，瘥即止；又方，井底泥涂，干即易之二方出《本事》，用之有效；又方，浮萍、蓝根、朴硝、蛤粉、大黄微炒；为末，水调敷脐上，安胎解热，极妙。

〔批〕时气传染。

天行时气，传染者，只依上法分六经表里，治之无失。或于初病之时，用败毒散、和胎饮内当除白术合服，加葛根、葱白煎治法更详瘟疫门、妊娠时疫条，宜阅。

〔批〕热甚发斑。

病伤寒，热不解，遍身发斑，赤如锦纹者，加味化斑汤主之万氏。

人参　知母　生地黄　黄芩　栀仁　甘草各钱　石膏二钱　淡竹叶三片

煎，食远服。

〔批〕斑变黑色。

发斑，变为黑色，宜栀子大青汤。

黄芩　升麻　栀仁各二两　大青　杏仁各五钱

每五钱，葱白三寸细切，煎，温服。

伤寒发斑门诸方论，宜参看。

〔批〕妊娠中风。

妊娠中风太乙移宫之所，即八节日，天必应之以风雨。其风从所乡①而来，为正风，不能伤人。不从所乡而来，谓之虚邪贼风，中人即病。中其皮毛经络者，则发寒热，头项身体皆痛，或肌肉顽痹。中其筋骨者，则拘挛强直。中其脏腑者，则卒倒昏闷，口眼㖞斜，手足瘛疭，口噤不语。孕妇得此，不可用常治中风之法，只以补虚安胎为本，兼用搜风之剂。〔批〕不可用常治中风法。《机要》云：风本为热，热胜则风动，宜以静胜其躁，是亦养血也。治法须少汗，亦宜少下。多汗则虚其卫，多下则损其营。薛氏云：虽有汗下之戒，而有中腑中脏之分。中腑者，多着四肢，则脉浮恶寒，拘急不仁；中脏者，多着九窍，则唇缓失音，耳聋鼻塞，目瞀便秘。中腑者宜汗，中脏者宜下。表里已和，宜治在经，当以大药养之，此中风之要法。妊妇患之，亦当以此施治，而佐以安胎之药。〔批〕中腑中脏，防风散。

防风　葛根　桑寄生各两　羚羊角屑　细辛　归身　甘菊花　汉防己　秦艽　桂心　茯神　甘草炙。各五钱

每八钱，姜五片煎。无汗，加麻黄或加羌活、独活；有热，

① 所乡：犹言所居之乡。乡，原作“嚮（向）”，为“鄉（乡）”之讹字，据文义改，与下文合。

加石膏；有风痰，加白附子炮、白僵蚕炒、天麻、半夏之类。中腑中脏诸症，于中风门参之。

增损八物汤万氏。

八珍加黄芪、黄芩、羌活、防风、秦艽、葛根之类，多服。

〔批〕中暑。

妊娠中暑盛暑时，中其暑热之毒者，其症发热而渴，自汗少气，精神昏愦，四肢倦怠，清暑和胎饮万氏。

黄芪炙　人参　白术　甘草炙　黄芩　黄连　知母　麦冬　五味子各钱

煎。

〔批〕中湿。

妊娠中湿凡孕妇，或早行感雾露之气，或冒雨，或久居湿下之地，或汗出取冷水浴之，其症发热，骨节烦疼，身体重着，头痛鼻塞，黄芩白术汤万氏。

条芩　白术各五钱　苏叶减半

姜五片煎。

愚按：当加苍术及羌、防等风药。

〔批〕中恶。

妊娠中恶《大全》云：妊娠，忽然心腹刺痛，闷绝欲死者，谓之中恶。邪恶之气中胎，伤于人也。由血气不和，则精神衰弱，故邪毒之气得而中之，亦致损胎也，当归散。

当归　丁香　川芎各三两　青橘皮二两　吴茱萸五钱，渴泡三次，去梗，炒黑

为末。温酒调服一钱。

薛氏云：当调补正气。

又，金银藤一味，浓煎汤饮之；又方，苦桔梗二两略炒，生姜五钱煎服；又方，灶心土为末，每二钱，井水调服白汤亦可；又法，取汗衣用男子贴体久染汗者佳烧灰存性，百沸汤调服。

〔批〕中恶，腹切痛，吐衄血。

中恶，心腹绞急切痛，如鬼击之状，不可按摩，或吐血，或

衄血者，用熟艾如拳大，煮汁顿服；又方，盐一盏、水二盏，调和服之，以冷水噀之，吐出即安。

〔批〕子痫。

子痫风痉 《大全》云：体虚受风，而伤太阳之经络，后复遇风寒相搏，发则口噤背强，名之曰痉。其候冒昧不识人，须臾自醒，良久复作，谓之风痉。一名子痫，亦名子冒，甚则反张。《本事》。〔批〕中风，涎潮忽仆，目吊口噤，反张。

妊娠中风，涎潮忽仆，目吊口噤，角弓反张名曰子痫。阴主静，阳主动。风，阳邪也。诸风眩掉，皆属肝木，故有抽掣、眩冒、反张之症，羚羊角散。

羚羊角屑，钱。辛凉以平肝木 独活 防风辛温以散风邪 枣仁炒 茯神以宁心神 川芎各五分 当归钱，酒浸。以活血 杏仁五分 木香二分半。以利气 薏苡仁五钱 甘草二分半。以调脾，扶土所以抑木，故薏苡仁亦治筋急拘挛之症

姜煎，加竹沥和服竹沥偏疗诸痉绝，可起死也，非但能疗妊娠产妇绝死者有效，小儿或痫痉、金疮发痉，疗之亦验。

〔批〕气虚痰火。

气虚挟痰火者，清神汤万氏。

四君加黄芪、麦门冬、归身等分，姜、枣煎。

兼吞琥珀寿星丸见杂症痫。每五十丸，人参汤下，日二，神效。

〔批〕瘛疭。

瘛疭，见胎动不安。

〔批〕子悬。

子悬妊娠五六月以后，胎气不和，上凑心腹，胀满疼痛，腰胁痛，谓之子悬。由下焦气实，相火旺盛，举胎而上逼心胸也，紫苏饮。

当归七分 川芎 白芍各五分。以和其血 苏叶钱 陈皮 大腹皮各五分。以顺其气，气顺血和，则胎安矣 人参五分 甘草二分。即利其气，复养其气。顺则顺其邪逆之气，养则养其冲和之气也

加姜三片、葱白三寸煎。心腹痛甚者，加木香、元胡索。

〔批〕心腹痛甚。

〔批〕胎动困笃。

胎动困笃，用葱白十四茎，浓煎取汁饮之。若胎未死即安，已死即出，未效再服。

楼全善云：此方神妙，脉浮滑者宜之。本草云：葱白通阳气，安胎。

〔批〕子烦。

子烦妊娠心惊胆怯，终日烦闷，谓之子烦。《大全》云：妊娠四月，受少阴君火气以养精，六月受少阳相火气以养气。《产宝》云：是肺脏虚而热乘于心，则令心烦也。或盛暑君火大行，俱能乘肺，故烦出于肺。亦有停痰积饮，滞于胸膈，致令烦躁。大凡妊娠，既停痰积饮，又寒热相搏，气菀不舒，或烦躁，或呕吐涎沫，剧则胎动不安，均谓子烦也。切不可作虚烦，用栀、豉等药治之，竹叶汤。

淡竹叶清烦。五片或十片　黄芩清热。钱　麦门冬凉肺。钱半　白茯苓宁心。二钱　人参补虚。五分

一方，茯苓三钱为君，无人参，有防风。《外台秘要》：如有痰，加竹沥一合。〔批〕有痰。又方有知母，无黄芩，或加青竹茹。

〔批〕相火乘肺。

如相火乘肺者，一母丸。

知母两，洗，焙

枣肉丸，弹子大。每一丸，人参汤下。

〔批〕君火盛。

君火盛者，单黄连丸。

黄连去须，酒炒

为丸。

〔批〕心神不安。

心神不安者，朱砂安神丸见杂不眠。

〔批〕头晕。

吐痰，恶食，头晕，半夏天麻白术汤。见杂头痛。

〔批〕子肿。

子肿面目肢体，虚胕如水状，谓之子肿。此胎中挟湿，水与血

搏，水气流溢，故令肿满，亦名胎水。原因烦满，引饮过多，或泄泻下痢，损伤脾胃，脾虚不能制水，五六月多有之，白术散《全生》。

白术钱。水盛由于土衰，用以扶脾土而堤防之，不使泛溢　生姜皮　陈皮水势当令上下分消，二者辛散，使水从毛窍出　茯苓皮　大腹皮二者淡泄，使水从溺窍出。各五分

为末，米饮下。《指迷方》有桑白皮，无白术即五皮饮。丹溪除姜皮、大腹皮，加川芎、木通补中导水行气。万氏，五皮加白术，磨木香浓汁三匙，入药同服。

〔批〕胸满腹胀，小便不利。

前症，若胸满腹胀，小便不通，遍身浮肿，《千金》鲤鱼汤。

白术五两　茯苓四两　当归　白芍各三两　鲤鱼一尾，修如食法，煮取汁

每药四钱，入鱼汁盏半，姜七片煎鲤鱼味甘，下水气，利小便。

〔批〕从脚至腹肿。

从脚上至腹肿，小便不利，微渴，子和用猪苓五两为末，白汤调方寸匕，日三服。

子肿多湿，丹溪用山栀末一撮，米饮吞下。

〔批〕气壅喘急，身体腹胁浮肿。

气壅喘急，身体腹胁浮肿，大便不通，小便赤涩，宜泽泻散。

泽泻　木通　桑根白皮　赤茯苓　枳壳　槟榔各钱半

生姜五片煎。或加汉防己、紫苏茎叶。

〔批〕子气。

子气妇人冲任素多血气，因妊娠，两足自脚面渐肿至膝腿，行步艰辛，以至喘闷，食不美，甚至脚指间有黄水出，谓之子气，非水也，天仙藤散陈景初。

天仙藤即青木香藤。微炒。苦温，疏风活血，能解血中之风气　香附炒　乌药不必天台者，但得软白而香者良　陈皮辛温以行菀气　甘草炙。甘缓以和正气

等分，每三钱，加姜三片、紫苏叶三片辛温以疏表气、木瓜三片以除湿热，利筋骨而调营卫也同煎，空心服，日三。小便利，肿

渐消，更不须服。

〔批〕子满。

子满孕妇至七八月，其胎长大，腹大腹满，逼迫子户，坐卧不安者，谓之子满，束胎饮万氏。

白术　黄芩　紫苏叶　枳壳炒　大腹皮各钱半　砂仁连皮略炒，五分，甘草各三分

加姜煎，空心服。

〔批〕子鸣。

子鸣此由母或欠身，或探高，子脱失口所含肐揢①，故啼。腹内钟鸣，同治，以豆撒地，令母低头检之则止；又方，以鼠穴门口土，取大块含之。

〔批〕子嗽。

子嗽《大全》云：夫肺内主气，外司皮毛，皮毛不密，寒邪乘之，则咳嗽。秋则肺受之，冬则肾受之，春则肝受之，夏则心受之，其嗽不已，则传于腑。妊娠病久不已，谓之子嗽，则伤胎，紫菀汤《良方》主之子嗽由于火邪，当以清火润肺为务。

桔梗五分　桑白皮三分。二者凉以泻之　天门冬钱　竹茹分。二者寒以清之　紫菀钱　甘草炙，三分。二者温以润之　杏仁三分　大枣二者甘以润之

煎，温服。

〔批〕初得外感；四时用方。

若初得之风寒外感，发热鼻塞，或流清涕者宜发散，加减参苏饮春用、人参平肺散夏间火邪克金宜之，金沸草散秋间宜之、人参败毒散冬间宜之，兼于咳嗽门五脏六腑咳查参之。

上方俱见杂症咳嗽及伤寒发热各门。

〔批〕久嗽。

久嗽引动其气，恐其堕胎，人参阿胶散主之万氏。

四君子汤加苏叶、阿胶、桔梗等分，煎。

① 肐揢：即疙瘩。

〔批〕痰毒壅滞，咳嗽头疼。

若心膈痰毒壅滞，肺气不顺，咳嗽头疼，宜款冬花散《良方》。

款冬花　麻黄　贝母煨　前胡　桑白皮　紫菀各五钱　旋覆花布另裹　白术　甘草各二钱半

每四钱，姜三片煎。肺有热，加马兜铃，或加石膏、枯芩。

〔批〕喘急便秘，呕吐胀痛。

上气喘急，大便不通，呕吐不食，腹胁胀痛，平安散《良方》。

川芎　木香各钱半　陈皮　熟地黄　干姜炮　生姜　厚朴姜制　甘草各钱

烧盐一捻煎服。

〔批〕胎死上冲作喘。

有胎死不下，奔迫而上冲，非风寒作喘者，宜催生汤倍芎、归，大剂煎服。

〔批〕治案。

吕沧州治经历①哈散侍人②，病喘不得卧，众作肺气受风邪治之。吕诊之，气口大于人迎一倍，厥阴脉弦动而疾，两尺俱短而离经。因告之曰：病盖得之毒药动血，以致胎死不下。用催生汤煮二三升，服之，夜半果下一死胎，喘即止。盖有娠，大妇见嫉，故以药去之，众所不知也。催生汤，即加味归芎汤，见产后交骨不开。

妊娠杂症

霍乱　泄泻　二便　转胞　子淋　遗尿　尿血　脏躁悲伤　眼目失明　喑

〔批〕霍乱。

霍乱　《大全》云：饮食过度，触冒风冷，阴阳不和，清浊相干，谓之霍乱。其间或先吐，或腹痛吐利，是因于热也。若头痛体疼，发热，是挟风邪也。若风折皮肤，则气不宣通，而风热上

---

① 经历：职官名。金于都元帅府、枢密院置经历，元枢密院、大都督府、御史台等衙署皆有经历。

② 侍人：随身的奴仆，此指女侍。

冲为头痛。若风入肠胃，则泄利呕吐，甚则手足逆冷，此阳气暴竭，谓之四逆。妊娠患此，多致伤胎也。

〔批〕绞痛吐泄。

心腹绞痛，上吐下泄，用前四味紫苏和胎饮，加藿香叶、陈皮各钱，砂仁五分，姜、枣煎。

〔批〕内伤外感。

若内伤饮食，外感风寒，藿香正气散。

〔批〕饮食停滞。

饮食停滞，平胃散。

〔批〕胃气损伤。

胃气损伤，四君加木香、藿香、干葛，为末，每二钱，汤调。吐甚加生姜汁。

〔批〕吐利不止。

霍乱腹痛，吐利不止，白术散。

白术炒　益智仁　枳壳麸炒　橘红各七钱半　草豆蔻煨，去皮　良姜炒。各五钱

或易干姜，或加人参、当归。每三钱，姜一片煎，温服。

〔批〕转筋入腹。

吐利，转筋入腹则闷绝，木瓜煎。

吴茱萸汤泡七次　生姜切。各七钱半　木瓜切，四两

煎，分三服。一方有茴香七钱半、甘草钱、吴茱萸五钱，加紫苏茎叶煎。

〔批〕暑气烦渴。

暑气烦渴，霍乱吐利，缩脾饮见伤暑。

服热药太多致烦燥，只用草果仁、乌梅肉、甘草三①味煎，沉井水中，候冷频服。

〔批〕腹痛肢冷。

腹痛，四肢逆冷，汗出，脉虚弱者，宜理中汤。

---

① 三：原作“二”，据文义改。

上四方用干姜、豆蔻、吴萸，俱大温之剂。若发热烦渴，脉数，阳症者，服之即死。

〔批〕阳症。

阳症，宜葛根竹茹汤见杂呕吐、益元散、桂苓甘露饮之类俱见伤暑。

〔批〕泄泻。

泄泻万氏云：孕妇泄泻，以补中安胎为主，宜四君子汤加白芍，等分，煎。更分寒热治之：如发热而渴者为热，上方加条芩、知母各钱〔批〕热渴；不渴者为寒，加干姜炮五分，并用乌梅一个煎〔批〕不渴。

〔批〕泻久不止。

渴，泻久不止者，四君子汤加白芍酒炒、诃子肉、干姜炮钱，乌梅一个煎，食前服。

〔批〕久泻大渴。

久泻大渴者，人参白术散主之。

即四君子加木香、藿香、葛根，大剂煎，频服。

〔批〕二便不通。

二便不通 《大全》云：大肠热则大便不通，小肠热则小便不通，俱热则俱不通，更当推其因而药之。

若大肠血燥，四物加桃仁、条芩；气滞，紫苏饮见前加杏仁、条芩；肠胃气虚，六君加紫苏、杏仁；〔批〕肠胃气虚。肝脾蕴热，龙胆泻肝汤；〔批〕肝脾蕴热。心肝虚热，加味逍遥散加车前子。〔批〕心肝虚热。

〔批〕身热入脏。

病身热入脏，大小便不利，葵子汤《录验》①。

葵子二升，滑石四两

煮，顿服。须臾，当下二便，愈。

或用枳壳、大腹皮、赤茯苓各两，甘草二钱，为末，葱白汤

① 录验：即《古今录验养生必用方》，北宋医家初虞世所著，已佚。

调下二钱，日三。

〔批〕大便秘。

大便秘塞《初虞世方》①，枳壳三两、防风二两、甘草炙两，为细末，沸汤点服，二钱，日三。

〔批〕虚弱便秘。

虚羸，大便秘，枳壳炒、阿胶炒等分，蜜杵丸，梧子大，滑石末为衣，温汤下二十丸，半日未通，再服三十丸，止于五十丸；又方，车前子两，大黄炒五钱，为细末，蜜汤调下三钱。

〔批〕热秘。

二便热闭，心膈腹胁胀闷，妨害饮食，用大黄、木通、槟榔各两，枳壳七钱半，大腹子三枚，诃子四个去壳，半生半煨，童便一盏，葱白二寸，每三钱，煎，或八正散见杂症淋。

〔批〕小便不通。

小便不通《大全》云：为小肠有热，传于胞而不通耳。若兼心肺气滞，则致喘急。陈无择云：妊娠胎满逼胞，多致小便不利。若心肾气虚，清浊相干，则为诸淋。若胞系了戾，小便不通，名曰转胞。若胎满尿出，名曰遗尿，妊娠小便难，饮食如故，当归贝母苦参丸《金匮》。

即三味等分，蜜丸小豆大。饮服三丸，渐加至十丸。

〔批〕水气身重，恶寒头眩。

妊娠，有水气，身重，小便不利，洒淅恶寒，起即头眩，葵子茯苓汤《金匮》。

葵子斤　茯苓三两

为散。饮服方寸匕，日三，小便利则止。

〔批〕卒不得便。

卒不得小便，杏仁一味，去皮尖，捣丸绿豆大，灯心汤吞七丸立利；或用蔓荆子为末浓煎，葱白汤下二钱。

〔批〕转胞。

---

① 初虞世方：北宋医家初虞世所著，已佚。

转胞胎逼及胞，压在一边，胞系转戾，脐下急痛，溲数或秘也。因气血虚弱，痰饮壅滞所致，**参术饮**丹溪。

即八珍汤去茯苓，加陈皮不去白、**半夏**气虚补以四君，血虚补以四物，痰饮消以二陈，使气得升举，而胞自通也，**加姜煎，空心服**。

丹溪曰：转胞病，胎妇禀受弱者、忧闷多者、性急躁者、食味厚者多有之，古方用滑利疏导药，鲜有应效。因思胞为胎所压，展在一边，胎若举起，胞系得疏，水道自行。近吴宅宠人①患此，脉似涩，重则弦，右手稍和。予曰：此得之忧思。涩为血少气多，弦为有饮。血少则胎弱不能自举，气多有饮，中焦不清而隘，则胎知所避而就下。乃以上药与服，随以指探咽中，吐出药汁。少顷气定，又与一贴，次日亦然，八贴而安。此恐偶中，后治数人，皆效。又，脉细弱，胎重坠下，压在膀胱下口，因此溺不得出。若服补药，胎起则自下。药力未至，愈加急满，遂令一老妇用香油涂手，入产门，托起其胎，溺出如注。一面却以人参、黄芪、升麻，大剂与服。或少急满，仍托起取溺。三日后，胎渐起，遂愈。〔批〕托起。

又法，将孕妇倒竖，胎转则小便自通；〔批〕倒竖。**又方，桑螵蛸研末，米饮服方寸匕，日三。**

〔批〕烦热不得，卧反倚息。

妇人病，饮食如故，烦热不得卧，而反倚息者仲景云：此名转胞，不得溺也。以胞系了戾，故致此病。但利小便则愈，**宜肾气丸**以中有茯苓故也。地黄为君，功在补胞。**酒下十五丸至二十丸，日再。**

〔批〕子淋。

子淋《大全》云：乃肾与膀胱虚热，不能制水。然妊娠胎系于肾，肾间虚热而成，**甚者心烦闷乱**《集解》云：心与小肠相表里，**安营散**《本事》。

人参两　**甘草**五钱。虚热宜补，故用二者之甘　**木通**三钱　**灯草**五钱。淋闷宜通，故用二者淡渗　**滑石**滑利。三钱　**麦门冬**三钱。肺燥则天

---

① 宠人：受宠爱的人，此指姬妾。

气不下降，此能清之　细辛两。肾燥则地气不上升，此能润之。经曰：地气上为云，天气下为雨，上下交，阴阳和，而后便得通　当归五钱。血燥则沟渎不濡，此能滋之也

为末。每二钱，麦冬汤下。

〔批〕转筋，小便不利。

腿脚转筋，而小便不利，急用八味丸，缓者不救。亦有因房劳内伤，胞门冲任虚者，宜八珍汤，或肾气丸。

〔批〕阴虚阳虚。

膀胱阴虚，阳无所生，滋肾丸见小便；膀胱阳虚，阴无以化《金匮》，肾气丸见水肿。

〔批〕小便数少，或热疼痛。

小便数，出少，或热疼痛，《经心录》① 用地肤子入膀胱，除虚热，利小便而通淋三两，细切，煎，分三服，日三。

〔批〕宜下者。

有宜下者，地肤大黄汤《外台》。

大黄　地肤草各三两　知母　黄芩　赤芍药　猪苓　通草　升麻　枳实　甘草各二两

每四钱，煎，温服，日三。

〔批〕遗尿。

遗尿胎满时，不知小便出，白薇散见小便不禁，桑螵蛸散。

桑螵蛸二十枚，炙黄

为末。每二钱，空心米饮调下。

又方，益智仁为末，米饮下，亦效。

〔批〕脬中有热。

脬中有热，宜加味逍遥散。

〔批〕脾肺气虚。

脾肺气虚，补中益气汤加益智仁。

〔批〕肝肾阴虚。

---

① 经心录：唐以前医籍，《外台秘要》《医心方》中有其佚文。

肝肾阴虚，六味丸。

〔批〕尿血寒热。

尿血《大全》云：孕妇劳伤经络，有热在内，热乘于血，血得热则流溢，渗于脬故也，血寒者，生艾叶一斤，研冬用干者，酒煮，取二升，分三服；血热者，生地黄一斤，打碎，酒煮，取二升，分温三服。

〔批〕卒下血及子淋。

卒下血及子淋，《千金方》：葵子升，研，水煮，取二升，分三服。又方，白茅根浓煎汤，吞酒煮黄连丸见伤暑。

〔批〕虚者。

虚者，阿胶、熟地黄等分为末，每二钱，粥饮下。

〔批〕厚味积热。

厚味积热，宜清胃散见齿加犀角、连翘、甘草。

〔批〕肝经积热。

肝经积热，加味逍遥散。

〔批〕无故悲伤。

脏燥①悲伤薛氏云：或因寒水攻心，或肺有风邪者，治当审察，妊娠无故悲伤欲哭，象如神灵所作，数欠伸，甘草大枣汤②《金匮》。

甘草二两　小麦升　大枣十枚

煮取三升，温分三服以补脾气，尽剂即愈。古人识病制方，种种绝妙如此。

〔批〕心虚悲伤。

心虚惊悸，悲伤不止，淡竹茹汤并治虚烦，甚效。

麦门冬去心　小麦　半夏汤泡。各二两半　人参　白茯苓各两半　甘草两

为细末。每四钱，姜五片、枣一枚、淡竹茹一丸如指大同煎，

---

① 脏燥：通常作“脏躁”。

② 甘草大枣汤：即甘麦大枣汤。

温服服前方后，再服此以和之。一方无半夏，或佐以四君、八珍俱可。

又方，红枣烧存性，为末，米饮下，并治悲哭自笑。

〔批〕失明。

眼目失明妊妇将临月，忽然两目失明，不见灯火，头痛眩晕，项腮肿满，不能转项。服消风散，病减七八分，晚后其眼吊起，人物不辨，以四物加荆芥、防风，更服天门冬饮子见目、消风散见头痛。忌酒、面、煎、炙、鸡、羊、鹅、鸭、豆腐、辛辣热物，并房劳此因多居火间，衣着大暖，伏热在内，或食湿热物太过，以致胎热也。

〔批〕喑。

喑　经曰：人有重身，九月而喑，此胞之络脉绝也见《内经》病机篇。凡妊妇至八九月，忽然暴喑不语者，此少阴之脉下养乎胎，不能上荣于舌。十月生子之后，自然言语，非病也。不可服药，莫信庸医图利。

妊娠内伤

饮食　积聚　吞酸　疟疾　痢疾　疮毒　孕痈　胎不长　先期欲产　过期不产　断产　鬼胎

伤食　《大全》云：经曰：饮食自倍，肠胃乃伤。又云：阴之所生，本在五味；阴之五宫，伤在五味。若妊子，饮食不节，生冷毒物，恣性食啖，致伤脾胃，最难得药。东垣云：脾胃之气壮，则过时而不饥，多食而不伤。薛立斋曰：胃主司纳，脾主消化，五脏之本也。然食倍而伤者，乃脾气虚而不化也。若投以峻剂，则脾胃复伤，而胎亦损矣。当审其因而治之。凡嗳觉药气，且戒药饵，节饮食。经云：损其脾者，调其饮食，适其寒温是已。〔批〕嗳药气。

〔批〕伤食。

有孕伤食，木香丸《大全》云：妊娠伤食，难用药，唯此方及后白术散最为稳捷。

木香二钱　三棱　白茯苓　人参各三钱

面糊丸，绿豆大。白汤吞三四十丸。

〔批〕气不调和。

气不调和，饮食易伤，白术散。

白术炒　干紫苏各两　人参　白芷炒。各七钱半　川芎　诃黎勒皮　青皮各五钱　甘草二钱半

为粗末。每二钱，姜三片煎，温服。

〔批〕脾胃虚弱，饮食难化。

脾胃虚弱，饮食难化，以白术、陈皮为末，等分，神曲糊丸常服最善。枳术丸但可暂用，枳实峻厉，能耗真气，治者慎之。

〔批〕停滞腹痛。

饮食停滞，或腹痛，薛氏用平胃散按：平胃散能堕胎，然有故无殒。呕吐恶心，加枳壳、砂仁；吞酸嗳腐，加黄连三分、吴茱萸二分。

〔批〕腹满泄泻。

腹满泄泻，异功散，随所伤物加药。

〔批〕小腹胀痛，腰重便秘。

因食伤胎，传于脾胃，气虚冷逼，小腹胀痛，或腰重，大便秘，胜金散郑氏。

吴茱萸酒浸　陈皮去白　川芎　干姜炮　生姜焙。各钱半　甘草炙　厚朴姜汁炒。各三钱

细末。每服三钱，陈米饮下。入盐少许煎，尤妙。《济生》加缩砂仁。

〔批〕积聚。

积聚经曰：妇人重身，毒之如何？曰：有故无殒，亦无殒也。又曰：大积大聚，其可犯也，衰其大半而止，过者死，血块如盘，有孕难服峻剂，丹溪用香附醋煮四两、桃仁去皮尖两、海粉醋煮二两、白术两，面糊丸。

〔批〕吞酸。

吞酸孕妇伤食，腹满，吞酸，恶心，不喜饮食，加味六君子汤。

万氏。

六君子加神曲炒、枳实炒、砂仁炒各五分，姜三片煎。如伤肉食，加楂肉；鱼鳖，加紫苏之类。于伤食门诸物伤内参之。

〔批〕疟疾。

妊娠疟疾，或因脾胃虚弱，饮食停滞，或外邪所感，或暑邪所伏，当审其因治之同，停食感冷而发者，驱邪散。

白术　草果煨，取仁　高良姜炒　砂仁　藿香叶　橘红　白茯苓去皮。各钱半　甘草炙，五分

姜五片、枣一枚煎。

亦有用截疟七宝饮者见杂症疟。六脉浮紧者宜之。〔批〕六脉浮紧，可用截药。

〔批〕截恐损胎。

截疟恐损胎，柴胡知母汤万氏。

柴胡钱半　人参　条芩　知母　白术各钱　甘草五分　归身钱

姜、枣煎寒多宜加干姜。多服，以平为期若六脉浮紧有力，中有顽痰积热，非常山不愈。

〔批〕发热口渴。

发热口渴，饮水无度，用生地黄两半，黄芩、麦门冬去心、人参、知母各两，石膏二两，甘草五钱，干葛两，每五钱，入乌梅半粒煎；又方，常山、石膏各两，甘草炙、黄芩各五钱，乌梅七个，水酒各半，浸一宿，平旦煎服，临发时再服。

〔批〕疟久不愈。

疟久不愈，转甚者，七圣散万氏。

柴胡　黄芩　甘草炙　知母酒炒　草果仁各钱半　乌梅三粒

水酒各半煎。露一宿，临发，五更盪①温服。忌生冷鸡鱼。

〔批〕痢疾。

妊娠痢疾总以清热和胎、行气养血为主。虚坐努责者，妨其损胎，当归黄芩芍药汤。

---

① 盪：烫也。

当归　白芍　黄芩　黄连　枳壳　茯苓　陈皮　生地　甘草各钱　木香五分

乌梅一个煎，空心服。

〔批〕胎前产后赤白痢。

胎前产后，赤白痢，《本事方》：生姜嫩者十两老者倍之取汁，鸭子一枚，打入姜汁内，搅匀，煎至八分，入蒲黄三钱，再煎五七沸，空心热服，立效。

〔批〕赤白绞痛。

下痢赤白，绞刺疼痛，鸡子一枚乌鸡者佳去白留黄，黄丹一钱，入上鸡子壳内，同黄搅匀，以厚纸牢糊，盐泥固济，火上煨，焙干为细末，每服二钱，米饮调下。一服愈者是男，二服愈者是女。

〔批〕挟热下痢。

挟热下利，黄连、黄柏各升，山栀仁二十枚，每五钱，水浸二时，煎十余沸，顿服。呕，加陈皮两半、生姜三两。

〔批〕腹痛溺涩。

下痢腹痛，小便涩，当归、黄芪各两，糯米一合，煎，分四服。

〔批〕痢久不止。

痢久不止，黄连阿胶汤万氏。

黄连炒　阿胶炒珠。各钱　木香七分　干姜炮　甘草炙。各五分　人参　白术　茯苓各钱　乌梅三个

姜、枣煎。

〔批〕赤白灰色，泄泻疼痛。

下痢赤白灰色，泄泻疼痛，垂死者，大宁散谦甫①。

黑豆三十五粒　粟壳两，生、炒各半　甘草二两，生、炒各半

姜三片煎。

〔批〕白脓痢。

---

① 谦甫：即罗谦甫，元代医家，李杲弟子，著有《卫生宝鉴》。

白脓痢，腹中冷，用干姜四两、赤石脂六两、粳米升炒黄，煎取二升，温，分三服。

〔批〕黄水不绝。

下痢，黄水不绝，厚朴散。

厚朴姜制，三两　黄连三两　肉豆蔻一枚，连皮

为末，煎，顿服。

〔批〕疮毒。

妊娠疮毒孕妇多有病乳痈者，托里解毒汤万氏。

川芎　当归　天花粉　金银花　黄芩　白芷　连翘　甘草节各钱　青皮五分　皂角刺七个

煎。背上、臀上生疮者此太阳、阳明经也，前方去青皮，加葛根、升麻各钱；胸前、两颊生者此少阳经也，前方去白芷，加柴胡、龙胆草、栀仁炒各钱；肩膊、腋下生者此太阴经也，前方去青皮，加陈皮、桔梗、桑白皮、麦门冬各钱；胯内阴旁生者此厥阴经也，前方去白芷，倍青皮；如手足掌内生者此少阴经也，前方去白芷、青皮、花粉，加黄连、黄柏、木通。〔批〕六经部位。

痈毒九不治：一伏兔；二腓腨；三背；四五脏腧；五项；六胸；七须；八髭；九颐。

〔批〕孕痈。

孕痈腹内患痈，立效方：乌药软白香辣者佳研，每五钱，牛皮胶一片同煎，温服。又，治孕中有痈，薏苡仁浓煎汁，时时饮之。

按：苡仁亦能堕胎，然以之治孕痈，亦无殒也。

〔批〕胎不长。

胎不长 《大全》云：怀孕不长者，因有宿疾，或因失调，以致脏腑虚损，气血虚弱，而胎不长也。当治其疢疾①，益其气血，胎自长矣。

妊娠宿有冷，胎痿不长，或失于将理，伤胎多堕，安胎白术散此方补营卫，养胎气。

---

① 疢疾：痼疾，宿疾。《释名·释疾病》："疢，久也。"

白术　川芎各两　吴茱萸汤泡，五钱　甘草炙，两半

为细末。每二钱，温酒调下。

《集验方》：鲤鱼长一尺者，去肚肠鳞，以水渍没，内盐及枣，煮汁，稍稍饮之当胎腹上汗出如牛鼻状，十余日辄一作，此令胎长大，甚平安。以八珍汤加黄芪为主，余随症加药治之。

〔批〕先期欲产。

日月未足欲产楼云：先期欲产者，宜凉血安胎，腹痛，知母丸《集验》。更治产难及子烦。

知母不拘多少

为细末，蜜丸，芡实大，温酒嚼下，日三。或如梧子大，粥饮下二十丸。

又，槐子丸。

槐子　蒲黄等分

蜜丸，梧子大。温酒下二十丸，以腹痛止为度。

又方，梁上尘、灶突煤，同为末，温酒服方寸匕；或捣菖蒲汁一二升，灌喉中。

〔批〕过期不产。

过期不产楼云：宜补血行滞，四物加香附、桃仁、枳壳、砂仁、紫苏，煎服即生。

〔批〕下胎。

妊病可下胎断产《大全》云：妊娠羸弱，或挟疾病，脏腑虚损，气血枯竭，即不能养胎，致胎动而不能固，终不能安者，可下之，免害胎妇也，麦牙①升，为末，水煮二升，服之即下，神效；又方，附子二枚，为末，以醇苦酒和，涂右足，去之，大良；又方，鸡子一枚，以三指撮盐放鸡子中，服之立出。

〔批〕断产。

断产，丹溪：白灰面升，无灰酒五升，打糊，煮二升半，用

① 牙：通“芽”。《礼记·月令》“安萌芽”，《后汉书·郎顗传》李注引“芽”作“牙”。

绢滤去滓，作三服。候前月经将来日，晚下吸一服，次日五更吃一服，天明吃一服，月经即行，终身绝子。

大断产验方：故蚕纸方圆一尺，烧灰存性，为末，酒调服，终身不复怀孕；四物汤每五钱加芸薹子①二钱，于经行后空心温服。

〔批〕鬼胎。

鬼胎 《大全》云：夫人脏腑调和，则血气充实，风邪鬼魅，不能干之。若营卫虚损，则精神衰弱，妖魅鬼精，得入于脏，状如怀孕，故曰鬼胎也。

鬼胎如抱一瓮，用吴茱萸、川芎、秦艽、柴胡、白僵蚕、巴戟、巴豆不去油、芫花醋煮各二两，蜜丸，梧子大，每服七丸，蜜酒下，即出恶物。

〔批〕黑血散下，腹痛。

妊是鬼胎，致腹中黑血散下，腹痛，雄黄丸。

雄黄细研　鬼臼　莽草　丹砂细研　巴豆去皮、心、油　獭肝炙黄。各五钱　蜥蜴一枚，炙黄　蜈蚣一条，炙黄

蜜丸，梧子大。空心，温酒下二丸，日二。不利，加至三丸。初下清水，次下虫如马尾状，病剧者下蛇虫，或如虾蟆卵，或如白膏、豆汁，其病即除。

胎产通治

总论 洁古云：治胎产之病，从厥阴经论之，无犯胃气及上二焦。谓之三禁，不可汗，不可下，不可利小便。发汗者，同伤寒下早之症；利大便则脉数，而已动于脾②；利小便，则内亡津液，胃中枯燥。制药之法，能不犯三禁，则荣卫自和，而寒热止矣。〔批〕不犯三禁。如发渴，则白虎；气弱，则黄芪；血刺痛，而和以当归；腹中疼，而加之芍药。大抵胎产天行，从增损柴胡；

① 芸薹子：药名，油菜的种子。辛温无毒，有破气行血、消肿散结之功。

② 则脉数而已动于脾：原作“刖脤数而已勤于脾”，据《医学纲目》改。

杂症，从增损四物。宜详审脉症而用之。

愚按：产后血虚，白虎宜禁用。

〔批〕胎产诸病。

胎前产后，一切诸病、危症及月经不调、赤白带下，返魂丹《产宝》。

益母草于五月五日、六月六日或小暑日，正开花时连根采取，阴干。用花叶及子磨末，忌铁

蜜丸，弹子大，随后治症嚼服此药功擅消水行血，去瘀生新，利大小便，故为经产良药，而又能消疔肿、散乳痈也。一名茺蔚。李时珍曰：益母草，根、茎、花、叶、实皆可用。若治血分风热，明目调经，用子为良。若胎产疮肿，消水行血，则可兼用。盖根、茎、花、叶专于行，子则行中有补也。〔批〕充蔚子行中有补。其根烧存性，为末，酒调服，功与黑神散不相上下。〔批〕根烧灰，酒调服，功同黑神散。或捣汁，于沙锅内文武火熬成膏，忌铁。随症用引调服见后。胎前脐腹作痛，或作声者，温米饮下；胎前产后，脐腹作痛，胎动不安，下血不止，煎秦艽、糯米汤下，或当归汤亦可；横生逆产，胎衣不下，死胎，胀满腹痛，心闷心痛，炒盐汤下；产后血晕，血热口渴，狂言，或中风，牙关紧急，闭口噤，及产后面垢颜赤，五心烦热，或血结成块，脐腹奔痛，时发寒热，有冷汗或鼻衄，舌黑口干，并童便、酒各半下；产后喘嗽，恶心吐酸，胸膈不利，胁痛，举动无力，温酒下；产后两太阳痛，呵欠，心忡，气短，肌瘦，不思饮食，血风身热，手足顽麻，百节疼痛，温米饮下；产后恶露不尽，结滞刺痛，上冲心胸，童便酒下；产后泻血，大枣汤下；产后痢疾，米汤下；产后崩漏，糯米汤下；产后带下，胶艾汤下；产后二便不通，烦躁口热，浓煎薄荷汤下，自然汁更佳；产后四肢浮肿，及寒热，温酒下；产后寒热往来，状如疟，脐腹作痛，或作声，温米饮下，桂枝汤亦可；产后吐逆不止，胸膈虚胀，温酒下；凡临产及产后，以童便化下一丸，能安魂魄，调经络，破血痛，诸疾不生；久无子者，于临月，温酒下十丸廿丸则孕；经不调者，服之即调。〔批〕胎前诸病，产后诸病，各方引药。

〔批〕胎动已死。

妊娠胎动，或已死，及胎前产后，妇人室女心腹疠痛，经水不调诸疾，宜神效佛手散。

当归三两　龙眼　川芎二两

为末。每四五钱，水酒同煎服。夫产前先备此药，每两煎服，产了速进之。三日内，日三服。三日外，日一服。又名芎归汤。产后腹痛不可忍者，加桂心、酒、童便，合煎服，名桂香散。〔批〕产后腹痛。二方川芎减半，名当归汤，连进数服。胎若已死，服之即下，未死即安。此经累效，万不失一。〔批〕未死胎。虚损羸之腹中疠痛，往来寒热，头眩自汗，每服以精羊肉两，姜十片煎，名羊肉汤。〔批〕虚损。横生倒产，子死腹中，先用黑大豆一合，炒熟，煎后入童便、药末同煎。〔批〕横生倒产。难产，用百草霜、香白芷，等分为末，名乌金散。每二钱，童便、好醋各合，沸①汤浸，对药服。只一服效，甚者再服已分娩矣。〔批〕难产。崩中漏下，失血过多，用芎归汤疗之而止，宜以香附子去毛，炒为末，每两入甘草末钱，清米饮点服，名顺元汤。〔批〕崩漏。白带，于顺元汤内加白芍五钱。〔批〕白带。

大抵血不能止，气使之然。气得其平，则血循故道，必无妄行之患。香附善能导气，用之可勿疑也。

〔批〕血虚有火，胞衣不下，中风等症。

胎前产后，眼见黑花，或即发狂，胞衣不下，失音不语，心腹胀满，寒热往来，烦渴口疮，咽中肿痛，惊悸不眠，产后中风，角弓反张，牙关②紧急，面赤，崩中不止，如豚肝状，疠痛，癥瘕，恍惚昏迷，四肢肿满，并宜交感地黄煎丸。

生地黄洗净，研，绞汁，留渣，以生姜汁炒地黄滓，以地黄汁炒生姜滓。各至干，为末　生姜研汁，留滓。各斤　延胡索糯米拌炒赤，去米

---

① 沸：原作“佛”，形近而误，据文义改。

② 关：原作“开”，“关”可写作“関”，与“開”形近，或因此致误，据文义改。

琥珀别研。各两　蒲黄炒香，四两

蜜丸，弹子大，当归汤下一丸。

〔批〕身疼。

胎前产后身疼《保产论》云：身疼者，肌体不实，而受风邪，客于经络，邪气与正气搏击于肌肉之间也。若妊娠而患身疼者，必因劳役过多使然。产后百节开张，血脉流走，气弱则骨肉之间血多凝滞，故经脉紧急，腰背不能转侧，手足不能动摇，身热若纳炭，头如钉钉之。医者妄为发汗，变生他症，龙须汤主之。

黄芪炙，两　归身酒浸　牛膝酒蒸。各五钱　白术漂，炒　防风　独活　甘草各二钱半

每五钱，生姜十片、薤白一茎煎，不拘时服。

〔批〕胎产百病。

胎前产后百病，及三十六种血冷，七癥八瘕，心腹刺痛，卒中瘫痪，八风十二痹，手足酸疼，乳中毒结，胎动不安，死胎不出，胎衣不下，并宜琥珀丸。

琥珀另研　辰砂另研　阿胶炒珠　五味子　石斛去根　附子炮　肉桂去皮　沉香忌火　川芎各五钱　牛膝酒浸　当归炒　肉苁蓉酒浸，蒸、焙　人参　续断　没药研　熟地黄　木香忌火。各两

蜜丸，弹子大。每一丸，酒化服，日再服。腹胁绕脐疼痛，及呕逆上气，痰毒，姜汁少许，和酒化服；诸痢及赤白带下，血冷崩中，漏胎下血，生姜同艾，炒令赤，酒煎化服；泄泻，陈米饮化下；淋闭，煎通草、灯心汤服；血晕，煎当归酒服；身肿水气，赤小豆汤服；伤寒中风，煎麻黄汤服以衣被盖取汗；月经不通，或间杂五色，频并而下，断续不止，寒热肌瘦，面赤唇焦，四肢烦疼，五心燥热，血斑赤肿，及血风劳伤，童便、姜汁少许化下，若恐恶心，投以半酒；怀孕妇，于临月一日一服，至产下，不觉疼痛，或服至五服十服日倍饮食，是药力也，其功不能具述。〔批〕诸症用引。

〔批〕经产统治。

经产统治，回生丹何集庵云：保产之仙方。《轨范》云：催生之圣药。

锦纹大黄斤，为末　苏木三两，打碎，用河水五碗，煎三碗，另贮。下同　大黑豆三升，水浸取壳，用绢袋盛之，同豆煮熟，去豆不用，将壳晒干，其汁另贮　红花三两，炒黄色，入好酒三四碗，煎三五滚，去渣留汁

将大黄末入新沙锅，下米醋三斤，文火熬之，以长木箸不住手搅之，成膏，再加醋三斤熬之，又加醋三斤，次第加完，然后下黑豆汁三碗，再熬，次下苏木汁，次下红花汁，熬成大黄膏，取入瓦盆盛之。大黄锅粑亦铲下，入后药同磨。

人参二两　当归酒洗　川芎酒洗　延胡索酒炒　香附醋炒　苍术米泔浸，炒　蒲黄隔纸炒　茯苓　桃仁去皮尖、油。各两　牛膝五钱，酒洗　甘草炙　地榆酒洗　羌活　橘红　白芍酒炒。各五钱　木瓜　青皮去穰，炒。各二钱　乳香另研　没药研。各二钱　益母草三两　木香四钱　白术三钱，米泔浸，炒　乌药二两半，去皮　良姜四钱　马鞭草五钱　秋葵子三钱　熟地黄两，如法制　三棱五钱，醋浸透，纸裹煨　五灵脂醋煮化，焙干，研　山茱肉酒浸蒸捣。各五钱

上三十味，并前黑豆壳共晒为末，入石臼内，纳大黄膏，拌匀，再下炼冬蜜斤，共捣千杵为丸，重二钱七八分一粒，阴干不可日晒火烘，干后只重二钱零，镕蜡护之，用时去蜡。

〔批〕诸症各引。

各症用各引调服，条列于后：

临产用独参汤化服一丸，则分娩全不费力。如无参，用淡盐汤亦可。

论曰：凡胎已成，子食母血，足月血成块，谓之儿枕。将产，儿枕先破。血裹其子，故难产。服此丹逐去败血，须臾自生。横生、逆产同治。

亦有因气血虚损难产者，宜多服人参。

子死腹中因产母染热病所致，用车前子钱煎汤，调服一丸至三丸，无不下者。若因血下太早，子死，用人参、车前子各钱，煎汤调服。如无参，用陈酒少许，煎车前汤调之。

胎衣不下，用炒盐少许泡汤，调服一丸，或服至二三丸，即下。

产毕血晕，薄荷汤调一丸即醒。

已上数条，乃临产紧要关头，即有名医，措手不及。起死回生，此丹必须预备。〔批〕此丹宜预备。

产后三日，血气未定，还走五脏，奔充于肝，血晕，眼见黑花，滚水化服。

产后七日，血气未定，因食物与血结聚胸中，口干心闷，烦渴，汤化下。

产后虚弱，血入于心肺，热入于脾胃，寒热似疟，实非疟也，姜汤下。

产后败血，走注五脏，传留四肢，化为水肿，渴而肢寒乃血肿，非水肿，汤化下。

产后败血，热极，心中烦躁，言语颠狂非风邪也，汤下此丹，三五丸即愈。

产后败血，流入心孔，闭塞失音，用甘菊花三分、桔梗三分，煎汤调服。

产后未满月，误食酸寒坚硬之物，与血相搏，流入大肠，不能克化，泄痢脓血，楂肉煎汤下。

产后百节开张，血入经络，虚胀酸痛血停日久，非湿症也，苏梗三分煎汤下。

产后小便结涩，溺血似鸡肝月中饮食失时，或兼怒气，余血流入小肠，闭塞水道，木通四分煎汤下。

产后大便秘结，有瘀血成块如鸡肝余血流入大肠，闭却肛门，广皮三分煎汤下。

产后大小便涩，乍寒乍热，如醉如痴，滚汤化服。

产后恶露未净，饮食寒热，不得调和，以致血崩形如肝色，潮热往来，背膊拘急，用白术三分、陈皮二分同煎汤，化服。

产后面黄，舌干鼻衄，遍身斑点败血入脏腑，并走肌肤四肢，热结留住，危症也，陈酒化服。

产后胸膈气满，呕逆不定败血停于脾胃，食充气充，心气不定，非翻胃也，服此二三丸，自效。

已上数条，皆产后败血为害也。故此丹最有奇功。至产后一切异症，目所未识，人所未经，但服此丹，无不立妥。一丸未应，二三丸必效。

室女经闭，月水不调，及经痛诸病，服之皆效。〔批〕室女经闭不调。

临产须知

临产　难产　十产论　催生　交骨不开　下死胎　产子气绝

胎衣不下　血晕　血不下　血不止

总论　《脉经》云：欲产之妇脉离经，沉细而滑也同名。又曰：离经，其脉浮，腹痛引腰背，为欲生也。但离经者，不产也。经者，常也。假如孕妇昨日见左沉实，为男之脉，今日脉浮，是离其寻常之脉也。若平常见浮大，为女之脉，安辨离经。〔批〕离经脉。故又增沉细而滑，以见虽为浮大之常经，为常滑也。通真子[①]曰：腹痛而腰不痛，未产也。若腹痛连腰，痛甚者即产。盖肾系于腰，胞系于肾故也。诊其尺脉，转急如切绳转珠者，即产也。〔批〕腹痛连腰，痛甚即产。薛氏云：试捏产母手中指一节至末节，跳动方与临盆，即产矣。〔批〕中指节动。万氏云：凡未产数日前，胎必坠下，小水频数，此欲产也。稳婆药物，宜预备之。

胎前宜忌　《达生编》云：胎前以绝欲为第一义，即不能绝，亦宜寡欲。盖欲寡则心清，胎气宁静，不特胎安，且易生易育，少病而多寿。〔批〕以绝欲为第一义。又云：胎前宜亲小劳为妙。盖劳则气血流通，筋骨坚固，胎在腹中，习以为常，虽有些微闪跌，不至坏事。倘安逸不动，则筋骨不坚，气血不行，略有着力，胎不习惯，随致堕落。然亦非胎时始使亲劳，正谓平日不宜安逸耳。若平时贪逸，及受孕方劳，适足损胎，何筋骨强健之有哉！

---

① 通真子：当指刘元宾。北宋著名医家，著有《通真子伤寒括要》，已佚。

〔批〕宜亲小劳。

〔批〕六字真言。

临产六字真言 一个字曰睡，两个字曰忍痛，三个字曰慢临盆。

〔批〕辨明正产、试胎。

产时初觉腹痛，须要先辨明是正产、是试胎。但看痛一阵不了，又痛一阵，渐痛渐紧，一连五七阵，方是正产，始可与人说知。若痛得慢，是名试痛，只管安眠稳食，安静调理，自然无事。若错认试胎为正产，临盆快，用力早，则一错到底矣。此是第一关头，要辨得明，认得真，自然顺利而生。

〔批〕忍痛为主。

若认真了是个正产，不是试痛，则正好用两字法，以忍痛为主。只忍住了痛，照常吃饭睡觉，痛到极久，自然易生。且痛得久了，必有大害。又，忍痛之时，立宜稳立，坐宜稳坐，卧宜仰卧，不可将身左右摆扭。须知此时痛是为母者本分，他人替不得，且自家性命相关，安可不忍？

〔批〕养神惜力，睡为第一。

但痛久不下之时，又要养神惜力，只可用一字法，以睡为第一上策。能上床安睡，闭目养神，是极妙事。若睡不稳，可暂时起来，扶人缓行，或扶桌小立，痛若稍减，又上床睡，总以睡为妙，但宜仰卧，使腹中宽舒，小儿易于转身。且大人睡下，小儿亦是睡下，正可使小儿在腹中借此歇力。盖小儿宜歇力，以济转身时之用。大人宜惜力，以备临盆时之用。母子两皆得力，两皆应时，而又任小儿急转慢转，自寻出路，何难产之有哉？

〔批〕慢临盆是要诀。

且无论痛得久与不久，必须依三字法，是以慢临盆为第一要诀。切不可听稳婆说，孩儿头已在此，以致临盆早，误尽大事。要知瓜熟蒂落，小儿自会钻出，何须着急？或小儿力薄，其转身时，用力已尽。及到产门，反不能动，是亦有之。但此时小儿正在倒悬之急，急扶大人上床仰卧，使小儿歇力，待力健复动时，始叫产母用力以助，则脱然下矣。

〔批〕正产的候。

盖小儿果然逼到产门，则遍身骨节疏解，胎前陷下，腰腹重坠异常，大小便一齐迫急，目中金花瀑溅。此时临盆，用力一阵，不过一盏茶时，母子分张，何难之有？大旨云：大凡生产，自有时候。未到时，切不可强服催生药及临盆早，使稳婆乱动手。

〔批〕产有早迟。

产有早迟 《大全》云：妇人怀孕，有七八个月生者，有一年二年，乃至三年四年而始生者，不可不知。

〔批〕预防难产。

难产 万氏云：妊娠以气为主，以血为辅。气行则血行，气滞则血滞。贫贱之妇，勤动劳苦，生育鲜有难者，明可征矣。胎不转动，临产多难。难产者，宜服达生散见前养胎去人参、白术、白芍，加香附、乌药各钱。若六七个月，胎形已全，不知禁忌，恣情交合，以致败精瘀血聚于胞中，子大母小，临产必难，宜服缩、滑胎二丸俱见养胎。

〔批〕十产论。

杨氏十产论 凡难产者，多因产母仓皇坐草太早，或胞浆虽破，儿身未转，或转未顺，被母用力努责，致有横逆倒碍诸变症。今依子建十论，斟酌各症救法于后：〔批〕正产不录。

伤产。未产一月已前，忽然脐腹疼痛，有如欲产，仍却无事，是名试月，非正产也。但产母未是正产之候，切不可令人抱腰，产母亦不可妄乱用力，使儿错路，或横或倒，不能正生。楼全善云：伤产一条，最为切要。凡十月未足，临产腹痛，或作或止，或痛不甚者，名曰弄痛。或腹虽痛甚，而腰不甚者，胎高未陷下者，谷道未挺迸者，水浆未破，血未出者，浆血虽破，而腹腰不痛甚者，俱非正产之候，且令扶行熟忍，或凭物坐，或安卧，或服安胎药。令稳婆先说慰解之，如觉心中烦闷，可取白蜜一匙，新汲水调下。切勿妄服催生药饵，仓皇忧戚，致令产母惊惧，惟服佛手散为妙。又，切勿妄令用力，先困其母。直待子逼产门，腰重痛极，眼中火出，谷道挺迸时，方可用力，及服催生之药。〔批〕伤产。

冻产。冬月大冷，产门经血得冷则凝，下部不可脱去绵衣，并不可坐卧寒处。当满房着火，常有暖气，令产母背心向火，脐下腿膝间常暖，血得热则流散，使儿易生。〔批〕冻产。

热产。盛夏之月，产妇要温凉得所，不可恣意取凉，伤损胎气。亦不可人多，使热气菀蒸，庶新血不妄行，以致血晕。〔批〕热产。

横产。儿先露手，或先露臂，此由产母未当用力，而用之过也。当令产母安然仰卧，令稳婆将儿手轻轻送入，直上，渐渐逼身，以中指摸其肩，扶正，或以指扳其耳而正之。候其身正，煎催生药一盏服之。渴则饮以蜜水，饥则食以薄粥。然后扶起，用力一送，儿即生矣。〔批〕横产。

逆产。产母胎气不足，关键不牢，用力太早，令儿不能回转，直下先露其足。或亦如上法，将足送入，或随其两足倒生下，亦自无患。切不可使针刺足心、盐涂之法。儿痛上紧，则母命难存。〔批〕逆产。

侧产。儿身未正，用力一逼，致令儿头偏拄右腿或拄左腿。亦令产母仰卧，稳婆审视，或肩或额，或左或右，务得其真，轻轻扶拨，令正，然后令产母用力一送，即生。若儿头后骨偏拄谷道，只露其额，令稳婆以绵衣炙温裹手，于谷道外，轻轻推儿头令正，便令用力送下。〔批〕侧产。

碍产。因儿身回转，肚带扳其肩，露正顶而不能生。亦令仰卧，令稳婆轻推儿近上，徐以中指按儿肩下，拨其肚带，仍须候儿身正顺，方令用力。有缠在儿项上，儿头自出在产门外，稳婆以手拨其肚带，从儿头项过而下之。又有肚带缠在项上一匝，而儿与胞衣自然同下者，皆无妨，不必以手入产门拨下。〔批〕碍产。

坐产。儿欲将生，其母疲倦，又坐椅褥，抵其生路，急于高处系一手巾，令产母以手扳之，轻轻屈足坐，勿坐在实处。〔批〕坐产。

盘肠产。临产母肠先出，盖由平日气虚，不能收束，血热易于流动，下元不固，关键不牢所致。令产母仰卧，稳婆先将温水洗肠令净，然后托起，轻轻送入，推而上之，却令产母两足夹紧谷道，其肠自收。古方用蓖麻子四十九粒，去壳捣烂，贴在顶心，肠收上，急去之。有以冷水和醋噀面之法，恐惊则气散。若肠干，以磨刀水少许温润之，内用磁石煎汤饮之。平时宜服补气、清血热药。〔批〕盘肠产。

产后肠不收，肠出，盛以洁净漆器，浓煎黄芪汤浸之，肠即上。丹溪用香油五斤，煎热，盛盆中，候温，坐油盆中，约一食时，以皂角末吹鼻，嚏作即上。又方，以大纸捻醮香油，点灼，吹灭，以烟熏鼻即上。大半夏为末，嗃鼻亦效。〔批〕肠不收。

催生 《大全》云：凡生产，自有时候。未到时候，切不可强服催生滑胎等药。或势不得已，则服之。凡催生药，必候腰痛甚，胎陷下，浆血破，方可服之。

大法：滑以疏通涩滞，苦以驱逐闭塞，香以开窍逐血，气滞者行气，胞浆先破、疲困者固血。

丹溪云：催生只用佛手散，最稳、最效。

〔批〕催生四法。

催生四法万氏。

初产一二日，艰难者，加味五苓散主之。

五苓散加木通、枳壳、车前子、槟榔、滑石、甘草各钱，灯心四十九茎，顺取长流水煎。连进，以生为度。

如过二三日，人事强实，饮食能进者此胞浆干涩也，加味四物汤主之〔批〕胞浆干涩。

四物内用归尾、赤芍，加延胡索、肉桂、枳壳、香附、槟榔各钱

煎同上，调益元散三钱。

如过二三日，人事困顿，饮食少者此中气不足，不能运动其胎也，加味四君子汤主之〔批〕困顿食少。

四君子加归尾、川芎、枳壳、香附、肉桂各钱，煎。取水同上，磨槟榔、木香汁调。

如四五日不产，或胎死腹中观其母之唇舌俱红者，子母俱生；唇青舌红者，母死子活；唇红舌青者，子死母活；唇舌俱青者，子母俱死，夺命丹主之。〔批〕胎死腹中。

蛇蜕全者一条，新瓦上烧存性　金银箔各七片　母丁香五钱，另研　男子乱发烧灰，钱　马鸣蜕即蚕退纸，烧灰，钱

研，分二服，温酒调，连进之。

〔批〕催生滑剂。

催生滑剂，如圣散

黄冬葵子润燥滑胎，通关格。小半合，研烂，以酒浸，滤去渣

温服，神效。

又方，香油、白蜜、小便各半盏和匀，调益母草末服，一方只用油、蜜、小便，能下难产；横逆生者，用阿胶炒、滑石末各两，冬葵子二两，煎，分二服〔批〕横逆生；难产五六日，疲困虚乏，光明牛胶二两微炒，好酒升半，煎滚，入胶候烊，再入新鸡子二枚、盐钱，搅匀放温，令产母坐椅上，伸腰，大口作二次服觉小腹重即生，缘坐草大早，惊动故也。

〔批〕催生苦剂。

催生苦剂，柞木饮子治产难，或横或倒，死胎烂胀腹中，此方屡用神效。

大柞木枝俗名凿子木，坚纫可为凿柄，今之作梳者是。一大握，长一尺，洗净，寸剉。生用利窍催生　甘草大者五寸，剉作五段

新汲水三升，同入新罐内，以纸三重封紧，文武火煎至升半，令香。候腰重痛时，温饮一小盏未痛勿服，便觉心中开豁，如觉渴，再饮一盏，至三四盏。觉下重便生，死胎烂胀即下。此方最验。〔批〕死胎烂胀。

〔批〕催生香剂。

催生香剂，乳珠丹。

通明乳香研细

猪心血为丸，梧子大，朱砂为衣，晒干。每服一粒。催生，冷酒化下，良久未下，再服一丸。若大势难产，以莲叶心蒂七个，水

煎，放温，化下一丸，良久未下，再服。其验如神。〔批〕大势难产。

〔批〕产难横逆。

产难或横逆，并宜催生丹《局方》。

母丁香细末，钱　兔脑髓腊月者，去皮，捣如泥　乳香别研细，二钱半　麝香另研，一字

兔脑髓为丸，芡实大，阴干，油纸裹。温酒下一丸，即产，儿握药出。

〔批〕行气。

行气　砂仁、香附醋炒、枳壳、甘草、滑石等分，为末，白汤调服。

〔批〕行血。

行血　返魂丹见前、佛手散见前。又方，取本夫裈带五寸，烧存性，为末，酒调下。

〔批〕固血。

固血　胞浆先破，胎干不下，先与四物汤补养血气，次浓煎葱汤，放冷，令稳婆洗产户，须款曲①，令气上下通畅，用滑石末，酥调涂产户内，次服神妙乳珠丹见上或如圣散，能治逆产横生。

即前乌金散见前通治佛手散后，每二钱，酒、童便各半煎，热服即产血得黑则止，此药能固血，免致胎干。

〔批〕气尽胞干。

临产累日，气尽胞干者，赤小豆斗，煮令熟，去滓，入阿胶二两烊化，每服半盏。

〔批〕破血，横逆死胎。

破血　胜金丹逐败血，横逆则转正，死胎即软，祖宗秘传。

王不留行　酸浆草死胎倍用　茺蔚子　白疾黎去刺　五灵脂生用。等分

每三钱，入白花刘寄奴子一撮，同煎，温服，大效。

〔批〕难产累日。

---

① 款曲：态度诚挚体贴。

救难产累日不生，云母粉五钱，温酒调服，入口即产，万不失一陆云：已救数百人矣。

〔批〕产理不顺。

横逆，产理不顺，用伏龙肝，细研，每一钱，酒调服，其土从儿头上戴出。妙。

〔批〕催生神散。

催生累效，如神散灵妙之理，人所难通，用实殊效。

临产时，令人路上寻破草鞋一只，取耳烧灰，温酒调下，三钱匕。得左足者，男；右足者，女；覆者，死；侧者，有惊。果是神奇。用此送催生丸尤妙。

外取 如圣膏。

蓖麻子七粒，去壳

细研成膏，涂足心，胎即下，速洗去。不洗肠出，用膏涂顶上，即入。

〔批〕交骨不开。

交骨不开，开骨散一名加味芎归汤。

当归五钱 川芎三钱 自死龟版三钱，醋炙，研 妇人头发生男女多者。一团，烧存性

每五钱，煎服，约人行五里路，即生。如死胎，亦即下。

〔批〕下死胎。

下死胎，《本事》用桂三钱，麝香当门子一粒，合研，温酒服，须臾如手推出。比之用水银等药，此不损元气。

〔批〕产难危急。

死胎危急，横逆难产，立圣丹。

寒水石即软石膏。四两，二两生用，二两煅赤

同研细，入朱砂，再同研，如深桃花色。每三分，井花水调如薄糊，以花纸剪如杏叶大，摊纸上，贴脐心，候干再易。不过三上，便产。

〔批〕死胎横逆。

余下死胎法及治横逆，见上催生及通治、漏胎诸条。

〔批〕气绝不啼。

产子气绝不啼子欲下时，母护其痛，伛偻倾侧，两足不开，扭夹儿头，气不得伸，故生下闷绝不啼，古法待胎衣来，急取小锅烧水，以胎衣置汤中，频频用水浇脐带。须臾气暖入腹，儿气即回，啼声发出矣。若断其脐带，不救。如因难产，或大寒时，急以大油纸捻徐徐烧断其脐带，虽儿已死，令暖气入腹，多得复生。切不用剪刀断之并见小儿初生门。

〔批〕胞衣不下。

胎衣不下或因产母力衰，气不运转，或外冷乘之，血少干涩，急服加味五苓散，甚快。若流血入衣中，衣为血所胀，治之稍缓，胀满腹中，以次上冲心胸，喘急者，但服夺命丹，以逐去衣中之血，或失笑散，以消瘀血，缓则不救。唯寻路上破草鞋一只，近阴处软系脐带数道，务宜仔细，紧束系定，然后断其脐带，洗儿收养。产母令其坐卧行立，胞衣自下。有过旬日而烂下者，若不断带，子气贯入，转胀满不出矣，夺命丹。

附子五钱，炮　牡丹皮两　干漆二钱半，碎，烧令烟尽

为细末，以酽醋升、大黄末两同熬成膏，和药丸，梧子大。温酒下五七丸。

失笑散。见杂症腹痛。

〔批〕坚胀急痛。

胞衣不下，脐腹坚胀，急痛杀人，牛膝汤《必效》。

牛膝四两　瞿麦四两　当归三两　通草六两　滑石八两　葵子五两

水九升，煮取三升，温分三服。服此药，胞衣及死胎俱烂出。

又方，黑豆一合炒熟，入醋盏煎，分三服，酒煮亦可；又方，服蒲黄如枣大，即下；又方，伏龙肝一大块，碎研，用好醋调，令相合，纳脐中，续煎甘草汤三四合服，效；又方，吞鸡子黄三枚，仍①解发自刺喉中令呕，即出。

---

① 仍：因，于是。

〔批〕恶血奔心。

产后气欲绝，恶血奔心原败血不尽，血晕血迷，胎死腹中，胞衣不下，垂死者，花蕊石散。

花蕊石斤　石硫黄四两

各研细，拌匀，先用纸和胶泥固瓦罐子一个，俟泥干，入药在内，密泥封口，焙笼内，焙令透热，安在方砖上，砖上书八卦五行字，用炭一秤，笼叠周匝，自巳午时，从下生火，渐渐上彻，有坠下者，夹置火上。直至经宿，炭消，放经宿，冷定，取出再研，罗筛至细，磁盒内盛。

上症，但心头暖者，急以童便调一钱服，取下恶物如豚肝，终身无血风气疾。膈上有血，化为黄水，即吐出，或小便中出。

上症，寻常泛泛之药不能治，治亦无此功。此药便是治金疮花蕊石散，平时宜制备收贮防急。诸治血药，无如此有万全之功。

〔批〕血晕。

产后血晕　《大全》云：由败血流入肝经，眼黑头眩，甚至昏闷不省人事，谓之血晕。其由有二，下血有多少之异，当详审之。古法产妇才分娩讫，须烧秤锤或黄石子，硬炭烧令通赤，置器中，急于坐前以醋沃之，令产妇闻醋气，可免此症。一法烧干漆，令烟熏产母面，即醒。产时先以火烧烟，置产母侧，便无血晕。如无干漆，取旧漆器，火烧烟熏亦妙。

〔批〕下血多。

下血多而晕者但昏乱烦闷而已，当用补血清心药，先切韭菜能去心之滞血，入有嘴磁瓶内，煎热醋沃之，便密盖瓶口，以嘴向产妇鼻孔，令醋气透入通达之，无不效。以待其醒，继服清魂饮严氏。

泽兰叶二钱半　川芎五钱。气血虚弱，故以二者生其血　人参二钱半　甘草炙，二钱。二者补其气　荆芥两。最散血中之风，故以为君。风邪去，气血生，则神清矣。故曰清魂。万氏加当归

为末。温酒调下，或水酒各半煎，入童便对服。

〔批〕下血少。

下血少而晕者乃恶露不下，上抢于心，心下满急，神昏口噤，绝不知人，当用破血行血药，同前用韭醋嗅法，继进黑神散见咯血血瘀不行。熟地、归尾、赤芍之润以濡血，蒲黄、黑豆之滑以行血，桂心、干姜之热以破血，甘草以缓其正气，酒以引入血分，以助药力，童便散其瘀血。《便产须知》用生地黄产后恶露不行，坐蓐劳伤，以前四味，从轻治之。若挟宿冷，气滞血凝，胞衣不下，则宜全用。丹溪云：寒多及秋冬宜之，若性急形瘦有火及夏月，姜、桂当审用。〔批〕姜桂审用。

〔批〕产后菀冒，但头汗出。

产后菀冒即晕也，其脉微弱，不能食，大便反坚，但头汗出仲景云：血虚而厥，厥而必冒，冒家欲解，必大汗出。以血虚下厥，孤阳上行，故头汗出。所以产妇喜汗出者，亡阴血虚，阳气独盛，故当汗出。阴阳乃复，大便反坚，呕不能食，小柴胡汤主之。病解能食，更发热者此为胃实，大承气汤主之。〔批〕呕不能食，能食发热。

〔批〕血不下。

血不下《大全》云：由产后脏腑劳伤，气血虚损，或胞络挟有宿冷，或产后当风取凉，风凉乘虚而搏于血，则壅滞不宣，积畜在内，而致恶露不下也，失笑散见杂症腹痛，花蕊石散见前胞衣不下。《大全》用赤芍钱、知母、生姜、当归、蒲黄各四分，红花二分，荷叶中心蒂一枚，生地黄汁二合，煎服，或加刘寄奴、桃仁、牛膝、牡丹皮、桂心、大黄之类，或益母草绞汁，入酒温服。

〔批〕腹痛有块。

恶露不快，腹中疼痛，或有块，及发寒热，生料五积散，加醋少许，煎，通口服。

〔批〕血不止。

血不止《大全》云：由产后伤于经血，虚损不足，或分娩之时恶血不尽，在于腹中，而脏腑挟有宿冷，血气不调，故令恶露淋滴不绝也，芎归加芍药汤。

四物去地黄，等分，每四钱，煎，热服。

紫黑过多者，及血崩如豆汁，云岐用四物汤生地取汁加蒲黄、阿胶、蓟根、艾叶、白芷，煎服。

〔批〕恶露不止。

七八日，恶露不止，有热者，四物汤加败酱草、续断、竹茹煎，空心顿服。〔批〕有热者。胃寒者，四物汤去地黄，加白术、陈皮、干姜炮、甘草炙，或加黄芩，煎。〔批〕胃寒者。

〔批〕热者清之。

亡血过多，心腹彻痛，血下久不止，亦治赤白带下，年深，诸药不能疗者，独圣汤热者清之。

贯众味苦微寒，能解邪热之毒。专治崩淋带下，产后血气胀痛。破癥瘕，软坚杀虫，别名管仲。有毒而能解毒，去瘀而能生新。状如刺猬者一个，揉去毛花，蔓不挫断，好醋蘸湿，慢火炙，令香熟

为细末，米饮下二钱。

〔批〕下者举之。

经年半岁不止下者举之，升麻三两，清酒五升煎，减半，分温二服；姜黄治恶露不止为末，酒服方寸匕，日三四服；返魂丹见前；豆淋酒。

黑豆五升

熬令烟尽，于磁器内，以酒斗淬，饮之治瘀血，又能发表也。

又方，桑白皮煮水饮之桑叶止血。

产后诸痛

通治　心痛　腹痛　小腹痛　附：肠中痒　胁胀痛　胁痛　腰痛
头痛　遍身痛　附：遍身青肿

总论　《大全》云：凡生产毕，饮热童便一盏，不得便卧，且宜闭目而坐，及以醋涂鼻，或用醋炭，及烧漆器。更以手从心擀至脐下，使恶血不滞。如此三日，以防血晕血逆。不问腹痛不痛，有病无病，以童便和酒半盏，温服五七服妙。酒不可多，宜频食白粥少许。一月之后，宜食羊肉、猪蹄，仍慎言语七情、梳头洗足，以百日为度。若气血素弱者，不计日月。否则患手足腰腿疼痛等症，名曰蓐劳，最难治疗。

丹溪曰：至哉坤元，万物资生，理之常也。初产之妇，无事何以药为？饮食起居，勤加调护，何病之有？〔批〕产后无事，不可服药。至于将护之法，羊鸡肉汁，发阴经之火，易成内伤之病，先哲具有训诫。若用药，如黑神散、当归丸、当归建中汤、四顺理中丸，并是偏热，脏腑无寒，何能消受？至于鸡子难化，伙盐发热，辗转生症，不知所因，率尔用药，宁不误人？予每见产妇之无疾者，必教之以却去药饵与鸡子伙盐、诸品肉食。半月后，方与少肉。若鸡子，亦须豁开淡煮，大能养胃却疾。又云：产后以大补气血为先，虽有杂症，以末治之。又，产后一切不可发表，白芍酸寒，伐生发之气，用须酒炒方可。

脉 妇人生产之后，寸口脉俱疾不调者，死；沉微附骨，不绝者生。妇人新生乳子，脉沉小滑者吉，实大坚弦急者死。

醋墨 松烟好墨，不拘多少，炭火煅通红，以醋淬之，再煅再淬。至七次，研极细，才产，童便调服二钱。

〔批〕通治。

产后诸病通治产后之病，不可枚举，总以补气补血为主。产后往往血晕，头痛，身热，腹痛，或手足逆而转筋，或心胁满而呕吐，风邪入而变为阴寒，凉气侵而直为厥逆，皆死亡在于旦夕，而危急乱于须臾也。此时若作外感治之，药下喉即变症莫测矣，可不慎欤，宜用人参五钱、白术四钱、熟地黄两、归身二两、川芎两、荆芥穗二钱炒黑色，煎，入童便、水、酒对服。此方为主，感风邪加柴胡八分，有寒加附子、肉桂各钱。其余诸症，俱不可乱加，但以此方服之，无不神效只可或减分量，不可去取药味。盖产妇一身之血尽行崩下，皮肤腠理如纸之薄，邪原易入，然亦易出也。故于大剂补正之中，略加祛邪之味，正气即盛，邪气自遁。况有荆芥之功，不特引气血各归经络，亦能引邪气各出皮毛。此方之所以真奇妙也。有儿枕痛，手按之少痛者，加山楂十粒、桃仁五粒，一剂即去之。〔批〕儿枕痛。产后圣方：人参三钱，归身五钱，川芎钱，荆芥穗钱炒黑，益母草钱半，煎、加法同上。贫者不能得参，另作一方代之：黄芪蜜炙八钱，白术三钱，归身五钱，茯苓钱，熟地黄四钱，甘草炙钱，益母草二钱，淮牛膝、炮干姜各钱，煎服。

〔批〕一切危急之症。

产后一切危急之症，琥珀散。

琥珀　朱砂　麝香　香墨醋炙　白僵蚕　当归各二钱半　鲤鱼鳞炒焦　桂心　百草霜　白附子　梁上尘炒烟出，筛净。各五钱

细末，炒生姜、热酒调服二钱。

产后诸疾，地黄煎。

生地黄取汁　生姜取汁。各半　藕汁半升　大麻仁去壳，研，三两

石器慢火熬成膏，温酒调服半匙。

〔批〕自汗眼花。

自汗眼花，视小为大是将脱也，宜参附汤。

人参两　附子炮，钱，或二钱、三钱

煎服。如参不可得，前圣方后代参汤内黄芪加至二两，更加附子钱。

〔批〕代独参汤。

临产宜服独参汤，如不可得，亦上方内去牛膝、炮姜，加滑石末三钱，产自易此方弥月即可服。

〔批〕心痛。

心痛《大全》云：产后心痛，为阴血亏损，随火上冲心络，名曰心胞络痛。薛氏云：阳气虚寒，宜大岩蜜汤温之；瘀血上冲，用失笑散散之；血即散而痛犹作，用八珍辈补之。大凡心腹作痛，以手按之却不痛，此血虚也，须用补养之剂，大岩蜜汤《千金》。

生干地黄　当归　独活　吴茱萸　白芍炒　干姜炮　甘草炙　桂心各钱　细辛五分　小草①钱

煎，分二服。

《准绳》曰：细辛治停寒在下焦。方本一钱，却减五分。制奇制偶，量病浅深。然有瘀血，不若失笑散更捷。

〔批〕腹痛。

---

① 小草：即远志。

腹痛 《大全》以恶露不尽腹痛及儿枕、心腹刺痛、小腹疼痛、寒疝分为四门。由母胎中宿有血块，产后不与儿俱下而仍在，腹作痛，谓之儿枕。其恶露下不快而作痛者，胎中原无积聚，不为儿枕也。若恶露已尽，或由他故腹痛，如仲景枳实芍药散症，或因血虚腹痛，如仲景当归生姜羊肉汤症，自当别论。若恶血虽常通行，或因外感，或因内伤，至令斩然①而止，余血壅滞，所下不尽，故令腹痛，当审其因而治之。

〔批〕儿枕痛。

儿枕痛《大全》云：由母胎中宿有血块，因产时其血破散，与儿俱下，则无患也。若产妇脏气风冷，使血凝滞，在于小腹，结聚疼痛，名曰儿枕痛，延胡索散。

延胡索　当归各两　琥珀或用五灵脂　蒲黄炒。各二钱半　赤芍药　桂心各五钱　红蓝花二钱

为细末。以童便合酒调三钱，温服。

〔批〕血瘕痛；发热。

血瘕，痛无定处，用童便三升，生地黄汁、生藕汁各升，先煎约三分减二，下姜汁二升，慢火熬如饴，每一合，温酒调下。发热，加牡丹皮、滑石，酒煎调服。

〔批〕小腹坚痛，烦躁发热。

恶露不尽 《金匮》：产后七八日，无太阳症，少腹坚痛，此恶露不尽，不大便，使烦躁发热，切脉微实，再倍发热，日晡时烦躁者，不食。食则谵语，至夜即愈。宜大承气汤热在里，结在膀胱也。小腹痛甚，牙关紧急此瘀血内停，失笑散。

〔批〕腹内坚痛。

腹内坚痛不可忍，用当归、赤芍、桂心各三两，桃仁一百廿粒去皮，炒，研，煎，分三服，未瘥，加大黄；又方，取乱发如鸡子大，灰水洗净，烧存性，为末，酒调服二钱；又方，以铁秤锤一枚烧赤，投酒中，酒准五升，温服，或当归三两煎，对服。

---

① 斩然：突然，骤然。

〔批〕小腹痛甚。

恶露未尽，小腹作痛，丹溪用五灵脂末、香附末合和醋丸，甚者加桃仁留尖或香附制两，当归八钱，琥珀、没药、青皮、赤芍、木香、桂心各五钱，为末，豆淋酒调下二钱。

〔批〕腹痛烦闷，不得卧。

产后腹痛烦满，不得卧，枳实芍药汤主之《金匮》。

枳实烧令黑，勿太过　赤芍等分

为散，服方寸匕，日三服，并主痈脓，以麦粥下之。

〔批〕瘀血着脐下。

若服药不愈，此为腹中有瘀血着脐下，宜下瘀血汤主之《金匮》。

大黄二两　桃仁廿粒　䗪虫廿枚，熬，去足

为末，蜜和为四丸。以酒升煎一丸，取八合，顿服之，服以新血下如豚肝为度。

桃仁芍药汤《千金》。

赤芍　川芎　当归　桂心　干漆碎，熬　甘草各两　桃仁半升，去皮，留尖

煎，分三服。气滞，加延胡索。〔批〕气滞。怒气，四物加木香、柴胡。〔批〕怒气。

〔批〕腹疠及寒疝、虚劳。

产后腹中疠痛及寒疝腹痛、虚劳不足，当归生姜羊肉汤《金匮》。

当归三两　姜五两　羊肉斤

煮，温服，日三。寒多者，加姜或斤。〔批〕寒多。痛多呕者，加白术、陈皮各两。〔批〕痛多而呕。

〔批〕虚羸。

产后虚羸不足，腹中刺痛不止，吸吸少气，或苦少腹中急痛引腰背，不能饮食，内补当归建中汤《金匮》。

当归四两　桂枝三两　白芍六两　生姜三两　甘草二两　枣十二枚

煎，分温三服，一日令尽。若大虚，加饴糖六两，汤成纳，

于火上暖，令饴消。〔批〕大虚。若去血过多，崩伤内衄不止，加地黄六两、阿胶二两，合煎成汤，纳阿胶烊化，服。〔批〕去血过多，崩伤内衄。

〔批〕五积散论。

丹溪云：五积散治产后余血作痛，以苍术为君，麻黄为臣，厚朴、枳壳为使。虽当归、白芍能补血，仅及苍术三分之一。不思产后有何寒邪，血气未充，似难发汗，借曰药性温和，可以推陈致新，岂可用麻黄、苍术、枳壳、厚朴之悍散乎？虚虚之祸，不旋踵矣。

〔批〕小腹痛。

小腹痛万氏云：脐下胞胎所系之处，血之所聚也，产后血去不尽，即成痛症，其症无时刺痛，痛则有形，须臾痛止，又不见形，黑神散主之见前。

〔批〕寒疝。

又有因产时寒气客于子门，入于小腹，或坐卧不谨，使风冷之气乘虚而入此寒疝也，不作胀，无形影，宜用金铃散。

川楝去核　小茴　故纸　桂心各钱　木香五分，另研

加姜煎。

〔批〕寒疝治案。

《衍义》云：一妇产当寒月，寒气入产门，脐下胀满，手不得犯，此寒疝也。医谓有瘀血，将治以抵当汤。予曰：非其治也，可服仲景羊肉汤。少减，作二服遂愈。

〔批〕肠中痒。

附：肠中痒　不可忍者，以针线袋安所卧褥下，勿令人知，或取箭杆及簇，亦安所卧褥下，勿令妇知。

〔批〕胁痛。

胁痛　万氏云：此亦败血流入肝经，厥阴之脉，循行胁肋，故为胁痛。症有虚实，宜审治之，不可诬也。

〔批〕瘀血。

如手不可按，是瘀血也，宜去其血，芎归泻肝汤主之。

当归梢　川芎　青皮　枳壳炒　香附便浸　鲜红花　桃仁各二钱

煎，入童便、水、酒各一盏，对服。

〔批〕肝脏虚。

如胁下痛，喜人按，其气闪动肋骨，状若奔豚者，此去血尤多，肝脏虚也，当归地黄汤主之。

归身　白芍炒　熟地黄酒洗　人参　甘草炙　陈皮　肉桂各钱

姜、枣煎。

〔批〕胁胀痛。

胁胀痛《大全》云：产后两胁胀满气痛，由膀胱宿有停水，产后恶露不尽，水壅痞，与气相搏，积在胁肋，故令胀满，气与水相激，故令痛也，《经效方》：当归钱半，赤芍、苦桔梗、槟榔、枳壳各钱，青木香、桂心、柴胡各八分，煎，分温三服薛氏云：若肝经血瘀，用前延胡索散。〔批〕血瘀。若肝经气滞，用四君子加青皮、柴胡。〔批〕气滞。

〔批〕满闷呕恶。

腹胁满闷，或呕吐恶心万氏云：败血散于脾胃，脾受则不能运化津液而成腹胀，胃受则不能受水谷而生呕逆。若以平常治胀治呕之剂，则药不对症，反增其病，抵圣汤主之。

赤芍　半夏制　陈皮去白　人参　泽兰叶各二钱　甘草炙，钱

每五钱，煨生姜五片煎，温服。

亦有伤食而腹胀呕逆者以脉辨之，因于血则脉弦涩，不恶食，而呕多血腥；因于食则脉弦滑，而呕多酸臭。〔批〕因血因食，加味平胃散主之。

平胃散加香附、人参各钱，生姜煨五片，神曲炒钱

煎，热服。或加味六君子汤。

六君加枳实炒、山楂、姜黄，少加姜、枣煎。

甚者见晛①丸。

良姜炒　姜黄炒　荜拨　陈皮去白　莪术煨　三棱煨　人参等分　萝白慢火煮熟

焙为末，汁打糊为丸。

〔批〕腰痛。

腰痛《大全》云：肾主腰，女人肾位，胞胎所系，产则劳伤肾气，损动胞络。虚未平复，而风冷客之，冷气乘腰，故令腰痛也，不可转侧，四肢沉重，行步艰难，宜独活、川芎、白芍、桂心、续断、生姜、桑寄生各钱，当归、防风各钱半，煎，分二服。肾虚腰痛，宜补肾地黄汤。〔批〕肾虚。

熟地　归身　杜仲青盐水炒，去丝　独活　桂心　续断各钱

姜三片、枣二枚煎。

败血流入肾经，带脉阻塞，有腰疼者，其症胀痛如刺，时作时止，手不可近，加味复元通气散主之。〔批〕带脉阻塞。

归身　川芎　小茴炒　故纸炒，研　元胡索　牛膝酒浸，炒　丹皮　桂心各钱　木香五分，另磨

更调乳香、没药末各五分，服。有因产时起伏閛閮②，挫闪肾气及带脉者，亦用此方。〔批〕閛閮挫闪。

〔批〕腰股痛如锥刀刺骨。

产后恶露方行，忽然渐渐断绝不来，腰中重痛，下注两肢，痛如刀锥，刺入骨中，此由血滞于经络，不即通之，有大痛处，必作痈疽，宜桃仁汤。

桃仁去皮尖　苏木　生地黄各五钱　虻虫去翅足，炒　水蛭炒。各卅枚

为粗末。每三钱，煎，温服。无时恶露下，即住服。

恐作痈者，预服五香连翘汤。〔批〕恐作痈。

---

① 见晛：原作“晛脘”，据《三阴极一病证方论·卷十七·产科二十一论评》改。

② 閛閮：同“挣揣”，挣扎之义。

木香　沉香　丁香　乳香　麝香　升麻　独活　桑寄生　连翘　木通各二两

每五钱，煎，入竹沥少许服。

〔批〕头痛。

头痛万氏云：产后去血过多，阴血已亏，谷气尚乏，则令虚热，阳气失守，头者诸阳之会也，上凑于头，故为头痛。但补其阴血，则阳气得从，头痛自止，芎归汤主之。

芎　归等分，俱酒洗，炒　连须葱五根　生姜五片

焙干，同煎服。

又，川芎散。

乌药皮真天台者　大川芎等分

为细末。每二钱，秤锤烧红淬酒调服。

〔批〕项巅痛。

败血停留子宫、厥阴之位，其脉上贯项巅，作项巅痛，黑神散主之见前。

〔批〕头目心接连痛。

有头痛已，又心痛，既而目睛痛，如割如刺，更作更止，花蕊石散主之。见前。

〔批〕败血作梗。

败血作梗头痛，诸药不效者，芎附散。

大附子一枚，酽醋一碗，火四旁炙透，蘸醋令尽，去皮脐，加川芎两，为细末。每一钱或二钱，茶清调下。

伤夫头痛见后。

〔批〕痰癖寒厥。

产后血虚，痰癖寒厥，皆令头痛，加减四物汤《保命》。

苍术两六钱　羌活　川芎　防风　香附炒　白芷各两　石膏两半　细辛　当归　甘草炙。各五钱

每一两，煎。如有汗，知气弱头痛也，加白芍三两、桂枝两半。〔批〕有汗。如痰癖，加半夏三两、茯苓两。〔批〕痰癖。热痰，加白芷三两、石膏三两、知母两。〔批〕热痰。寒厥，加天麻

三两、附子两半。〔批〕寒厥。俱加生姜煎。

〔批〕遍身痛。

遍身痛《大全》云：产后百节开张，血脉流散，遇气弱，则经络肉分之间，血多凝滞，骨节不利，筋脉急引，故腰背不能转侧，手足不能屈伸而痛也。勿作风寒用汗剂，宜趁痛散。

当归　桂心　白术　牛膝　黄芪　独活各钱　甘草炙　姜钱　薤白五分

煎。

〔批〕感寒。

感寒，头痛身疼，酒煎五积散，倍川芎。

〔批〕疼痛青肿。

遍身疼痛，青肿，及诸疾，牛膝、大麦芽等分，新罐将二味各填满，盐泥固济，煅赤为散，热酒调二钱。

产后伤寒

中风　口噤　汗多变痉　脚气　不语　谵妄癫狂　乍见鬼神
惊悸　恍惚　虚烦　渴

总论　吴绶曰：新产后患伤寒，不可轻易发汗。盖其发热，有产时伤力，及去血过多，恶露不尽，三日乳蒸，或早起动劳，饮食停滞，一皆发热，状类伤寒。要在仔细详辨，切不可辄便发表。大抵产后，大血空虚，若汗之，则变筋惕肉瞤，或蔸冒昏迷不省，或风动搐搦不定，或大便秘涩，其害匪轻。〔批〕不可轻易发汗。凡有发热，且与四物汤，以芎、归为君，白芍须酒炒，酒蒸熟地佐之。如发热，加软柴胡、人参、干姜主之。最效。盖干姜之辛热，能引血药入血分，气药入气分也，且能去恶养新，有阳生阴长之道。以热治热，深合《内经》之旨。〔批〕以热治热。如有恶露未尽者，益母丸、黑神散必兼用之。胃虚食少者，必加白术、茯苓。有痰呕逆者，必加陈皮、半夏。其余六经各条，治例皆同。但药中必以四物为主，乃养血务本之要也。

〔批〕养血补虚为主。

伤寒万氏云：伤风卫受之，伤寒营受之，只以补虚为主，随症以末治之，五物汤。

人参　归身　川芎　白芍酒炒　甘草炙，等分

姜、葱白煎。有汗，加桂枝、防风。无汗，加麻黄、苏叶。〔批〕防风、苏叶，感轻者以代麻、桂，非同加也。寒热往来，加柴胡。头痛，加藁本、细辛。遍身痛，加羌活、苍术。但热不恶寒，加黄芩、柴胡、葛根。发热而渴，加知母、麦门冬、淡竹叶。

〔批〕中风。

产后中风万氏云：产后正气暴虚，百节开张，风邪易入，调理失宜，风即中之。不省人事，口目蠕动，手足挛曲，身如角弓，此风自外中者也，外中，愈风汤。〔批〕外中。

羌活　防风　当归酒浸　白芍酒炒　黄芪　天麻　桂心　秦艽各二钱

姜、枣煎，分二服。热，加葛根。冷，加白术。有风症，加生姜倍用。手足不遂，加牛膝、萆薢，黄芪倍用。腹痛，归、芍倍用。不食，加人参、元参。

丹溪云：产后中风，口眼㖞斜，必先大补气血，然后治痰。当以左右手脉分其气血多少以治，切不可作中风治，用发表治风之药。

〔批〕汗出肤冷，眩晕瘛疭，内中。

神昏气少，汗出肤冷，眩晕卒倒，手足瘛疭经曰：诸风掉眩，皆属于肝。肝为血室，胞之主也。产后去血多，肝气暴虚，内不能养神，外不能养筋。此风自内生者也，内中，当归建中汤见前加黄芪、人参、熟附。

〔批〕痰迷昏眩。

如痰迷心窍，神气不清，恍惚昏眩者，琥珀寿星丸见杂症痫，人参汤送下。

〔批〕口噤瘛疭，血晕吐泻。

中风口噤，手足瘛疭，如角弓，或产后血晕，不省人事，四肢强直，或心眼倒筑，吐泻欲死，华佗愈风散。

荆芥穗微焙，为末

每三钱，豆淋酒或童便调下。口噤，则挑齿灌之。断噤，则灌入鼻中，其效如神大抵产后大虚，则汗出而腠理疏，易于中风。李时珍曰：此方诸书皆盛称其妙。《指迷》加当归等分，水煎服许叔微云：此药大有奇效，等神圣之功。

〔批〕汗出不止。

汗出不止产后去血多，荣血不足，卫气失守，不能敛皮毛，固腠理，故汗泄而易出，麻黄根汤。

麻黄根捶烂　归身酒炒　黄芪蜜炙　人参如无，以炒白术代之　甘草炙。各钱半　牡蛎煅粉，二钱　浮小麦一合

煎。

调牡蛎粉服。

〔批〕眩晕汗出。

如眩晕汗出，此名冒汗，虚极也。急用黄芪炙、人参、甘草炙各二钱，附子制钱，煎，斡①开口灌之。此系危症，多不可救。或用上《指迷》当归散即愈风散加当归。

〔批〕汗多变痉。

汗多变痉血虚腠理不密，故多汗。因遇风邪搏之，则变痉，忽然闷倒，口噤不语，手足挛曲，抽搐，腰背反张。其有汗而不恶寒者，曰柔痉；无汗而恶寒者，曰刚痉，乃败症也。若大补气血，多保无虞。若攻风邪，死无疑矣，八珍、十全加附子、炮姜、桂枝、防风服之，大豆紫酒。

川独活两半　大豆半升〔批〕大豆用黑豆紧小者。　酒三升

先用酒浸独活，煎一二沸，别炒大豆极焦，烟出，急投酒中，密封候冷，每服一二合，日进十服。

此药能去风，消血结，中风困笃，背强口噤，或但烦躁，或头身皆重，身上发痒，呕吐直视，及妊娠折伤，胎死腹中，并宜服此。

〔批〕中风二痉。

---

① 斡：原作"擀"，据《万氏女科·卷三·产后章》改。

产后中风及刚柔二痉，小续命汤。

《百问》云：寒中三阴，所患必冷，小续命加生姜煎。暑中三阳，所患必热，小续命去附子，减桂心一半，加薄荷煎。

陈临川①云：虽然，陈无择则云，产后汗出多变痉，令亦服续命汤。此又难信。既汗多，如何更服麻黄、肉桂、防己、黄芩辈？不若大豆紫酒为佳。

楼氏云：续命汤、大豆紫酒愈风，散太阳厥阴药也。邪实、脉浮弦有力者固宜，但产后气血大虚之人，不宜轻发其表，宜防风当归散治之为妙。

防风　当归　川芎　地黄各两

每一两，煎，温服。

《小品》疗产后虚人不可服他药者，一味独活汤。

独活三两

酒水煎服。

《夷坚志》：一妇产四日，瘛疭戴眼，弓背反张，与大豆紫酒、独活汤而愈，或只服独活汤亦愈。古人处方，神验屡矣。

〔批〕脚气。

脚气《大全》云：产后血虚生热，复因秋夏取凉过多，地之蒸湿，因足履之，所以着脚气，其状热闷掣疭，惊悸心烦，呕吐气上，皆其候也，可服小续命汤。

陈无择曰：脚气固是常病，未闻产后能转为者。设是热闷气上，如何便服续命汤？此药本主少阳经中风，非均治诸经脚气。要须依脚气方论，阴阳经络调之。

《准绳》云：陈无择虽有此论，然小续命加减与之，用无不效。加减法见上《百问》云云。

〔批〕湿毒内攻。

产后履湿冷之地，或洗足当风，湿毒内攻，脚气挛痛，独活寄生汤见杂腰痛。

---

① 陈临川：即陈自明，南宋医家，临川（今江西省抚州市西）人。

〔批〕产后不语。

产后不语《大全》云：人心有七孔三毛，产后虚弱，多至停积败血闭于心窍，神志不能明了。又，心气通于舌，心气闭塞，则舌亦强矣，七珍散。

人参　石菖蒲　生地黄　川芎各两　细辛钱　防风　辰砂别研。各五钱

为细末。每一钱，薄荷汤化下无时。或分两用十之一，煎，调辰砂服。

〔批〕闭目不语。

闭目不语，孤凤散胡氏。

生白矾末酸苦涌泄，能吐风热痰涎，兼治喉痹

每一钱，热水调下。

〔批〕含糊蹇涩。

语言不清，含糊蹇涩万氏云：心主血，血去太多，心血虚弱，其血不能上荣于舌，舌乃心之苗，萎缩卷短，故语涩，加味参麦汤。

人参　麦门冬去心　归身　生地黄　石菖蒲　甘草炙。各钱　五味子十二粒　猪心一个，劈开

水二盏，煎至盏半，去心，入药煎，服。此方并治怔忡有效。

〔批〕谵妄。

谵妄《大全》：产后语言颠倒，或狂言谵语，如见鬼神者，其源不一，须辨症用药。有因产后心虚，败血上干于心，而狂言独语者；有产后脏虚，心神惊悸，言语错乱者。有夙有风毒，因产心虚气弱，腰背强直，或歌哭嗔笑，言语乱道，当作痉治；有因产后感冒风寒，恶露斩然不行，憎寒壮热如疟，昼则明了，夜则谵语，如见鬼状，当作热入血室症治之。〔批〕辨病源，通宜琥珀地黄丸。

辰砂　琥珀　没药各细研　当归　生干地另捣。等分

为末，每二钱，白汤调下。一方无生地。

或四物汤，用生干地，加柴胡等分煎，或加黄芩。

已上诸症，宜对症审辨治之。

〔批〕败血冲心。

败血冲心，发热，狂言奔走，脉虚大者，用干荷叶、生干地、牡丹皮等分，浓煎汤，调生蒲黄二钱，一服即定。心神颠倒，语言错乱，如见鬼神，并宜《局方》妙香散，见杂症遗精。以生干地黄、当归身二味等分，煎汤调服，立效。

〔批〕癫狂。

癫狂产后因惊，败血冲心，昏闷发狂，如有鬼祟，宜于前后补元气、逐败血诸方选用，何氏用大辰砂一二钱重研令极细，人乳三四茶匙调，仍掘紫顶活地龙一条入药，候地龙滚三滚，取出地龙不用不令带药出，但欲得地龙身上涎耳，却入无灰酒，与乳汁相和，重汤温，遇疾发即服。

〔批〕乍见鬼神。

乍见鬼神 《大全》云：心主血脉，因产伤耗，心气虚，心神恍惚，遂致心中烦躁，卧起不安，言语颠错，乍见鬼神。俗医不识，呼为邪祟，误人多矣。

〔批〕败血停滞。

败血停滞，宜调经散。

没药　琥珀　桂心　赤芍　当归各五分　麝香研　细辛各三分

为末。每五分，姜汁、酒各少许调服，得睡即安。

芎归泻心汤万氏。

归尾　川芎　元胡　蒲黄　丹皮各钱　桂心七分

煎。

调五灵脂末钱服。

〔批〕心神恍惚。

心神恍惚，言语失度，睡卧不安，茯神散。

茯神两　人参　龙齿研　琥珀研　赤芍　黄芪　牛膝各七钱半　生地黄两半　桂心五钱

每三钱，煎，温服。万氏无龙齿、琥珀、赤芍、黄芪、牛膝，有柏子仁、远志。猪心一个煎。

调辰砂末钱服。

〔批〕惊悸。

惊悸 《大全》云：产后脏虚，心神惊悸者，由体虚心气不足，心经为风邪所乘也。或恐惧忧迫，邪搏于心，则惊不自安。若惊不已，则悸动不定。其状目睛不转而不能动，诊其脉动而弱者，惊悸也。动则为惊，弱则为悸。

〔批〕心神昏愦。

言语失常，心神昏愦，白茯苓散。

白茯苓 熟地 人参各两半 远志去心 白芍炒 黄芪炙 当归炒 麦门冬 桂心 甘草炙。各两 石菖蒲 桑寄生各七钱半

每八钱，姜、枣、竹叶七片煎。

〔批〕安神镇惊。

产乳七宝丸 初产服之，调和血气，补虚，安心神，镇惊悸。

朱砂飞 桂心 当归酒炒 川芎 人参 白茯苓 羚羊角烧存性。各二钱 干姜钱

为细末。每一钱，豆淋酒下。不饮酒，米饮下。心烦热闷，麦冬汤下。心烦闷而痛，童便下心胸烦热，即减姜、桂，觉寒加之。腹痛，加归、芎。心闷，加羚羊角。心虚气怯，加桂心。不思饮食，恶心，加人参。虚烦，加茯苓。以意斟酌。日二夜一服之。余药如熟地黄、茯神、白术、柏子仁、山茱肉、阿胶、龙齿、琥珀、石菖蒲、白薇、羌、独、荆、防之类，俱可随症加用。

〔批〕中风昏闷。

若中风语谬，昏闷不知人者《大全》云：产后心闷气绝，眼张口噤，状如痫疾，心忪惊悸，言语错乱，皆是宿有风毒。因心气虚弱，发成风痉，宜用人参、茯苓、羌活、大枣、远志各二两，竹沥升，水煎，分三服。

〔批〕败血血虚。

败血血虚多惊，宜用上琥珀地黄丸见上谵妄。

〔批〕惊气入心，颠痫风狂。

产后血虚，惊气入心，及颠痫风狂，抱胆丸见杂颠狂，轻者加

味参麦散见上。

〔批〕恍惚。

恍惚《大全》云：产后血气俱伤，五脏皆虚，荣卫不足，为风邪所乘，则令恍惚，心悸，言语错乱皆因心虚所致，《千金方》：茯苓三两，白芍二两，甘草、桂心、当归各两，麦冬升，姜两半、枣卅枚煎，分三服。

〔批〕恍惚语涩。

产后中风，恍惚语涩，四肢不随，天麻丸。

天麻　朱砂飞　防风　羌活各两　僵蚕炒，七钱半　干蝎炒　白附炮　五灵脂炒。各五钱　雄鹊粪炒　牛黄三钱半

糯饭丸。

〔批〕虚烦。

虚烦《大全》云：余血奔心，盖分娩后，不即与童便，并擀下及卧太速，兼食不相宜之物所致。但能依方疗之，无不痊可，生干地黄、川芎、枳壳、赤芍等分，为末，酒服方寸匕，日二。

〔批〕宿血冲心。

宿血冲心，荷叶、元胡索、桂心、丹皮、没药，甚者干漆之类。挟冷，吴茱萸辈俱可加用。

〔批〕短气烦闷。

短气欲绝，心中烦闷，竹叶汤。

竹叶竹茹亦可　麦门冬　小麦各升　甘草两　姜二两　枣十二枚

先煎竹茹、小麦，后纳余药，煎，分三服。虚悸加人参、茯苓，热加黄芩各两，少气力加糯米五合。

〔批〕去血过多，心头短气。自汗头痛。

去血过多血虚则阴虚，阴虚生内热，令人心烦，短气自汗，头痛，人参当归汤。

熟地黄　人参　归身　麦门冬去心　肉桂各二钱　白芍炒，二钱半

粳米一合、竹叶十片煎。血热甚者，加生地黄二钱。

〔批〕烦热逆气。

胸中烦热，逆气，薤白汤。

薤白　半夏　甘草　人参各两　瓜蒌根二两　麦门冬半升

煎，分五服，日三夜二。热甚加知母。

〔批〕虚烦不眠。

虚烦不眠，芍药栀豉汤云岐。

白芍　当归　栀子各五钱　香豉半合

如栀子豉汤法煎。

此方不若仲景酸枣汤稳当。见不眠。

〔批〕四肢烦热。

妇人在草蓐，自发露得风，四肢苦烦热，头痛者，与小柴胡汤。头不痛，但烦者，三物黄芩汤主之仲景。

黄芩两　苦参二两　干地黄四两

煎，分三服。多吐下虫。

〔批〕烦乱呕吐。

中虚，烦乱呕逆，大竹皮丸安中益气。

生竹茹二钱　石膏二钱　桂枝　白薇各钱　甘草七钱

为末，枣肉和丸，弹子大，每服一丸，日三夜二。有热者，倍白薇。烦喘者，加柏子仁钱。

陈氏云：寻常治诸虚烦热者，以竹茹石膏汤、温胆汤，殊不知产后与寻常不同，如石膏等药，不宜轻用，用之多死。

〔批〕烦躁。

产后烦躁，经验方：禹余粮一枚，状如酸餡者，入地埋一半，四面筑紧，用炭斤，火煅顶上，去火，三分耗二为度，用湿沙土罨一宿，取出，打去外面一层，只用里内，细研，水淘净五七度，将纸衬干，再研千遍，甘草汤调下二钱，一服立效。

〔批〕渴。

产后渴万氏云：胃者，水谷之海，津液之府也。产后去血已多，津液内耗，胃气暴虚，顿生内热，故口燥咽干而渴也，人参麦冬汤。

人参　麦门冬　生干地　瓜蒌根　甘草炙。各二钱

淡竹叶十片、粳米一合先煎，去米、叶，加姜三片、枣二枚，入药煎，分温服。大渴加芦根汁升。

〔批〕中气虚弱作渴。

中气虚弱，津液短少，口干作渴，或因吐泻所致者，钱氏白术散见消渴。

〔批〕渴恶冷饮。

胃气虚弱，口渴，恶冷饮食，竹叶黄芪汤。

四君去茯苓，加归、芪、麦冬、竹叶。

产后蓐劳

血风劳　发热　往来寒热　疟　附：与鬼交通

总论 《大全》云：由产后口浅，血气虚弱，饮食未复，将养失所，而风冷客之，风冷搏于气血，则不能温于肌肤，使人虚乏劳倦。或因产理不顺，疲极筋力，忧劳心虑，致令虚羸，乍卧乍起，颜容憔悴，食饮不消，名曰蓐劳。风冷邪气而盛于肺，肺受微寒，故咳嗽口干，遂觉头昏，百节疼痛。荣卫受于风邪，流注脏腑，须臾频发，时有盗汗，寒热如疟。背膊烦疼，四肢不举，肢体倦怠，腹中绞刺，此则蓐劳之候也。〔批〕蓐劳之候。

薛云：大抵此症多因脾胃虚弱，饮食减少，以致诸经疲惫而作，当补脾胃。饮食一进，精气生化，诸脏有所倚赖，其病自愈矣。仍参虚烦发热方论主治。

〔批〕蓐劳。

新产气虚，久坐多语，运动用力，致成蓐劳见注，白茯苓散。

当归　川芎　桂心　白芍　黄芪　人参各五钱　熟地黄　白茯苓各两

先煮猪肾一双去脂膜，切、生姜三片、大枣二枚，取汤一盏，去猪肾、姜、枣三味，入药五钱，煎，日三服。

又，人参鳖甲散。

人参　桂心　当归　桑寄生　白茯苓　白芍　桃仁　麦门冬　熟地黄　甘草炙。各五钱　续断三钱　牛膝七钱半　鳖甲炙，杵碎　黄芪各两

先煮猪肾、姜、枣如前法，入药末二钱，葱白三寸、乌梅一

个、荆芥五穗煎。

〔批〕虚羸发热自汗，及经候不调。

产后虚羸，发热自汗，欲成蓐劳，或血气所搏，经候不调，牡丹散胡氏。

当归　白芍　五加皮　地骨皮　人参各五钱　没药　桂心各二钱　牡丹皮三钱

每二钱，水酒各半盏，开元钱一个，麻油蘸之，同煎，通口服。切记煎不得搅，吃不得吹。

黄芪建中汤、十全大补早用，地黄丸加归身、牛膝、肉苁蓉、五味子、柏子仁各二两三方俱见虚劳，常煮腰子粥以助之，大效。

煮粥法：取猿猪腰子一对，去脂膜，薄切如柳叶大，用盐酒拌合一时，水三盏、粳米三合，瓦罐煮粥，入葱花、椒末调和食之。〔批〕煮腰子粥。

〔批〕虚劳久。

日久虚劳，三合散。

四君、四物、小柴胡三方合用。

〔批〕脉浮大。

脉浮大者，三元汤。

四物合小柴胡汤。

〔批〕心腹痛及蓐劳。

产后虽无疾，但觉虚弱，兼心腹痛，蓐劳发热自汗，当归羊肉汤仲景。

黄芪炙，四两　人参两。补虚固卫　当归五两。养血调营　生姜六两。辛温，引气药入气分而生新血　羊肉斤，煮汁去肉。甘热，用气血之属以补虚劳

肉汁煎药，分四服。如恶露不尽，加桂三两辛热行血。恶露已尽，加川芎三两。有寒，加吴茱萸两。有热，加生地汁二合。有风气，加细辛两。

〔批〕血风劳。

血风劳血脉空疏，感受风邪，寒热盗汗，展转不已，乃成劳也，人参荆芥汤《妇宝》。

荆芥五分　防风三分。散血中之风　羚羊角五分　柴胡平木盛所生之风　熟地黄五分　鳖甲童便炙。滋阴虚之发热　酸枣仁炒　人参五分　白术五分　甘草烦怠食少、盗汗心忡，四者补而救之　枳壳五分　川芎　当归　桂心各三分。气血痛滞，月水不调，四者利而调之，病自愈

加姜煎。

虚劳不能食，十全大补汤。

〔批〕发热烦满，气短头痛。

发热产后血虚则阴虚，阴虚则发热，心烦胸满，气短头痛，日晡转甚与大病后虚烦相似，人参当归汤见前虚烦。

产后大热，必用干姜，以能入肺和肺气，入肝引血药生血。然不可独用，必与补阴药大剂服之，此造化自然之妙。

〔批〕污血发热。

污血发热，当归养血丸。

当归　赤芍　牡丹皮　延胡索各二两　桂心两

蜜丸，梧子大。酒下。

〔批〕憎寒发热。

恶露内停，憎寒发热，当归散。

四物去地黄，加炒黄芩、白术。

〔批〕类白虎症。

肌热面赤，烦渴引饮，脉洪大而虚症似白虎，误投必死，宜当归补血汤见内伤劳倦。

〔批〕血虚发热，口舌生疮。

血虚发热，或口舌生疮，或昼安夜热，四物二连汤即加黄连胡宣二种①。

〔批〕自汗发热，唇口干燥。

---

① 黄连胡宣二种：即胡黄连与宣黄连。其中，宣黄连即黄连产于四川宣汉县者，属道地药材。

产后亡津液，虚损自汗，发热困倦，唇口干燥，犀角饮子罗氏。

犀角　白术　麦门冬各五钱　柴胡两　枳壳炒　地骨皮　生地黄　甘草炙　当归　人参　茯苓　黄芩　黄芪各七钱

每四钱，姜三片、浮麦一撮煎。

上三合、三元二方俱可用。

〔批〕发热口渴，唇裂舌疮。

发热口渴，唇裂生疮，加味逍遥散。

当归　白芍　干葛各二钱　生地黄　川芎　黄芩各钱半　人参　麦门冬　柴胡各钱　乌梅二枚　甘草炙，六分

煎。

〔批〕往来寒热。

往来寒热　阴阳不和，败血未尽，皆令乍寒乍热。阴阳不和，气血亏损，阳虚则阴胜而乍寒，阴虚则阳胜而乍热，阴阳俱虚，则乍寒乍热。败血不散，入于肝则热，入于脾则寒。万氏云：败血留滞，则经脉皆闭，荣卫不通。闭于营，则血甚而寒；闭于卫，则阳甚而热；荣卫俱闭，则寒热交作。荣卫行则解矣。

〔批〕败血未尽。

败血未尽，乍寒乍热以去滞为主，黑神散见前，卷荷散。

初出卷荷焙干　红花　归尾　蒲黄　牡丹皮各钱　生地黄钱半

生姜三片煎，童便一碗对服。

〔批〕阴阳不和。

阴阳不和，乍寒乍热以补虚为主，增损八物汤。

归身　白芍酒炒　川芎　干姜炮黑　人参各钱　甘草炙，五分

姜三片、枣三枚煎。寒多热少者，加桂钱。〔批〕寒多热少。热多寒少者，加柴胡钱，干姜减半。〔批〕热多寒少。烦渴，加知母、麦门冬各钱。〔批〕烦渴。食少，加陈皮、白术各钱。〔批〕不食。虚倦甚者，加黄芪各钱半。〔批〕虚倦甚。

二者之辨：小腹刺痛者，则血也；但寒热，无他症者，阴阳不和也。

〔批〕虚劳寒热。

日久虚劳，微有寒热，脉沉而数，宜小柴胡加四物汤。脉弦，加栀仁、枳壳。

〔批〕恶露寒热，自汗肿满。

恶露未消，憎寒壮热，或自汗，或肿满营卫不调，阴阳相乘，大调经散。

大豆两半，炒，去皮　茯苓两　真琥珀钱。能消瘀血，化为水

为细末。浓煎乌豆、紫苏汤调下。

〔批〕寒热似疟。

寒热似疟，加减乌金散治错杂之邪。

即五积散加羌活、草果、熟地黄、柴胡、黄芩，为散，入姜、葱煎。

有汗，倍四物。胀，倍厚朴、陈皮。热，倍柴胡、黄芩。寒，倍苍术、草果、桂枝。痰，倍二陈、桔梗。头痛，倍芎、芷、羌活。泄，去枳壳。

《准绳》云：有血块在腹，作潮热疼痛，加三棱、莪术，多用元胡、八角茴香。遍身痛，加羌活、独活。寒热往来，倍用柴胡、黄芩。〔批〕血块潮热疼痛。

〔批〕恶寒壮热，口疮干呕，困乏闷绝。

产后恶寒壮热，日夜三五度发，恶语口疮，时时干呕，困乏闷绝，《产宝》方：人参、独活、白鲜皮治产后风、葛根、防风、竹茹、远志各两半，茯神二两，白敛二两半泄火敛疮，元参三两，竹沥二升半，银斤先煎，下药重煮，分温三服。

疟疾似疟，寒不凛凛，热不蒸蒸，发无定时，亦不甚苦，此正气虚而无邪气也。真疟，寒则汤火不能御，热则冰水不能解，发有定期，此正气虚而邪气相搏也。〔批〕似疟、真疟。产后气血俱虚，荣卫不固，脾胃未复，或外感风寒，内伤饮食，皆能成疟。又有胎前病疟，产后未愈者。产后之疟，只以补虚扶正为主，不可轻用截药。楼氏云：多由污血挟寒热而作，增减柴胡四物汤主之。

软柴胡钱半　人参　半夏　甘草炙　归身酒洗　川芎　干姜炮。各二钱

枣一枚煎。久疟加黄芪蜜炙、鳖甲醋炙各钱。

〔批〕寒热相半，或多热者。

寒热相半，或多热者，宜草果饮子。

半夏泡　川芎　赤茯苓　甘草炙　草果煨，取仁　陈皮　白芷各二钱　青皮去白　良姜　紫苏各二钱半　干葛四钱

每三钱，姜三片、枣二枚煎。当发日清早，临期，连进三服，无不安。

〔批〕多寒者。

疟疾多寒者，宜生熟饮子。

肉豆蔻　草果取仁　厚朴去皮　半夏　陈皮　甘草　大枣去核　生姜等分

细剉，和匀，一半生，一半用湿纸裹煨，令香熟，与生者和匀。每五钱，煎，食前后各一服。

〔批〕热多。

热多寒少，清脾饮见疟。

〔批〕寒多。

寒多热少，人参养胃汤见阳明后。

〔批〕与鬼交通。

附：与鬼交通《大全》云：血气虚衰，鬼邪干正，隐蔽不欲人见，时独言笑，忽时悲泣，是其候也。脉息迟伏，或如鸟啄，或绵绵而来，不知度数，而面色不改，亦其候也。薛云：多由七情亏损，心血虚，神无所护而然。宜用安神定志等药，使正气伸而神自安。若脉来乍大乍小，乍长乍短，宜灸鬼哭穴：以患人两手拇指相并，用线扎紧，当合缝处半肉半甲间，灼艾七壮。若果是邪祟，病人即乞求免灸，我自去矣。〔批〕灸鬼哭穴，茯神散《大全》。

茯神两半　人参　石菖蒲各两　红小豆五钱

每三钱，煎。一方加茯苓两。

妙香散见遗精，鹿角为末，三指撮，和清酒服，即出鬼精妇人迷惑不肯言状，水服方寸匕，即实言。

杀鬼，雄黄散。

雌雄黄　丹砂各两，细研　羚羊角屑　芜荑　虎头骨　石菖蒲　鬼臼箭①　白头翁　苍术　马悬蹄　猪粪　桃奴各五钱

羊脂、蜜蜡，和捣为丸，如弹子大。每用一丸，当患人前烧之。

产后积聚

血块即儿枕痛，宜参看。　附：浮肿

总论　《大全》云：积者，阴气也，五脏所生。聚者，阳气也，六腑所成。皆由饮食不节，寒热不调，至五脏之气积，六腑之气聚。积者，痛不离其部，阴气沉伏也。聚者，其痛无有常处，阳气浮动也。〔批〕积者痛不离其部，聚者痛无常处。产后脏腑虚弱，为风冷所乘，搏于脏腑，与血气相结，故成积聚癥块也。有血与气相搏者，谓之瘕。瘕之言假也，谓其痛浮假，无定处也。此由夙有风冷，血气不治，至产时血下少，故致此病。不急治，则多成积，妨害月水，否塞不通也。薛氏云：癥块乃真气亏损，邪气乘之，况产后得之，尤当固真气为主。若求旦夕之效，而攻其邪，则速其危矣。当参杂病积聚门方论治之。

血瘕之为病，乃寒邪乘虚客入，气血壅结，此因气病而血病也。当补养胃气，调和月经，宽缓静养，于前儿枕痛条中各论参治之。〔批〕血瘕。

〔批〕诸积。

产后诸积不可攻，宜养阴去热，其病自安，芍药汤。

白芍斤　黄芩　茯苓各六两

每五钱，煎。

〔批〕消血块。

消血块，丹溪用滑石三钱，没药、血竭各二钱，醋糊丸。如

① 鬼臼箭：即鬼臼、鬼箭。鬼臼别名八角莲、八角乌，有清热解毒、化痰散结之功。鬼箭，即卫矛，又名鬼箭羽、神箭，有清热解毒、破血通经之功。

恶露不下，以五灵脂为末，面糊丸，白术、陈皮汤下。又方，香附童便浸，炒、桃仁去皮，留尖等分，醋糊丸。

〔批〕血瘕。

血瘕，痛无定处，《产宝》用童便三升，生地黄汁、生藕汁各升，生姜汁三升，先煎前三汁，约三分减二，次下姜汁，慢火煎如稀饴，每服一合，温酒调下。

〔批〕瘀血不消。

瘀血不消，积聚作块，心腹切痛，四神散。

四物去地黄，加炮姜，等分为末，每二钱，酒下。

〔批〕癥块。

癥块万氏云：此恶露不尽之害也。或产妇畏药，虽有病苦，强忍不言，或坚执产后补虚之说，不可轻用去血之药，以致败血停留，久而不散，结成癥①块，依附子宫，妨碍月水，阻绝嗣息，夭其天年。欲治此者，必用丸药，以渐磨之，非汤散旬日之功，宜用熟地黄二两，香附四两，山茱肉两，牡丹皮两半，肉桂两，归身二两，川芎两，三棱、莪术各两各醋浸，煨，九肋鳖甲两去肋，醋炙枯，桃仁去皮尖两②，五灵脂两半，元胡索两，破故纸盐水炒两，木香两，蜜丸，空心服五十丸，白术、陈皮汤下。此症惟坐马丹方见效如神，用瓦楞子煅红，醋淬三次，为末，醋膏为丸，治一切气血癥瘕。〔批〕神方。

〔批〕浮肿。

浮肿原论曰：产后劳伤血气，腠理虚，易为风邪所乘，邪搏于气，不得宣越，故令虚肿轻浮，是气肿也。若皮肤如熟李状，则变为水肿。气肿者，发汗则愈；水肿者，利小便瘥也。〔批〕气肿水肿。陈无择曰：产后浮肿多端，有自怀孕肿，至产后不退者，亦有产后失于将理，外感寒暑风湿，内则喜怒忧惊，血与气搏，留滞经络。气分血分，不可不辨，要随所困与脉症治之。〔批〕气分血分，

---

① 癥：原作“瘕”，据文义改。

② 两：原脱，据《万氏女科·卷三·产后瘕块》补。

不可不辨。万氏曰：新产之妇，败血未尽，乘虚流入经络，与气相搏，凝滞不行，腐化为水，故令四肢浮肿。勿作水气治之，轻用渗泄之剂。〔批〕血分败血，凝滞经络，血分，但服调经汤使气血流行，其肿自消。

归身酒洗　赤芍　牡丹皮　桂心　赤茯苓　甘草炙　陈皮各钱　细辛　干姜炒。各五分

加姜煎。

陈无择曰：调经散治血分固宜，但恐其力浅难效。不若用大调经散。

大调经散见往来寒热；又方，小调经散见乍见鬼神。心腹坚，大如盘，边如旋盘，水饮所作，名曰气分，宜白术汤即枳术丸。见内伤。每四钱，煎，温服。腹中软，即当散也。上方加法甚多。详见内伤。〔批〕气分，心腹坚，大如盘。

〔批〕便少口渴。

产后浮肿，小便少，口渴，恶寒无力，脉皆沉丹溪云：此体虚而有湿热之积，必上焦满闷，宜补中导水行气。又云：产后肿，必以大补气血为主，少佐以苍术、白苓，使水自利，白术二两半，陈皮两，川芎五钱，木通六钱，茯苓三钱，煎，下与点丸二十五丸。

黄芩为末粥丸，名与点丸，亦名清金丸。

〔批〕风肿水肿。

血虚风肿水肿，张氏方：泽兰叶、防己等分为末，每二钱，温酒下，不饮酒，醋汤下。

〔批〕宿挟风冷，腹胀虚浮。

脏气本虚，宿挟风冷，胸腹胀痛，恶心食少，身面虚浮，恶寒战栗，或泄泻不止，少气困弱，及因生产，脏气暴虚，寒邪内胜，宿疾益增，吴茱萸汤。

吴茱萸两半　苦桔梗　干姜　甘草　半夏　细辛　当归　赤茯苓　桂心　陈皮各五钱

每四钱，煎。一方有麦门冬、牡丹皮、防风，无陈皮。

〔批〕外受风湿。

产后虚羸，外受风湿，面目虚浮，四肢肿者，加味五皮饮。

陈皮　姜皮　桑白皮　茯苓皮　大腹皮　防己　枳壳　猪苓　甘草炙

加姜煎。

咳喘诸症

咳嗽　喘　鼻衄　口鼻黑气　黑花昏眩　口干痞闷　暴崩

附：风寒客子脏　伤夫头痛

〔批〕产后咳嗽。

咳嗽　《大全》云：夫肺者主气，因产后血虚，肺经一感微邪，便成咳嗽。或风，或热，或寒，或湿，皆令咳嗽也。若产后吃盐太早而咳嗽者，难治。

〔批〕因食热面。

因食热面壅遏成热病，或有气块，发时冲心痛，气急，四肢寒热，心闷，口干，或时烦躁，睡梦惊悸，气虚肢倦，宜黑神散见前合五积散增减随机，加姜、枣煎。

〔批〕恶露上攻。

产后恶露上攻，流入肺经，咳嗽，胸膈胀闷，宜二母汤。

知母　贝母去心　白云苓　人参各二钱　杏仁　桃仁并去皮尖。各钱

煎服。

〔批〕风寒咳嗽。

风寒咳嗽，发热恶寒，鼻塞声重，多嚏流涕，宜旋覆花汤。

旋覆花　五味子　荆芥穗　赤芍　前胡　半夏　甘草　白苓　麻黄去根节　杏仁去皮。等分

姜、枣煎。

〔批〕多痰唾黏。

风寒咳嗽，多痰唾黏，《集验方》：甘草、桔梗各两半，款冬花两，麦门冬去心、生地黄各三两，葱白一握、豉二合煎，分三服。

咳久不止，加味甘桔汤主之。

甘草　桔梗　款冬花　贝母去心　前胡　枳壳　白茯苓　五味子　麦门冬等分

淡竹叶十五片煎。痰多，加紫菀。肺气盛，加桑白皮。

〔批〕气急喘促。

气急喘促 《产论》云：荣行脉中，卫行脉外，相随上下，因产血下过多，荣血暴竭，卫气无主，独聚肺中，故令喘也。此名孤阳绝阴，为难治。

〔批〕败血凝滞，上熏于肺。

恶露不快，败血停凝，上熏于肺，亦令喘急，夺命丹主之血去喘自定。

熟附子五钱　牡丹皮　干漆渣炒，烟尽。各两

共末，用醋升、大黄末两同熬成膏，和药为丸，梧子大。每五十丸，温酒下。

〔批〕风寒饮食。

陈无择曰：产后喘急固可畏，若是败血上熏于肺，夺命丹犹可责效。若感风寒，或因忧怒，饮食咸冷等，夺命丹岂可均济①？况孤阳绝阴乎？若荣血暴绝，大料芎归汤亦可救。风寒，宜旋覆花汤。伤食，平胃散，甚者见晛②丸。

〔批〕败血冲心，胸满上喘。

败血冲心，胸满上喘，命在须臾，宜血竭散。

真血竭如无，紫矿代之　没药等分

研细频筛，再研，取尽为度。每二钱，童便、酒各半盏，一沸调服。

〔批〕血入于肺，面赤发喘。

血入于肺，面赤发喘欲死者，参苏饮。

---

① 济：拯救，救济。

② 见晛：原作“晛脘”，据《三阴极一病证方论·卷十七·产科二十一论评》改。下同。

人参末，两　苏木二两

煎，调参末服。

伤风寒，喘嗽，痰涎壅盛，坐卧不宁，旋覆花汤见上；伤食，见晛丸见腹胁胀。

〔批〕鼻衄，口鼻黑气起。

鼻衄及口鼻黑气起　郭稽中[①]曰：阳明者，经脉之海，起于鼻，交頞中，还出颊口，交人中左右。产后气血败，荣卫不理，散乱入于诸经，却还不得，故令口鼻黑气起，及变鼻衄。此缘产后虚热，变出此症，胃绝肺败，不可治。〔批〕胃绝肺败。

鼻衄经验方：急取绯线一条，并产妇项心发二茎，紧扎中指节上即止。无药可治，亦禳厌[②]之一端也。

薛云：鼻准属脾土，鼻孔属肺金。诚胃虚肺损、气脱血死之症。急用二味参苏饮见上。加附子五钱，亦有得生者。

〔批〕血逆上行，鼻衄舌黑。

产后血逆上行，鼻衄口干，心躁舌黑盖因瘀血上升，益母丸即返魂丹，童便化下，鼻衄渐止，下血渐通。

〔批〕黑花昏眩。

眼见黑花昏眩败血流入肝经，故见黑花。经曰：诸风掉眩，皆属肝木，始为昏眩，清魂散见晕加丹皮。

〔批〕口干痞闷。

口干痞闷由气血太虚，中气不足，食面太早，脾胃不能消化，面毒聚于胃脘，上熏胸中，故有此症。慎勿下之，但服见晛丸则愈。见上。

陈无择曰：产后口干痞闷，未必只因食面，或产母内积忧烦，外伤燥热，饮食肥甘使然。当随其所因调之。

〔批〕心烦。

---

① 郭稽中：宋代医家，尤精产科，著有《妇人方》，已佚。

② 禳厌：祛除灾祸的巫术。《说文·示部》：“禳，磔禳，祀除疠殃也。”厌，厌胜法。

心烦，宜四物汤去地黄，加人参、乌梅，煎。

外伤燥热，看属何经，当随经为治。若饮食所伤，见晛丸却效。

〔批〕暴崩。

暴崩万氏云：产后冲任已伤，气血未复，或恣情欲，劳伤胞脉，或食辛热，鼓动相火，或因恶露未尽，固涩太速，以致停留复行，须要详审，先用四物汤倍芎、归，加人参，大剂服之，然后随所伤加药。因房劳，加黄芪、阿胶、艾叶。因辛热，加白术、茯苓、黄连。因固涩，加香附、桃仁。

〔批〕风寒客脏。

附：风寒客于子脏，肝脾肾虚血弱不能荣养脏腑，津液枯涩，宜八味丸殊有神效。

〔批〕伤夫头痛。

伤夫头痛，宜补中益气、六味丸以滋化源。

〔批〕肢重昏眩。

四肢沉重，头痛昏眩，来复丹，米饮下。

肠胃诸症

霍乱　呕吐　呃逆　泻利　赤白痢　大便闭　淋闭　遗尿及粪
小便数　不禁　小便出血　大便下血

〔批〕霍乱。

霍乱《大全》云：产后血，气血俱伤，脏腑虚损，或饮食不消，触冒风冷，以致阴阳不顺，清浊相干，气乱于肠胃之间，真邪相搏，冷热不调，上吐下泻，故曰霍乱。万氏云：脾胃者，气血之本也。产后血去气损，风冷易乘，饮食易伤，少失调理，即有此症。

〔批〕心腹绞痛，手足逆冷，吐泻并作。

心腹绞痛，手足逆冷，吐泻并作，加味理中汤主之经曰：寒多不饮水者，理中丸。

人参　干姜炮　白术　甘草炙　陈皮　藿香　厚朴制

生姜五片煎。虚冷者，加附子炮。

〔批〕渴饮水。

渴而饮水者，五苓散。

〔批〕外感内伤。

霍乱吐泻，外感内伤，藿香正气散见霍乱。元气虚弱人慎用。

〔批〕吐利腹痛。

霍乱吐利，腹中疞痛，高良姜散。

良姜　当归　草蔻仁等分

为细末，每二钱，粥饮调下。真寒者，附子、吴茱萸、丁香、桂心之类俱可加用。〔批〕真寒。

〔批〕不受汤药。

不受汤药者，以伏龙肝摊冷为末，每三钱，米饮调下，即可服药。

〔批〕呕吐。

呕吐　《大全》云：胃为水谷之海，以生血气，荣润脏腑。产后则脏腑伤动，有时而气独盛者，则气乘于肠胃，肠胃燥涩，其气则逆而上，故呕吐。

〔批〕胃气不和，呕不纳食。

胃气不和，呕吐不止，全不纳食，宜开胃散。

诃子肉两半　人参两　甘草五钱

为细末，分二服，以半夏半分、生姜分、薤白十四茎煎。

或用橘红两、藿香三两，半夏曲、甘草各两，每二钱，姜三片煎。

〔批〕呕逆不已。

呕逆不已，六君加藿香、砂仁。

〔批〕内热呕吐。

内热呕吐，服前药不效者，以枇杷叶去毛，蜜炙、茅根各五钱，煎，入芦根汁和服。

〔批〕呃逆。

呃逆　《大全》云：肺主气，产后气血伤，风冷搏于气，则气逆上，而又脾虚聚冷，胃中伏寒，因食热物，冷热相击，使气逆而不顺，则呃逆。症属胃气虚寒之恶候。

〔批〕心烦嗳噫。

心烦，嗳噫不止，丁香散。

丁香　白蔻仁各五钱　伏龙肝两

为细末。煎桃仁、吴茱萸汤，调下一钱，半时再服。

〔批〕呃逆，三日不止。

呃逆，三日不止，欲死，《产宝》方：桂心五钱、姜汁三合同煎，以大火炙手，摩背，热时涂药汁，令尽妙。又方，干柿一枚，煎，热呷之。

诸方当审寒热虚实。寒者，宜丁香、姜、桂；热者，宜干柿、竹茹；实者，宜香附、橘皮；虚者，宜人参、附子。

〔批〕泻利。

泻利郭稽中曰：产后肠胃虚怯，寒邪易侵，若未满月，饮冷当风，乘虚袭入，留于肓膜，散于腹胁，故腹痛作阵，流入大肠，水谷不化，故洞泄肠鸣，调中汤。

高良姜　当归　桂心　白芍　附子炮　川芎各两　甘草五钱

为粗末。每三盏水，煎药三钱，至一盏，热服。

甚者，理中汤。如泄不止，加桂、白蔻，蜜丸，米饮下。

〔批〕瘀滞热泄。

瘀滞热泄，四物汤加桃仁、黄连、木香主之。

〔批〕恶血下青白黑色。

产后泄泻，恶露不行，下青白黑色，的奇散丹溪。此余血渗入大肠，为洞泄。

荆芥大者四五穗，于盏内烧灰，不得犯油火

入麝香少许，研细。每用一钱，沸汤三呷，调服此药虽微，能治大病，奇。

又方，茯苓、川芎、黄芩、白术、干姜、滑石、白芍、陈皮，煎。

〔批〕痢疾。

产后痢疾　万氏云：湿多成泄，暴注下迫，皆属于热。赤白痢者，乃湿热所为也。赤者属热，自小肠而来。白者属湿，从大肠而来。旧说赤为热，白为寒，非。无积不成痢，盖因产母平日不肯忌口，伤于饮食，停滞于中，以至中气虚损，宿积发动，而为痢也。亦有因子下之时，说腹中空虚，多食鸡蛋与鸡，例以补虚，殊不知饮食自倍，肠胃乃伤，脾胃伤，故难克化，停滞而为痢也。务宜详审施治。

又赤属血分，白属气分，论详杂症本门。

〔批〕食伤腹痛，里急身热，口渴脉实。

饮食过伤，腹中胀痛，里急窘迫，身热口渴，六脉数实者，宜下之，加味小承气汤。

小承气汤加槟榔、甘草炙，入姜煎。以快利为度，中病即止。后用异功散和之。

〔批〕宿食。

如新产，未有所伤，其脉其症，与上却同者此宿食为病也，宜消而去之，枳实汤。

枳实炒　甘草炙　木香各钱　厚朴姜制，二钱　槟榔钱半

姜三片煎。后服同上方。

〔批〕虚痢，脉数宜作细。

无新旧食积，下痢赤白，腹痛窘迫，脉沉数者此虚痢也，当归芍药汤。

归身　人参　白芍酒炒　白苓各钱　甘草炙　木香各五分　枳壳炒，七分　干姜炮，五分　陈皮钱

乌梅一粒煎。

〔批〕血痢。

血痢，用阿胶二两，酒升半煎，顿服。

诸痢，煮薤白食之。

〔批〕腹绞痛。

产后赤白痢，腹中绞痛不可忍，黄连丸。

黄连四两　阿胶　蒲黄　栀仁各两　当归二两半　黄芩　黄柏各二两

蜜丸。每服六七十丸，米饮下，日三。

〔批〕虚极。

下痢虚极，白头翁汤见厥阴合阿胶甘草汤仲景。

上汤加阿胶、甘草各二两，煎。

〔批〕血痢。

血痢，小便不通，脐腹疼痛，生马齿苋捣汁三合，煎一沸，下蜜合，调，顿服。

〔批〕久痢。

久痢不止此气血虚少，肠滑不禁也，四君子汤加白芍、乌梅、瞿麦、粟壳主之。

〔批〕利鲜血。

有恶露不下，败血流入大肠，而利鲜血者但腹中刺痛，不里急后重也，宜枳壳麸炒钱半、荆芥穗略炒二钱半，煎服。

〔批〕血泄不禁。

血泄不禁，余血作痛，桂心、干姜等分为末，酒下。

〔批〕渴。

下痢而渴水谷之精，化为血气津液，以养脏腑，脏腑虚燥，故痢而渴。若引饮，则难止，反溢水气，脾胃即虚，不能克水，水自流溢，浸渍皮肤，则令人肿。但止其渴，痢则自瘥，饮无度数，《必效方》：麦门冬、乌梅水煎，细呷。

〔批〕痢久浮肿，口渴舌燥。

痢久，津液枯竭，四肢浮肿，口干舌燥，《录验》方：冬瓜一枚，黄泥糊，厚五寸，煨烂熟，去皮，绞汁服之。

〔批〕渴不止。

津液竭，渴不止，人参白术散见呕泻、白术散钱氏。见消渴。

〔批〕大便秘涩。

大便秘涩万氏云：人身之中，腐化糟粕，运动肠胃者，气也。滋养津液，灌溉沟渎者，血也。产后气虚而不运，故糟粕壅塞而不行。血虚而不润，故沟渎干涸而不流。大便不通，乃虚秘也。不可误用下剂，宜麻仁苏子粥最为稳当，见杂症大便。

〔批〕胀满气急。

胀满气急，坐卧俱难，丹溪用大麦芽炒黄为末，酒下一合，神效，或润燥汤。

生地黄　归身尾　枳壳麸炒。各钱　人参　甘草炙。各五分　大麻仁去壳，研碎，钱　桃仁去皮尖，研泥，二钱　槟榔五分，磨汁

先将上六味煎，后入桃仁泥，煎，入槟榔汁对服。

〔批〕二便不通。

大小便不通肠胃本挟于热，因产血水俱下，津液燥竭，肠胃痞塞，热气结于肠胃故也，膀胱气滞血涩者，宜桃花散。

桃仁去皮　葵子　滑石　槟榔等分

为细末。每二钱，葱白汤下，牛乳人乳饮之俱佳。

二便不利，下血，用车前子、黄芩、生地黄、蒲黄、牡蛎粉、白芍各两半，为细末，空心米饮服方寸匕，忌面蒜。

〔批〕小便不通。

小便不通或短少经曰：膀胱者，州都之官，津液藏焉，气化则能出矣。产后气虚，不能运化流通，故使不通，虽通而亦短少也。勿轻用渗利之药，其气益虚，病益甚，宜加味四君子汤。

四君子加麦门冬去心、车前子各钱，桂心五分，姜三片煎服。

〔批〕小腹胀满刺痛，寒热烦闷。

又有恶露不来，败血停滞，闭塞水渎，其症小腹胀满刺痛，乍寒乍热，烦闷不安，加味五苓散。

五苓散加桃仁去皮、红花各二钱，煎。

〔批〕腹胀如鼓，闷乱不醒。

小便不通，腹胀如鼓，闷乱不醒缘未产之前，内积冷气，遂致产时尿胞运动不顺，用盐填脐中，与脐平，却用葱白去粗皮十余根作一缚，切作一指厚，安盐上，用大艾炷满葱饼上，以火灸之。觉热气直入腹内，即时便通，神效。

〔批〕卒不得小便。

卒不得小便，杏仁十四枚去皮尖，炒，为末，泔调服。

〔批〕淋闭。

产后淋闭 淋者涩痛，属内热；闭者不通，属气虚。有因产损气，虚则挟热，热则搏于血，流渗胞中，故血流，小便出而为血淋。《三因论》曰：治诸产前后淋闭，其法不同，产前当安胎，产后当去血。如其冷、热、膏、石、气淋等，为治则一，但量其虚实而用之。瞿麦、蒲黄，最是产后要药。

〔批〕涩痛成淋。

小便涩痛成淋此血去阴虚生内热症也，加味导赤散。

生地黄 赤芍 甘草梢 木通去皮 麦门冬去心 黄柏 知母各钱 桂心五分 灯心四尺七寸

煎。

调益元散二钱。

〔批〕膀胱虚热。

膀胱虚热，六味丸。

〔批〕阴虚。

阴虚阳无以化，滋肾丸见杂小便。又，陈皮去白为末，酒调二钱便通。

〔批〕诸淋通治。

产后诸淋，无问冷、热、膏、石、气结，并宜茅根汤。

白茅根八两 蒲黄 桃胶 滑石 甘草各两 瞿麦穗 白茯苓各四两 葵子 人参各二两 紫贝十枚，煅 石首鱼头中石二十枚，烧

每四钱，姜三片、灯心二十茎煎。气壅闭，加木通、陈皮。

〔批〕气壅闭。

〔批〕遗尿。

遗尿乃肾气不固，五味子丸见杂泄泻。

〔批〕脾肾不足。

中气虚寒，脾肾不足，补中益气送四神丸。

〔批〕小便出粪。

小便出粪名交肠，乃气血俱虚，失行常道，先用六君子汤，继服五苓散寻常交肠病亦可用。

〔批〕遗粪。

产后遗粪，《广济方》亦治男子：燕窠中草烧为末，酒调下半盏。《集验方》：矾石枯、牡蛎煅等分为末，酒服方寸匕，日三。又方，白蔹、白芍，等分为末，酒服方寸匕。

〔批〕小便数。

小便数乃气虚不能制故也，桑螵蛸散《千金》。

桑螵蛸三十枚，煨　鹿茸酥　黄芪各三两　牡蛎煅　人参　厚朴　赤石脂各二两

为末。粥饮调下二钱。《外台》无厚朴、石脂，有甘草、生姜。

〔批〕数而渴。

小便数而渴，瓜蒌汤《集验》。

桑螵蛸　甘草并炙　黄连　生姜各二两　瓜蒌根三两　人参两　大枣十五

煎，分三服。

又方，益智仁盐水炒为末，米饮调服。

〔批〕小便不禁。

小便不禁　丹溪云：常见收生者不谨，损破尿脬，致成淋滴，遂成废疾。一日有妇，年壮，难产得此。因思肌肉破伤在外者，既可补完，胞虽在内，恐亦可治。遂诊其脉，虚甚。试与峻补，以参、芪为君，芎、归为臣，桃仁、陈皮、黄芩、茯苓为佐，煎以猪羊胞中汤，极饥时饮之，一月而安。

〔批〕淋湿不干。

产后伤动脬破，终日不得小便，但淋湿不干，补脬饮。

生丝绢自黄色者一尺。染黄者不用　白牡丹根皮木　白及各钱

煎至绢烂如饴，服之。勿作声，作声勿效。

〔批〕溺床。

溺床失禁，鸡内金散。

鸡膍胵一具并肠，洗净，烧为末，酒调服方寸匕。

〔批〕小便出血。

小便出血《大全》云：因气血虚而热乘之，血得热则流散，渗

于胞内，故血随小便出，乱发汤洗垢腻净，烧为末，米饮、酒服方寸匕，或加滑石等分，每服一钱，生地黄汁调下。又，牛膝煎服。

〔批〕大便下血。

大便下血，薛氏云：产后便血，或饮食起居，或六淫七情，以致元气亏损，阳络外伤也。

〔批〕积热。

因膏粱积热，加味清胃散见齿。

〔批〕湿毒。

醇酒湿毒，葛花解酲汤。

〔批〕怒动肝火。

怒动肝火，六君加白芍、柴胡、芎、归。

〔批〕风热。

大肠风热，四物加荆、防、侧柏叶、枳壳、槐花。

〔批〕血热。

大肠血热，四物加芩、连。

〔批〕脾胃虚。

肠胃虚弱，六君加升，柴，虚寒加肉蔻、木香。

〔批〕元气下陷。

元气下陷，补中益气汤。

乳 病

乳少　乳汁不通　乳汁自出　吹乳　妒乳　乳岩

总论　《大全》云：凡妇人乳汁，或行或不行者，皆由气血虚弱，经络不调所致也。乳汁勿令投于地，虫蚁食之，令乳无汁。若乳盈溢，可泼①东壁上，佳。产后必有乳，若乳虽胀，而产后臖作者〔批〕臖，兴，去声，肿起也，此年少之人初经产乳，有风热耳。须服清利之药，则乳行。若累经产而无乳者，亡津液故也，

① 泼：原作“拨”，乃“泼”之俗字，据《妇人大全良方》卷二十三第十一改。

须服滋益之药以助之。若虽有乳，却又不甚多者，须服通经之药以动之，仍以羹臛[①]引之。盖妇人之乳，资于冲脉，与胃经通故也。有累经产，而乳汁常多者，亦妇人气血不衰使然也。大抵妇人素有疾在冲任经者，乳汁少，而其色带黄，所生之子，亦怯弱而多病。

〔批〕乳少。

乳少产多，气血虚弱，加味四物汤。

四物加人参、麦冬、白芷、桔梗、甘草，等分，煎。

虚甚者，用黄芪、归身各两，七孔猪蹄一对，洗净同煮，入葱调和饮之。〔批〕虚甚。

〔批〕乳汁不通。

乳汁不通　《三因》云有二种：有气血盛而壅闭不行者；有血少气弱，涩而不行者。虚当补之，炼成钟乳粉、猪蹄、鲫鱼之属；盛当疏之，通草、漏芦、土瓜根之属。

〔批〕胀痛痈肿。

气脉壅塞，及经络凝滞，胀痛痈肿，并宜漏芦散服之自然内消乳通。

漏芦二两半　蛇蜕十条，炙　瓜蒌十枚，急火烧焦，存性

为末，温酒下二钱。《经验方》有牡蛎煅。

又方，土瓜根、漏芦各三两，甘草二两，通草四两，煎，分三服。或单用土瓜根为末，酒调服一钱，日三四服。又方，瓜蒌取子，洗净，炒令香熟，去壳取仁，瓦上摊，令白色，研为细末，温酒调一钱，合面卧，少时未效，再服。

《必效》云：漏芦、瓜蒌，皆通乳要药。

〔批〕乳无汁及结痈肿。

产后无乳，及乳结痈肿，涌泉散。

穿山甲洗净灰，炒燥，两

---

① 羹臛：菜羹和肉羹，泛指蔬菜或肉类做成的羹汤。《楚辞·招魂》“露鸡臛蠵”，汉·王逸注：“有菜曰羹，无菜曰臛。”

为细末，酒服方寸匕。

〔批〕气少血虚。

气少血虚，脉涩不行，成炼钟乳散。

钟乳炼成粉，研

浓煎漏芦汤，调下二钱。

《灵苑方》：糯米、粳米各半合，莴苣子一合并淘净，生甘草两，煎，分三服。猪蹄羹，或加木通，又云：要入穿山甲香油炒透共煮，去甲，食之神效。赤豆煮粥，食之佳。

〔批〕壮热体痛，渴昏便涩。

乳汁不行，身体壮热，疼痛作渴，头目昏痛，大便涩滞，玉露散。

白茯苓　人参　甘草各五钱　川芎　桔梗　白芷各两　当归　赤芍各七钱半

每一两，煎。如烦热甚，大便秘者，用酒蒸大黄二三钱服之。

〔批〕热甚便秘。

愚按：方内宜加羌活、荆穗、花粉。

〔批〕乳汁自出。

乳汁自出　《大全》云：盖因虚所致，宜服补药以止之。若乳多涩满，结痛者，温帛熨之。《产宝》有是论，却无方以治之。若有此症，但以漏芦散亦可。

有未产，乳汁自出者，谓之乳泣，生子多不育，经书未尝论及。

〔批〕胀痛寒热。

若气血方甚，或无儿饮，胀痛，憎寒发热，用麦芽二三两，炒熟煎服。脾胃虚弱，饮食不消，方中多用之。

〔批〕吹乳。

吹乳《大全》云：因儿吃乳之次，儿忽自睡，呼气不通，乳不得泄，畜积在内，遂成肿硬，壅闭乳道，津液不通，伤结疼痛，亦有不痒不痛，肿硬如石，名曰吹乳。若不急治，肿盛结痈，逮至死者，急宜瓜蒌散。

乳香钱，研　瓜蒌实一个

研匀，酒煎，温服。

又，皂角烧灰、蛤粉等分，和匀，热酒一杯，调八分服，须臾以手揉之。

〔批〕外治法。

外涂，天南星散。

天南星为末，温酒调，以鹅翎蘸涂患处。

〔批〕妒乳。

妒乳由新产后，儿饮之少，及乳不泄，或乳胀捏其汁不尽，皆令乳汁蓄结，与气血相搏，即壮热，大渴引饮，牵强掣痛，手不得近是也，或成疮有脓，热势盛，则必成痈，并宜连翘饮。

连翘　升麻　芒硝　元参　赤芍药　白蔹　防风　射干　大黄　杏仁　甘草各钱

煎服。

〔批〕初胀不消。

乳初结，胀不消，令败乳自退方：瓜蒌一个半生半炒，大粉草一寸半生半炙、生姜一块半生半煨，同剉，酒一碗，煮取一盏，服。其痛一会不可忍，即搜去败乳。临卧再一服，顺所患乳一边，侧卧于床上，令其药行故也。

〔批〕未成痈，或未作脓。

吹乳、妒乳，但未结成痈，或成痈未作脓者，蔓荆子捣烂，酒泡服，以渣敷患处。又方，用红小豆，酒研烂，温服，渣敷患处。

〔批〕乳头生小疮，烂痒。

妇人乳头生小浅热疮，烂痒，以芙蓉花或根或叶，干为末，掺之。

〔批〕乳头裂痛。

乳头裂痛，取秋后冷落茄花裂开者，阴干烧存性，水调涂。

〔批〕乳岩。

乳岩　始有核，肿如棋子大，不痛不痒，五七年方成疮，初宜多服疏气行血之药。至成疮如岩穴，或如人口有唇，赤汁脓水浸淫，多不可治。

前阴诸疾

产户不敛　阴脱　阴肿　阴痒　阴痛　阴中肉线　阴蚀　阴痔
阴挺茄子　阴冷　阴吹　交接出血

〔批〕产户不敛。

产户不敛女子初产，身体纤柔，产户窄小，手出不快，乃至拆①裂，浸淫溃烂，日久不敛，宜十全大补汤，外敷方：白及、白龙骨、诃子、烂蜂壳、黄柏炒等分，为细末，先用野紫苏煎汤洗，拭净，以此药搽之即愈。又，乌龟壳，入干夜合草，塞满壳内，烧烟熏之。

〔批〕阴脱。

阴脱趋产劳力，努送太过，致阴下脱，若脱肛状，及阴下挺，逼迫肿痛，举重房劳，皆能发作，清水续流，小便淋滴，硫黄散掺之。

硫黄　乌鲗鱼骨各五钱　五味子二钱半

为末，掺患处。

蛇床子炒，乘热布裹，熨患处，亦治阴痛；内服当归散。

当归　黄芩各两　白芍五钱半　猬皮烧存性，二钱半　牡蛎煅，两二钱

为末。每二钱，温酒、米汤任调，忌登高举重。

上症有下如臂帕，下有帕尖，约重一斤者，此因胎前劳乏伤气，成肝痿所致〔批〕下如臂帕；有下如合钵状，有二岐者，此子宫也〔批〕如合钵。必气血弱而下坠，俱宜参、芪、术、芍、芎、归之类大补之，加升麻提之。

子宫脱出，以温水洗软，用雄鼠粪烧烟熏，入。

〔批〕阴肿。

---

① 拆：原作“扐”，文义不属，据《万氏女科·卷三·产后玉户不敛》改。拆，通“坼”，裂也。《诗经·大雅·生民》：“不拆不副。”《释文》“拆”作“坼”。

阴肿是虚损受风邪所致，风寒乘于阴，与血气相博，令气痞塞，腠理壅闭，不得泄越，故肿，甘菊苗研烂，百沸汤淋洗熏浸。又方，小麦、朴硝、白矾、五倍子、葱白，煮，洗。又方，大马鞭草捣烂涂之。

〔批〕月水涩滞，阴肿痛。

月水涩滞，阴间肿痛，菖①蒲散。

菖蒲　当归炒。各两　秦艽五钱　吴茱萸五钱

每三钱，葱白五寸煎，空心服。

〔批〕痛不可忍。

肿痛不可忍，艾叶三两，防风三两，大戟二两，煎，热洗，日三次。

〔批〕阴肿疮烂。

阴肿，或疮烂者，麻黄汤。

麻黄　黄连　蛇床子各三两　艾叶两半　乌梅十个

煎，热洗，避风。〔批〕凡浣，均宜避风冷。

〔批〕坚痛。

阴肿坚痛，白矾五钱，甘草二分，大黄分，为细末，用绵裹，枣大，纳阴中，日两换。

〔批〕阴痛。

阴痛，青盐炒热，布裹熨之。蛇床子治阴痛见前阴脱。

〔批〕玉门不闭。

阴肿下脱内出，玉门不闭，石灰升，炒极热，汤二升投灰中，适温澄清，坐浸玉门，斯须平复如故。

〔批〕阴痒。

阴痒《大全》云：是虫蚀所为。三虫在于肠胃之间，因脏虚，三虫动作，蚀于阴内，其虫作热，微则为痒，重者乃痛也，当以龙胆泻肝汤、逍遥散以主其内，外以桃仁研膏，和雄黄末，或鸡肝，乘热纳阴中以制其虫，猪肝、羊肝俱可。

---

① 菖：原作“葛”，形近而误，据文义改。

〔批〕痒不可忍。

痒不可忍，杏仁烧作灰，乘热绵裹纳阴中，日二易之。又方，小蓟不拘多少，煎汤热洗，日三易之。又方，大蒜煮汤洗之。

〔批〕痒痛目肿，漏血下白。

阴痒且痛，目肿身黄，欲得男子，漏血下白，少气，思美食，《圣惠方》：鲤鱼长一尺者，去头并肉，取骨捣末，熬黄黑，用猪脂和，以绢袋盛如常法，纳阴中，至痛处即止，虫当自出。又方，狼牙草杀虫二两细剉、蛇床子三两，煎十沸，空心热服。

〔批〕阴中肉线。

阴中肉线产后出一条，长三四尺，动之则痛欲绝。先服失笑散数剂，次以带皮姜三斤，研捣，入清油二斤煎，油干，用绢兜起肉线，屈曲于水道边，以前姜熏之，冷即熨之一日夜缩其大半，二日即尽入。再服失笑散、芎归汤调理之如肉线断，则不可治矣。

〔批〕阴蚀。

阴蚀《大全》云：凡妇人少阴脉数而滑者，阴中必生疮，名曰䘌蚀。或痛或痒，如虫行样，淋漓脓汁，蚀阴几尽者。此皆由心神烦菀，胃气虚弱，致气血留滞。经云：诸痛痒疮，皆属于心。又云：阳明主肌肉痛痒。治之当补心养胃，外以熏托坐导药治之，补心汤危氏。

八珍加前胡、半夏、枳壳、紫苏、桔梗、陈皮、干姜。每四钱，姜五片，枣一枚煎，空心服。

养胃汤危氏。

四君加藿香、神曲、乌药、砂仁、薏以仁、半夏曲各五钱，荜澄茄三钱半。每四钱，姜、枣同上煎。

〔批〕阴疮。

妇人阴疮，与男子妒精疮大同小异，方用黄丹、白矾枯、萹蓄、藁本各两，硫黄五钱，白蛇皮一条烧灰，荆芥、蛇床子各五钱研极细，共为细末，另以荆芥、蛇床子煎洗，拭干，清油调涂。如疮湿，干掺之。洗搨①汤。

① 搨：原作“榻”，乃“搨”之异体字。

甘草　干漆各两　黄芩　干地黄　当归　白芍各二两　龟甲五两

细切煎汤，以绵帛纳汤中，搨疮处，良久即易。日三度。

每搨久，拭干，捻取干湿散又名蚺蛇胆散。

蚺蛇胆　青木香　石硫黄　铁精　麝香临时入。各四分

薄敷疮上，使遍。可经半日，又以汤搨之，讫，如前敷药。或取药安竹管内，吹入阴户中，用之应手而效。

〔批〕阴蚀欲尽。

阴蚀欲尽方，以虾蟆、兔矢等分为末，傅之良。

〔批〕阴痔。

阴痔凡九窍有肉突出者，皆名为痔，用乌头七个，烧存性，用小瓦罐盛酽醋淬之，乘热熏后，用手沃之良。

〔批〕茄子疾。

茄子疾，用茄皮、朴硝为末，黄荆柴烧沥调傅。心躁，连绵黄水，易治；白水，难治。用生枳壳为散，煎汤熏洗，却用帛包枳壳渣，纳入阴中，即日渐消。气虚下陷，补中益气汤。肝火湿热，龙胆泻肝汤二方相间服之，效。

〔批〕阴冷。

阴冷，因劳伤子脏，风冷客之。癖瘦，五加皮浸酒方《圣惠》。

五加皮　熟干地黄　丹参　杜仲去粗皮，炙微黄　蛇床子　干姜各三两　地骨皮二两　天门冬两　钟乳四两

研细，绢袋盛，酒斗半，渍二宿。每服一大杯，早午二服。一方用枸杞子，无地骨皮。

《大全良方》：远志、干姜生用、莲花各五钱，蛇床子、五味子各两，研罗为末。每用兼以兔矢涂阴门，绵裹一钱纳阴中，热即为效。又方，蛇床子两、吴茱萸两半生用，蜜丸如枣大，以绵裹纳阴中，下恶物为度。一方用麝香。

〔批〕阴吹。

阴吹，见杂症前阴。

〔批〕交接出血。

交接出血此肝火动脾，而不能摄血，宜补中益气，或济生归脾汤；《千金方》：伏龙肝、桂心等分为末，酒服方寸匕，瘥止；熟艾紧裹一团，以绢裹，纳阴中。

〔批〕童女交接，血出不止。

童女交接，阳道违理，血出不止，烧发灰并烧青布末涂之；割鸡冠血涂之；又方，以赤石脂末掺之；五倍子末掺之亦良。

卷二十三

幼　科

五脏虚实寒热主病　五脏症治　五脏相胜　五脏相乘　察色　热症　寒症　听声　脉法　指纹　变蒸

五脏虚实寒热主病

〔批〕虚实寒热主病。

〔批〕五脏分症。

钱氏论云：心主惊，实则叫哭，发热，饮水而搐，虚则卧而悸动不安。视其卧，口中气温，或合面睡，及上窜咬牙，皆心热也。心气实则喜仰卧。

肝主风，实则目直，大叫呵欠，项急顿闷；虚则咬牙，多欠。肝热则手寻①衣领，及乱捻物，壮热饮水，喘闷目赤，发搐②。肝有风，则目连劄。得心热，则发搐，或筋脉牵系而直视。风盛，则身反张强直。不搐，心不受热也。当补肾治肝。

脾主困，实则困睡，身热饮水，虚则吐泻生风，面白腹痛，口中气冷，不思饮食，或吐清水。呵欠多睡者，脾气虚而欲发惊也。

肺主喘，实则闷乱喘促，有饮水者，有不饮水者，虚则哽气，长出气。肺热，则手掐眉目鼻面。肺盛复感风寒，则胸满气急，喘嗽上气。肺脏怯，则唇白闷乱，气粗喘促。哽气者难治，肺虚甚也。

肾主虚，无实也，惟疮疹肾实则变黑陷。若胎禀虚怯，神气不足，目无精光，面白颅解，此皆难育。虽育不寿。或目畏明下窜者，盖骨重而身缩也。咬牙者，肾水虚而不能割心火也。

---

① 寻：原作“揉”，据《小儿药证直诀·卷上·脉证治法》改。
② 搐：原作“扬”，据《医学纲目·小儿部·小儿通治》改。

又当别兼症虚实。假如肺病，又见肝症，咬牙，多呵欠者，易治，肝虚不能胜肺也。若目直，大叫哭，项急顿闷者，难治。盖肺久病则虚冷，肝强实而反胜肺也。视病之新久虚实，虚则补其母，实则泻其子。

五脏症治

〔批〕五脏症治。

洁古云：热则从心，寒则从肾，嗽而气上从肺，风从肝，泻从脾。假令泻兼嗽，又气上，乃脾肺病也，宜泻白散、益黄散合而服之。脾苦湿，肺苦燥，气上逆也。其症见泻，又见面色黄，肠鸣呦呦者，宜服理中汤。泻而呕者，宜服茯苓半夏汤。如泻而渴，热多者，宜服黄芩厚朴汤。不渴而热少者，宜服白术厚朴汤。其他五脏，若有兼症，皆如此类推之。更详后论四时推移用药。〔批〕五脏兼症。

诸方俱见后。

五脏相胜

〔批〕五脏相胜。

钱氏云：肝病秋见，或日晡，肝胜肺也。肺怯不能胜肝，当补脾治肝。益脾者，母能令子实也。补脾，益黄散。治肝，泻青丸主之。

肺病春见，或早晨①，肺伤肝也。肝怯，故受病，当补肝肾治肺。补肝肾，地黄汤。治肺，泻白散主之。〔批〕肺病春见。

肝病见秋，木旺，肝胜肺也，宜补肺泻肝。轻者，肝病退。重者，唇白而死。〔批〕肝病秋见。

肺病见春，金旺，肺胜肝也，当泻肺。轻者，肺病退。重者，目淡青，必发惊。更有赤者，当搐。海藏云：肝怯，故目淡青色也。〔批〕肺胜肝。

心病见冬，火旺，心胜肾也，当补肾治心。轻者，心病退。

---

① 晨：原作“辰”，声近而误，据《小儿药证直诀·卷上·脉证治法》改。

重者，下窜不语，肾怯故也。〔批〕心胜肾。

肾病见夏，水胜火，肾胜心也，当泻肾。轻者，肾病退。重者，悸动发搐。〔批〕肾胜心。

脾病见四旁，皆仿此治之。顺者易治，逆者难治。脾怯，当面目赤黄，五脏相反，随症治之。

楼全善曰：五脏相胜，病随时令，乃钱氏扩充《内经·脏气法时论》之旨，实发前人所未发者也。假如肝病见于春及早晨，乃肝自病于本位也。今反见于秋及日晡肺之位，知肺虚极，肝性胜之，故当补脾肺泻肝也。余仿此。

洁古云：肝胜则肝病，身热发搐。又见肺虚，喘而气短，病见于申酉戌时，是肝真强也。经云：受所制而不能制，谓之真强。法当补脾肺而泻肝，导赤散及益黄散主之。

刘宗厚云：此皆五脏相胜，病机不离五行生克制化之理者。盖小儿初生，襁褓之内，未有七情六欲，只是形体脆弱，血气未定，脏腑精神未完，所以有脏气虚实胜乘之病。但世俗不审此理，往往遇是率指为外感内伤，而妄用药，致枉死者多矣。钱氏论时有脱略，幸而洁古补之。今特参附，诚无穷之嘉惠也。〔批〕脏气有虚实胜乘之病。

五脏相乘

〔批〕五脏相乘。

凡五脏自病者，为正邪。从前来者为实邪，即子乘母也。子能令母实，故曰实邪。从后来者为虚邪，即母乘子也。母引子之鬼贼至，母能使子虚也。从所胜者，为微邪，即妻乘夫也。从所不胜者，为贼邪，即夫乘妻也。

钱氏云：凡病先虚或已经下，有合下者，必先实其母，后泻其子也。假令肺虚而痰实，此可下之症，当先益脾，后方泻肺也。又谓肝无补法，故无补肝药。王海藏以四物汤内加防风、羌活，等分蜜丸，名补肝丸。谓肾无泻法，故无泻肾药。海藏泻肾丸治脉洪而实，即地黄丸熟地改生地，去山茱肉是也。此治左手本部脉。若右尺洪实，当以凤髓丸泻之。

李梴曰：五脏传变，皆痰为患。盖痰乃风苗，火静则伏于脾，火动则壅于肺。痰火交作，则多惊搐，或成嗽痹。痰火结滞，则为痫钓，或为咳嗽。痰火来去，则为闭泻，皆由湿痹而成。所以惊搐忌纯用风药，当以养血药为使，保元汤加白芍为善剂。〔批〕五脏传变，皆痰为患。

察　色

〔批〕察色。

古称望而知之谓之神。小儿号为哑科，脉来驶[①]疾，难于指下分明，惟察其面部，必有五色，以知病源。人身五体，以头为首。首中有面，面中有睛，睛中有神。神者，目中光彩是也。隐显横冲，应位而见，以应五脏之色。五脏所主病症蕴于内，必形色见于外，故以察色为要。

〔批〕面部症。

面部症　钱氏云：左腮为肝，右腮为肺，额上为心，鼻为脾，颏为肾。凡五岳赤者，热也；黄者，积也；淡白者，虚寒也；青黑者，痛也。随症治之。

《永类钤方》云：青色者为惊积不散，欲发风候。红赤色者为热，为痰积壅盛，惊悸烦躁增进。黄色者亦为热，为食积癥伤，欲作疳候，或作痞癖。若神思昏沉，其候潮热，气粗困倦，或呕哕，或泻利，白色为寒，为肺气不利。大肠滑泄，欲作吐利，黑色为痛。变症即为逆候。

〔批〕左颊属肝。

左颊属肝　《全婴方》云：春见微青者平，深青者病，白色者绝。赤色主身热拘急，肝热生风。青黑色主惊悸腹痛。浅赤色主潮热夜间发，日中歇。唇红焦燥，脉必紧数。

〔批〕右颊属肺。

---

① 驶：迅疾之义。

右颊属肺 秋见微白者平，深白者病，赤色者绝。浅赤色主潮热，或大便坚而气粗壅嗽。青白色主咳嗽恶心。青色主风入肺，时时咳嗽。青黑色主惊风发，或肚疼，盘肠内吊。

〔批〕额属心。

额上属心 天廷[1]也。火性炎上，故居上。夏见微赤者平，深赤者病，黑色者绝。赤色主心经有风热，心燥惊悸，睡卧不安。青黑色主心中有邪，惊风腹痛，手足瘛疭而啼叫，青黑甚主心腹疼。黄色主惊疳，骨热，渴，皮毛干燥，夜多盗汗，头发焦黄。

〔批〕鼻属脾。

鼻上属脾 四季见微黄者平，深黄者病，青色者绝。赤色主身热，不思饮食。深黄色主小便不利，鼻孔干燥，气粗鼻衄，夜间多哭。淡白色主泄泻，食不化。青色主吐乳，口鼻干燥，大小便不利。

〔批〕颏属肾。

下颏属肾 地阁也。水性润下，故居下。冬见微黑者平，深黑者病，黄色者绝。赤色主有热，膀胱与肾为表里，则水道不利，故小便癃闭。

洁古云：肝病面白，肺病面赤，脾病面青，肾病面黄，心病面黑。若肝病发搐，而又加面白、痰涎、喘急之类，此皆难治。余病仿此推之。

〔批〕印堂。

印堂 青主惊泻，红主大惊，痰热夜啼，黑主客忤。

〔批〕山根。

山根 青黑频见灾危，黑色痢疾，赤黑色吐泻，黄色霍乱，红色夜啼，紫色伤饮食，黑黄甚者死。

〔批〕年寿。

年寿 平陷主夭。青主发热生惊，黑主痢死，红主燥死。微

---

① 廷：通“庭”。《经义述闻·诗·子有廷内》“又有廷内，弗洒弗扫”，王引之按：“廷与庭通。”

黄曰平，黄甚者曰霍乱。

印堂连准头　红，三焦热。

印堂至山根　红者，心、小肠热。

山根至鼻柱　红者，心胃热。

〔批〕承浆。

承浆　青主食时被惊，黄主吐逆，亦主血利，黑主惊风。

〔批〕眉上。

眉上　青，吉。忽红主烦躁夜啼，黄主霍乱久病，红者死。

〔批〕风、气二池。

风、气二池　青主风候，紫主吐逆，或发热，黄主吐逆，赤主燥啼。

〔批〕两太阳。

两太阳　青主惊，青自太阳入耳者死，红主血淋。

左太阳　青色惊轻，红色伤寒，黑青色乳积。

右太阳　青色惊重，红色风搐，黑色者死。

〔批〕两脸。

两脸　青主客忤，黄主痰溢，赤主风热。

〔批〕两颐。

两颐　青主吐蛔。

〔批〕唇。

唇　脾应唇。红主渴。蛔虫咬心头者，唇必反。唇畔色黄，主脾经积热。唇口抽动，主惊热不安。若口流涎，唇色紫，乃脾气虚寒也。

〔批〕人中。

人中　唇际也。黑主泻痢死，红色热痰壅盛，青色惊搐，黑色为痛、中恶，黄色伤食吐利。

〔批〕口。

口　右扯，肝风也。左扯，脾痰也。黑色绕口者，死。

〔批〕耳。

耳　耳后微赤，少阳经风热。微黄，主睡中惊悸，咬牙。耳干燥，主骨蒸，疳热作渴，盗汗。耳流脓，肾热也。

〔批〕牙床。

牙床 红肿，热也。破烂，胃火。

〔批〕鼻孔。

鼻孔 干燥，热。流清涕，寒也。

〔批〕齿。

齿 如黄豆者，肾气绝也。

〔批〕舌。

舌 干燥、黄胎、赤肿，皆大便不通，或通利，必焦黄；如舌裂、生芒刺、舌上出血，皆热极阳毒。舌上生疮，心脾有热。舌黑若润，上焦虚热也。

〔批〕目内症。

目内症 钱氏：赤，心热，导赤散主之。淡红者，心虚热生，犀角散主之。青者肝热，泻青丸主之，浅淡者补之。黄者脾热，泻黄散主之。无彩色精光者肾虚，地黄丸主之。

小儿诸病，但见两眼无精光，黑睛无运转，目睫无芒锋，如鱼猫眼状，或两眼闭，而黑睛矇眬者，死。或外若昏困，而神藏于内，不脱者生。黑珠满轮，睛明者少病。眼白多，睛珠或黄或小者，禀弱多病。面目浮肿，主久喘嗽，乃脾受疳积也。

〔批〕黑珠。

黑珠属肝，纯见黄色者凶。目睛视物不转，或目合不开，或目开不合，皆肝绝也。

〔批〕白珠。

白珠属肺，色青，肝风侮肺也；淡黄色，脾有积滞也；老黄色，肺受湿热也。

〔批〕瞳人。

瞳人属肾，无光彩，又兼发黄，肾气虚也。

〔批〕大角。

大角属大肠，破烂，肺有风也。

〔批〕小角。

小角属小肠，破烂，心有热也。

〔批〕上下胞。

上胞属脾，肿则脾伤。下胞属胃，青色，胃有风也。睡而露睛者，脾胃虚热，又，脾气不足也。

小儿热症有七

〔批〕热症。

面腮红、大便秘、小便黄赤、渴不止、上气急、足心热、眼珠红，此皆实热，忌用温补。

寒症有七

〔批〕寒症。

面㿠白、粪清白、肚腹虚胀、眼珠青、吐泻无热、足胫冷、睡中露睛，此皆虚寒，忌用寒凉。

听　声

〔批〕听声。

声轻者，气弱；重浊者，痛也风也。高喊者，热欲狂也。声急者，神惊也。声塞者，痰也。声战者，寒也。声噎者，气不顺也。声浊沉静者，疳积也。

重实声　雄粗体热，为三焦气壅在心脾，伤风咳嗽，咽喉痛，肠中结塞。

悲焦声　有燥，恐怖欲生风。

啼哭　哭而无泪者实，哭而多泪者虚。惊哭，声沉不响者，病重。睡中惊啼，声浮者易治，声如鸦中弹者不治。直声往来，无泪者是痛也。忽然大叫，是火热扰神，必有吐热之症，气虚必死。夜半发热者，多有口疮，宜看之。

嗞𠹌[①]声　烦躁难愈。

躁促声　感寒。

迟缓声　主泻痢血涩。

---

① 嗞𠹌（cíjiān 慈煎）：象声词。

脉　法

〔批〕脉法。

经曰：乳子而病热，脉悬小者，何如？岐伯曰：手足温则生，寒则死。喘鸣肩息者，脉实大也。缓则生，急则死。云岐子云：未及五岁，只可视听，未可别脉。五岁以上，方可以脉别浮沉迟数。按经文，大小缓急，即浮沉迟数之意。

候小儿脉，当以一指按三部，一息六七至为平和，八九至为发热，五至为内寒。脉弦为风痫，沉缓为伤食，促急为虚惊，弦急为气不和，沉细为冷，浮为风，大小不匀为恶候为鬼祟，浮大数为风为热，伏结为物聚，单细为疳劳。凡腹痛，当多喘呕，而脉洪者为有虫。沉而迟，潮热者，胃寒也，温之则愈。钱氏云：不拘五岁上下，皆可以脉别之。陶节庵曰：诊脉之要，无论浮沉迟数，但于有力无力中分虚实寒热。有力者为阳，为实为热；无力者为阴，为虚为寒。

三关指纹

〔批〕指纹。

钱氏以食指分为三关。寅曰风关，脉初见易治。卯曰气关，脉见病深难治。辰曰命关，脉见死不治。小儿弥月至三岁，未可以诊切，非无脉可诊。盖诊之难，而虚实不易定也。小儿每怯见生人，初见不无啼叫，呼吸先乱，迟数大小已失本来之象矣。诊之何益？不若以指纹之可见者，与面色症候相参，亦医中望切两兼之意也。凡看指纹，以我之大拇指侧面推儿指三关，切不可覆指而推。盖螺纹有火，克制肺金，纹必变色。又只可从辰推至寅，切不可从寅推上。以浮沉分表里，以红紫辨寒热，淡滞定虚实。辨此六者而已。

〔批〕表里。

表里　浮为在表，邪在皮毛腠理之间，故指纹亦显露于外，为表症，宜疏散，使邪随微汗而解。沉为在里，但有浅深之别。若往来寒热，指纹半沉，尚在少阳，治宜和解；若外症身热不已，指纹极沉，已入阳明胃腑，速宜攻下。若以风药治之，不特病邪不服，反足以燥其阴血矣。

〔批〕寒热。

寒热 指纹红黄隐隐，身安无病。若见红鲜艳色，乃寒邪初入皮毛而血滞也。无论初病久病，一见此纹，总属寒邪。若荣卫不充，淡而兼红，则属虚寒。至深红化热，由寒闭皮毛，内出之气无所泄，菀而为热，则红见紫色。肝胆受邪，纹见青色，此伤风候也，宜疏风清热。紫而兼青，食伤之候，饮食壅遏脾气，肝木乘而侮之。症见痰气上逆，宜疏通壅滞。若风痰实热，固结中焦，青而兼黑，急宜攻下，切下可作惊风治之。

〔批〕虚实。

虚实 小儿禀受虚弱，肌肤皖白，唇舌淡色者，指纹四时皆淡。虽有病，亦淡红、淡青、淡紫而已。淡红虚寒，淡青虚风，淡紫虚热。无论新病久病，总归于虚。若病邪阻遏，荣卫运行迟滞，所以指纹推之转涩，全无活泼流利之象。由饮食风热相搏，是为实症，急宜推荡，去其菀莝①。

〔批〕纹形。

纹形 掌，心包络所主。纹入掌中，邪侵内脏，由中气寒，故为腹痛。纹若弯弓，内外有别。其纹之两头弯向中指，为内为顺，为外感风寒，治之犹易。其纹弯向大指，为外为逆，为内伤饮食，治之颇难。形如水字，脾肺不足，食塞太阴，脾不运化故也。直冲三关，纯黑，推之不动者死。

额前看法

〔批〕额角按法。

《全幼心鉴》云：小儿半岁之际有病，当于额前眉端发际之间，以无名、中、食三指按之，食指为上，中指为中，无名指为下。三指俱热，主感风邪，鼻塞气粗，发热咳嗽。若三指俱冷，

---

① 去其菀莝：此指祛除积滞于体内的饮食之邪。菀，郁积之物；莝，铡碎的草。此处皆引申为积滞于体内的饮食之邪。

主外感风寒，内伤饮食，发热吐泻。若食中二指热，主上热下冷。无名与中二指热，主夹惊之疾。食指热，主胸满食滞。又当参辨脉症主之。

蒸　变

〔批〕蒸变。

钱氏曰：变蒸者，阴阳水火蒸于血气而使形体成就，是五脏之变气，而七情之所由定也。见生之后，每三十二日为一变，六十四日为一蒸。变者，变生五脏；蒸者，蒸养六腑。每变蒸候，即觉性情有异于前，何者？长生气血，益智慧也，积五百七十日而毕。十变五蒸，乃天地之数以生成之。然后始生齿，能言，知喜怒，故始全也。太仓公云：气入四肢，长辟骨于十变是矣。丹溪云：小儿蒸变，是胎毒散也。凡遇变蒸，必身有热，或有惊惕，而口面唇舌俱不改色，热或重轻，而精神与常无异，口中气出温和。其始与伤寒相似，但耳冷尻冷，上唇中心发白泡，状如鱼目珠者是也。三四日自愈，切不可妄投药饵。

初　生

拭口断脐各法　不啼　眼闭　七内诸病　垂痈　重舌　重腭　鹅口　口噤　撮口　脐风　脐湿　脐疮　脐突

拭口法

〔批〕拭口法。

小儿在胎，口含血块，才生，不候声出，稳婆急用软帛裹手指，拭去口中恶物，或醮黄连、甘草浓煎汁拭之。咽入腹中，必生诸疾。又看舌下，若连舌有膜，如石榴子，若啼不出，声不转，速以指爪摘断之，或用苇刀子割断之，有血出即活。若血出多，以发灰和猪脂涂之。

〔批〕附拭口说。

愚按：拭口一法，诸书多取之。然儿在母腹，即含咽此物，即不为恶，何生下即为恶物耶？且儿有头初出产户，即发声者，拭何能及？姑录之。

浴儿法

〔批〕浴儿法。

不可先断脐带，候洗子方断，不致水湿伤脐，可免脐风脐疮等症。

儿生三日后，以桑、槐、榆、桃、柳，各取嫩枝三寸长者三十节，煎汤，入猪胆汁二三枚，浴之。浴汤用猪胆、益母草，不生疮疥；用金银、虎头骨、麝香、丹砂，辟恶气客忤惊痫。浴讫，以光粉①、蚌粉扑身，辟邪，吉。

断脐法

〔批〕断脐法。

《千金》云：脐不可以刀割断，隔单衣咬断者良，以暖气呵七遍断讫。连脐带中多有虫，急剔拨去。不尔，入脐成疾。脐当长六寸，过长伤肌，短则伤脏。不以时断，及挼去血汁不尽，暖气渐微，即生寒，令儿脐风。若用剪刀，先放怀中令暖，断之，艾灸脐头三壮，软帛裹之。

灸脐法

〔批〕灸脐法。

《圣惠》云：儿生一宿，抱近明无风处，看脐上有赤脉直上者，即于脉尽头上艾灸三壮，赤脉散，无患矣。

下胎毒法

〔批〕下胎毒法。

古法甚多，惟用本儿落下脐带，瓦上焙燥为末，入辰砂、黄连、甘草各末五分，和匀蜜拌，做三五次，涂母乳头上，与儿吮之。必使一日夜吞尽，次日胎毒皆由大便而出，日后不特痘疹稀疏，竟有不出痘者。俟脐带落下，即便制服，在六七日间为妙。

---

① 光粉：铅粉之别称。

其辰砂必须研极细，以甘草汤飞过，任服无害。此方一以解毒，一以补元。脐带乃有生初河车也，系于母之命门，两肾之所主，乃以肾补肾之义。肾既充足，即不受邪，故无他日痘疹变黑归肾之症，亦无囟门不合之疾。真保婴第一良法。但脐带中血汁须当时揉净，然后扎断为佳。

襁　褓

〔批〕襁褓。

《千金》论云：小儿用父旧衣，女用母旧衣，勿使新绵，切不可过厚，恐令儿壮热，生疮发痫，皆自此始。天气和暖时，令母抱儿日中嬉戏。数见风日，则令血凝气刚，肌肉坚密，堪耐风寒，不生疾病。

婴儿当消息①，无令汗出。汗出多则致虚损，便受风寒。昼夜寤寐，皆当调之。

乳　哺

〔批〕乳哺。

汤氏②曰：小儿乳哺，须要得法。乳者奶也，哺者食也。乳后不得便与食，哺后不得便与乳。小儿脾胃怯弱，乳哺相并，难以消化。周岁以上，必成乳癖于腹中，作疼作热，疳病从此始也。丹溪曰：小儿肠胃尚脆而窄，若稠黏干硬，酸咸甜辣，一切鱼肉水果，湿面烧炒，俱是发热难化之物，皆宜禁绝，只与熟菜白粥。此外，惟生栗味咸，干柿性凉，可为长阴之助。然栗大补，柿大涩，俱为难化，亦宜少与。至于乳母，尤宜护节。饮食下咽，乳汁便通。情欲中动，乳脉便应。病气到乳，汁必凝滞。儿得此乳，疾病立生，不吐即泻，不疮则热，或为口糜，或为惊搐，或夜啼，或腹痛。病之初来，其溺必少，便须询问。随症治母，母安亦安，

---

①　消息：将息，调养。

②　汤氏：名字生平不详。本段文字首见于《证治准绳·幼科·初生门》，则汤氏当为明以前医家。

可消患于未成也。

凡乳儿，先要控去宿乳，后与之。夏盛热时，浴后或儿啼，不可与乳，能使儿成胃毒，秋成赤白痢。聂氏曰：盛啼不可食乳，恐气逆不顺，停滞胸膈，而成呕吐也。

母欲寐，即夺其乳，恐睡熟不知饱足也。凡喜怒气乱未定，及母或寒热壅积不散，乳儿则成诸病。醉淫喘时，乳儿多发惊痫。《圣惠方》云：醉淫喘乳，能杀小儿。〔批〕醉淫喘乳，能杀小儿。《千金》云：儿哺早，不胜谷气，令头面体生疮，愈而复发，又尪弱难养。三十日后，虽哺勿多。不嗜食，强与之，不消，复生病。

断乳法

〔批〕断乳法。

小儿年至三岁，当断乳而不肯断者，宜画眉方。

山栀三个，烧存性　雄黄炒，钱　朱砂炒，钱

为极细末，入生麻油、轻粉各少许，调匀，候儿睡后，浓抹两眉上，醒来便不食乳。未效，再用，加黄丹。

保护风池①

〔批〕保护风池。

张涣②曰：乳母须每日三时摸儿风池，若壮热者，即须熨之，使微汗即愈风池见后脐风火穴。谚云：戒养小儿，谨护风池。

初生辄死

〔批〕初生辄死。

《千金》云：初生有即死者，视儿口中悬雍前，上腭有泡如石榴子，以指甲摘破，出③血，以绵拭去，发灰掺之。若血入咽，即死。

---

① 风池：原脱，据文例补。

② 张涣：宋代医家。著有《小儿医方妙选》，一作《张涣编总方》。

③ 出：原作“去”，涉下文“去”字而误，据文义改。

不能啼

〔批〕不能啼。

《三因》云：初生气绝，不能啼者，必是难产或冒寒所致，急以绵絮包裹怀抱中，勿断脐带，且将胞衣置炉火中烧之，仍捻大纸条蘸油点火，于脐带下熏之，令火气入腹，更以热醋汤荡洗脐带。须臾气回，啼哭如常，方可洗浴，烧断脐带。哭迟者，以葱白鞭背上，即啼。

眼不开

〔批〕眼不开。

由产母食热物毒物所成。治法，当以熊胆少许，蒸水洗眼上，一日七次。如三日不开，用生地黄汤加瓜蒌根、甘草，为细末，灯心汤调，抹入口中，速服。或四圣散。

黄连生用　秦皮　木贼　大枣　灯心等分

每二钱，煎。另以竹筒入药，煎汤洗眼。

七内诸疾

〔批〕七内诸疾。

《千金》论曰：在胎之时，母失爱护，或劳动气血相干，或坐卧饥饱相伤，饮酒食肉，冷热相制，恐怖惊扑，血脉相乱，蕴毒于内，损伤胎气，或外挟风寒，故子承母气，降生之后，胎病遂生。又因断脐拭口之不得法，乳哺保护之乖其宜，致有撮口、脐风、锁肚、不乳等症。

〔批〕不乳。

不乳　呕吐不饮乳，乃拭口未净，恶血入喉，或产母取冷过度，胎中受寒，致儿腹痛。宜用茯苓丸。

赤茯苓去皮　黄连　枳壳炒

等分，蜜丸，桐子大。乳汁调一丸，灌之。

受寒呕吐者，宜用木香、生干姜、茯苓、甘草、木瓜、丁香等分，为粗末，水煎，绵蘸滴与之。

《外台》方：乳二合，葱白一寸，煎一二沸，去葱服，即乳。

灸法：儿生二七日不吮乳，多啼者客风中脐，循流心脾，灸承浆在下唇棱下宛宛中、颊车在耳下颊骨后各七壮，炷如雀屎大。〔批〕灸法。

〔批〕吐不止。

吐不止　秽恶下咽故也。宜木瓜丸。

木瓜　木香　槟榔等分

面糊丸，小黄米大。每下二丸。

〔批〕不小便。

不小便　初生不尿者，多因母恣食热毒之物，气流胎中，儿饮其血，是以生而脐腹肿胀，如觉脐四旁有青黑气色及口撮，即不可救也。如未有青黑色，不饮乳者，宜服葱乳汤。

葱白三四寸，四破之

以乳汁半盏煎，灌之。

一方，葱生用，捣烂乳拌，抉入儿口内，与乳吮，咽下即通。外治用豆豉膏。

淡豆豉一合，无则黑豆亦可　田螺十九个　葱一大把

同捣烂，芭蕉汁调，贴脐下。

又方，用生地龙数条，蜜少许，同研匀，敷阴茎上。内用蚕退纸烧灰，入朱砂研、冰片研、麝香研各少许，和匀，煎麦门冬、灯心汤，调灌口中，含咽下即通。〔批〕内服。

〔批〕不大便。

不大便　俗名锁肚。由胎中受热，热毒壅盛，结于肛门，闭而不通，无复滋润所致。若至第三日不通，急令妇人以温水漱口，吸咂儿前后心并脐下、手足心共七处，凡四五次。仍以轻粉五分，蜜少许，温水化开，时时将少许服之，以通为度。如更不通，即是肛门内闭，当以物透而通之，以金玉簪刺入二寸许，以苏和香丸纳入孔中，或以油纸捻纳住，不令再合，粪出为快。田氏治法，先用硬葱尖纳入肛门，如不下，即用朱砂丸。〔批〕肛门内闭。

朱砂水飞　南星炮　巴豆霜等分

糊丸，黍米大。薄荷汤下二丸寒结宜之。

〔批〕二便不通。

大小便不通 腹胀欲绝，急令妇人如前法吸咂七处，取红赤色为度，须臾自通，不尔则死。又用前葱乳汤，或取葱汁与乳灌下。

悬痈垂

〔批〕悬痈垂。

《千金》云：小儿出腹六七日后，其血气收敛，则口舌喉颊里清净。若喉里舌上有物如芦箨[1]盛[2]水状者，若悬痈有胀起者，可以绵缠长针，留刃处如粟米许大，以刺决之，去青黄赤血汁。一刺之止，消息一日。未消者，来日又刺之。不过三次，自消尽。余小小者未消，能之自消。

刺后，用盐汤洗，拭以一字散掺刷之。

朱砂　硼砂各用五分　冰片　朴硝各一字

为极细末。蜜调少许，鹅翎蘸刷口内，咽下无妨，时时用之。

重　腭

〔批〕重腭。

如前症，着两颊里及上腭。

重　龈

〔批〕重龈。

着齿龈上。

治法俱同悬痈。

口中有虫

〔批〕口中有虫。

小儿吃奶不稳，七日以来壮热，颜色赤，鼻孔黄，恐作撮口。牙关有虫似蜗牛，亦似黄头白蚌螺，用竹沥半合，和牛黄少许服，

---

① 芦箨（tuò 唾）：芦笋。

② 盛：原作“成”，声近而误，据《千金要方》卷五第二改。

瘥。猪肉拭口出虫。

重　舌

〔批〕重舌。

心脾二脏有热，即血气俱盛，其状附舌下，近舌根，形如舌而短是也。指爪摘断及苇刀子割之。

拭口法　或如上垂痈条，皆刺去血汁，以鸡内金为末，干掺口内。

木　舌

〔批〕木舌。

身大热，舌硬不转是也，皆风热毒，为实热。泻黄散钱氏。见杂发热，或用牙硝细研，于舌上掺之，日三五度《简要》。内服沆瀣丹见后，外以针刺去恶血，兼以一字散掺之见上。

鹅　口

〔批〕鹅口。

初生口内白屑满舌上，不能吮乳，谓之鹅口。由在胎谷气盛，心脾热气熏于口。

用乱发缠指头，蘸井花水拭之。

黄丹煅，出火气睡时掺舌上。如白屑不脱，煮栗荴汁。如春夏无栗荴，煮栗木皮。〔批〕荴，栗内薄皮也。

如上用井花水法《简要》、牙硝法，见上木舌。

《秘录》用桑白皮汁和胡粉傅之。

鸡膍胵烧为末，水和服。如不脱，用雄黄三钱、硼砂二钱、甘草钱、冰片二分为末，蜜水调涂，或干掺之。

又，冬至肥腊肉，蒸熟切片，口内拖之。

儿稍大者，内服沆瀣丹见后，外以保命散吹之。

箭头砂〔批〕箭头砂即好朱砂。　白矾　牙硝等分

共为细末，吹之。

口　噤

〔批〕口噤。

《圣惠》云：初生儿须防三病：一口噤①，二撮口，三脐风，皆急症。撮口②、着噤尤甚，牙关紧急，吃乳不稳，啼声渐小，口吐涎沫，眼闭。人见大小便通，以为冷热所得，不知病在喉舌，状亦极重，善治者十不得三四。但有此症，急看儿上腭有点子，及口内结聚生舌上如黍。先以指甲轻轻刮破，次服定命散。

蝉蜕十四枚，去头足　全蝎十四个，焙，去毒

为极细末，入轻粉少许，和研，乳汁调服。

或辰砂全蝎散。

辰砂水飞，五分　全蝎头足全，炙去毒。廿枚　硼砂研　冰片　麝香各一字

为极细末。用乳母唾调涂口唇里及牙齿上，或用猪乳能独主小儿口噤不开，用少许调，入口内。

如口噤不开，服诸药不效者，生南星去皮脐，研细末、冰片少许，合和，用指蘸生姜汁，粘药于牙根上，擦之即开凡脐风、撮口、口噤，三者虽异，其受病之源则一。大抵里气菀结，壅闭不通，并宜煎豆豉汁与服，取下胎毒。《千金》云：小儿初生，其气甚盛，若有微患，即须下之。若不以时下，则成大疾，难为疗矣，沆瀣丹主之治小儿一切胎毒、胎热、胎黄、面赤、目闭、鹅口、口疮、重舌、木舌、喉痹、乳蛾、浑身壮热、小便黄赤、大便秘结、麻疹斑瘰、游风癣疥、流丹隐疹、痰食风热、痄腮面肿、十种火丹、诸般风搐，并皆神妙。惟胎寒、胎怯、面青者忌之。〔批〕一切胎毒丹斑热症。

黄芩清上焦之热。炒　锦庄黄清中焦之热，又借其有推陈致新之功，活血除烦之力，能导三焦菀火从魄门而出。酒蒸　黄柏清下焦之火。酒炒。各两　老枳壳麸炒，五钱　槟榔童便洗，炒，七钱半。虑苦寒凝腻，加辛散，为行气利痰之佐　川芎两　薄荷五钱。引头面风热从高而下趋　连翘

---

① 口噤：《太平圣惠方·卷八十二·初生儿防撮口着噤及鹅口重法》作“着噤”。

② 撮口：原脱，据《太平圣惠方·卷八十二·初生儿防撮口着噤及鹅口重法》补。

除去心膈，净，六钱半。解毒除烦　赤芍炒，六钱半。调荣活血　黑牵牛炒，取头末，六钱。利水，走气分而舒菀　滑石水飞，六钱。清润，抑阳火而扶阴，又能引邪热从小便而出

蜜丸，芡实大。月内之儿，每服一丸，以次加服，茶汤化下，以病愈为度。

《千金》治口噤赤者心噤，白者肺噤，鸡粪白枣大《圣惠方》用豆大一枚，绵裹，水一合，煎二沸，分再服。

又，雀粪四枚，末之，涂乳头饮之，儿大者十枚。

《外台》：噤病在咽，如麻痘许，令儿吐沫不乳，水银少许与服，下咽便愈以意揣之，不过小麻子许，事急用之。

又，赤足蜈蚣半条去足，炙焦，为末，麝香少许，猪乳和服。

又，大蜘蛛一枚去足，炙焦，细研，猪乳一合和，分三服，徐徐灌之，神妙。

又，取东行牛口沫，涂儿口及额上，神效。

撮　口

〔批〕撮口。

外症舌强，唇青，皱面，撮口，面目黄赤，气息喘急，啼声不出，饮乳有妨。若口出白沫而四肢冷者，不可救。其或肚胀青筋，吊肠卵疝，内气引痛，皆肠胃菀结所致，治法贵乎疏利，宜辰砂膏。

辰砂　硼砂　马牙硝各三钱　元明粉二钱　全蝎焙　珍珠末各钱　麝香一字

为末，和枣包起，自然成膏，每服一字或豆许。

〔批〕撮口脐风，胎惊发热。

小儿撮口，脐风壮热，及胎惊发热《千金》云：小儿初出腹，骨肉未敛，肌肉犹是血也。血凝，乃坚成肌肉。其血沮败，不成肌肉，则使面目绕鼻口左右悉黄而啼，聚口撮面，口干燥，四肢不能伸缩，皆血脉不敛也。多不育，若有上症，皆宜龙胆汤。

龙胆草　钩藤钩　柴胡　黄芩炒　桔梗炒　赤芍炒　甘草炙

茯苓各五钱　蜣螂二枚，去翅足，炙　大黄钱，酒裹煨

每三钱，枣一枚去核煎。或加防风祛风，麦门冬以导心热。

〔批〕撮口发噤。

撮口发噤，用直僵蚕三个炒断丝，研为末，蜜调傅口唇中。

又方，用完全生葱二根捣烂，取汁、直僵蚕三个炒，断丝，研，为细末，以葱汁调，涂乳头上，令人吮之愈。

〔批〕马牙。

马牙　初生患撮口，齿根边生白点，名马牙。即看口内坚硬之处，或齿龈上有小泡如粟米状，急以针挑破出血，浓煎薄荷汤，磨京墨调匀，断母发少许，裹手指蘸墨，满口擦之，仍用新青布蘸温水展口即愈。

〔批〕马牙撮口。

马牙撮口，但看舌上有疮如粟米者是也，以赤脚蜈蚣炙焦研末，傅舌疮上。

脐　风

〔批〕脐风。

小儿初生，惟脐之干系至重，断脐之时，不可不慎。或剪带太短，或结束不紧，致风湿侵入脐中，脐腹肿胀，四肢不利，多啼不乳，甚者发搐，为脐风。其症面赤啼叫者，心病；手足微搐者，肝病；唇青口撮，痰涎壅塞者，脾病；牙关紧急者，肾病；啼哭喘急者，肺病。五脏之症，略见一二者，犹可治，全见者不治。然有内外二因：外因者，风湿所伤；内因者，禀父之真阳不足也。外因发于三五日之间，病生于六腑，故犹可治；内因必发于六七日之间，病生于五脏，故不可治。但看小儿不时喷嚏，摸其项即叫哭，吮乳口松，是其候也。又摸儿两乳，乳内有小核，亦其候也。急宜重捻乳核，出黄水或血，即于乳四旁以火灸之。脐风之治，无一成法可遵，惟火攻最捷。小儿用苎麻小绳，点火煤灸之。〔批〕火功最捷。

〔批〕脐风火穴。

脐风火穴 脐风惟灸火最捷。然《集成》全身灯火，至六十四燋之多。夏氏只十三燋，未免太简，且囟门、人中二火，亦不可轻用。兹特列脐风秘授急救神火，共三十一燋，并考正穴法，详列于后。

角孙 耳廓中间，开口有空，以上耳尖，向后折比，贴着发际便是。

风池 耳后脑空下，两枕骨稍低处，发际陷中便是。

囟会 一名华盖穴。认囟软处，四向灸四燋。〔批〕囟，信上声。

天容 耳根下，前开了处是。

肩尖 肩竖骨上即是。

曲池 以手弯曲拱胸，横纹痕尾即是。

合谷 一名虎口。手大指、次指岐骨间陷中，大指耸起节骨旁略低处即是。

中冲 手中指端尖甲肉间即是。

滑肉 两乳直下排骨尽处即是。

阴交 认三匝横纹，离脐下半寸即是。

肺俞 背脊第三椎下，两旁隔两指便是。

肾俞 脊骨第十四椎下，两旁隔两指便是。

阳强 小儿腿中，有横纹尾上即是。

昆仑 脚踝骨上陷中，细脉动应手处即是。

〔批〕用火次序。

用火次序 凡灸火，无论男女，皆先从左边灸起。初从左角孙、左风池，各灸一燋；次及右角孙、右风池，各灸一燋；复从囟会四旁，各灸一燋，先灸上，次灸左，次灸右，次灸下；次及左天容、左肓尖、左曲池、左合谷、左中冲，各灸一燋；次及右天容、右肩尖、右曲池、右合谷、右中冲，各灸一燋；次滑肉，左右各灸一燋；次阴交，三燋先灸中，平过离半寸，先灸左，次灸右；肺俞，左右各灸一燋；肾俞，左右各灸一燋；末及左阳强、左昆仑，各灸一燋；右阳强、右昆仑，各灸一燋。

〔批〕灸毕，犹啼叫不乳。

已上灸毕，若得沉睡，醒后吃乳如常，风散病退矣。若醒，犹啼叫不乳，以大人巨指将小儿外劳宫男左女右，手背顺揉三十六遍，即覆掌心劳宫穴灸一燋，无不速效。

〔批〕脐肿。

前症，若脐边青黑，撮口不开，是为内搐，不治，爪甲黑者即死。或热在胸堂，伸缩努气亦令脐肿，宜龙胆汤见上撮口。《类萃》先用控痰饮吐风痰。

蝎尾　铜青各五分　朱砂钱　腻粉一字　麝香少许

为末，每一字，腊茶清调下。

或煎段甘草钱，服令吐出痰涎随轻重用，次用益脾散。

白茯苓　人参　草果煨　木香湿纸裹煨　紫苏子炒　甘草　陈皮　厚朴姜制，等分

为末。每一钱，姜、枣煎。

又用辰砂膏见上。

〔批〕噤口、撮口、脐风三症。

噤口、撮口、脐风三症，并宜调气益黄散钱氏。

金头赤足蜈蚣一条，酒浸，炙　蝎稍四个　白僵蚕七个，炒　瞿麦五分

为末。每一字，以鹅翎管吹入鼻中，喷嚏啼哭则可治，仍用薄荷汤调下一字。

〔批〕脐风、脐肿。

脐风、脐肿，柏墨散钱氏。

黄柏末　釜下墨　乱发灰等分

为末。干掺，或油调涂。

〔批〕气脐。

气脐大如栗，虚肿而软，疼用竹沥涂，日数上，消。

脐湿淹，破屋烂草为末，频掺之。

脐　湿

〔批〕脐湿。

脐风、脐湿、脐疮三者，皆因断脐后，为风湿伤而成。若脐中肿湿，经久不差，至百日即危急，宜速疗之。

用枯矾、龙骨为末，入麝少许，拭脐干用，避风。

又，绛帛灰傅脐中。

又方，黄牛粪晒干，烧灰、龙骨、红绵灰、发灰、干胭脂各五分，为细末，湿干掺，干用清油调涂。

脐　疮

〔批〕脐疮。

巢氏曰：因浴儿水入脐中，或尿湿绷包，致脐中受湿，肿烂成疮。或脱衣服，为风邪所袭，入于经络，则成风痫。若脐肿不干，久则发搐。

《肘后》方：干虾蟆烧灰，日三四傅《圣惠方》有枯矾，或白矾枯、龙骨煅为末，干掺。

异功散

龙骨煅　薄荷叶　蛇床子各二钱　轻粉五分

为极细末，少许干掺。

〔批〕疮久不瘥变痫。

脐疮久不瘥，风气传于经络，变为痫疾，金黄散。

黄连二钱半　胡粉　龙骨煅。各钱

为细末。每少许，时时敷脐中。

儿满月啼哭，脐中出血，白石脂炒，研细末，干掺。

脐　突

〔批〕脐突。

初生之儿，有热在胸膛，则频频伸引，呃呃作声，努张其气，抑入脐中，所以突出肿赤。此由胎中母多惊悸，或恣食热毒之物所致。宜对症用药，不必以药傅之，恐反为害。

又，曾氏曰：脐突一症，又非脐风，此亦由初生洗浴，系脐不紧，秽水浸入于内，旬日外，脐忽光浮如吹，捻动微响，或惊悸作声。治用白芍药汤。

白芍半两　泽泻七钱半　甘草炙，二钱　薄桂钱半

加薏苡仁炒，研五钱。

每二钱，煎，空心温服。

次以外消散涂点，自然平复。

朴硝二钱　大黄　牡蛎各五钱

为末。取田螺一枚，洗净，水小半盏，活过一宿，用水调一二钱，涂肿处即消。其田螺仍放水中，勿害之。

又，二豆散。

红小豆　豆豉　天南星等分　白蔹减半

为细末。用芭蕉汁调敷四旁，一日一次，二日二次，小腑①下白即安。

宜忌诸药

〔批〕宜忌诸药。

寇氏曰：凡石药，冷热皆有毒，宜酌用。

张云：丹砂多服蒙心。又曰：凡金石之药皆重坠，用之不当，制不得法，留滞肠腑，为害不小。

东垣曰：冰片，风病在骨者宜之，若在血脉肌肉，反引风入骨。凡麝香、苏木、朴硝、桃仁、巴豆、蜈蚣、铁粉之类，非认症真确，不可轻用。

胎　病

胎惊　胎痫　胎风　胎热　胎寒　胎肥　胎怯　胎黄　胎赤

附：不乳　鼻塞　外肾缩入

总论　妊妇调护乖常，饮酒嗜欲，忿怒惊扑，母有所触，胎必感之，或外挟风邪，有伤于胎，故生下即有胎惊、胎痫、胎热、胎寒、胎黄、胎赤等症。

---

①　小腑：即小肠。此指小便。

胎　惊

〔批〕胎惊。

其候月内壮热，翻眼握拳，噤口咬牙，身腰强直，涎潮呕吐，搐掣惊啼，腮缩囟开，或颊赤，或面青眼合。凡胎风眼合，不可误作慢脾，妄用温药。视其眉间气色，赤而鲜碧者，可治。若黯青黑者，不可治。虎口指纹，弯入里者，可治。反出外者，难治。先宜解散风邪，利惊化痰。大抵小儿脏腑脆弱，不可辄用银粉镇坠之剂，如遇此候，急取猪乳，细研牛黄、麝香，或除麝用辰砂，各少许，调，抹入口中，仍服导赤散以泻肝之子，则愈矣，乳母服防风通圣散，其惊自消。

《斗门方》：小儿未满月，惊搐似中风，欲死者，用辰砂，以新汲水浓磨汁，涂五心上最效。

〔批〕胎惊胎痫。

胎惊、胎痫，皆可服全蝎头尾全者，用生薄荷叶包，外以麻线扎定，火上炙燥为末，别研朱砂、麝香各少许，煎麦冬汤调下，或不用麝香，用琥珀。

〔批〕驱风化痰。

驱风，二活、天麻、白附、防风之类；化痰，胆星、牛黄、竺黄、僵蚕之类对症用之。

胎　痫

〔批〕胎痫。

因腹中受惊，或母食酸咸过多，或为七情所汩，致伤胎气，儿生百日内病者是也。发时面微黄，气逆痰作，目上视，身反张，啼哭不止。先时用参苏饮和解，次用上全蝎法，或于惊门中选利惊化痰之品治之。

胎　风

〔批〕胎风。

小儿初生，其身有如汤泼火伤者，此皆乳母过食峻味所致也。其母宜服清胃散及逍遥散，以清其气血，儿亦饮数滴可也。

有身无皮肤，而不焮赤者，皆由产母脾气不足，用粳米粉傅之，生皮乃止；焮赤发热者，皆由产母胃中火盛，用石膏研粉傅之经谓脾主肌肉，肺主皮毛，故知脾肺病也。

〔批〕脑额脚疮。

如脑额生疮者，阴虚火盛，难治。脚上有疮者，火土相合，遂成湿热，下流攻击肾水也，不满五岁死。

〔批〕遍身如鱼胞水晶。

遍身如鱼胞，如水晶，碎则水流，以密陀僧为末傅之。

愚按：花粉、荞麦粉亦可敷之。

胎　热

〔批〕胎热。

妊妇因食热毒之物，或患热病，失于清解，令热蓄于内，重蒸胎气，致儿生后旬日之间，虚痰，气急喘满，眼闭目赤，眼胞浮肿，神困呵欠，呢呢作声，遍体壮热，小便赤涩，大便不通，啼叫惊烦。若不早治，则丹瘤疮疡由此而生。母服木通散。

竹萹蓄　木通各五钱　大黄　甘草　赤茯苓各三钱　瞿麦　滑石　栀仁　黄芩　车前子各二钱半

每五钱，灯心三茎煎服。使入于乳，令儿饮之，通心气，解烦热。

或沆瀣丹见前。徐服，或用甘草钱，黑豆二钱，竹叶、灯心各七钱煎服，外用四圣散洗眼见前目门。

胎　寒

〔批〕胎寒。

初生百日内，觉口冷腹痛，身起寒粟，时发战栗，曲足握拳，或口噤不开，此胎寒也，因母腹痛而致。《产经》云：胎寒多腹痛，亦或喜食生冷水果，或外感热病，过服寒凉之药，致儿生后，昏昏多睡，间或哯乳泻白。〔批〕哯音现，不呕而吐也。宜白僵蚕散。

白僵蚕　木香　肉桂　陈皮　槟榔　甘草炙。各五分煎，取汁，以绵蘸，滴入儿口中。

〔批〕胎寒内钓。

胎寒内钓，胃气虚弱，胸胁胀满，宜助胃膏。

白豆蔻　肉豆蔻面包煨，研，去油　人参　木香各两半　公丁香　藿香叶　白茯苓　白术　上青桂去皮　砂仁　甘草炙。各五钱　陈皮两二钱　沉香二钱　山药两半

蜜丸，芡实大。每一丸，炒米汤化下。

〔批〕脏寒。

手足梢冷，唇面微青，额上汗出，不顾乳食，至夜多啼颇似前症，但无口冷寒战，名曰脏寒。亦在百日内有之，皆因临产在地稍久，寒气侵逼，或以凉水参汤洗儿，或断脐带短，而又结缚不紧，为寒气所伤。其症夜重日轻，腹痛肠鸣，泄泻清水，间有不泻者，宜白芍药汤加茴香盐炒、吴茱萸泡，姜煎，乳母同服方见前。

胎肥胎怯

〔批〕胎肥怯辨。

钱氏曰：胎实面赤，目黑睛多，善笑；胎怯面黄，目黑睛少，白睛多，多哭。更别父母肥瘦，肥不可生瘦，瘦不可生肥也。

〔批〕胎肥。

胎肥者，生下肌肉厚，肉色通红，时时生痰，满月以后，渐渐肌瘦，目白睛粉红色，五心烦热，大便难亦在胎时，母食甘肥湿热太过，流入胞中，致形质虚肥，血分壅热也，外用浴法〔批〕浴法。

天麻二钱　蝎尾焙　朱砂各五分　乌蛇肉酒浸，焙干为末　白矾各三钱　麝香一字　青黛三钱

每三钱，桃枝并叶一握，同前十沸，温热浴之，但勿浴背。〔批〕但勿浴背。

乳母服大连翘饮胎热脐风，小便不通，诸般疮毒皆可用。

连翘净　瞿麦穗　荆芥梢　赤芍　木通　归尾　防风　柴胡　滑石　蝉退　甘草各钱　栀仁五分　黄芩五分

每三钱，加紫草煎，热甚加大黄详症加减。一方有前子、牛蒡子，加竹叶、灯心煎。

〔批〕胎怯。

胎怯者，生下面无精光，肌肉嫩薄，大便白，而身无血色，目无神彩，时时哽气，多哕此非育于父母之晚年，即生于产多之弱妇。成胎之际，元精即已浇漓①；受胎之后，气血复难长养。初虞世曰：母气不足，则弱瘦而肉薄；父精不足，则解颅而眼白多，调元散助之。

异功散加当归、枸杞、陈米，为末，龙眼汤下。

胎　黄

〔批〕胎黄。

小儿生下，遍体面目皆黄，状如金色，或目闭，身上壮热，大便不通，小便如栀汁，乳食不思，啼哭不止，此胎黄之候，乃胎中受湿热也。宜茵陈地黄汤。

生地黄　赤芍　天花粉　赤苓　当归　猪苓　泽泻　甘草　茵陈等分

煎。母子同服。

或四物加羌活名地黄饮子，灯心煎。

胎　赤

〔批〕胎赤。

田氏云：月里生赤，肌肤如赤丹涂者，外用蓝叶为散涂之，母服清凉饮子见杂症发热三大剂。

〔批〕目睑赤烂。

张涣云：小儿初生须洗目令净，若洗不净，则秽汁浸渍于眼眦中，使睑②赤烂，至长不瘥，名曰胎赤，宜用二金散张氏。

黄连　黄柏等分

---

①　浇漓：亦作“浇醨”。浮薄不厚之义。

②　睑：原作“脸”，据《证治准绳·幼科·初生门》改。批注中“睑”字同。

为粗末，以乳汁浸一宿，焙干。每用少许，以新绵裹，用荆芥汤浸温热，时时洗之。或加当归、赤芍各钱，杏仁五分，如上法洗之。

不　乳

〔批〕不乳。

与前初生不乳条参看。

〔批〕啼哭不乳。

小儿生下，二三日间忽然不乳，当询问之，勿以不乳作脐风治。盖脐风有多啼撮口之症，此但不乳耳。有吐乳，乳之又吐者，名哯乳。或因拭口不净，恶秽入肠，宜用槟榔、木香、甘草，煎汤与服。如啼哭不乳者，腹痛也，亦胎寒之症，宜木香、丁香、乳香、当归、甘草煎汤与服。

〔批〕无故不乳。

如无故不乳，宜问其母之乳汁多少。多者，伤乳也，宜少节之，不久即思乳矣。乳汁少者，必有他症，宜细心察之。

鼻　塞

〔批〕鼻塞。

初生鼻塞不通，乳不得吮，取猪牙皂角、草乌，等分为末，葱涎调成膏，贴囟门。

外肾缩入

〔批〕外肾缩入。

取牛黄、吴茱萸各五分，为末，以蒜汁调涂脐上，仍以蛇床子烧烟，微微熏之妙。

惊　搐

柔痓　刚痓　真搐　假搐　慢惊　慢脾　惊痫　痫症
天钓　内钓　客忤　卒中恶　鬼击

总论　喻嘉言曰：惊风一门，昔人凿空妄谈。后世之小儿，受其害者不知千百亿兆。盖小儿初生，阴气未足，性禀纯阳，身内易致生热，热盛，则生风生痰，亦所恒有，乃以惊风命名，随有八候之目。夫小儿腠理不密，更易感冒寒邪。寒邪中人，先必入太阳经。太阳之脉，起于目内眦，上额交巅，还出别下项，挟脊抵腰中。是以病则筋脉牵强，遂有抽掣搐搦，种种怪异名目。妄用金石脑麝、开关镇坠之药，引邪深入脏腑，千中千死。不知小儿易于外感，伤寒为多，则发壮热，多成痉病。后世四症八候之说，实则指痉病之摇头手劲者，为惊风之抽掣；指痉病之卒口噤、脚挛急者，为惊风之搐搦；指痉病之背反张，为惊风之角弓反张。幼科翕然宗之，且伤寒门中，刚痉无汗，柔痉有汗。小儿刚痉少，柔痉多。世俗见其汗出不止，神昏不醒，便以慢惊为名，妄投参、芪、术、附，闭塞腠理，热邪不得外越，亦为大害。〔批〕刚痉、柔痉，误为惊风。所以凡治小儿之热，切须审其本元虚实，察其外邪重轻，或阴或阳，或表或里，但当撤其外邪出表，不当固邪入里也。仲景原有桂枝汤，舍而不用，徒讲惊风，毫厘千里，害岂胜言哉？

愚按：此说有功千古。陈氏《集成》更详为辨明，而以刚柔二痉为误搐，又有类搐、非搐诸条，分见各门。其治痉法，唯从太阳、厥阴循经治疗，一遵经旨，用海藏、《金匮》等方，诚可为婴儿病痉之准。然钱氏之治真搐，亦曰内挟实热，外感风邪，心家受热积惊，肝家生风发搐。惟用泻青、泻心、导赤等方，亦未尝用金石镇坠之药。其所云假搐，如《集成》类搐者，亦各依本症施治，并未有治惊风之方。今故列《集成》所采治痉诸方于前，而辑钱氏、洁古治真搐诸方继之，则世之竞言开关镇坠、截风定搐之法，以治惊风者，可不禁而自息矣。

〔批〕项背强，身热自汗。

伤风，项背强，身热自汗，为柔痉此邪在太阳，微兼阳明，桂枝葛根汤海藏。

桂枝钱　白芍钱半　葛根钱半　生姜钱　大枣三枚　甘草炙，钱

煎，热服。

《集成》曰：此方通其营卫，则外邪有出无入，所全者大。仍欲

微似有汗，庶①风邪自汗而出，而汗孔自闭。不可令其大汗，致伤荣气。

愚按：用葛根以断风邪入阳明之路。

〔批〕发热自汗。

前症，但发热自汗，桂枝加川芎防风汤比前方药性微轻。

桂枝汤加防风、川芎。

〔批〕直视口噤，往来寒热。

汗后不解，乍静乍燥，目直视，口噤，往来寒热此太阳阳明已罢，邪尚未解，转属少阳半表半里，宜用柴胡加防风汤海藏。

小柴胡汤加防风，煎，热服以和解之，不使之入里。

〔批〕发热头摇，口噤反张。

发汗过多，发热，头面摇，卒口噤，背反张太阳兼阳明，宜去风养血。速救阴营，以静胜躁也，宜用防风当归汤海藏。

防风钱半　当归二钱　川芎钱　生干地黄钱半

煎，热服。

以上柔痉。

〔批〕柔痉论。

伤风有汗为柔痉，风性软弱也。经曰：太阳病，发热汗出，不恶寒者，为柔痉。其症初起，发热自汗，口中气热，呵欠顿闷，手足动摇，甚则反张。由风邪伤卫，荣卫不和。小儿体弱者，最多此症。亦因腠理不密，自汗无时，所以风邪易入。幼科妄称为慢惊风。

〔批〕重感寒湿。

头痛身热，身体颈项俱强，重感寒湿，无汗为刚痉此即先因伤风自汗，汗多衣湿，湿久寒生，反而入内，故谓重感寒湿。寒湿内闭，反令无汗，故见诸症。此营卫闭塞也。设不知治通其营卫，则未痉者成痉，已痉者难愈矣，宜用瓜蒌根桂枝汤见杂症痉。

上刚痉。

① 庶：原作“度”，形近而误，据《幼幼集成》卷二“海藏桂枝葛根汤”改。

〔批〕刚痓论。

经曰：太阳中风，重感寒湿而变痓。其症初恶风寒，发热头痛，偎藏于母怀者是也。《集成》云：小儿口不能言，父母一时不觉，但见其发热，不知其恶寒；但见其昏沉，不知其头痛。医者见其发热，满口称为惊风，置伤寒表里于不问，惟是镇坠凉泻，抑遏其表邪，致延及于三阳。所以有身热足冷，头项强急，遍身俱热，面目红赤，独摇头，卒口噤，背反张，手足搐搦，眼目斜视。此三阳经之全症，正宜循经用药。解除三阳之邪，病自霍然而起。风药乱投，邪入三阴，致成阴症凶危之候，死将旋踵。哀哉。

〔批〕阳痓。

阳痓，身热无汗，头项强直，四肢疼痛，烦躁心悸，睡卧不宁，宜羚羊角散。

羚羊角屑　犀角屑　防风　白茯神　枳壳　麦门冬去心　人参　干葛　石膏煅　甘草炙　柴胡各七钱半　龙齿煅，二钱半

为粗末。每三钱，煎，温服。

《集成》云：此先由风寒湿闭其腠理，内气壅滞，则风寒湿皆化而为热，尚在肌肤，犹未入里，故以辛凉解散之。嘉言谓此方治伤寒阳痓，深得清解之法。

〔批〕阴痓。

阴痓，手足厥冷，筋脉拘急，汗出不止，颈项强直，头摇口噤，急宜附子散。

肉桂　附子制。各七分　白术钱半　川芎钱　独活八分

大枣五枚煎，冷服此由汗多亡阳也。

血虚体弱，寒邪伤营，以致眼目翻上，身体反张，宜当归四逆汤见伤寒厥阴。

已上之方，《集成》本嘉言，为误搐而列。然钱氏有真搐、假搐，不可不知。盖上方专主风寒外感，钱氏则治脏腑自病，故不可执此而遗彼也。

真　搐

〔批〕真搐。

即所谓急惊也。

〔批〕当先补后泻。

潮热发搐钱氏脏腑旺时，用补泻法，在寅卯辰时者，此肝用事之时。身体壮热，目上视，手足动摇，口内生热涎，颈项强急，此肝旺也，当补肾治肝：补肾，地黄丸；治肝，泻青丸。

羌活壬乙同归一治，故用羌活　大黄泻诸实热　川芎入手足厥阴，辛以缓肝　山栀仁泻心火，实则泻其子　龙胆草炒。益肝胆气，止惊　当归入足厥阴，以其能藏血也　防风等分

蜜丸，芡实大。每服半丸，竹叶汤入砂糖化下。

在巳午未时者，此心用事之时。心惕，目上视，白睛赤色，牙关紧急，口内涎出，手足动摇，此心旺也，当补肝治心：治心，导赤散

生地心与小肠之药　木通利小肠之热，故钱氏用之导赤　甘草生。泻心火　淡竹叶凉心

等分，煎。

或凉惊丸见杂症瘛疭；补肝，地黄丸。

在申酉戌时者，此肺用事之时。不甚搐而喘，目微斜视，身热如火，睡睛露，手足冷，大便淡黄水，是肺旺，当补脾，治肝与心：补脾，益黄散。

陈皮五钱　青皮下食，入太阴之仓　公丁香各二钱。去脾胃中寒　诃子肉四钱。开胃消食止泻　粉甘草四钱

加姜、枣煎。

治肝，泻青丸；治心，导赤散见上。

洁古云：脾病肝强，治当补脾，恐木贼害，宜先泻心肝，以挫其强，而后补脾为当。

在亥子丑时者，此肾用事之时。不甚搐，而卧不稳，身体温热，目睛紧，斜视，喉中有痰，大便银褐色，乳食不消，当补脾治心：补脾，益黄散；治心，导赤散、凉惊丸俱见上。

洁古云：皆因大病后脾胃虚损，多有此症。

〔批〕声或大惊。

因闻大声，或大惊，而后发搐，搐止如故急惊本因热生于心，身热而赤，引饮，口中气热，大小便黄赤，剧则发搐。盖热甚则风生，风属肝，此阳盛阴虚也，利惊丸主之。

天竺黄二钱　轻粉　青黛各钱　黑牵牛炒，取头末，五钱

蜜丸，豌豆大。每一岁，服一丸，薄荷汤化下。

服此以除其痰热，不可用巴豆及温药大下之，恐搐、虚热不消也。小儿热痰，客于心胃，因闻大声非常，则动而惊搐矣。若热极，虽不闻声及惊，亦自发搐。

〔批〕虚热卒惊，自汗盗汗。

若心血虚热，忽被大惊，及自汗盗汗经曰：大惊卒恐，则气血分离，阴阳破散，经络厥绝，脉道不通，阴阳相逆，经脉空虚，血气不足，乃失其常，宜团参汤钱氏。

人参　当归等分

每三钱，用猪心一个，切作三片，煎。或加茯神、半夏、橘红、朱砂、炙草、金银之类，煎服。

此本心胆受伤，神气陡离之症，当以收复神气为主。老医常言：小儿惊搐，多是热症。若先便用惊风药，白附、僵蚕、全蝎、川乌之类，便是坏症，只用导赤散加地黄、防风进二三服，导去心经邪热，其搐自止。《准绳》云：常以治人，无不愈者，人勿忽易之。曾氏治惊风，只用辰砂五苓散，薄荷汤调服，少解其热，亦同此意。〔批〕惊搐多是热症。

〔批〕热渴发搐痰壅。

热渴发搐，痰涎壅盛，危急之症，玉枢丹愚家传妙方，有起死回生之功。

天南星　大半夏各两，俱用牙皂、白矾汤浸七日，研，姜汁再蒸　天花粉二两　元明粉五钱，水化，拌花粉，蒸一炷香久　硼砂三钱　雄黄五分　麝香四分　甘草生，两

为细末，滴水丸，朱砂为衣。金银、姜皮、灯心汤下。

〔批〕一切恶症。

一切惊搐，痰涎壅盛，手足抽掣，直视神昏，夜啼昼倦，吐

乳泻白，种种恶症，保命散秘方。

珍珠　牛黄各三分　琥珀五分　胆南星　白附子　蝉蜕炙　僵蚕　茯苓　茯神　皂角　防风各二钱　天竺黄　橘红　薄荷叶　甘草生用　朱砂各钱　天麻三钱　全蝎十个，酒洗，瓦焙　礞石三钱，煅研　冰片　麝香各三分

为极细末，神曲糊丸，芡实大，以朱砂为衣。每一丸，钩藤钩钱、薄荷三分煎汤下。

凡小儿有病，即宜少与乳食。若似惊搐，即宜断乳。如欲食，只与米饮一勺。必欲食乳，须先将乳挤空，然后以空乳令吮。否则乳下喉中，即成顽痰，虽神丹无效。俟少安时，渐与乳可也。〔批〕少与乳食，乳成顽痰。

又，搐搦不可用手把握，但扶持之。否则风痰遂入经络，手足拘挛成废疾。〔批〕手足拘挛。

〔批〕命在须臾。

痰涎壅盛，药不可下，命在须臾，夺命丹见杂症痰饮，木香汤下能裹痰从大便出，而无粪水，不动脏腑，故妙。

假　搐

〔批〕假搐。

搐搦，反张，斜视，而牙关不闭，口无痰涎而气热，未可直指以为惊风，恐是伤风、伤食、痘疹等症。按《集成》所称类搐十条，曰暑，曰疟，曰痢，曰咳嗽，曰丹毒，曰疮痈，曰痘疹，曰霍乱，曰客忤，曰中恶，此各有门，当依本症施治，不必另列。〔批〕类搐十条，各有本症。惟取钱氏伤风伤食表里二症治法于后。

〔批〕伤风发搐。

伤风发搐表症，因伤风后得之，口中气出热，呵欠顿闷，手足动摇当发散。洁古云：症同大人伤风寒痰之类，当辨有汗无汗阴阳二症。阴症有汗，大青膏钱氏。

天麻钱　白附子末，生用　青黛各钱　蝎尾去毒，生研　乌梢蛇

肉酒浸，焙，研末。各①钱　朱砂研　天竺黄各二钱　麝香二分

生蜜和膏。每服一豆许，月中儿减半，薄荷汤化下。〔批〕阴症。

阳症无汗，小续命汤见杂症中风。〔批〕阳症。

〔批〕伤食发搐。

伤食发搐里症，因伤食后得之，身体温，多睡，多唾，或吐，不思乳食而发搐洁古云：脾胃既虚，引动肝风发搐，当先定搐，羌活、防风煎汤，下泻青丸。消食，保和丸见杂饮食。继用异功散之类养之。前症仍作，六君加钩藤钩平之。

〔批〕时疫发搐。

外有时气发搐，详见瘟疫。

慢　惊

〔批〕慢惊。

因大病后，或吐泻，或药饵，伤损脾胃变成。

脾胃虚损，遍身冷，口鼻气出亦冷，手足瘛疭，昏睡露睛，此脾虚伤风无阳之症，瓜蒌、白甘遂等分，同于慢火上炒焦黄，研匀，每服一字，麝香、薄荷汤调服。

此钱氏治慢惊法也，脉有力者宜之。盖湿痰积于膈中，使风火不得开发而身冷。故用瓜蒌、甘遂劫去湿痰，使风火得伸，而身温搐止矣。若脉无力者，不宜用。

〔批〕脉无力者，急当补脾。

脉无力者，急当补脾夏禹铸曰：世人动曰慢惊，予独曰慢症。盖所以成此症者，由于怠慢之故。或汗多不止听之，吐泻不止听之，以致汗多亡阳，吐久坏胃，泻久绝脾，成难起之症，故曰慢症。慢症何惊之有？〔批〕慢症何惊之有？惟脾虚也。眼皮属脾，脾败，故眼皮不能紧合，而睡则露睛，虚则脾失元气，故两目无神而漂泛。脾败则枯涎无统，故凝滞咽喉而有牵锯之声。手足为脾胃所司，脾胃败，故四肢厥冷。虚必生寒，寒则大便泻青，而小便清利。须知为慢脾之

① 各：原脱，据《小儿药证直诀·卷下》补。

候。若疗惊，则无惊可疗；祛风，则无风可祛；除痰，则无痰可除；解热，则无热可解。惟脾间枯痰虚热相往来已耳，治宜六君子汤肢冷，加炮姜，甚者加附子。手足搐搦，加肉桂、钩藤钩，入姜、枣、早米煎，或理中汤加附子。

此夏氏治慢惊法。盖以慢惊、慢脾，一皆①竭绝之症，而疗惊怯风、除痰解热之治，毫不可用，亦为独见。

〔批〕虚风慢惊。

吐利，脾胃亏损，虚风慢惊，钩藤钩饮子钱氏。

钩藤钩七钱半　蝉蜕　僵蚕炒黄　防风　人参　麻黄去节　天麻　蝎尾炒，去毒。各五钱　甘草炙　川芎各二钱半　麝香钱，另研

为末。每二钱，姜三片煎。寒多，加附子。

〔批〕风痰。

风痰，青州白丸子见杂症中风。

〔批〕虚风慢脾。

吐泻成虚风慢脾者，其症面青额汗，舌短头低，眼合不开，睡中摇头吐舌，噤口咬牙，手足微搐而不收，或身冷，或身温，而四肢冷，其脉沉微，阴气极盛，胃气极虚。盖由吐泻损脾，病传已极，总归脾虚，故曰慢脾风。以夏氏前法治之，然亦十救一二而已。

〔批〕惊痫发搐。

惊痫发搐，男则目左视无声，右视有声，女则右视无声，左视有声，相胜故也。

洁古云：男为木，故左视木位无声，右视金位，相击则有声。女为金，故右视金位无声，左视木位，亦相击有声。欲验逆顺，男则握拳，拇指叉入食指中为顺，于外为逆；女则叉入食指中为逆，于外为顺。〔批〕验顺逆法。

百日内发搐，真者不过二三次，必死，假者频发不死。真者内生

① 一皆：一律，全部。《三国志·蜀志·法正传》："其仓廪野谷，一皆烧除。"

惊痫，假者外伤风冷，血气未实，不能胜任，故发搐也。治宜治痫法。

痫症

〔批〕痫症。

万密斋曰：痫者卒然而倒，四肢强直，目闭，或眼珠翻上不转，口噤，或有咬其舌者，口中涎出，或无涎者，面色或青或白，或作六畜声，其状不一，乃小儿之恶症也。昏晕一时，即醒如常矣，发不以时。古人有三痫五痫之名，病治太多，似无一定之说，故后学不知所从。且治痫之方甚多，要无可取者。惟予家传断痫丸，诚治痫之神方也。

断痫丸

川黄连钱　礞石硝煅，水飞　石菖蒲　朱辰砂　蚌珠　铁华粉　甘遂制　沉香各五分　胆南星二钱　白茯苓钱半

别以人参钱、白术三钱煎汤，煮糊为丸，豌豆大。每一丸，猪心汤下。

按：《集成》谓此方重坠毒劣，用之增困。然内惟铁粉、甘遂颇峻，亦只用数分，余则消痰清热，去怯安神，为治痫之正药。万氏既称为家秘神方，必经屡验。然愚谓小儿病此，不过因痰、因风、因惊、因虚数者而已，治宜与大人无异。兹并录罗谦甫方，而以鄙见特附于后。

〔批〕因惊发搐，痫瘲筋挛。

小儿因惊发搐，痰多眼白，痫瘲筋挛经曰：心脉满大，痫瘲筋挛。又曰：肝脉小急，痫瘛筋挛。盖小儿神气尚弱，因而惊恐，神无所依，又动于肝，风火相煽，故痰壅心为痫。肝主筋，故筋挛掣搐。若多服镇坠寒凉之药，复损其气，则添动作如痴矣，沉香天麻丸《宝鉴》。

羌活五钱　独活四钱。恐则气下，精怯而上焦闭。又云：从下上者，引而去之。以二药苦温，引气上行，又入太阳为引，故以为君　天麻　防风各三钱。辛温以散之　当归酒洗　甘草炙。各钱半。温甘以补气血之不足，又养胃气，故以为臣　川乌二钱　附子炮，三钱　益智仁二钱。大辛

温，行阳退阴，又治客寒犯胃　半夏三钱　僵蚕三钱。肾主五液，入脾为涎，以之燥湿行痰　沉香二钱。辛温，体重气清，去怯安神为使

姜汁丸。或每五钱，入姜三片煎。

按：上二方，罗方为稳。然愚见，当消风吐痰。

〔批〕因痰。

有痰者，三圣丸吐之见痫。虚弱不禁吐者，星香散见中风下琥珀寿星丸见痫。

〔批〕肝经有热。

肝经有热，葶苈苦酒汤吐之见痫。吐后，可服泻青丸见前。

〔批〕显咬牙症。

显咬牙症，导赤散杂症痫。可共参。

〔批〕因风。

因风者，消风散。

薄荷　羌活　独活　独活　防风　天麻　荆芥穗　川芎　细辛各钱　胆南星二钱

蜜丸。每一丸，重一钱，苏叶汤下。

此非治痫之药，用以疏散外感，开通经络，初起宜之。

〔批〕攻伐太过，中气虚衰。

因攻伐太过，致中气虚衰，脾不运化，津液成痰。偶然有触，则昏晕卒倒，良久方苏此不可见症治症，盖病源深固，但可徐图，惟以补脾温中为主，久服痰自不生，痫自不作矣，定痫丸《集成》。

归芍六君各两，加石菖蒲、肉桂、木香各五钱，白蔻仁酒炒、苍术漂，黑芝麻拌炒、龙齿火煅醋淬，水飞各两，蜜丸，龙眼核大，镜面砂三钱研，飞为衣，金箔廿张贴之。每日早午，姜汤化服一丸。

〔批〕年深日远，不时举发。

痫症年深日远，肝肾已亏，脾肺不足，心血耗散，不时举发此症总归于虚，宜河车八味丸。

八味丸分两减半，加紫河车一具白矾汤洗净，用姜汁同酒煮烂，五味子炒、麦冬去心，糯米拌炒各两，蜜丸，龙眼核大。每早一

丸，淡盐汤化服，以饮食压之。午及临卧，各服前定痫丸。

天　钓

〔批〕天钓。

亦惊风之症。但天钓发时，头目仰视，惊风则无也。惊悸壮热，两目反张，泪出不流，手足搐掣，不时悲哭，如鬼祟所附，甚者瓜甲皆青。钩藤饮子见上。

涂顶膏。

乌头生，去皮脐　芸薹子各二钱

为末。每一钱，新汲水调，涂儿顶上。

盘肠气

〔批〕内钓。

幼科称内钓者是也。皆因胎气菀积，壅滞荣卫，五脏六腑，无一舒畅。其气不能升降，筑隘肠胃之间，抵心而痛，其声辘辘，如猫吐恶，干啼口开，手足皆冷，宜调中散疏散通气。

青木香　川楝子　没药焙　莱菔子炒　白茯苓　肉桂　青皮　枳壳炒　槟榔　甘草等分

入葱白二寸、盐钱煎。

客　忤

〔批〕客忤。

巢氏云：小儿神气软弱，忽有非常之物，及未经识见之人触之，与儿神气相忤而发，谓之客忤，亦名中客或因六畜暴至，或抱儿戏骑牛马，或父骑马远归，未及熏衣，即抱其儿，则马汗不正之气从鼻而入。经曰：五气入鼻，藏于心肺。则正气受忤，此外因之客忤也。其症口吐青黄白沫，面色变异，喘急腹痛，反侧不安，手足瘛疭。其状似痫，第神不昏乱为异耳。

外用涂囟法。

灶心土钱　雄黄五分　麝香半分

共为细末，枣肉和匀，捏作饼子，照囟门宽窄为样，贴上，取艾绒作豆大，灸三炷即止。效。

内服摄生饮。

胆南星　木香　半夏泡。各钱半　细辛　苍术漂　甘草炙　石菖蒲各钱

姜三片煎，热服。

〔批〕口噤不言。

口噤不言，细辛、桂心等分为末，纳口中，效。

〔批〕中客。

中客，急视其口中垂雍左右，当有青黑肿脉，核如麻豆大，或赤或白或青，便宜用针速刺溃之，或爪摘决之，并以缠绵钗头拭去恶血。取豉，水湿捣丸如鸡子大，摩儿囟门及足心各五六遍，次摩儿心及脐上，行转摩之。良久，破视其中，当有细毛，即掷丸于路上，其病即瘥。

中　恶

〔批〕中恶。

中恶毒之气，如老柩腐尸，淫祠古树，冷庙枯井，败屋阴沟，皆有恶毒之气。小儿触之，从鼻而入，肺先受之，闭其清道，填塞胸中，忽然而倒，四肢厥逆，两手握拳，上气喘急者是也。

复有中恶毒之物者，如菌蕈、河豚、瘟牛、疫马、自死六畜，并水鸡虾蚌之类，自口而入，则肠胃受之，故心腹刺痛，腹皮青黑，闷乱欲死。

前后二症，俱宜霹雳散嗃其鼻。

猪牙皂三分　踯躅花半分　细辛　川芎　白芷各五分　雄黄二分　麝香半分

为细末，以灯心蘸药，点鼻内，得嚏为效。

〔批〕中恶气。

中恶气者，返魂汤。

即仲景麻黄汤去桂枝，入葱白三寸煎，分数次服因毒气闭塞肺窍，以此通之。

〔批〕中恶物。

中恶物者，雄黄解毒丸见杂症喉痹，白汤调下，以利为度。或以盐八合、水三升，煮取升半，二服，得吐即愈。

鬼　击

〔批〕鬼击小便不通。

小便不通，笔头七枚，烧灰为末，服之即通。

伤　寒

乳子　小儿　附：伤风　咳嗽　百晬嗽　哮喘　马脾风　惊啼　躽啼　夜啼　诸汗　发热　消渴　时疫

总论　《集成》云：幼科谓小儿八岁以前无伤寒，不知此语出于何经。夫癸肾内藏真阳，与壬膀胱为表里，今癸水真阳不足，则膀胱壬水清寒，故寒邪之来，直趋太阳寒水之经，以寒召寒，诚莫能御，所以小儿伤寒为最多。〔批〕小儿伤寒最多。其荣血未充，易于生热，治之不当，即多有变症，或至发痉，幼科指为惊风是也。故乳子尤贵急治。〔批〕乳子尤贵急治。乳子筋骨柔脆，不耐伤寒，初入太阳，汗出多，即人事昏沉，浑身壮热，筋脉牵强，医不详辨，误认惊风，其祸立至。治法只宜解肌，不宜发表，因其肌肤薄，腠理疏，恐使汗多亡阳，故辨症不繁，用方宜简。若延时日，则不能耐矣。是以与小儿之分经论治，缓急不同。乳子伤寒初起，男体重面黄，而带惨色，女面赤而带惨色，喘急恶寒，口中气热，呵欠顿闷，头项强急者是也。

乳　子

〔批〕恶寒恶风。

恶寒恶风必偎傍其身于母怀，藏头伏面。此为表症，可与解肌，桂枝防风汤。

桂枝钱半　白芍钱　防风钱半　生姜钱　大枣一枚　甘草炙，钱

煎，热服此方有汗能止，无汗能发，为幼科解表第一良方。有痰，加瓜蒌霜钱。呕吐，加二陈各钱。热，加柴胡钱。气急，加桔梗、枳壳各钱。

〔批〕里热恶热。

里热恶热出头露面，扬手掷足，烦渴便秘，掀衣气粗是为里症，略清解之，小柴胡汤加大黄酒蒸钱煎服，中病即止。

〔批〕大热大渴。

如大热大渴，自汗，此表里实热宜和解清热，宜柴胡白虎汤。

人参钱　熟石膏三钱　知母钱　甘草炙　柴胡各钱　粳米一撮

煎。

〔批〕夹食伤寒。

先伤风寒，后伤饮食，或先停饮食，后感伤寒俱为夹食伤寒。壮热头痛，嗳气腹胀，大便酸臭，留连不解，大柴胡汤下之见少阳，中病即止。体素弱者，惺惺散。

人参钱　白术漂，钱半　白云苓　白芍　桔梗各钱　细辛五分　川芎　天花粉酒炒　防风各钱

加姜、枣煎。

〔批〕夹食轻重。

夹食，轻者消导，重者合小承气汤。

〔批〕阴症。

阴症里虚，头额冷，手足冷，口中气冷，面色黯淡，大便泻青当救其里，理中汤。

小　儿

〔批〕小儿伤寒，分经论治。

八岁以后，气血充足，经脉完固，伤寒自表入里，分经论治与大人同。宜于前《伤寒论》中，依六经症治寻方用药，或仲景方不敢轻用，则于各经后所附后贤平易稳当之方对症选用，但小其制与之。

吴绶曰：小儿伤寒，六经治例皆同，但有胎热、惊热、血热、客热、寒热、潮热、痰热、食热、变蒸发热、痘疹发热、伤风发热，一皆发热，状似伤寒，要明辨之。〔批〕各种发热，状似伤寒。

云岐子云：小儿卒暴壮热，恶寒，四肢冷，或耳尻冷，鼻气热，

为斑疹也，与伤寒表症相似。此胎气始发，自内之外，若与伤寒表症同治，则误矣。〔批〕斑疹。

痘疹发热，钱氏曰：腮赤多燥，喷嚏眼涩，呵欠顿闷，时发惊悸，身重发热，耳尖鼻冷，手足梢冷，或乍凉乍热，睡中惊惕，起卧不安者，乃其候也。切不可认作伤寒，辄与发汗，与被覆取汗，则大误矣。〔批〕痘疹。

伤　风

〔批〕伤寒咳嗽，各脏兼症。

小儿怯弱之体，风邪易得乘之，顿然头痛鼻塞，呵欠喘急，身热脉浮者是也。盖肺主皮毛，风入皮毛，多为咳嗽，其指纹红紫而长，外感候也。复有伤风，自利腹胀而手足冷者，脾怯也，当与和脾，而兼发散。有潮热多睡，气粗呕吐，乳食不消，大便黄白而嗽者，脾肺受寒，不能受纳而吐也。若伤风多泪，胁痛目肿而嗽者，兼肝症也。舌赤面赤，汗流而嗽者，兼心症也。面黄唇肿，少食恶心，兼脾症也。面赤眶肿，上气喘急，为肺本病也。嗽而腰疼者，兼肾症也。依后方，各脏加味治之。

〔批〕四时感冒，瘟疫疮疹。

四时感冒风寒，痰实咳嗽，及瘟气时疫，疮疹头痛，体疼壮热，多眠不语，潮热烦渴，人参败毒散见太阳后加荆芥、防风。

云岐子加天麻酒炒、地骨皮，名人参羌活散治同。脾怯，倍茯苓，加扁豆、山药。脾肺寒，倍茯苓，加白术、山药、藿香。兼肝症，倍柴胡加白芍，微加青皮。兼心症，倍独活，加连翘、木通。兼脾症，加六曲、山楂、麦芽。兼肺症，倍枳壳，加北芥子。兼肾症，倍独活。凡咳嗽痰不应者，每日二服不拘剂数，以痰豁为度。〔批〕各脏兼症，加减用药。

〔批〕暑温霍乱，见各门。

其伤暑湿，及感霍乱，治与大人同者，各于本门对症寻方治之。

咳　嗽

〔批〕咳嗽。

小儿风寒，乳食不慎，致嗽者多。但因痰而嗽者，主治在脾。因咳而动痰者，主治在肺。以时言之，清晨嗽者，属痰火。午前嗽者，属胃火。午后嗽者，属阴虚。黄昏嗽者，火浮于肺。五更嗽者，食滞于三焦。肺实者，顿嗽抱首，面赤反食。肺虚者，气逆虚鸣，面白飧泄。肺热者，痰腥而稠，身热喘满，鼻干面红，手捏眉目。肺寒者，嗽多痰清，面白而喘，恶风多涕。治者各因其虚实寒热而调之，斯无误矣。

〔批〕因寒。

因于寒者，气壅喘促，声浊无汗，鼻塞声重，参苏饮见杂症发热。兼内伤亦可服。

〔批〕气逆面白有痰。

咳而气逆，喘嗽面白，有痰，清肺饮。

前胡　枳壳　知母　贝母　白茯苓　桔梗　阿胶　麦门冬　荆芥穗各钱　柴胡八分　薄荷七分　桑白皮　甘草炙。各五分

煎，热服。

愚按：此方属肺热者宜之。若虚寒症，则知母、贝母、桑白皮等似觉不宜，当改用二陈、干姜、五味子之类。

〔批〕乳食伤脾，痰喘面白身热。

乳食冲脾，伤风咳嗽，面赤身热，痰多喘急，葶苈丸。

甜葶苈去土，隔纸略炒　黑牵牛炒，研，取头末　杏仁去皮尖，炒黄色，另研　汉防己炒，等分，为末

入杏仁泥，和蒸枣肉为丸，绿豆大。每五七丸，姜汤化下。

此因乳食伤脾，痰甚及壮盛者可用。不则，去牵牛，易苏子（炒，研）为丸，效。

〔批〕肺兼脾症。

咳而面黄，体倦，痰涎壅盛，或吐痰，或吐乳食此肺病兼见脾症。大抵咳嗽属脾肺者居多，以肺主气，脾主痰故也，宜橘皮汤。

半夏　白茯苓　旋覆花　桔梗　陈皮　枳壳各钱　细辛　人参　甘草炙。各五分

姜三片、枣一枚煎。

愚按：方内宜加炒苍术或白术、木香、制川朴。

〔批〕肺兼肝症。

咳而面青，多怒，痰涎壅盛而发搐者因咳嗽声不得转，所以瞪目直视，此肺病兼肝症，金粟丹。

胆南星九制　天麻姜汁炒　白附子土炒　全蝎去尾足，以滚汤泡，净，去盐泥，晒干，炒　代赭石火煅醋淬七次，研细水飞，晒干　直僵蚕炒去丝。各两　明乳香去油净，二两　金箔五十斤　麝香二分　冰片三分

蜜丸，皂角子大，贴以金箔。每一丸，姜汤化服。

《集成》云：此丸能疏风化痰，清火降气，并治上气喘急，嗽声不转，眼翻手搐。凡截风定喘之方，皆不及此。惟虚寒之痰，无根之气，绝脱之症，不可用。

愚按：此症肝实者，当如钱氏用泻青丸。

〔批〕肺兼肾症。

咳而面色黯黑，久嗽而吐痰水此肺病兼见肾症，宜八仙长寿丹见虚劳。

〔批〕肺兼心症。

咳而喉中介介有声，面赤发热，心烦，或咽喉痛，声哑此肺病兼见心症，清宁散。

桑白皮炙　甜葶苈微炒　赤茯苓酒炒　车前子炒　甘草炙，减半

每五钱，姜、枣煎。

〔批〕气逆血逆，兼咽喉痛。

咳而声不出，口鼻出血者此气逆血亦逆也，须顺气宁嗽为主，人参二冬膏。

人参　天门冬　麦冬　贝母　桑白皮　阿胶　枯黄芩　当归各钱　五味炙　甘草炙。各五分

蜜丸，龙眼核大。每一丸，灯心汤下。

兼咽喉痛，沆瀣丹见前。

〔批〕胸高骨起。

诸气膹菀，诸痿呕吐，咳而胸高骨起此肺热之极，阳火熏蒸而

致也，清燥救肺汤喻嘉言。

鲜桑叶经霜者。得金气而柔润不凋，取之为君。用二钱　甘草炙，钱。和胃生肺　熟石膏禀清肃之气，极清肺热。钱二分　人参生胃之津，养肺之气。七分　胡麻仁炒，研，钱〔批〕胡麻补肺气，益肝血，逐风药中不可缺。　阿胶八分　麦冬去心，钱二分　杏仁泡，去皮尖，炒黄，七分　枇杷叶一片，刷去毛，净，蜜涂炙黄

煎，分二三次服。痰多，加贝母、瓜蒌仁。血虚，加生地黄。热甚，加犀角、羚羊角。

〔批〕肺痈。

咳久，胸痛，吐脓血，为肺痈，依本门对症用方治之。

〔批〕声不出。

咳嗽声不出，杏仁两去皮尖，研，以水一中盏绞取汁，紫菀五钱研末，入蜜同煎成膏，清粥饮调半匙。

百晬嗽

〔批〕百晬嗽。

曾氏云：百日内婴孩，偶咳嗽痰壅，睡中不宁，亦因产后感风而得，但不可过用发表之剂。

荆防败毒散一二小剂，母子同服。令乳母忌口，凡荤酒油腻一切之物，一概屏绝，惟香茶白饭，佐以橘饼，以清其乳。虽至重者，不过十日八日，嗽自愈。

哮　喘

〔批〕哮喘。

哮者，喉中如拽锯，若水鸡声者是也。喘者，气促而连属，不能以息者是也。故哮以声响言，喘以气息言。凡喉如水鸡声者为实，如鼾声者为虚。虽由于痰火内菀，风寒外束，而治之者，不可不分虚实也。

〔批〕因外感。

恶寒发热，面赤唇红，鼻息不利，清便自调此因外感，邪在表，宜发散，五虎汤。

麻黄五分　杏仁　陈细茶各钱　熟石膏半钱　甘草炙，四分

煎。

或三拗汤见杂症咳嗽。加荆芥（不去梗）、桔梗（蜜水炒），名五拗汤。

〔批〕因热。

口燥咽干，大小便不利此因于热，宜微下之，葶苈丸见上咳嗽。

〔批〕因宿食。

痰涎壅甚，喘息有声此因宿食停滞，先用山楂、神曲、麦芽各三钱煎服消其食，次服千缗汤见杂症喘。去其风痰。

〔批〕素有哮喘。

素有哮喘之疾，宜于未发时预防之。有发即能吐痰，宜补肾地黄丸。

六味地黄汤加鹿茸、牛膝，再加五味子、补骨脂，多服自愈。

有发而不吐痰者痰入于肺窍，不能出，宜治痰喘方。

人参　胆南星　半夏制　瓜蒌霜　香附姜制　皂角烧灰　陈皮炒　莱菔子炒

姜汁煮神曲糊丸，麻子大。每一钱，姜汤下。

初发，宜苏沉九宝汤。〔批〕初发。

麻黄去节，五分。顽痰闭塞，非麻黄不足以开其肺窍　红云皮[①]五分　薄荷五分　桂心　苏叶　桑白皮各四分　大腹皮丸　杏仁三粒　甘草炙，六分

姜三片煎，临服加童便少许。

〔批〕病后气短。

凡大病久嗽之后，或久服寒凉克消之药，或久吐泻后，忽然气急，似喘非喘，气短短者欲断之机，速宜挽救，人参五味子汤。

即六君子汤合生脉散。

〔批〕喘嗽。

喘嗽，化痰丸。

---

① 红云皮：橘红之别名。

丝瓜烧存性，为细末

枣肉和丸，弹子大。每一丸，姜汤化服，化痰最捷。

〔批〕一切哮疾。

一切哮疾，或痰或食，清金丹遇食厚味即发者，尤妙。

莱菔子蒸熟，晒干，为末　猪牙皂角烧存性

等分，姜汁煮面糊为丸，绿豆大。每二十丸，姜汤下。

马脾风

〔批〕马脾风。

心为午火，属马，心脾有积热也。

胸膈积热，心火凌肺，痰涎壅盛，暴喘胀满，二便闭硬小儿此症最多，不急治必死，急宜下之，牛黄夺命散。

黑牵牛半生半炒，研，取头末，五钱　大黄酒润，晒干　槟榔各两

或除槟榔，用枳壳麸炒，为细末。每钱半，白汤加蜜少许调下。

啼　哭

〔批〕啼哭。

初生百廿一周之内，神安意静，不妄笑，多哭者，易养。然有惊啼，有夜啼，有躽啼，有心意不遂而哭，为拗哭。急投所好，勿使怒气伤肝。

〔批〕肝热心热。

大哭昼夜不止肝热，泻青丸见前。日夜啼哭，身热烦躁心热，导赤散见前。俱宜灯心汤下。

〔批〕惊啼。

惊啼由风邪乘心，脏腑生热，热则精神不足，睡卧不安，或咬牙，咳嗽，咽喉壅痛，蝉花散钱氏。

蝉蜕　白僵蚕酒炒　甘草炙。各二分　延胡索分

为末，一岁一字，四五岁五分，蝉蜕汤下。

〔批〕睡中惊啼。

睡中惊悸而啼，面色紫黑神虚，宜安神丸。

人参　茯神　麦冬　山药　龙齿各二钱　朱砂水飞　寒水石水飞　甘草各五分　冰片分　金箔十张

蜜丸，灯心汤下一丸。

〔批〕躯啼。

躯啼〔批〕躯，曲身也，在胎之时，母将养不如法，及取凉饮冷过度，冷气入儿肠胃，使胎气不强，致生下羸弱多病，俯仰多啼，儿身躯张，气促，腹中痛，名曰躯啼。宜养脏汤张涣。

当归两　沉香　丁香　白术　桂心　川芎各五钱

为末。每一钱，煎，滴儿口中。

〔批〕干啼后躯。

干啼后躯，亦名盘肠内钓，宜调中散见前内钓。

〔批〕夜啼。

夜啼寒热不同，脏寒者阴盛于夜，至夜发躁，寒盛腹痛，以手按其腹则啼止，起手又啼，面青手冷，口不吮乳，加味当归散〔批〕脏寒。

当归钱半　吴茱萸三分　肉桂　川芎　木香各五分　黑姜灰　小茴各钱　甘草炙，五分

煎，临卧加盐七分调服。

心热者，面红舌赤，或舌胎白涩，无灯则啼稍息，见灯则啼愈甚，宜导赤散见前加麦门冬、灯心，甚则加黄连、胆草。

〔批〕百二十日夜啼。

一百二十日夜啼，蝉蜕四十九个剪去前半截，用后半截，焙研末，分四服，钩藤汤调下；花火膏。

灯花三四颗

研细，灯心汤调涂乳上，令吮之。如无灯花，用灯心烧灰亦妙。

诸　汗

〔批〕诸汗。

小儿脏腑娇嫩，肤腠未密，或重衣厚服，致内脏生热，热传

于心，故心液不能自藏而汗出也。

〔批〕额汗。

额汗额为心之位，宜收敛心气，团参汤见前真播。

〔批〕自汗。

自汗失治则变蒸疳，大病后，气血两虚，或潮热寒热过后，身凉，自汗日久，令人黄瘦，黄芪固真汤。

黄芪钱　人参　白术　甘草炙。各五分　归身钱　天员肉三钱

煎服。

〔批〕泄泻自汗。

脾虚泄泻，自汗后，遍身冷有时遇泻则无汗，不泻则有汗。此为大虚之候，急当补脾，理中汤。泻止，黄芪固真汤。

〔批〕胃虚自汗。

凡自汗，上至胸，下至脐此胃虚也，宜四君子汤加黄芪。

〔批〕肺虚自汗。

肺虚自汗面白唇白，六脉无力。因久嗽肺虚，故自汗，四君子加麦冬、五味。

〔批〕伤风自汗。

伤风自汗，桂枝汤或白术汤见太阳后。

〔批〕伤寒头汗。

伤寒，头汗出，至颈而还欲发黄也，茵陈汤见阳明。大黄用黄柏。

〔批〕实热。

实热在内，烦躁，汗出不止胃实，沆瀣丹见前。

〔批〕盗汗。

盗汗　血虚盗汗，宜敛心气，养心血，团参汤见前。

睡中遍身有汗，觉来久不干者此食积盗汗，脾冷所至，益黄散见前真播。〔批〕食积。

〔批〕诸汗不止。

诸汗服药不止者由元府大开，故服药不止，五倍子末醋调，纳入脐中，以布扎之，复以旧蒲扇烧灰，糯米多加，和匀，夏布袋

盛，遍身轻扑之。

发　热

〔批〕发热。

小儿杂症诸发热，辨见伤寒后吴注。

《集成》云：小儿之病，多有发热。幼科论症太繁，莫得其要。今分为四大纲：一曰表热，一曰里热，一曰虚热，一曰实热。表里虚实既明，然后逐症辨认，病无遁情矣。

〔批〕表热。

表热　小儿无故发热，多由外感风寒。其症喜人怀抱，畏缩不欲出头露面，面带惨色，不渴，清便自调，吮乳，口不热，或鼻流清涕，或喷嚏，浑身拘急，此表热也。初起时，一汗可解，桂枝汤加柴胡、粉葛煎，热服。若元气怯弱者，四君子汤加防风、柴胡、粉葛，或再加黄芩。

〔批〕里热。

里热　发热时，喜露头面，仰身卧，扬手掷足，揭去衣被，渴，吮乳不休，是欲饮水，口中热，小便赤，大便闭，此里热也。宜清里解利之，导赤散煎送泻青丸俱见前。

〔批〕虚热。

虚热　多从大病之后，或潮热，或温热，或渴，或不渴，大小便如常。宜补，竹叶调元汤见后。

调元生脉散加竹叶。

〔批〕实热。

实热　面赤腮红，鼻孔干燥，喜就冷，或合面卧，或仰面卧，扬手露足，揭去衣被，大渴不休，大小便秘。宜下之，沆瀣丹见前。

已上四症为纲，其下兼症为目，辨症悉矣。

〔批〕伤风。

伤风发热，其症自汗，身热，呵欠，目赤，多睡，恶风，喘急此由解换褓襁，受风所致，治宜柴葛桂枝汤解肌。

桂枝钱　白芍钱半　柴胡　干葛各钱　甘草炙，八分

姜三片、枣三枚煎。

〔批〕伤寒。

伤寒发热，其症无汗，身热，呵欠，顿闷，项急，面赤，喘急，恶寒，口中气热此因脱换襁褓，受寒所致，治宜惺惺散见前伤寒。发热之后，微服沆瀣丹以防其内热。

〔批〕发热吐泻。

既伤风寒发热，又兼吐泻者不可发散，此脾胃虚怯也，但宜五苓散送理中丸。

〔批〕伤热肢热。

伤热发热，其症身热，自汗，作渴，昏睡，手足俱热此多在夏月，因天气热，包裹过厚，受热也，人参白虎汤见阳明，次以调元生脉散补之。

生脉散加黄芪、归身，姜、枣煎。

〔批〕伤暑肢冷。

伤暑发热，其症身热，自汗，作渴，昏睡，手足冷此由高堂广厦，阴冷太过所致，香薷饮见杂症伤暑。次以调元生脉散补其气，又服四君子汤以防吐泻。

〔批〕心热。

心热者，浑身发热，面赤，自汗，心悸不宁，脉数，烦躁，狂叫，恍惚，宜导赤散加黄连。

〔批〕夜热。

夜热，怠惰嗜卧，四肢不收，中虚有热者，黄芪人参汤见杂症伤暑。实者，沆瀣丹。〔批〕实热。

〔批〕脾热。

脾热，鼻上先赤，热在肌肉遇夜尤甚，身热饮水，宜泻黄散，轻者钱氏泻黄散俱见杂发热。

〔批〕夜热旦退。

夜间发热，旦则退去此血虚也，六味地黄汤加龟板胶、当归、白芍收纳阴气。

〔批〕汗下热不退。

伤寒无汗，服表药汗出，其热不退，复下之，热仍不退乃表里俱虚，气不归元，阳浮于外。此为虚热，不可误用寒凉。即当和其胃气，俾阳气收敛，其热自退，四君子汤加炮白姜。

疳热，形色黄瘦，骨蒸盗汗，泄泻无常，肚大脚小多起于大病之后，失于调理，又或伤饥过饱，脾气受伤，六君子汤加当归、白芍宜加川芎。

壮热，表里俱热，睡卧不安，燥热喘粗，甚则搐搦此一向热而不已，气血壅实，五脏生热，蒸于内外，煎导赤散送泻青丸。大小便秘，沆瀣丹。

〔批〕烦热。

烦热，燥扰不安，五心烦热，四肢温热，小便赤涩此心经有热，导赤散加麦冬、栀仁。

〔批〕积热。

积热，面赤口疮，大便硬，小便黄赤此表里俱实，或因内伤酒面、炙煿煎炒，或误投峻补之药，或外因厚绵炉火，温暖过度，沆瀣丹多服，以清解之。

〔批〕客热。

客热乍有乍无，热邪干心，则热形于额，故先起于头面，而后身热，恍惚多恐，闻声则惕此正气虚而热邪胜。邪正交争，乍进乍退，导赤散先撤散邪，后以团参汤护其正气。

〔批〕往来寒热。

往来寒热，小柴胡汤。

〔批〕血热。

血热，每日巳午时发热，过夜则凉此心经血热也，轻则导赤散，重者四顺清凉饮子见杂症发热。

外治法《集成》。

〔批〕疏表。

疏表 小儿发热，不拘风寒、饮食、时疫、痘疹，以葱一握，捣烂取汁，少加麻油在内，和匀，指蘸葱油，摩儿之五心、头面、项背诸处。每处摩擦十数遍，以厚衣裹之，蒙其头，略疏微汗，不可令其大汗。此法最能疏通腠理，宣畅经络，不伤正气，诚良法也。

〔批〕清里。

清里 小儿发热，至二三日，邪已入里，或乳食停滞，内成蒸热。其候五心烦热，睡卧不安，口渴多啼，胸满气急，面赤唇焦，大小便秘，以鸡蛋一枚，去黄取清，入麻油略与蛋清等，再加雄黄细末一钱，搅匀，以妇女乱发一团蘸染，于小儿胸口拍之。寒天以火烘暖，不可冷用。自胸口拍至脐轮止，拍半时久。以发敷于胸口，布扎定，一炷香久取下，一切诸热皆能退去。倘身无热，惟啼哭焦烦，神志不安者，不必蛋清，只用麻油、雄黄拍之，仍敷胸口，即时安卧。此法多救危险之症。

〔批〕解烦。

解烦 凡小儿实热之症，及麻疹毒盛热极，其候面赤口渴，五心烦热，啼哭焦扰，身热如火，上气喘急，扬手掷足。一时取药不及，用水粉①一匙，以鸡蛋清调匀略稀，涂儿胃口及两手掌心，复以小酒曲十数枚，研烂热酒和，作二饼，贴两足心，以布扎之。

〔批〕开闭。

开闭 凡小儿风痰闭塞，昏沉不醒，药不能下，甚至灸火亦不知痛，此因痰塞其脾之大络，截其阴阳升降之隧道，原非死症。用生菖蒲、生艾叶、姜、葱各一握，共入石臼内，捣如泥，以麻油、好醋入内，炒热，布包之，从头项、胸背、四肢，乘热往下熨之。其痰一豁，倏然而醒。此法不但小儿可用，凡闭症皆效。

〔批〕引痰。

引痰 凡小儿痰嗽，上气喘急，有升无降，喉中牵锯之声，须引而下行。用白矾一两研末，入醋内，即化为水，以面粉或米粉调和如胶，作二小饼，贴两足心，布包一宿，其痰自下。

---

① 水粉：铅粉之别名。

〔批〕暖痰。

暖痰　见小儿胸有寒痰，不时昏绝，醒则吐出如绿豆粉，浓厚而带青色，此寒极之痰。前法不能化，惟以生附子一枚、生姜一两，同捣烂，炒热，布包，熨背心及胸前。熨完将姜、附捻成一饼，贴于胃口，良久其痰自开。

〔批〕纳气。

纳气　凡小儿虚脱大症，上气喘急，真气浮散，不得归元，诸药莫效。用吴茱萸五分、胡椒七粒、五味子一钱，研极细末，酒和作饼，封肚脐，以布扎定，其气自顺。

〔批〕通脉。

通脉　凡小儿忽尔手足厥冷，此盖表邪闭其经络，或风痰阻其荣卫，又或大病之后，阳不敷布于四肢。速用生姜煨熟，捣汁半小杯，略入麻油调匀，以指蘸姜油，摩儿手足，往下搓擦揉捩，以通其经络。俟其热回，以纸拭去之。又，凡小儿指纹滞涩，推之不动，急以此法推活之。不论阴阳虚实，用之皆效。

〔批〕定痛。

定痛　凡小儿胸中饱闷，腹时疼痛，一时不能得药，用食盐一碗，锅内炒热极，布包之，向胸腹从上熨下。盖盐走血分，故能软坚，所以止痛。冷再炒熨，痛定乃止。

消渴症

〔批〕消渴。

治与大人同，详杂症本门。

时　疫

〔批〕时疫。

详瘟疫论后小儿时疫。

诸　疳

五脏疳　食积　疳泻　疳疟痢　脑脊疳　蛔疳　丁奚　哺露无辜
冷热疳　疳渴　疳痨　走马疳　口疳　魃疳

总论　经曰：数食肥，令人内热；数食甘，令人中满。盖其病因肥甘所致，故名曰疳。儿童十六岁以前，其病为疳。十六岁以后，其病为痨。皆气血虚惫，肠胃受伤之所致也。凡病疳而形不魁者，气虚也；色不华者，血弱也。气虚血弱，知其脾胃必伤。有因幼少乳食，肠胃未坚，食物太早，耗伤真气而成者。有因乳母寒热不调，或喜怒房劳之后，乳哺而成者。有因恣食肥甘、瓜果生冷，因而停滞中焦，食多成积，积久成疳。复因取积太过，耗损胃气，或因大病之后，吐泻疟痢，乳食减少，以致脾胃失养。所因不同，总归于虚也。其症头皮光急，毛发焦稀，腮缩鼻干，口馋唇白，两眼昏烂，搔眉擦鼻，脊耸体黄，斗牙咬甲，焦渴自汗，尿白泻酸，肚胀肠鸣，癖结潮热，酷嗜瓜果咸酸、炭米泥土，爱伏地卧，皆其候也。然疳之为病，皆虚所致。即热，亦虚中之热；寒，亦虚中之寒；积，亦虚中之积。故治积不可骤攻，治寒不可峻温，治热不可过凉。〔批〕疳病不同，总归于虚。虽积为疳之母，治疳必先去积。然遇极虚者，而迅攻之，则积未去，而疳危矣。书曰：壮人无积，虚则有之。可见虚为积之本，积反为虚之标也。故壮者先去积，而后扶胃气。衰者先扶胃气，而后消之。如恶食滑泻，牙龈黑烂，头软肢冷，下痢肿胀，面白肚硬，口吐黑血，吐利蛔虫，皆不治。〔批〕壮人无积。

〔批〕疳症初起。

疳症初起病者，以集圣丸为主。久病者，但以肥儿丸调之，以补为消可也。

一切疳症，冷热新久，集圣丸主之五脏诸疳，随症加减，不必多求方法。

真芦荟酒蒸　五灵脂炒　夜明砂炒　陈皮酒炒　青皮醋炒　莪术煨　使君肉炒　木香　归身炒　川芎酒炒。各二钱　人参三钱　黄连姜汁炒　干蟾蜍酥。各三钱　砂仁酒炒，二钱　公猪胆一枚，取汁

粟米糊丸，龙眼核大。每二丸，米饮化服。瘦者，当归、川芎加用。

〔批〕五脏疳。

各脏疳加减法：心疳咬牙舒舌，舌上生疮，爱饮冷水，唇红面

赤，伏地而卧，本方去莪术、砂仁、青皮、陈皮、川芎、木香，加生地、茯苓、胆星各二钱，朱砂、甘草各钱；肝疳面青，目生白膜，泄泻夹水，青色，泻血，本方去莪术、砂仁、陈皮、木香，加龙胆草、栀仁、防风、天麻、蝉蜕各二钱，青黛水飞钱半；脾疳爱吃泥土冷物，饮食无度，身面俱黄，发稀作穗，头大项小，腹胀足弱，间或泄泻肌瘦，昼凉夜热，不用乳食，专用本方；肺疳鼻下赤烂，手足枯细，喘嗽气促，右腮㿠白，本方去莪术、青皮、川芎、木香，加桑白皮、桔梗、苏叶、阿胶、炙草各二钱，或加鼠粘子、马兜铃各钱，外用泽兰叶、铜绿、轻粉等分为末，掺赤烂处；肾疳两耳内外生疮，脚如鹤膝，或齿缝臭烂，变成走马疳，本方去莪术、砂仁、青皮、陈皮、木香、灵脂，加熟地、山药、枣肉各三钱，茯苓、泽泻各二钱。

以上五脏疳。

〔批〕食积疳。

食积疳形瘦腹硬，时发潮热，羞见生人，见之则哭，本方去芦荟、灵脂，加黄芪、白术、茯苓、半夏、枳实炒、厚朴制、甘草炙、神曲、麦芽各炒、鳖甲、三棱各炙二钱。

〔批〕疳泻。

疳泻久泻不止，胃虚成疳，本方去芦荟、灵脂、莪术，加白术、茯苓、肉蔻仁、诃子肉各二钱，人参三四钱。

〔批〕疳痢。

疳痢久痢不止，肠虚成疳，本方去芦荟、莪术、青皮、灵脂，加诃子肉、莲肉去皮、心各三钱。

〔批〕疳疟。

疳疟疟久未已，脾虚成疳，此必有癖，本方去芦荟、灵脂，加黄芪、鳖甲醋炙、柴胡、半夏、神曲各二钱，人参倍用，白术三钱。

〔批〕脑疳。

脑疳皮毛光急，满头疮饼，脑热如火，发结如穗，遍身多汗，腮肿囟高，令儿眼痛，其病在肝，本方去莪术、砂仁、青皮、陈皮，加龙胆草、川芎、升麻、羌活、防风各二钱。

〔批〕脊疳。

脊疳虫食脊膂，发热黄瘦，积中生热，烦渴下痢，拍背如鼓鸣，脊骨如锯齿，或十指皆疮，频啮指甲。盖五疳或有停食成积，积久生虫，或如丝发，或如马尾，多出于头项背腰之间。虫色黄，目赤者可治，青黑者难治，安虫丸。

本方去莪术、砂仁、青皮、陈皮、归、芎，加苦楝根白皮、贯众、芜荑、槟榔各二钱。

〔批〕蛔疳。

蛔疳皱眉多哭，呕吐清沫，腹中乍痛，痛时腹中结聚成块，摸之硬起，满肚青筋，唇口紫黑，肠头啮痒。蛔从口鼻出者，难治，安虫丸同上。

〔批〕丁奚疳。

丁奚疳手足极细，项小骨高，肌瘦体削，腹大脐突，叫号胸陷，本方不必加减。

〔批〕哺露疳。

哺露疳虚热往来，头骨分开，翻食吐虫，烦躁呕哕，本方不必加减。

〔批〕无辜疳。

无辜疳因浣衣夜露，天上有无辜鸟，日伏夜游，被落毛所污。小儿服之，身体发热，日渐黄瘦，脑后项边有核如弹丸，按之随动，软而不痛，其中有虫如米粉。宜刺破其核，以膏药贴之，本方去莪、砂、灵脂，加黄芪、鳖甲、槟榔各三钱。

热　疳

〔批〕热疳。

疳之新者为热疳。

面黄脸赤，骨蒸盗汗，鼻干口臭，唇焦烦渴，心燥惊悸，情意不乐，胡黄连丸钱氏。

朱砂二分　胡黄连　黄连各五钱

为末，填入猪胆内，以线扎，悬挂铫中，淡浆煮数沸，取末，研入芦荟、麝香各分，饭和丸，麻子大。每一二十丸，米饮下。

〔批〕脾胃虚弱。

有由脾胃虚弱，阳浮于外，气不归元，只以补脾为主，使阳气收敛，热自退矣。参苓白术散见杂症吐泻，多服为妙。

〔批〕脾肾阴虚。

或兼脾肾阴虚者，间服六味地黄丸。

冷　疳

〔批〕冷疳。

疳之久者，为冷疳。

目肿腹胀，便利不时，泻粪肥腻，或似油珠，烦渴黄瘦。热疳，病多在外。冷疳，病多在内，木香丸钱氏。

木香　青黛另研　槟榔　肉豆蔻煨，去皮。各钱　麝香分半　续随子炒，去油，两半〔批〕续随子有毒，利水破血，下恶物。　虾蟆三个，泥裹煅干

蜜丸，绿豆大。每服三五丸，薄荷煎汤下。

冷热疳

〔批〕冷热疳。

二症交互，非新非久，不内外因者，如圣丸钱氏。

使君子煨，取肉，两　胡黄连　黄连　白芜荑炒。各二两半　麝香五分　干虾蟆五个，酒煮，捣膏

杵丸，麻子大。每二十丸，人参汤下。

疳　渴

〔批〕疳渴。

由胃气下陷，津液不生故也。宜补其胃，使清阳上升，津液渐生，泻自止矣。七味白术散即钱氏白术散。见杂症消渴。

疳　劳

〔批〕疳劳。

即疳热兼骨蒸、咳嗽、盗汗等病。鳖甲散汤氏。

鳖甲童便涂，炙　黄芪炙　白芍各两　生地　熟地　地骨皮　当归　人参各五钱

或加黄连、银柴胡、青皮。每三钱，煎。

骨蒸之病，多起于胃。其始也，邪火上冲而能啖，火消烁而善饥。盖胃为气血之海，气血不足，邪火杀谷，水谷之精气，不足以济之，渐成口秽。〔批〕邪火杀谷。烦躁，夜热朝凉，毛焦口渴，气促盗汗，形如骨立，谓之消瘅。〔批〕消瘅。若大便十余行，肢瘦腹大，频食多饥，谓之食㑊。〔批〕食㑊。此皆邪火为害，耗伤津液而致，宜大肥儿丸。

人参焙　楂肉炒　白术漂，炒　陈皮炒　莪术醋炒　神曲炒　厚朴制　地骨皮酒炒　黄连姜制　胡黄连酒炒　青皮醋炒　白茯苓乳蒸　白芍酒炒　泽泻炒　槟榔　肉豆蔻煨，取肉　川芎炒　柴胡酒炒　史君肉　干蟾蜍煅　甘草炙。各五钱　五谷虫漂净，炒，两

蜜丸，弹子大，米饮化下，或加芜荑、黄芩、秦艽。

〔批〕虚热。

虚热，鳖甲散见上、蒸猪肚丸汤氏。

木香五钱　黄连　生地黄　青皮　鳖甲童便炙　银柴胡各两

猪肚一具，入药于内，线缝，于瓦罐内煮极烂，取出细研，捣丸麻子大，米饮下，量人加减。

走马疳

〔批〕走马疳。

虫病也。齿属肾，肾经虚，才受热邪，直奔上焦，初起口臭，名曰臭息。次则齿黑，名曰砂崩。甚则龈烂，名曰溃槽。又，甚者血出，名曰宣露。剧者肉自脱落，名曰腐根。纵得全活，齿不复生。外症脑热肌瘦，手足如冰，寒热，时有滑泄肚痛，口臭干渴，爪甲黧黑，身多疥疮。痘疮之后，多有此症。

初起清胃散见杂病齿、甘露饮见血。外治立效散。

鸭嘴胆矾钱，匙上煅红，研　麝香少许

研匀，以少许敷牙龈上。

〔批〕龈烂出血。

龈烂出血，红枣三枚去核，以雄黄研末填满枣肉，新瓦上煅存性，研末搽之。

又方，凤凰衣未见水者焙燥，少加枯矾，共研末，搽之。

口疳牙疳

〔批〕口疳牙疳。

人中白溺壶内多年积垢。煅红两，儿茶五钱，黄柏、薄荷、青黛各钱，冰片三分，共研为细末。先以温水漱口，后吹药于疳上，每日六七次。吹药末之时，涎流而向外者为吉，向内者为毒，入里不可治。

牙疳鼻疳

〔批〕牙疳鼻疳。

人中白煅七钱，毛褐烧灰、白矾枯各钱，为细末。湿者干搽，干者，先以香油润湿，然后搽药。

或用胡黄连五分，胆矾、孩儿茶各钱，为细末，搽之。

〔批〕疳气入阴。

疳气入阴，黄亮色，乌金膏。

通草　黄柏　大黄各二钱

烧存性。每一钱，猪酒调，涂阴上。如未退，煎蛇床子汤，洗后，再调涂。

通治诸疳　日久头面生疮，烂成孔凹，如大人杨梅疮样。用蒸糯米饭时，甑盖口边漏下气水，以碗盛取，扫疮上，数日即效。此方如神。

魃　病

〔批〕魃病。音肢①。

儿将周岁，母复有妊，儿饮其乳，谓之魃乳。或母患别病，

① 音肢：此是对“魃”字音的注释，然今“魃”读作jì，与此读zhī不同。

儿饮其乳，亦类母病。盖母之气血若调，乳则长养精神。血气一病，乳则反为病根。母既妊娠，精华不荫[1]，冲任之脉，不能上行，气则壅而为热，血则蒬而为毒。小儿神气未全，易于感动，其候寒热时作，微微下利，毛发鬇鬡[2]，意殊不悦，甚则面色痿黄，腹胀青筋，泻青多吐，日渐尪弱，竟成瘠症。俗以孕在胎中，因儿饮乳，其魄识嫉，而致儿病，谓之魃病。龙胆汤。

龙胆草　钩藤钩　柴胡　桔梗　赤芍　川芎　人参　白茯苓各钱　甘草炙，五分

煎服。

外以夜明砂不拘多少，以红纱作一小袋，系儿胸前。

诸　癖

食积　伤食　结癖　乳癖　呕吐　干呕　虫吐　泄泻

痢疾　疟疾　腹满　腹痛　虫痛

总论　钱氏云：小儿腹痛体瘦，面色㿠白，目无睛光，口中气冷，不思饮食，或吐利撮口，此脾土虚，而寒水所侮也。若口中气温，面色黄白，目无睛光，或多睡恶食，或大便酸臭，此积病也。

〔批〕小儿积病，可治者九，不可治者六。

《家宝》云小儿积病，可医者九：面上虚肿，面合地卧，腹胀，小便如油，发[3]黄，赤白痢，眼黄赤、睛青，遍身虚肿，多泻白粪。不可医者六：喘急，面黑，手足心生疮，恶心呕吐干呕，泻久住又泻，吐出热气。

曾氏云：积病皆因乳哺不节，过食生冷坚硬之物，脾胃不能克化，积停中脘，外为风寒所袭，或因夜卧失盖，致头痛面黄，身热肚热，腹痛膨胀，足冷神昏，呕哕噫酸等症，皆陈积所伤。

---

① 荫（yìn 印）：荫庇。

② 鬇鬡（zhēngníng 狰狞）：毛发散乱貌。

③ 发：头发。

汤氏云：凡有积滞，须辨虚实。况孩儿肥瘦、长短、黑白、南北、古今不同，不可一概论也。经曰：新积痛可移者，易已；积不痛者，难已也。

食　积

〔批〕食积。

东垣曰：凡小儿失乳，以食饲之，未有食肠，不能克化，致成食积，腹胀瘦弱，痢色无常是也。

《集成》云：饮食之积，必用消导，消者散其积，导者行其气也。脾虚不运，则气不流行，气不流行，则停滞而为积。或作泻痢，或成癥痞，以致饮食减少。五脏无所资禀，血气日渐虚衰，因致危困者多矣。故必消而导之，轻则和解常剂，重必峻下汤丸。盖浊阴不降，则清阳不升；客垢不除，则真元不复也。若脾虚不能健运药力者，或消补兼行，或补多消少，或先补后消，洁古所谓养正而积自除。故前人破滞消坚之药，必假参、术赞助成功。经曰：毋致邪，毋失正，绝人长命。此之谓也。

伤　食

〔批〕伤食。

小儿之病，伤食最多。故乳食停滞中焦，不化而成病者，必发热恶食，或噫气作酸，或恶闻食气，或欲吐不吐，或吐出酸气，或气短痞闷，或腹痛啼叫，此皆伤食之候也。其症最关利害，如迁延不治，则成积成癖。治之不当，则成疳成劳。务宜审辨。

伤食虚实冷热辨

小儿之强壮者，脾胃素强。恃其能食，父母纵之，以致太过，停留不化，此食伤脾胃，真伤食也，便宜损之，勿与之食，便其自运。经谓伤之轻者，损谷则愈矣。损之不减，宜加味平胃散以调之。调之又不减，用保和丸以导之。导不去，则攻下之，宜用木香槟榔丸三方俱见杂症内伤。以上治实症。

〔批〕虚症。

小儿之怯弱者，脾胃素虚，所食原少，或因略加，即停凝而不化。此乃脾虚，不能消谷，转运迟耳。非真伤食，作伤食治则误。枳术丸同见内伤。甚者，惟宜六君子汤加味，助其健运，多服自愈。以上治虚症。

〔批〕热症。

热症如伤热食、热物、热乳者，为热积，宜木香槟榔丸。

〔批〕冷症。

冷症如伤冷乳、冷物、冷食者，为冷积，宜消积丸。

砂仁十二枚，酒炒　公丁香九粒　乌梅肉三个　巴豆仁二粒，煨，碾去油

米糊丸，绿豆大。每三丸，白汤下。

又方，消积丸比上药力轻缓。

香附酒炒　五灵脂淘净。各两　黑牵牛炒，取头末，二两

醋糊丸，绿豆大。每一二十丸，姜汤下。

以上冷热诸方，仍用原伤之物为引。

诸物所伤治法，俱见杂症内伤饮食门后。

〔批〕外治。

外治法　用生姜、紫苏叶煎浓汤，置浴盆内，令患者乘热坐汤内，以手揉其胸腹，乘热浇淋之，气通即化矣。或用紫苏、生姜同捣烂炒热，布包熨胸腹，冷则再炒再熨，神效。又方，糯米一升炒热，布分二包，于脐腹上轮换熨之，助其脾气转运，立消。

伤食及粽、糯米等物，水酒曲炒二两，麦芽末两，每服二钱，效。

〔批〕吐泻后。

凡伤食，吐泻后，其所伤之物俱已去，只与和其胃气，异功散，或六神丸。

四君子汤加山药、扁豆。

结　癖

钱氏云：小儿病癖，由乳食不消，伏在腹中，乍凉乍热，饮水或喘嗽，与潮热相类。不早治，必成疳。以其有癖，令儿不食，

致脾胃虚而热发，故引饮过多。

仁斋曰：癖者，血膜包水，侧癖于胁旁，时时作痛也。惟癖为能发潮热，为能生寒热。小儿乳哺失调，三焦关隔，以致水饮停滞肠胃，不能宣通，如冷气搏之，则结聚而成癖。

鳖甲散《圣惠》。

鳖甲一枚，醋涂炙黄

为末。每一钱，童便一小盏煎，减半。量大小，加①减服之。日三服，神效。

〔批〕癖气腹痛。

癖气腹痛，前胡丸《圣惠》。

前胡　桔梗　赤芍　赤茯苓　枳壳　大黄　当归　郁李仁去皮，微炒。各五钱　鳖甲炙同上，两

蜜丸，绿豆大。三岁儿每五丸，粥饮化服。量儿大小，加减服之。

乳　癖

〔批〕乳癖。

其候但似吐下乳来，有酸臭气，因叫啼未已，遽与乳食，停积不化，令儿日渐弱瘦，面色痿黄，春夏多发，不欲乳食。三棱散。

三棱炮　赤茯苓　当归酒洗焙干　鳖甲醋炙。各两　枳壳炒　木香　白术各五钱

为细末。每一钱，姜七片煎，温服无时。《圣惠》有炒大黄、槟榔，无当归、白术。

呕　吐

〔批〕呕吐。

小儿患此，有寒、有热、有伤食。然寒吐、热吐，未有不因于伤食也，其病总属于胃。复有溢乳、哯乳、呕哕，皆与呕吐相

① 加：原作“分”，据文义改。

似，不可以呕吐治之。更有寒热拒隔之症，又有虫痛而吐者，皆当详其症而治之。凡治小儿呕吐，先宜节其饮食。呕吐多渴，不可与之茶水，水入复吐，必强忍一二时，而后以米汤与之，吐自止矣。

〔批〕寒吐。

寒吐 乳片不消，多吐而少出，面白眼慢，气缓神昏，额上汗出，脉息沉微，宜温中消食。轻者，藿香正气散见杂症霍乱；不止，理中汤加藿香；又不止，参香散。

人参　沉香　公丁香研　藿香梗焙　木香研，等分

为细末，每五七分，木瓜煎汤调服。再不止此阴盛格阳，谓之格拒，急以理中汤用公猪胆汁和童便少许，将药润湿，炒热煎服即止此热因寒用之法也。盖阴寒太过，阳热之药拒而不纳，故以猪胆、童便为乡导①。其始则同，其终则异。下咽之后，阴气渐消，阳气乃发。〔批〕阴阳拒隔。

〔批〕热吐。

热吐 面赤唇红，吐次少而出物多，乳片已消，色黄，遍身发热而烦躁。宜五苓散见太阳加霍香叶，不止，霍连汤。

黄连七分，姜制　厚朴同上　霍香叶各钱

姜三片、枣三枚煎，热服。如再不止，温六丸见杂症泄泻。此寒因热用。

〔批〕伤食吐。

伤食吐 眼胞浮肿，面色微黄，足冷，其热夜重日轻，或吐醙酸之气，或吐黄水，或吐青痰，其脉弦实而滑，此有宿食也。宜下去其积，消积丸见前。

〔批〕溢乳。

溢乳 才乳自吐，或少停而吐，此因乳食无度，脾胃娇嫩，不能运化，满则溢也。但宜节其乳，则吐自止。

---

① 乡导：即向导。乡，通“向”。《礼记·礼运》：“生者南乡。”《孔子家语·周礼》“乡”作“向”。

哯乳 时时吐乳而不多，似吐非吐而不呕，皆胃虚所致也。宜参香散见上。

初起哯乳，即当调治。如哯不已，则成吐。吐不已，则成呕。呕不已，则成哕。至此胃气大虚，精神渐脱矣。若呕吐不已，日渐沉困，囟陷腮肿，青筋大露者，并频吐不食，昏沉语塞，喘急大热，常吐腥臭者，皆不治。

〔批〕嗽吐。

嗽吐 儿有咳嗽，必待其嗽定，方可与乳。若嗽未定，以乳哺之，其气必逆。乳不消化，而为痰，痰气壅塞，嗽不得转，而吐乳也。枳桔二陈汤见杂症痰饮。

〔批〕初生三日内吐。

初生三日内吐乳者，用公丁香三粒、陈皮三分，生姜三片煎服，自止。然不若煨姜汤更妙盖三四日间，总属寒吐。

〔批〕吐不纳药。

凡呕吐不纳药，先将姜汤和土作二泥丸，塞其两鼻，使不闻药气，然后用药。初服一口，久之再服一口，少顷渐加，则不吐。

〔批〕卒呕不止。

卒呕不止，生姜汁一匙、熟蜜二匙，白汤调服。每日五六次，效。

〔批〕胃寒。

胃寒者，外症不热不渴，唇淡面白，神慢气怯。生姜一大块，宜切薄片，勿令折断，层层掺盐，以苎麻紧扎，外用草纸七层包之，水湿，慢火煨令熟，去麻纸，将姜捣烂，和早米煎汤服。立止。

〔批〕胃热。

胃热者，外症面赤烦躁，身热作渴，手足心热。黄连钱姜汁炒、熟石膏钱为细末，每一钱，白汤调下。吐止勿服。又方，枇杷叶刷去毛，净，蜜炙，每三片煎，热服立止。

〔批〕干呕。

干呕 亦谓之哕，有声无物，最恶之候。凡人久病之后，而见此者，不治。用甘蔗汁六匙、生姜汁二匙，和匀温服。

〔批〕虫吐。

虫吐 凡呕吐服药不纳者，有蛔虫在膈间，闻药气即动，动则药出。治之但于呕吐药中，加川椒十四粒，则不吐矣。盖蛔得椒则伏也。

〔批〕一切呕逆。

一切吐逆，不拘冷热及久吐，诸药不效者，硫黄五钱，水银钱，同研至不见星，姜汁糊丸，小豆大。三岁者，服三丸，阴阳水下。二味增分量，礶内封固，以炭火煅炼之，升者即是灵砂，最能升降阴阳，交济水火，乃扶危济困之神丹。

泄泻

〔批〕泄泻。

由饮食失节，寒温不调，以致脾胃受伤，则水反为湿，谷反为滞，精华之气不能输化，乃致合污下降，而泄泻作矣。其症有六，寒、热、虚、实、风、湿是也。

寒泻 水液澄清，或青色、白色，或谷食不化，神疲，唇口舌俱白色，口气温热。宜理中汤或六君子汤。

热泻 暴注下迫，便黄溺赤，口气蒸手，烦渴少食，肠鸣，痛一阵，泻一阵。宜五苓散加栀仁。

虚泻 食消痛止，泄泻不已，乃脾失清升之气，气虚下陷也。补中益气汤。

风泻 泻而色青稠黏，乃肝木乘脾也。六君子汤加防风、柴胡、白芍。

湿泻 肠鸣，腹不痛，身体重，泻水。或兼风者，水谷混杂。升阳除湿汤。

升麻　柴胡　苍术　防风各钱半　陈皮　甘草炙。各五分　泽泻　神曲炒　猪苓各钱

姜三片、枣三枚煎，热服。若胃虚寒，肠鸣，加益智仁、半夏各钱。

食积泻 口嗳酸气，吞酸腹胀，腹痛即泻，泻后痛减。宜保和丸见杂症内伤，或香砂胃苓汤。体实者即实泻，下之。

〔批〕大泻作渴。

大泻作渴，不论新久，宜钱氏白术散见杂症消渴，水煎，当茶饮不可服汤水，兼服则不效。此方治小儿阳明本虚，阴阳不和，吐泻而亡津液，烦渴。以参、术、甘草之甘温补胃和中，木香、藿香之辛温以助脾，茯苓甘淡，分阴阳，利水湿，葛根甘平，倍于众药，其气轻浮，鼓舞胃气上行，以生津液，又解肌热，治脾胃虚弱之圣药也。兼治久泻，口渴无度，并痢疾口渴皆宜。

〔批〕久泻不止。

久泻不止多属虚寒，参苓白术散见杂症泄泻加肉豆蔻煨，为丸。将成疳者，倍山药，为末，日日服之。又，止泻散治久泻如神。

车前子青盐水炒七次　白茯苓炒。各二两　山药炒，三两　甘草炙，六钱

为细末，每二三钱，炒米汤调服，乌梅汤更妙。

〔批〕水泻。

水泻，或饮食过度，或饮冷水冒暑而发，生姜捣烂三钱和阴、陈细茶三钱和阳，浓煎汤，饮立止。

〔批〕泄泻腹痛。

泄泻腹痛奇方：鸡蛋一枚，打一小孔，入胡椒七粒在内，以纸封孔，缠裹，湿，煨熟，酒送更效。胡椒吞与不吞不拘。

痢　疾

〔批〕痢疾。

小儿之病，伤食最多。内有宿食停积，更受外感，则成痢矣。此症之阴阳虚实，最宜详审，仍当以脉症参之。凡身热作渴，脉数有力而能食者，为热。身凉不渴，脉沉无力而不能食者，为寒。亦有热极而禁①口者。

---

① 禁：通“噤”。《素问·至真要大论》：“诸禁鼓栗，如丧神守，皆属于火。”

〔批〕初期外感。

初起兼外感者必身有寒热，急宜发散，宜食廪散见杂症痢。

〔批〕里急后重。

腹中苦痛，里急后重为实，宜急下之，沉瀣丹，与前次方消积丸合服。

其余症治，于杂症本门参之。

单方：干马齿苋名五方草，其叶青、梗赤、根白、花黄、子黑，五行俱备，所以寒热赤白皆治煮烂红痢，蜜拌；白痢，砂糖拌；红白相兼，糖蜜各半拌食，日二，连汤服之更妙。

〔批〕禁口痢。

禁口痢，不思饮食，以火腿或腊肉骨煎浓汤，徐徐服之百发百中。

〔批〕休息痢及痞痢。

休息痢及痞痢，宜和中丸。

人参　甘草炙　当归　车前子　川芎　猪苓　泽泻　神曲　麦芽　莲肉各二钱　白术漂　白茯苓　肉豆蔻　白芍　陈皮　木香　炮姜灰各钱

酒糊丸。每二钱，米饮下。

又方，《奇效》至圣丹治休息痢积久下坠，乃大肠下口、直肠上口交界之处，有小曲折隐匿于此，为肠脏最深之处，药所不到，症则乍轻乍重，或愈或发，便则乍红乍白，或硬或溏，总无一定。任是神丹，分毫无济，所以冷痢有至三五年，或十数年不愈者。

鸭胆子一味，用小铁锤轻敲其壳，壳破肉出，其大如米，敲碎者不用，专取全仁用之。三五岁儿，二十一粒。十余岁者，三十六粒，大人则四十九粒。取天员肉包之，小儿一包三粒，大人一包七粒。紧包，空腹吞下，以饭食压之，使其下行，直至大肠之下。俟大便时，有白冻如鱼脑髓者，即冷积也。如白冻未见，再进一服，以后不须再服。此药并不峻厉，服不腹痛。如次日腹痛，用芍药甘草汤和之。忌荤酒三日，戒鸭肉一月，永不再发矣。

疟　疾

〔批〕疟疾。

小儿触冒风寒暑湿，客于皮肤，积于脏腑，邪正相攻，阴阳偏胜，发为寒热。其初也，必内有痰食，致脏气不流，发而为疟。小儿初发，多有邪气，须常烧檀速之香①以辟之，更常熏其襁褓等物，秽气去而邪易除矣。

口渴，切不可与冷水、冷茶，并生冷之物。犯之，其病益甚。惟以姜汤乘热饮之，此良法也。又，热未全退，切不可令其饮食，必俟其热已退尽，及服止截药，必须饿过发时。不发，方可与之食，病自易除。

余风、寒、暑、湿、食疟及诸症，治与大人无异，俱详杂症本门，宜细参之。

〔批〕邪疟。

小儿邪疟其发无时，日期不定，乍早乍晚，或有或无者，名为邪疟，以麝香半分，同好京墨研磨，日书“去邪辟魔”四字于额上。效。

〔批〕热疟。

热疟，不寒者，用穿山甲两、大枣十枚，同烧存性为末，每一钱，发日五更，白汤调服。

〔批〕久疟。

久疟不止，大鳖甲一枚小者不用。醋炙研末，每一钱，或钱半，隔夜一服，清晨一服，将发一服，无不断者；四神酒。

常山破涎逐饮，疟家多蓄痰涎溢饮，故有截疟之功。然须用于发散表邪之后，及提出阳分之时，则无不中。又，勿热服，热服则吐，生用亦吐，与甘草同用亦吐。虚者宜斟酌，未可遽投，慎之。炒，钱半　槟榔钱　丁香五分　乌梅一个

---

①　檀速之香：檀香与速香。速香即黄熟香。《本草纲目·木一·沉香》：“香之等凡三，曰沉，曰栈，曰黄熟是也。……其黄熟香，即香之轻虚者，俗讹为速香是矣。”

好酒大半碗略煎，露一宿凡疟药必露者，疟乃暑邪之因，露乃清肃之气。《性理大全》谓：雾属阳，露属阴。雾生物，露润物。故暑邪逢露则解。发日，空心温服。

凡服止截之药，必须饿过发时。不发，方可吃粥食。早食，则疟必再作，下次截药无灵矣。

肿　满

〔批〕肿满。

患由脾胃之虚，或胎禀不足，卒冒风寒，或因疟痢，脾虚不能健运，则乳食凝而不化，而肿满作焉。治之当以脾胃为主，浮肿为标。

肿自上而起者皆因于气，宜发散，参苏饮合五皮饮见杂症水肿。

肿自下而起者因于肾虚水泛，或因脾气受湿，宜渗利之，五苓散加防己、槟榔。

一身尽肿者，胃苓丸。重者，加味胃苓丸。

头面肿初起，略加麻黄。喘，加杏仁、桑白皮。小便黄赤，加木通。足肿，加五加皮。腹胀，加砂仁、白豆蔻、丁香、枳壳。脚冷，加附子、肉桂、防己。

水肿本于脾虚不能制水，水渍妄行而为肿。当以参、术补脾为主，使脾气健运，则水自行。

〔批〕阳水。

阳水身热，大便秘，小便赤涩，烦躁口渴，五皮饮煎送沆瀣丹微下之。

〔批〕阴水。

阴水身不热，口不渴，身冷怯寒，二便自调，平胃散加白苓、草果、木香、藿香。甚者色瘁声短，宜实脾饮见杂症水肿。

若小儿元气本虚，复遇大病之后，而浑身浮肿，肢冷不渴，小便清长，大便滑泻，不思饮食此阴寒之极，脾胃将绝。治肿之方，俱不可用，惟四君子汤加肉桂、炮姜、砂仁、白豆蔻、公丁香之类救其脾胃。

〔批〕肿症气喘。

肿症气喘男妇大小，肿因积起，既取积，而肿再作，小便不利。此中下二焦气不升降，为阴寒痞隔，水逆凝而不通也，熟附子三钱、生姜二钱、沉香三分，浓煎，冷服。大人加倍。

〔批〕水肿。

水肿从脚起为难治，用红豆五升，煮极熟，取汤四五升，温浸两足，冷则重暖。若已入腹，此汤日日服之，亦消盖红豆之功专于行经利小便。

〔批〕身面肿。

身面俱肿，坐卧不得，取向东桑枝烧灰，淋汁煮红豆，饥即食之，不得别饮汤水。

〔批〕脚肿。

脚肿，杉木根色红者，切碎煎浓汤，先熏后洗。效。

胀　满

〔批〕胀满。

由于脾肺气虚，不能健运而作，有虚实寒热之症，大抵虚寒胀者多，实热胀者少。治之最宜详审。

〔批〕虚寒。

虚寒胀或由中气素寒，冷滞菀结，或因吐泻之后，或服攻伐太过。外症无身热、口渴，面唇青，手足厥冷，气喘，厚朴温中汤见杂症胀。

〔批〕实胀。

实热胀腹中原有食积，或饮食或饱，固结于中。外症则胃口胸前高胀，身热口渴，倦卧不语，腹痛微喘，目闭不开，俨然虚极之状，此为实胀。小儿此症最多。医者见其四肢不举，目闭不开，误以为慢惊，而用宁神导痰之药，鲜不死者。或伤寒邪热入里，大便秘结，小便短赤，浑身壮热，面赤烦躁，此为热胀，俱宜沆瀣丹。有食积，兼用消积丸俱见上。

余症治法，俱详杂症本门。

腹痛

〔批〕腹痛。

有部分，有高下，详见杂症腹痛总论。因邪正交攻，与脏气相击而作。有冷、有热、有虫痛、有食积，备详本门。兹只录治小儿数方于后。

〔批〕冷痛。

挟冷痛者面色或青或白，甚则黯淡，唇口爪甲皆青，此脾肺虚寒之极，统宜当归散。

当归钱半　木香五分　肉桂　人参各钱　甘草炙，五分

姜三片、枣三枚煎，温服。

〔批〕伤生冷瓜果。

伤生冷瓜果，中焦冷痛，烧脾散。

干姜炮　厚朴　砂仁　神曲　麦芽各炒　陈皮各钱　良姜　草豆蔻五分　甘草炙，八分

果积，加麝香少许，为末服。

〔批〕伤风冷，食积痛，泄呕。

伤风冷，食积肚疼，泄泻呕恶，保童丸。

人参　白术漂，炒　厚朴制　陈皮酒炒　白茯苓乳蒸　藿香叶　猪苓焙　泽泻炒　丁香　半夏制　肉桂　干姜炮　白豆蔻煨，取仁　青皮醋炒　肉豆蔻煨　木香　甘草炙。等分

神曲糊丸，弹子大。每一丸，米饮化下。

〔批〕一切腹痛。

一切腹痛不问虚实寒热，皆效，小麦杆烧灰，地上出火毒，布包，滚水淋汁，一服立止余症治，俱详杂症本门。

〔批〕外治。

外治法　一切胃痛、胸痛、腹痛，如锥刺，不可忍，花椒不拘多少，研末，入面粉少许，醋和成饼，贴于患处，上铺艾绒，灸之，立止。

〔批〕一切疼痛。

一切疼痛寒热、食积、血积不能辨，俱效，生姜斤，捣烂，略捻去汁，炒热，布分二包，熨痛处。冷，换热者。姜干，拌前汁，再炒熨。

虫痛

〔批〕虫痛。

蛔虫也。

小儿脾胃虚弱，多食甘肥生冷，留而为积，积化为虫，动则腹痛，发则总聚一块，痛有来去，乍作乍止，呕恶吐涎，口出清水。久而不治，其虫长一尺，则贯胃伤心，杀人矣。外症面白唇红，六脉洪大，是其候也。凡腹内有虫，必口馋好甜，或喜食泥土、茶叶、木炭之类。槟榔丸。

槟榔两　木香　鹤虱子　贯众　锡灰　漆渣烧灰。各五钱　巴豆霜　雷丸各二钱

以漆渣灰同众药研为细末，醋糊丸，麻子大。每廿五丸，五更苦楝根白皮汤下。

〔批〕一痛即死。

有腹痛，一痛即死者，亦是虫症。欲去此虫，无如苦楝根皮，诚打虫第一神方也。其法于月初旬，虫头向上之时行之。先夜掘苦楝根，须取每年结子者，方是母树。其根浮于土面者，有毒不可用。专取土中者，洗净，以刀刮去红皮，只取白皮四五钱，儿大者六七钱，切碎。次早，以油煎鸡蛋，令儿嗅之，以引其虫。另于别室，浓煎苦楝皮汤一小杯，不可使儿闻其药气，闻则虫潜伏矣。俟药熟，以鸡蛋与食，即服药，半日不可饮食。服后，儿似困顿，无妨。虫下后，精神如旧，仍当急为健脾，庶虫不复生。

〔批〕虫症似痫。

虫症似痫，一痛即死，干漆烧灰、白芜荑二味等分，为末，每五分，米饮下，重者用一钱。

〔批〕口流涎沫。

虫痛，口流涎沫，使君子取肉，微炒为末，五更时米饮调下。

小儿脾胃虚弱者，多有虫痛。其取虫攻积之法，却又未可常用。及取虫之后，速宜调补脾胃。或肥儿丸（见前）、乌梅丸（见厥阴）、六君子之类，多服之，以杜虫之再生。

〔批〕肚块硬起。

小儿肚痛，摸其肚有一块硬起者虫痛也，不须服药，惟令大人以手擦揉其块处。久久擦之，半日许，其虫将死，皆从大便而出，其痛立止。

诸　迟

语迟　行迟　齿迟　发迟　附：发黄

语　迟

〔批〕语迟。

五脏有五声，心之声为言。若儿稍长，应语而语迟，由在胎时，母卒惊怖，内动儿脏，邪乘于心，心气不和，舌本无力，故语迟也。

心气不足，五六岁不能言，菖蒲丸钱氏。

石菖蒲三钱　人参五钱　丹参二钱　天冬　麦冬去心。各两　赤石脂三钱

《直指》有当归、川芎、朱砂。蜜丸，绿豆大，温汤下，日三服。久服多服取效。

〔批〕病后不能言。

病后，虽有声而不能言肾虚，不能上接于阳，宜兼服六味地黄丸。

行　迟

〔批〕行迟。

小儿周岁，腰骨盛，乃能行。骨是髓养，禀生气血不足者，髓不充强，故骨不盛，数岁不能行。地黄丸加鹿茸、五加皮、麝香，更加虎胫骨，或加黄芪、当归。

〔批〕脚细无力，骨热疳劳。

脚纤细无力，行立不得，或骨热疳劳，肌肉清瘦，宜柴胡饮。

柴胡　鳖甲米醋炙黄　知母　桔梗　枳壳炒　元参　升麻等分

细剉。三岁以下，每五钱，煎，空心服。服后澡浴，用苦参、茯苓皮、苍术、桑白皮、白矾各五钱，葱白少许，每两，煎浴，避风。

齿迟

〔批〕齿迟。

齿者，骨之余，而髓之所养也。小儿禀受肾气不足，不能上荣，而髓虚不能充于骨，安能及齿，故齿迟。六味地黄丸主之。

发迟

〔批〕发迟。

足少阴肾经，其华在发。小儿禀少阴之血气不足，即发疏落不生，亦有因头疮而秃落者，皆由伤损其血，血既损少，不能荣于发也。苣胜丹张涣。

当归酒洗，焙干　生干地黄　白芍各两

为末，大苣胜子一合研、胡粉五钱，同研匀，蜜丸，如黍米大。每服十丸，黑豆汤下。量儿大小加减，兼化涂头上。

又方，鲫鱼烧灰，以酱汁和，傅之。

《本草》：甑气水主长毛发取抹头不能多得，朝朝抹之。

发黄

〔批〕发黄。

钱氏曰：小儿长大不行，行则脚细，齿久不生，生则不固，发久不生，生则不黑，皆属气血虚也。宜大剂补之。

《千金翼方》：治发黄，腊月猪脂和羊屎烧灰、蒲灰等分，傅之。三日一傅，取黑止。

《安师方》极妙，破故子不计多少，火炒熟，石器内为末，用地黄汁煎成膏，为丸。每服十五丸、二十丸，盐汤下。

头囟胸背诸症

解颅　囟陷　囟填　天柱骨倒　龟胸　龟背　鹤膝　五软　五硬

总论　《万全方》云：小儿有解颅，有囟不合，有囟陷。此三者大同小异。解颅者，谓儿年长囟应合而不合也。肾主骨髓，而脑为髓海，肾气不盛，则髓海不足，故骨缝开解也。其囟不合与囟陷，虽因脏腑有热，热气上冲，致囟或不合或陷，然亦本于肾气不足也。《集成》云：小儿头囟之症，多有由脾胃而得者。头为诸阳之会，七窍居焉，故小儿之头，四时宜凉。但儿头热，即有病生，宜预防之。常以软帛紧束其首，使其易合。

解　颅

〔批〕解颅。

囟不合也。

初虞世云：父精不足，则解颅，眼白多。钱氏云：目白精多，面皖白色，瘦弱，多愁少喜。曾氏云：凡得此候，不及千日之内，间有数岁者，偶因他疾攻击，遂成废人。若气色精明，能饮食者，多服调元散、补肾地黄丸。旬日内，颇见效者，次第调理，或有可治。若投药后如故，亦难疗矣。

汤氏云：解颅者，囟大，头缝不合如开解，故曰解颅。人之无脑髓，如木无根。〔批〕人无脑髓，如木无根。古人虽有良方，吾所以不录者，劳而无功也。然亦不可束手待毙，宜依钱氏地黄丸加鹿茸之类以补肾精，及调元散八珍加黄芪、山药、茯神、石菖蒲之类以补元气，万一有可生之理。

外用，封囟法。

天南星不拘多少，以姜汁炒枯，研

为末，醋调，涂于绢帛上，烘热，贴囟上，以合为度。

又，王氏封囟散。

柏子仁　防风　天南星各四两

为末，每以猪胆汁调匀，稀稠得所，摊于绯绢帛上，看囟大小，剪贴。一日一换，不得令干，时时以汤润动。

锢囟药。

白芍研为粉

取黄雌鸡，临儿头上刺其冠，以血滴囟上，以白芍粉渍之。血止，以白芍粉傅之，使血不见。一日立瘥。

〔批〕病后囟宽。

病后忽然囟门宽大，头缝四破此脑髓不充，大虚之候，用鹿茸、防风、白蔹一用白及、柏子仁，等分为末，乳汁调作饼，贴囟门上。一日一换，以合为度。

囟陷

〔批〕囟陷。

巢氏云：小儿脏腑有热，渴饮水浆，致成泄利，久则血气虚弱，不能上充脑髓，故囟陷如坑，不能平满也。此乃胃虚脾弱之极，宜急扶元气。若与枕骨同陷者，百无一活。盖后枕陷甚于囟陷，二者皆肾元败绝之症。

急宜参苓白术散或调元散见上，外贴以乌附膏。

川乌生用　附子生用。各五钱　雄黄二钱

为末，用生葱和根、叶切，同药杵烂，熬成膏，贴陷处。

又，狗头骨炙黄为末，鸡子清调涂囟门。效。

生干地黄散《圣惠》。

生干地黄二两　乌鸡骨两，酥涂，炙令黄

为细末，粥饮频下五分。

囟填

〔批〕囟填。

囟门肿起也。

脾主肌肉，若乳哺不常，饥饱无度，或寒或热，乘于脾家，致使脏腑不调，其气上冲，为之填胀，囟突而高，如物堆起，毛发短黄，骨蒸自汗。亦有寒气冲上而肿者，则牢鞕[①]坚硬。〔批〕鞕音昂，履头突起也[②]。其热气冲上而肿者，则柔软红色。然寒肿者十之一，热肿者十之九。更有因包裹严密，盖覆过厚，阳气不得外出，亦令赤肿。皆用封囟法见上。

热肿，泻青丸见前。寒肿，参苏饮。

《秘要指迷论》：小儿生下一月，或囟门肿此乃受胎热气，即用黄柏膏。

一味为末，水调，涂足心涌泉穴。

如陷，即用半夏膏。

一味为末，水调，涂手心此肾客冷气，流邪干心，令痛吐。

天柱骨倒

〔批〕天柱骨倒。

小儿有体肥容壮者，中气愈弱，是盛于外而歉于内也。忽然项软倾倒者，此肝经风热也，小柴胡汤加粉葛、当归、川芎。

有因久病后，或泄泻日久，忽然头项倾侧名天柱骨倒，最为危候，速救其真元，十全大补加鹿茸。

〔批〕生下头软。

有生下头便软者胎气不足，由父之真元衰败，峻补其先天，庶几可保，地黄丸与六君子汤间服。

天柱骨倒之症，总系真阳大败之候[③]，为小儿之恶症。保救真元，是其大要。

外用，生筋散。〔批〕外治。

---

① 鞕："硬"之异体。唐·慧琳《慧琳音义》卷一三《大宝积经》第三十七卷音义："不鞕：额更反，《韵英》云：坚也。俗作硬，或作鞕，同也。"

② 鞕音昂履头突起也：辽·释行均《龙龛手镜·入声卷第四·革部》："鞕，五刚反，履头也；又，五孟反，与鞕同。"可知"鞕"虽有"昂"音与"履头突起"之义，但"牢鞕"之"鞕"却为"硬"之异体，音义与"硬"字无别，故此批不妥。

③ 候：原作"后"，声近而误，据《幼幼集成·卷四·头项囟证治》改。

木鳖子六个　蓖麻子六十个。并去壳

研如泥，先抱头起，以手摩其颈，令热，津唾调药，涂颈项。

又方，生附子、生南星俱去皮脐，研，摊开贴之。

龟　胸

〔批〕龟胸。

胸高胀满，形如覆掌。有因乳母多服五辛、酒面、炙煿之类，或夏月热乳、宿乳与儿。盖肺气最清，为诸脏华盖，居于膈上，水气泛溢，则肺为之浮。日久，凝而为痰，停滞心胸，兼以风热内发。其外症，唇红面赤，咳嗽喘促。

麻痘之后，多有此症，宜清肺降火，大黄丸《圣惠》。

大黄七钱半，微炒　天门冬焙　百合　杏仁去皮尖，麸炒微黄　木通　桑白皮　甜葶苈隔纸炒紫　朴硝①各五钱

一方无葶苈，一方无朴硝、有熟石膏。蜜丸，温水研服。

龟　背

〔批〕龟背。

儿生下，客气入背，逐于骨髓，或令坐早，劳伤气血，或咳嗽久，以致肺虚，肾无以生，使背高如龟。虽有药方，多成痼疾。《集成》云：龟背乃不治之症，盖由禀父母精髓不足，元气亏损，骨痿不能支背之故。前人虽有松蕊丹，未必能治。当以地黄丸加肉桂、鹿茸，救其先天，复以四君之类扶其胃气，或可十中保一。

松蕊丹张涣。

松花洗，焙　枳壳麸炒　独活　防风各两　大黄酒制　前胡　麻黄去节　桂心各五钱

蜜丸，黍米大。每十丸，粥饮下，量大小加减。

龟胸，取龟尿涂胸。龟背，取龟尿涂背脊。

〔批〕取龟尿法。

---

① 朴硝：即“朴硝”。《康熙字典·石部》：“朴，《五音集韵》：‘匹角切，音朴。朴硝，药名。’”

取龟尿法龟尿走窍通骨：置龟于荷叶上，以镜照之。龟见其影则淫发，尿自出，以物盛之，或以猪鬃、松毛刺其鼻，尿亦出。

鹤　膝

〔批〕鹤膝。

因禀受肾虚，血气不充，以致肌肉瘦削，形如鹤膝，外色不变，膝内作痛，屈伸艰难。若焮肿色赤，而作脓者，为外因，可治。若肿硬色白，不作脓者，为难治。

〔批〕外因内虚。

外因，十全大补加苍术、黄柏、防己。内虚，地黄丸加鹿茸。

〔批〕阴亏风乘。

三阴亏损，风邪乘之，两膝肿，大痛，髀胫枯腊①者，大防风汤见杂症鹤膝风，并宜参看。

五　软

〔批〕五软。

乃胎元怯弱，禀受精血不足，不耐寒暑，少为六淫所犯，便尔五软见焉。五软者，头项软，身体软，口软，肌肉软，手足软也。然头项软，肝肾病也。肝主筋，肾主骨，肝肾不足，故头项软而无力。手足软，脾胃病也。脾主四肢，脾胃不足，故手软而懒于抬，脚软而慵于步也。身体软，阳虚，遍身羸弱而不能强立。口软者，气虚舌出而懒于言。肌肉软者，肉少皮宽，肌体虚尪之象也。总之，本于先后天不足，宜补肝肾及升举脾气。胃为五脏六腑之化源，倘得脾胃一旺，则脏气有所禀，诸软之症，其庶几矣。地黄丸、补中益气汤主之。

五　硬

〔批〕五硬。

手硬、足硬、腰硬、肉硬、头硬也。仰头取气，难以动摇，气壅疼痛，连于胸膈。手心足心，冰冷而硬，此阳气不荣于四末

---

①　枯腊：干瘦之义。

也。经曰脾主四肢，又曰脾主诸阴，今手足冷而硬者，独阴无阳，为难治。若肚筋青急，木乘土位也，急宜六君子汤加炮姜、肉桂、柴胡、升麻以补肝平肝。若面青而小腹硬者，不治。

〔批〕风邪。

如审系风邪依中风治之，必有回生之理，宜加减小续命汤。

麻黄去节　人参　黄芩　川芎　白芍　甘草炙　汉防己　杏仁去皮尖　肉桂各五钱　防风　附子炮，去皮脐。各七钱半

除附子、杏仁另捣，余为粗末，和二味。每五钱，姜、枣煎。有热，去附子经云：诸暴强直，皆属于肝，故收此方。非的风病，勿用。

七窍诸症

目　耳　鼻　口疮　舌　齿牙　咽喉

目

目虽为肝窍，而五脏具备，神之所托。五脏五色，各有所主。心主赤，赤甚者，心实热也；赤微者，心虚热也。肝主青，青甚者，肝热；淡青者，肝虚也。脾主黄，黄甚者，脾热；淡黄者，脾虚也。目无精光，及白睛多而黑睛少者，肝肾俱不足也。

〔批〕目内赤色。

目内赤色心经积热上攻，宜泻丙火从小便出，导赤散见前真搐加黄连、防风。

〔批〕目内黄。

目内黄者脾热，宜泻黄散见杂发热。

〔批〕眼胞肿。

上下眼胞肿者脾经风热，亦同上治。

〔批〕目连劄。

目连劄者肝有风也。凡病或新或久，肝风入目，上下左右，如风之吹，儿不能任，故连劄也，宜泻青丸见前。

〔批〕直视。

目直视者肝有热也。热气入目，障其筋脉，目之两角俱紧，不能转运，故直视也，泻青丸。

〔批〕初生目闭。

初生目闭此胎热也，内服生地黄汤。

四物加花粉、炙甘草，灯心煎。

外用龙胆草煎汤洗目一日七次，恐延缠则损目。

〔批〕眼胞赤烂。

小儿生下，眼胞赤烂者由产时洗拭不净，以致秽恶浸渍两目角，故尔赤烂，至长不瘥，真金散。

黄连　黄柏　当归　赤芍各二钱　杏仁去皮尖，研，五分

俱乳汁浸一宿，饭上蒸，取浓汁，点眼内。

〔批〕目眶肿黑。

久嗽，两目眶肿黑，如物伤损，白珠红赤如血谓之血眼。〔批〕血眼，内服泻白散见杂发热。外用药贴之：生地、大黑豆各两，水浸一夜，取起捣如膏，贴眼皮上其血自散，血泪既出，肿黑自消。

〔批〕眼不见物。

生下数月内，目不见物谓之雀目，由肝虚也，六味地黄丸，常以猪肝煮食压药。

〔批〕热病羞明。

小儿热病，其目羞明喜暗者风热也，宜疏散，清阳散火汤。

荆芥穗　川芎　条黄芩　防风　连翘　栀仁炒黑　归尾　熟石膏各钱　羌活　甘草炙。各五分

灯心十茎煎，食后服。

〔批〕努肉诸翳。

目生努肉，赤脉贯瞳，白膜遮睛，诸般云翳，取白丁香即麻雀屎也。倒者为雌雀屎，不用。取竖立者，为雄雀屎不拘多少，研末水飞，渣滓不用。俟药澄底，倾去清水，晒干。每少许，用乳汁研化，点之其翳自去。真神方也。

〔批〕赤眼肿痛。

赤眼肿痛，用朴硝一撮，以碗装豆腐一块，将硝放豆腐上，

饭上蒸之，俟硝已化，去豆腐不用，取汁点眼，自愈。肿不消，以精猪肉切一片如指甲大，洗净其血，贴眼皮上，良久易一片，即消。

〔批〕火眼，风热眼。

火眼及风热眼，用生南星五钱、红饭豆五钱，共为末，生姜自然汁调作二饼子，贴两太阳穴。

〔批〕火眼痛极。

又，火眼痛极，用大红枣肉五七枚、葱三四根，共捣如泥，作二小饼子，闭目贴之，令其发散。盖眼无风寒，必不疼痛，以此疏散，立时见效。昧者以为火眼，必用凉药敷点，用连、梅之类，不知抑遏其火，邪不能外出，必发眼珠疼痛，久不能愈矣。

〔批〕烂弦风眼。

烂弦风眼，百药不治，用鲜色铜绿三钱研细，以生蜂蜜浓调，涂粗碗内，略带干，稀则恐其流出，以艾烧烟，将碗覆烟上熏之，熏至铜绿焦黑为度，取起冷定，乳汁调匀，饭上蒸过，擦烂弦处。此方最神，百不失一。

〔批〕倒睫不起。

倒睫不起，五倍子为细末，蜜调敷眼皮上，其睫自起。

耳

〔批〕水灌耳聋。

耳本属肾，小儿有因肾经气实，其热上冲于耳，遂使津液壅而为脓，或为清汁。亦有因沐浴，水入耳中①，灌为聋者②。内服蔓荆子散。

蔓荆子　干葛　赤芍　前胡　木通　生地　麦冬　桑白皮　赤茯苓各钱　升麻　甘草各五分

灯心十茎煎。

外用龙骨散吹之。

---

① 耳中：此后原衍“者”字，据《幼幼集成·卷四·耳病证治》删。
② 者：原作“耳”，据《幼幼集成·卷四·耳病证治》改。

石龙骨煅　白矾枯　铅丹炒。各二钱　胭脂二钱　麝香半分

共为末。以绵展干耳内脓水，用小竹筒吹药入耳。

〔批〕耳珠生疮。

耳珠前后生疮，浸淫不愈者名月蚀疮。俗谓以手指月，则令生疮，外治黄柏散。

黄柏　白矾枯　海螵蛸　滑石　石龙骨等分

为末。疮湿干搽，疮干用猪油调搽。

〔批〕耳中痛如有虫，或出血，或干痛。

耳中忽然大痛，如有虫在内奔走，或出血，或干，痛不可忍者，蛇蜕散。

蛇蜕烧灰存性

为细末，鹅毛管吹入耳中取其善蜕，以解散菀火也。

〔批〕肿痛流脓。

耳内肿痛，流出脓水，用虎耳草又名倒垂莲捣取汁，多灌入耳中，常常用之。此治耳痛之妙药，略加枯矾更妙。

〔批〕气塞耳聋。

忽然气塞耳聋此由风入于脑，停滞于手太阳经，宜疏风清火，导赤散见前加防风，或通窍丸。

磁石煅，钱　麝香半分

为细末，以枣肉研烂，和一丸，绵裹塞耳中。又以生铁一小块，热酒泡过，含口内，须臾气便通矣。

〔批〕无故耳聋。

无故耳聋，取龟尿滴入耳中，效。又，或以生麻油，日滴三五次，数日即愈。

〔批〕脓水不干。

耳内脓水不干，用千层石榴花，焙干为末，吹入耳中。

〔批〕耳外生疮。

耳外生疮，用黄丹钱、松香八分、轻粉分，为末，香油调搽。

〔批〕耳旁肿。

耳旁赤[①]肿者热毒也。若不急治，必成痈，内服消毒饮。

羌活　防风　黄芩　连翘　桔梗　川芎　当归尾　柴胡各七分　甘草四分

姜一片、灯心十茎煎。

外用敷毒散。

绿豆粉，老醋调成膏，敷肿处，干则易之。

〔批〕耳后生疮。

耳后生疮为肾疳，以地骨皮研末，筛出嫩者，香油调搽，粗末煎水洗。

〔批〕诸虫入耳。

诸虫入耳，取猫尿滴入耳中，其虫自出。若用麻油滴耳，则虫死难出。

〔批〕取猫尿法。

取猫尿法　以生姜擦其鼻，其尿自出。

一切恶虫入耳，稻草烧灰，淋汁，滴入耳中，其虫即死而出。

鼻

〔批〕鼻塞。

鼻[②]肺窍塞者肺气不通。然肺主皮毛，风寒外入皮毛，则肺气壅闭而塞，川芎膏。

川芎　细辛　藁本　白芷　甘草炙。各三钱　冰片　麝香　杏仁去皮尖。各钱

蜜丸，龙眼大。每一丸，灯心汤化服。

〔批〕鼻涕。

鼻涕肺为风寒所袭，而津液不收，为鼻涕。按：鼻涕亦有因肺热出者，细辛散。

甘草　人参　前胡　细辛　防风　川芎等分

为末。每一钱，姜、葱泡汤，调服。

---

①　赤：原作“亦”，据《幼幼集成·卷四·耳病证治》改。

②　鼻：原脱，据文例补。

〔批〕鼻渊。

鼻渊，苍耳散、辛夷散俱见杂症本门。

〔批〕流黄臭水。

鼻流黄臭水名控脑沙，紫贝子俗名南蛇牙齿，粤人呼狗屐螺。取三四枚，火煅、醋淬为末，纸包，放地上出火毒，每一钱，大者二钱，以丝瓜藤煎汤调服，以愈为度。

〔批〕鼻齆。

鼻齆肺受风热，久而不散，脓涕结聚不开，使不闻香臭，而成齆，万金膏。

羌活　川芎　细辛　木通　麻黄　石菖蒲各钱

为末。每一钱，蜜和匀，姜汤化服。

或用丽泽通气散见鼻。上三症俱可用。

〔批〕鼻干。

鼻干心脾有热，上蒸于肺，故津液枯涸而干，当清热生津，导赤散加麦门冬。

〔批〕肺绝。

如病已极，鼻干而黑，窍张，长出冷气者，肺绝也，不治。

〔批〕忽然鼻塞。

小儿初生，三朝一七①，忽然鼻塞，不能吮乳，不得呼吸者因乳母夜卧之时不知回避，鼻中出气，吹儿囟门，或因洗水，未避风寒所致，通关散。

香附去毛，炒　川芎　荆芥穗　僵蚕　细辛　猪牙皂各五钱

为细末，葱白捣成膏，每用末五钱，与葱膏和匀，摊软帛上，临卧烘热，贴儿囟门，早晨取去。

鼻衄，见后失血。

〔批〕鼻疳破烂。

鼻疳破烂，杏仁去皮尖，捣碎，纸包压去油，成白霜粉，每粉二分，和真轻粉钱，吹患处。

---

① 三朝一七：三朝，第三天；一七，第七天。

〔批〕疳疮蚀鼻。

疳疮蚀鼻，破烂不堪，五倍子烧灰存性，为末，腊猪油和，涂之。余见诸疳。

〔批〕鼻破擦坏。

鼻被破伤，或擦坏，急以猫儿头上毛剪碎，以津唾调敷之，自愈。

口

脾之外候。

鹅口，见前初生。

〔批〕口疮。

口疮满口赤烂。此皆心脾积热，熏蒸于上，以成口疮，内服沆瀣丹，外以地鸡即鼠负。人家瓮底砖下，皆有之擂水，搽疮上。

〔批〕口糜。

口糜[①]满口生疮，溃烂，乃膀胱移热于小肠，隔肠不便，上为口糜，以导赤散散去小肠之热、五苓散散去膀胱之热二方合服。

〔批〕口疮破烂。

口疮破烂，及喉痹喉疳，用凤凰衣即伏鸡子壳内皮也，微火焙黄、橄榄烧存性、儿茶等分，为末，以一钱为准，加冰片半分。口疮，搽患处。喉病，吹入之，即能进饮食。

〔批〕疮久不愈。

口疮，久不愈虚火也，用生附子一枚，切，焙为末，醋和作饼。男左女右，贴足心引火下行，自愈。

〔批〕凉药不效。

口疮，服凉药不效乃肝脾之气不足，虚火泛上而无制，宜理中汤收其浮游之火，外以上桂末吹之愚谓：不若用八味为佳。

〔批〕吐泻口疮。

吐泻后，口中生疮亦是虚火，理中汤此则正宜。

---

① 糜：原作“縻”，据文义改。下同。

〔批〕上腭胀起。

上腭有胀起如悬痈者此名重腭，治见初生垂痈。

〔批〕两颐流涎。

小儿两颐流涎，浸渍胸前者此名滞颐。盖涎者脾之液，口为脾窍，脾虚寒，不能收敛津液，故涎从口出，滞于颐，宜温脾丹温之。

木香　半夏制。各五钱　炮姜　白术漂。各二钱　陈皮　青皮各钱

蜜丸，龙眼大。每一丸，米饮下。

〔批〕口频嘬。

小儿口频嘬者气不和也。盖唇应乎脾，气出于肺，脾虚不能生肺，故频嘬，异功散补脾生肺。

〔批〕面青多哭。

口嘬面青多哭此阴寒之至。肝脾虚冷，脐下必有痛，理中汤温之。

〔批〕不能吮乳。

小儿急欲吮乳，而口不能吮者心脾有热，舌不转运，泻黄汤。

黄芩　黄柏　黄连　泽泻　栀仁炒黑　赤茯苓　茵陈各钱

灯心十茎煎。

〔批〕口角生疮。

口角生疮名燕口疮，以乱发烧灰存性，米饮调服，外即以此敷之。又方，饭气水搽之。

〔批〕口唇肿黑。

口唇肿黑，痒痛不可忍，先以磁针砭去恶血，以古铜钱磨猪油涂之。

〔批〕口疳、牙疳。

口疳及走马疳，取多年田野中白螺狮壳研末，少加儿茶，为细末，吹患处即愈余治法见前诸疳后。

〔批〕口疳咽痛。

口疳疮及咽喉痛，吴茱萸二两研末，少加面粉，醋调作二饼，贴两足心。布扎，过夜即愈。

舌

舌，心之苗，胃之根。小儿多生舌病，以心脾之积热也，故有重舌、木舌、弄舌等症，宜辨其虚实而治之。

重舌、木舌，治见前初生门。

〔批〕弄舌。

弄舌脾脏虚热，令舌络紧，时时舔舌，妄人称为蛇丝惊者是也。切勿以寒凉攻下之，少与泻黄汤见前，服之不效，四君子汤。

〔批〕渴欲饮水。

或渴欲饮水，面无红赤色此脾胃津液不足，不可误认为热，宜钱氏白术散即七味白术散。方解见前泻渴条下。

〔批〕五心烦热。

面黄肌瘦，五心烦热，而弄舌者此疳症也。于疳门参之，宜集圣丸。

〔批〕病后弄舌。

大病后，精神困倦，饮食少思，而弄舌者凶候。盖气血两虚，神气将脱矣，速以十全大补汤救之。

〔批〕舌黑胎。

舌上黑胎其热已极，速以凉膈散下之，外以薄荷、黄柏、青黛煎汤，用新青梭布洗之。舌转红色者可治，黑不退者不治。

〔批〕泄后白胎。

泻泄后，舌上白胎此津液不荣，不能上潮于舌，为虚热也，理中汤。

〔批〕肿胀婴舌。

舌胀大肿硬，即时气绝名为婴舌，用皂矾不拘多少，新瓦上火煅，变红为度，放地上变冷研细，搽舌上即愈。木舌、重舌皆效。

〔批〕肿满。

舌肿满，不能出声，以食盐、百草霜共为末，井水调敷即效。

〔批〕绊舌。

绊舌舌根下有筋一条，绊其舌尖，令舌短缩，不能吮乳，细视舌根下，有筋如丝，牵绊其舌，用针轻轻挑断之。不可误伤舌根，流血不止，为祸不小。

齿　牙

上牙属胃，下牙属太肠，齿属肾。

齿迟，见前诸迟。

重断，见前初生。

牙疳，见前疳门走马牙疳。

〔批〕齿牙臭烂。

小儿多食肥肉，齿牙臭烂不可近者即走马疳，所①名臭息。此胃脐实热也，内服沆瀣丹，外以荆沥和姜汁含漱。

〔批〕牙床肿。

上下牙床肿者此手足阳明实热也，凉膈散为君，加知母、石膏、升麻为佐，频频含咽。

〔批〕咬牙。

咬牙，唯痘症见此为危候，余皆无大害。

〔批〕梦中咬牙。

梦中咬牙风热。由手足阳明积热生风，故令相磨而有声。必在梦中者，风属阳，动则风行于阳，静则风归于里，宣风散。

槟榔五钱　陈皮两半　黑牵牛单取头末，两　甘草炙，五钱

为末。每二钱，蜜汤调服。

愚按：不若用金花丸为当。

〔批〕牙龈溃烂。

牙龈溃烂，诸药不效，用盐榄二三个连皮带核，火中煅过，存性，加冰片半分，擦之，神效。

〔批〕齿落不生。

齿落不生由于舌舔之故，其肉顽厚，用针刺去其血，以鼠骨散擦之。

---

① 所：文义不属，疑为“俗”之声讹。

雄鼠一枚，烂，去皮肉，取全骨，煅枯

研为细末，加麝香分，擦刺破处。良久，以姜汤漱吐之。

咽　喉

〔批〕咽喉为病，无非热毒。

咽者胃管，主纳水谷而居前，喉者肺管，专主呼吸而居后，为人一身之总管。若胸膈菀积热毒，至生风痰，壅滞不散，发于咽喉，病名虽多，无非热毒，速宜清解，缓则难救。轻者，甘桔汤加减见杂喉痹。重则化毒汤。

桔梗　薄荷　荆芥穗　甘草炙。各钱半　芒硝钱　山豆根　硼砂各二钱半　雄黄　朱砂各二钱

共为细末。每一钱，白汤调下，仍以此药吹入喉中。

〔批〕骨哽。

诸骨所哽，海上方：金银花根捣碎，以米醋浓煎，用有嘴瓶盛之，口衔瓶嘴，仰面吸吞之，其骨即下，吞药勿令沾牙。又，或以玉簪花亦可。余治详杂本门。

〔批〕生疮鼻烂。

咽喉内生疮，鼻孔内亦烂若作喉风治必死，用白霜梅一个烧存性、枯矾钱，穿山甲钱炙枯，为细末，吹喉中，神效。

〔批〕喉疮已破。

喉疮已破，疼痛难进饮食，猪脑髓蒸熟，姜醋调和，服之自愈。

〔批〕喉痹、喉痈。

喉痹、喉痈，治法互见前口疮破烂条。

误吞诸物，及骨鲠、喉闭、乳蛾诸症，并前目、鼻、口、舌、齿牙各病，与大人同者，俱于各门参之。

卷二十四

幼　科

诸失血　吐血　衄血　便血　尿血

附：二便　白浊　黄疸　疝气　前阴诸疾

诸失血

〔批〕诸失血。

经曰：营者，水谷之精也，调和于五脏，洒陈于六腑，乃能入于脉也。生化于脾，总统于心，藏受于肝，宣布于肺，施泄于肾，濡润宣通，靡不由此。然血之所统者，气也。诸失血者，营卫之气逆也。盖心者血之主，肺者气之主，气主煦[①]之，血主濡之，荣养百骸，灌溉筋脉，升降有常，自然顺通[②]。或外感[③]六淫，内伤饮食，气留不行，血壅不濡，是以热极涌泄，不无妄动之患。气血一伤，变症百出，故上奔则吐衄，下降则便红，热陷则溺赤，衰涸则虚劳，渗于肠胃则为肠风，阴虚阳搏则为崩漏，此皆气有沴戾之乖，而血乃生渗溢之患也。〔批〕气有沴戾之乖，血乃生渗溢之患。小儿患之，或乳母七情菀火所致，或禀赋积热，或食辛辣厚味，或居重帏暖阁，火气熏逼，不令常见风日，积温成热，热极则涌泄妄行，有气虚而邪热乘之，则血不得循流故道，亦生走失之症。其面皖白，脉沉微，血淡紫，口气缓是也。治法能明虚实，随经施治。药饵无差，则不失其机要矣。

实热，小柴胡汤加生地黄、丝茅根，或苦参亦好，及用凉膈散之类。〔批〕实热。虚热，理中汤及人参芎归汤。〔批〕虚热。

---

① 煦：原作“嘘”，诸本同，据《活幼心书·卷中·明本论·失血》改。

② 通：诸本同，《活幼心书·卷中·明本论·失血》作“适”，并通。

③ 感：原作“干”，诸本同，据《幼幼集成·卷三·诸血证治》改。

人参　当归酒洗　川芎等分　荆芥减半

煎，服。

吐　血

〔批〕吐血。

小儿吐血，因伤食者最多。盖阳明多气多血，若胃中积热，火逼其血而妄行，故从口吐出。凡血从下出者顺，从上出者皆逆也。

胃热者宜清其胃火，使血归经，清胃散见齿加黑栀仁、黄连，或除升麻，煎，热服。〔批〕胃热。气虚者肺朝百脉之气，肝统诸经之血，脾胃有伤，荣卫虚损，故血失常道而妄行。倘神倦脉微，唇无红色者，切勿寒凉，宜四君子汤先救其脾，脾实则血止矣，或补中益气汤气虚血弱，当以人参补之，盖阳旺则阴血自生也。〔批〕气虚。血虚者精神如旧，唇舌如常，左寸关脉数而无力，四物汤加参、术四物独主血分受伤。〔批〕血虚。

〔批〕咳嗽吐血。

咳嗽吐血此心肾水火不升降，火炎无制，肺胃枯燥，切不可作童子劳治，宜滋阴降火汤。

四物去川芎，加知母、莲肉、玄参、麦冬各钱，天花粉、黄连、甘草炙各五分。浓煎，清晨服。

衄　血

〔批〕衄血。

五脏热结所为也。或脾热传肺，虚火上炎，血行清道，故从鼻而出。又有因伤寒、温疫，诸阳受病，不得其汗，热无所泄，故衄，谓之红汗。发热无汗，自衄者愈。春冬衄者，用生地黄研取汁，加生蒲黄少许，砂糖井花水浸，调服，愈。〔批〕春冬衄。秋夏衄者，用车前草一握洗净，同生姜研取汁，入生蜜一匙，先拌渣塞鼻，次用新汲水和蜜，并汁饮之，即愈。〔批〕秋夏衄。

又方，生萝白连根捣汁，仰头滴入鼻管中即止，次以新汲水和蜜、萝白汁饮之良。

〔批〕虚火上炎。

虚火上炎，宜加味四君子汤。

四君子汤加桔梗、麦门冬、黑栀仁、黄芩、淡竹叶、灯心，煎，热服。

〔批〕鼻血如注。

鼻血如注，顷刻流至数升，稍大之儿有发者，即将发解开，以梢浸新水盆内，良久，血即止。止后仍服凉血清火之药。但浸发亦不可太久，只问病者心内觉有凉气即止，久则凉冷入心，恐生别症，至神至奇。

〔批〕鼻血不止。

鼻血不止，用大蒜一枚去皮，研如泥，作饼子如钱大，左鼻出，贴左足心；右鼻出，贴右足心；两鼻齐出，贴两足心。即止，随以温水洗去之。

又方，乱发烧灰，吹鼻中即止。

又法，以线扎手中指根，右鼻出扎右，左鼻出扎左。

又方，栀子烧灰，研末，吹鼻内，或井水调服。

又方，韭菜捣汁一杯，童便一杯，和匀，温暖顿服之血散火降，立时即止。盖韭汁散血，童便降火故也。

便　血

〔批〕便血。

是大肠热结损伤，风邪自入，或蓄热，或积冷，或湿毒伤于脾胃，或痔积伤于脏腑，因冷热交击，痔湿互作，致动血气，停留凝滞，渗入大肠，故大便下血也。或有腹胀，冷气在内攻冲，亦令便血。又因风冷乘虚客入脾胃，或瘀血在肠胃，湿毒下如豆汁。若上焦心肺积热，施注大肠，亦令下血。亡血脾弱，必渴。久则血虚，其人必萎黄，头发不黑。粪前见血者为近血血自大肠来也，宜黄连解毒汤见阳明后。〔批〕近血。粪后见血者为远血从胃脘小肠来，清胃散见齿牙。〔批〕远血。久不止者，补中益气汤加胡黄连余详杂症便血。

一切血症，百草霜烧茅草锅底取之，研为细末，大人三钱，小儿一钱，糯米煎汤调服，三服立愈。

〔批〕下血危笃。

下血危笃，不可救者，干丝瓜一条烧灰存性，研末，槐花烧灰存性，研末，每服丝瓜末一钱、槐花末五分，米饮调，空心服。

尿　血

〔批〕尿血。

心主血，与小肠相合，热聚膀胱，血渗入脬，故小便出血，车前散。

牡蛎煅粉。五钱　车前子　甘草炙，微黄　朴硝各钱

研为散，每一钱，煎服，量大小加减。

又方，用鸡屎尖白如粉者，炒焦研末，每五分，酒调，空心服。

又方，乌梅烧灰存性，研末，每一钱，米饮下。

二　便

〔批〕二便。

前阴主气，后阴主血。膀胱之津液，血所化也，由气而后能出。太阴之传送，气之运也，由血而后能润。此便溺之流通，见气血之依附。而人之所以生者，以有此出入关窍耳。倘一息不运，则机缄穷而死矣。故二便不通，加以腹胀、气喘、呕哕、烦躁者，皆不可治也。

〔批〕热聚下焦，二便不通。

热聚下焦，二便不通，八正散见杂症小便，或加芒硝冲服看儿大小，加减与之。

外用罨脐法。

连须葱七茎。不洗　生姜一大块　淡豉三钱　盐三钱。

同捣烂作一饼，烘热罨脐上，以帛扎之，良久气通自利。

〔批〕肚胀咽塞，痰壅气喘。

救急方二便不通，百方不效。肚胀痛，咽喉窒塞，或痰壅气喘，水米不下，死在须臾，宜急救之。

甘遂五分。面裹煨熟为末

入麝香三厘，饭为丸，姜汤送小儿服二分，大人服五分。

余症治，详杂二便。

〔批〕小便不利。

小便不利　小儿肝有热，则小便赤。凡小便赤涩为热，自遗为寒。〔批〕遗溺为寒。

热者火有余，水不足，治宜泻心火、滋肾水，加味导赤散见前真播加黄芩、栀仁炒黑、泽泻、柴胡等分，煎。

寒者水有余、火不足而遗溺，治宜温肾水、益心火，益智散。

益智仁五钱。盐水炒　补骨脂三钱。盐水炒　白茯苓五钱。酒炒

为末，每一钱，盐汤调服。

〔批〕病后闭。

大病后，小便闭者此气虚津液不足，不可利之，利之则中气愈虚，津液愈涸，宜用人参散。

人参钱　麦门冬二钱　黄柏五分　甘草炙。二钱　姜三片

煎，温服。

淋　小儿患小便淋滴作痛，不必分五种，然皆属火热，宜清利之，海金砂散。

香附酒炒　川芎酒炒　赤茯苓酒炒。各五钱　滑石飞。两　枳壳炒　泽泻炒　石韦焙　槟榔各二钱半

为末，每钱，淡盐汤下。〔批〕海金砂治小肠膀胱血分湿热，淋家正药，以之名方不用，何也？

〔批〕气虚淋。

久病气虚而淋者不可利小便，宜六味地黄丸滋之，又蒸饼三物丸见杂症淋。

〔批〕尿白。

小儿初便黄赤，落地良久，凝如白膏者，谓之尿白，伤脾所致，久而成疳。胃苓丸，盐汤下。

〔批〕白浊。

小便白浊小便出时，色白浑浊，此心经虚热，宜清心莲子饮

加减。

麦门冬钱　远志肉　人参　石菖蒲　车前子各五钱　白茯苓钱半　老莲子二钱　白术六分　泽泻四分　益智仁钱　甘草生用。三分　灯心十茎

煎，空心服。

〔批〕小便不通。

外治法：小便不通，服药无效，商陆五分研末，麝香少许，先以旧夏布盖脐上，放药于布上，待药气入腹，一时即通。

〔批〕数日不通，肢体肿满。

小便数日不通，遍身手足肿满，诸药不应，用苏叶斤，煎浓汤，入盆内，令患者坐盆上熏之，冷则又添热汤。外用炒盐熨脐上，及遍身肿处。良久，便通肿消。

〔批〕上窍不通，下窍闭。

上窍不通，下窍闭者，食盐两炒，调温水服之。良久，以鹅翎探吐之一吐即通。

〔批〕大便不通。

大便不通　有实闭、有虚闭，宜详审。如形气与脉俱实，又能食者，的有可下之症则下之。形气与脉俱虚，兼食少者，虽有可下之症，宜缓不宜急。〔批〕实闭虚闭。食积，但用保和丸加枳壳微利之。〔批〕食积。血不足，润汤丸、蜜导法余治详大便门。

黄　疸

〔批〕黄疸。

大要有二：曰阴黄，曰阳黄辨见杂症本门。小儿黄病，昧者一概呼为湿热，无非除湿利水，清热退黄。岂知湿热发黄者少，脾虚发黄者多。盖脾土强者，足以捍御湿热，必不生黄，惟其脾虚不运，所以湿热乘之。治之宜暂去湿热，如茵陈五苓散亦佳。黄稍退，即速宜补脾。

〔批〕服分利药，黄久不退。

面目俱黄而带虚浮，唇白舌淡，口不渴，身不热，夜无烦热，

小便不涩者不可认为湿热而分利之，宜四君、六君补之。〔批〕面目俱黄，唇白舌淡。若服分利之药，黄久不退，以致口淡心慌，四肢软弱，憎寒发热，小便带浊皆为虚症，宜四君子煎送八味丸。

小儿脾胃素弱，常有积滞，面色多带黄白不可消积，惟多服肥儿丸使脾胃健，食自消，灌溉脏腑，流行荣卫，自五色修明，何黄之有？

人参　白术漂，土炒。两　楂肉炒　白芍炒　陈皮酒炒　半夏制。各四钱　白茯苓乳蒸。两　黄连二钱　薏苡仁炒。两　神曲炒。五钱　甘草炙。二钱

炼蜜为丸，弹子大，每日早午晚各服一丸，米饮化下。

〔批〕积滞发黄。

小儿急黄，以丝瓜连皮带子，火烧存性研末，每一钱，米饮下。速进数服，愈。

黄如金色因积滞凝于脾家者，以糯稻草煎浓汤饮之，数次效。

外治法：湿热发黄，用生姜、茵陈各八两，同捣烂，以布包之，时时周身擦之，其黄自退。

余治详杂本门。

疝　气

〔批〕疝气。

寒邪结聚而成也。内则脐腹绞痛，外则卵丸肿大，专属肝经，与肾无涉。盖肝主怒，小儿性急，多叫哭而气动于内，谓之气疝，宜行气开菀。

〔批〕初起。

气疝初起，宜柴苓汤升散之，次宜加味二陈汤。

二陈加小茴、川芎、肉桂，入姜煎。

或木香内消丸。

木香研　三棱煨　猪苓焙　泽泻炒　川楝肉炒　陈皮酒炒　香附酒炒。各七钱　青皮醋炒。二钱

酒煮米糊为丸，每二钱，空心盐汤下。

〔批〕寒疝。

寒疝因久坐湿地，冷气入小腹而得，加减当归散。

当归钱半　吴茱萸三分　肉桂　川芎　木香　甘草炙。各五分　黑姜灰　小茴各钱

煎，入盐七分调，温服小腹绞痛，外肾红肿并治。

〔批〕癞疝偏坠。

癞疝偏坠寒湿所乘，留伏作痛，茱萸内消丸。

吴茱萸醋浸一宿，焙干炒过　大茴香盐炒　肉桂　枣皮[①]酒蒸　元胡索醋炒　青皮醋炒　橘红酒炒。各两　桃仁炒　白蒺藜炒　木香研。各五钱

酒煮面糊为丸，龙眼核大，每一丸，淡盐汤化下。

〔批〕木肾。

不痛者此湿气也，又名木肾，宜加减守病丸。

苍术漂，盐水炒　南星制　香白芷各两　楂肉炒　川芎炒　橘核炒　半夏制　神曲炒。各二钱半

为丸如上，小茴煎汤下。

〔批〕阴囊肿硬。

阴囊肿硬如石名为木肾，用瓜蒌连皮带子、荜茇、生姜、葱白，等分。酒煎，热服，被覆暖卧，取汗出效。

〔批〕蚯蚓吹卵。

小儿湿地上坐，或有蚯蚓吹其卵，肿大而垂者，以盐汤能杀蚯蚓毒浸洗之。

〔批〕臊臭湿痒。

外肾臊臭湿痒，柴胡龙胆汤。

柴胡钱二分　泽泻钱　车前子八分　龙胆草五分　木通　生地各钱　归尾六分

煎，空心服，以食压之。

〔批〕痒甚。

---

① 枣皮：即山茱萸。

痒甚者，胡椒煎汤洗之。

〔批〕阴囊生疮溃烂。

阴囊生疮溃烂，谓之脱囊。紫苏叶研末敷之。以荷叶包之，或用生荷叶，火烘令软，包之。虽囊丸露出，亦可治也。

疮　毒

丹毒　十种丹　露丹　水痘　破伤风　斑疹　诸疮疡
杨梅疮　汤火伤　癞　赤疮

〔批〕丹毒。

丹毒　《千金》曰：丹毒一名天火，皆风热恶毒所为，入腹则杀人。其症皆由心火炽壅，热与血搏，或起于手足，或发于头面胸背，游移上下，其热如火，赤如丹砂，形如锦纹，其痛非常。凡自腹出四肢者，易治。自四肢而入腹者，难治。治丹之法，先用清凉解表，使毒渐消，方可搽敷。不尔，必逼毒入腹，以致不救。〔批〕入腹不救。按：丹毒虽曰风热，而由胎毒之发者，十之八九，小儿最多，方脉无此。世有丹毒伤生而不知者，盖此毒多发于隐密之处，倘父母不觉，遂致伤儿。大凡小儿头面四肢、胸背腹胁，忽有红晕一点，渐次散开，色如锦纹，外带黄色，即是火丹，速宜砭去恶血。

〔批〕砭法。

磁针砭法：用细嫩磁器轻轻敲碎，取其锋锐者一枚，将箸头劈开，横夹磁针，露锋于外，将线扎紧，以针锋对丹毒之处，另以一箸，于磁针箸上，轻轻敲之，随赤晕周匝刺出恶血，多刺更妙。毒血出尽，立时见功。凡治丹，不砭去恶血，专用搽敷，十不救一，刺后外用药涂之。

以芭蕉汁、蛴螬汁涂之。或以赤小豆即红饭豆，紧小而赤黯者，红大而光润者。不用肆中所卖赤小豆，半黑半红者，名相思子，勿用研末，和鸡子白涂之。〔批〕赤小豆辨。

又，地龙粪二分，焰硝分，冷水调涂之。

又，沟渠中小虾蟆捣烂敷之，效。

内服防风升麻汤解毒发表。

防风　升麻　栀仁炒黑　麦门冬　荆芥穗　木通　干葛　薄荷　玄参　牛蒡子各钱　甘草五分

便秘加大黄微利之、灯心十茎。煎，热服。

〔批〕十种丹症，及各治法。

十种丹症　一飞灶丹。从头项起肿，然后散开，用葱白捣取自然汁涂之。二走灶丹。从头项起，红肿痛苦异常，用赤小豆辨见上。研末，鸡子白调涂。三鬼火丹。从面部起红肿，用伏龙肝研细末，鸡子白调涂。四天火丹。从背上起赤点，用桑白皮，切碎焙干为细末，羊油调涂。五天灶丹。从两臂赤肿，黄色起，用柳木烧炭研末，井水①调涂。六水丹。先从两胁起赤肿，用多年锈铁磨浓汁，猪油调涂。七葫芦丹。先从脐上起，用槟榔切碎，焙干为细末，以老米醋调涂。八野火丹。先从两脚起红肿，用乳香去油研末，以羊油调涂。九烟火丹。从脚背上起红肿，用猪槽下土研末，麻油调涂。十胡漏丹。从阴囊下起红肿，用门槛下千脚土研末，羊油调涂。更有胎毒重者，遍体皆是，速用芸薹子即油菜子两、酒一大壶，和研，滤去渣，取酒复煎数沸，不拘时，温服二盏。又法，用芸薹菜叶捣烂敷之，随手即消。如无时，干者或子为末，水调敷。丹毒遍身，或连腰周匝者，唯此最神。

〔批〕露丹。

露丹　小儿生后百日内外，半岁以上，忽然眼胞红肿，面青黯色，夜间频啼，脸如胭脂。此因伏热在内，发之于外。初则满面如水痘，脚微红而不壮，出没无定。次至颈项，赤如丹砂，名露丹。

三解散

人参　防风　天麻　郁金　白附　大黄　枯黄芩　僵蚕　全蝎　枳壳　薄荷　赤芍　甘草随宜加减　灯心十茎

煎，热服。

〔批〕水痘。

① 井水：《幼幼集成·卷四·丹毒证治·十种丹证》作“净水”。

水痘　似正痘，外候面红唇赤，眼光如水，咳嗽喷嚏，唾涕稠黏，身热二三日而出，明净如水泡，形如小豆①，皮薄结痂，中心圆晕，易出易靥。亦少温之，则痂难落而成烂疮，切忌椒姜辣物，并沐浴冷水，犯之则成疮疥、水肿之疾。自始至终，唯小麦汤为准。

滑石、地骨皮、甘草生各五分，人参、大黄、知母、羌活各四分，葶苈子三分，小麦十四粒，煎，热服。

此症在皮肤，不关脏腑，唯知禁忌，俱可无事，不必服药。

〔批〕破伤风。

破伤风　小儿或因跌仆，或刀斧破伤，风邪暗袭，伤处发肿，速宜治之，不然则发痉矣。已痉未痉，皆宜疏风活血散。

全当归　生地黄　赤芍　防风各二钱　红花　川芎　苏木　甘草炙。各六分　姜三片　枣一枚

煎，热服。

外以紫金锭涂之。

山慈菰三两　五倍子三两　大戟两半　雄黄　辰砂各两　麝香三钱

为细末，糯米饭和为锭，磨水涂之。

〔批〕斑②。

斑疹　宜别症候阴阳，其焮肿于外者，属少阳相火，谓之斑。其症发于面部，或背，或四肢，极其稠密，色如锦纹，红赤者胃热，紫黑者胃烂也。宜消斑青黛饮见伤寒后发斑。

〔批〕疹③。

疹者红点发于皮肤之内不出者，属少阴君火。其症发于胸腹，手足稀少，此由无根失守之火聚于胸中，上蒸于肺。其状如蚊迹蚤痕隐于皮肤，而非锦纹，谓之疹，理中汤。

---

① 小豆：原作“小痘”，诸本同，《幼幼集成·卷四·水痘露丹》改。

② 斑：原脱，据文奎堂本补。

③ 疹：原脱，据文奎堂本补。

斑疹自吐泻者，慎勿止之因其毒气从上下出，宜调中气。如吐泻后遍身发热，斑如锦纹者，防热气乘虚入胃。化斑汤见同上发斑门，宜参。

〔批〕瘾疹①。

瘾疹 多属于脾，以其隐隐在皮肤之间，发而多痒，或红或白，俗名为风丹。

加味羌活散

羌活 南薄荷 前胡 桔梗 枳壳 天麻 白芷 川芎 蝉蜕各钱 甘草五分 姜三片

煎。

搽药方

芸薹菜捣烂取汁 生铁锈 生大黄等分。

研末，以菜汁调涂之。

〔批〕诸疮。

诸疮 疮疡疖疥，小儿最多，皆胎毒也。一切疮疥，皆不宜洗搽。倘误②外治，逼毒入腹，以致腹胀成危候。总以胡麻丸为主，至稳。

苦参五钱 何首乌制 胡麻仁炒 蔓荆子炒 威灵仙炒 荆芥穗焙 皂角刺炒。各三钱 石菖蒲炒 白菊花各二钱

为细末，酒煮米糊丸。每一二钱，儿大小③加减，竹叶煎汤调下。

〔批〕毒陷入里。

毒陷入里，四物加连翘、升麻、荆、防、玄参之类托之。

〔批〕痈疽肿毒。

一切疮痈肿毒，仙方活命饮方见肠痈。酒煎服未成内消，已成

---

① 瘾疹：原脱，据文奎堂本补。

② 误：原作“务”，诸本同，据《幼幼集成·卷四·诸疮证治》改。

③ 儿大小：据《幼幼集成·卷四·诸疮证治》，此前当补“量”字以足文义。

即溃，此消毒排脓止痛之圣药也。

〔批〕出脓、烂。

痈疽出脓之后，或破烂久不收口切不可再用寒凉，宜大补汤加连翘、白芷之类。

〔批〕疥疮。

疮疥 服解毒药后，可稍用外治。大枫子肉三钱，轻粉、明矾，各五分。为末，以腊猪油二两，入麻黄五钱同熬，以麻黄色黑为度，去渣，调前末搽之。

〔批〕白秃疮。

白秃俗名癞痢，用鸡蛋十个，打搅入小锅，香油荡煎成一饼，乘热盖儿头上，一时许蛋冷取下，又将上面用油煎热，再覆头上，如此数次，全愈。妙不可言。

〔批〕肿毒火丹。

一切无名肿毒，诸般火丹，热瘰湿疮，取阴地蚯蚓粪四两、皮硝二两，共研末，新汲水浓调，厚敷患处，干则易之。

〔批〕热毒疥疮。

热毒、疥疮，用生石膏、生硫黄、陈细茶，各二钱。为末，以生猪脂和药捣匀搽之。

〔批〕诸疳疮。

诸般疳疮，生于面上，遍身烂成孔臼俨如大人梅疮，于蒸糯饭时，以碗盛取甑气水，扫疮上，数日即愈百方不效者，此法如神。

〔批〕诸热疮。

诸热疮，用鸡蛋五个煮熟，去白取黄，乱发一团如鸡子大，同入铫内熬之，初甚干，次则发焦，乃有液出，熬久则液渐多，以发黄尽化为度，取起冷定，涂疮上，即以苦参末掺之，此神方也。

小儿头上软疖，愈而复发①，至难除根。用臭橘子一个刳去穰，磨令口平，以面糊涂抹四围，安贴疖上，一边安一灯心以通

---

① 发：原作“胀”，诸本同，据《幼幼集成·卷四·杨梅疮证治·入方》

脓水，则脓自出，其橘自脱，更无痕迹。此方不但治软疖，凡久年顽疮、臁疮不能收口，依法用之，无不愈者。

又方，糯饭、生松香同捣烂，作一饼贴之，上盖神花铜箔一片，冷天任戴帽子，久则疖干，其饼自脱。至妙。

〔批〕瘰疬。

瘰疬 或坚而不溃，溃而不合，皆由气血不足，往往变成痏痨。切忌刀针烂药。取去其核，宜益气养荣，舒筋散菀。误治则死。颈项结核，或三五粒、十数粒，或痛或不痛，或热或不热，用墙脚下凤尾草其梗如铁线而黑，叶似凤尾，《本草》内名石长生，即墙缝中所生小蕨箕也。单取其根，水洗净，每两，以浓酒一碗，浓煎，去渣，饮酒，日一次勿求速效，多则一月，少则二十日，其核全消，再不复发。此药气味平淡，更不苦寒，药贱而功宏，诚仙方也。

〔批〕马刀疮。

小儿耳前后，忽有疮作核如杏核，大小不一，名马刀疮为瘰疬之根。用桃树白皮，切三指大一块，刮去外皮，留内一层，贴疮上，以艾于皮上灸之，觉热痛即止，明日又灸，不数次核消。

又方，用直僵蚕八两水洗三次，去石灰净，晒干炒枯，另将晚米八两炒熟，共研为末，米糊为丸，一钱一颗。每日空心，以夏枯草煎汤大者二丸，小者一丸，研烂调服瘰疬未成者令内消，已破者能收口，服此一月全愈。

紫霞膏治瘰疬初起，未成者贴之自消。已成者贴之自溃。已溃核存者贴之自脱。并治诸般顽疮，破烂不愈，疼痛不已者，俱神效。

明净松香斤研末　鲜铜绿二两。研末　麻油四两。入锅内先煎数沸，滴水中不散

下松香，熬化。次下铜绿。煎至白烟将尽，其膏已成，退火，倾入磁罐收之。凡用时，热汤内炖①溶，旋摊旋贴。

① 炖：原作“顿”，诸本同，据《幼幼集成·卷四·瘰疬证治·入方》改。

白玉丹药则至贱，功则至神。专治瘰疬破烂，连及胸腋，臭秽难闻，三五载、十数载不愈者，药到即愈。

新出窑矿石灰一块，滴水化开成粉　生桐油调匀，干湿得中，先以花椒、葱煎汤，洗净其疮，以此涂之，不数日痊愈。真奇方仙方也。

〔批〕杨梅疮。

杨梅疮　其症以肿突红烂，状如杨梅，故名。西北人名天泡疮，东南则名绵花疮。小儿患此，实由父母胎毒传染而致也，非寻常胎毒之可比。亦有不因遗毒而成，盖因偶伤湿热，即或患此，亦不过在皮肤肌肉之间而已。治之者，能知清热解毒除湿，自必全愈，无足虑也。若系遗毒所发，最为恶候。倘发于一二月间，或半岁之内，最难救治。以其毒禀先天，来路既远，方药难及，即日服数匙之药，杯水车薪，终难有济。若但以搽洗之法治之，适足以阻其出路，反致内攻不救，只当缓以图之，庶能保全。先以胡麻丸修制精细，每日服之，三①七之后，内毒将尽，方用点药，不三日而疮尽愈矣。此法至神至捷，第不可用之太早，恐内毒未尽也。

梅疮点药

杏仁热汤泡去皮，研，绵纸包之，压去油净，以成白粉为度，谓之杏霜每霜一钱，入真轻粉八分、明雄黄分，共研匀。

先以槐花煎浓汤，将疮洗净，疮湿则干搽之，疮干以公猪胆汁调搽三日全愈，百发百中。此方不但治小儿梅疮，凡外科下疳疮、蜡烛疮，药到病除，久经效验。

〔批〕汤火伤。

汤火伤　初起即以食盐研末，用米醋调匀敷患处，频涂不绝暂时虽痛，却能护肉不坏，然后用药敷贴。切不可用冷物搨、冷水洗，并凉药敷贴。每见以冷水冲击者，使火毒不得出，必致内攻而不救。慎之！

---

① 三：原作“二”，诸本同，据《幼幼集成·卷四·杨梅疮证治·附案》改。

〔批〕闷乱不省。

闷乱不省人事，急以蜂蜜调汤灌之。若至重者，煮过熟酒十数壶，入浴盆内，以患儿浸酒中虽至重者不死。

〔批〕烧手足。

烧手足，注至掌，酸醋升余浸之虽出醋尚痛，少时痛止，不疮不脓不疤痕。奇方也。

〔批〕皮脱臭烂。

伤烂，皮已脱去，惟有红肉，或臭烂不堪，诸药不治者，用猪毛一篮，以破锅炭火煅红，入猪毛在内煅之，少时猪毛消化而成黑液，取起冷定，略加生大黄数钱，共研为细末，再加冰片分，研匀，香油、茶油或蜡烛油，俱可调搽此方治汤火伤破烂者，久经效验，至神至灵之方也。

〔批〕火药烧坏。

凡遭火药烧坏者，先以好酒洗净，次用鸡蛋黄熬油，研入大黄末，调搽即愈。

〔批〕跌仆汤火。

跌仆、汤火等疮，不问已溃未溃，神效当归膏。

当归　黄蜡　生地黄各两　麻油六两

先将当归、地黄入油煎枯，去渣入蜡熔化，候冷搅匀即成膏。

〔批〕癞。

癞　不拘头面遍身，痛痒，黄水出，俱效。黄连、五倍子各两，轻粉三钱，蛇床子、黄柏、枯矾各五钱，川椒二钱，冰片钱，同研，麻油调涂。

〔批〕赤瘖。

赤瘖疮瘖，谓瘢痕，寒水石、黄柏、黄连、大黄、铅粉、枯矾、白墡粉、冰片、青黛。随举几味。研末，麻油调涂。

痘　疹

初治　发热　见形　起发　成浆　收靥　落痂　余毒　妇人痘症

总论　万氏曰：痘疹源流，或谓母怀胎之时不肯禁口，恣食辛酸煎炒而成。或谓父母交媾之时淫火炽盛，流注于胞而成。论虽不同，皆谓胎毒，但视其痘有疏密，则知其毒有浅深。毒浅痘稀者，不必服药。毒深痘稠者，临机应变，因时制宜，对症施治，必使元气得实，毒气得越而后可。又有廛市①村落互相传染者，轻则俱轻，重则俱重。此乃天行疫疠逼胎毒而并发。未出痘者，但觉冬温，即预服解毒之药。必先立其年以定其气，次观其人之虚实，要在于发表和中解毒而已。

〔批〕治审虚实。

治审虚实 痘疹用药，温凉不可执一，故善治者先定岁气，次察色脉，以审病势。如果天令严凝，形体虚痿，六脉微弱，或曾经大病而未愈，或初起吐泻而交作，此当从虚治，温补正宜，使正气胜而邪气退。若天时暄热，形体壮盛，六脉洪数，饮食如常，大小便秘，此当从实治，宜行清凉解毒之法，使邪气无留滞之患，而正气不为所戕也。

〔批〕初治。

初治 痘疹之症，皆由胎毒畜于命门之中。命门者，为人身生化之本。或遇冬温，阳气暴泄，人则感之，触动相火，至春夏生长之时即发，传染相似，是谓天行疫疠。凡遇天行之候，未出痘者，宜服药预防，使毒易出、痘易靥，无陷伏留连之患。

三豆汤

赤小豆即红饭豆　黑大豆　绿豆各升　甘草三两，生用

以三豆淘净同甘草用长流水或雪水煮，豆熟为度，去甘草，将豆晒干，又入汁再浸再晒，汁尽为度，取豆与儿，任意食之最解痘毒，不损元气。

代天宣化丸即韩氏五瘟丹加减。

人中黄属土，甲巳之年为君　黄芩属金，乙庚之年为君　黄柏属水，丙辛之年为君　栀仁属木，丁壬之年为君　黄连属火，戊癸之年为君　苦参　荆芥穗　防风　连翘去心，酒炒　山豆根　牛蒡子酒淘，炒　紫

① 廛市：商肆集中之处。

苏叶

诸药为佐。年所属者为君，倍之。余主岁四味俱为臣，半之。佐者如臣四分之三。于冬至日修合，取雪水煮升麻，调神曲糊，为丸。龙眼核大，辰砂、雄黄为衣，每一丸，竹沥同竹叶汤下。

〔批〕制人中黄法。

制人中黄法 取大甘草不拘多少，纳入竹筒中，紧塞其口，浸粪缸中，七七日取出，晒干听用。

预防 原书云：小儿未出痘之先，欲预防者，只服代天宣化丸最妙。愚按：此丸苦寒药多，脾胃弱者必不可服。况只以解天行之毒，倘疫疠不作，不预伐无辜乎？且今法吹苗，自无疫疠之传，只宜拣取明亮圆洁紧小之苗为要。即要预防，先服三豆汤可也。如未出痘，近村有自发者，随制丸服之亦可。然总不若稀痘汤为妙。〔批〕预防。稀痘汤未吹苗先，装取大鼠一二只，去皮煮食之。鼠性善穿，专治疮瘘，稀痘甚验。〔批〕稀痘汤，虽诸书未载，然愚家数世用之，痘从无盛者。

〔批〕察色。

察色 凡痘未出之先，欲知吉凶轻重，但于面部推之。其色红黄明润者吉，青黑昏黯者凶。相书以山根管命宫，年寿管疾厄，二处尤要紧。

〔批〕汗下。

汗下 古云：痘疹首尾，不可汗下。此自其平症言之，然不可固执。若遇风寒外袭，应出不出，则汗剂仍不可少。如大便连日不通，烦闷狂躁，则下剂在所必用。但宜消息虚实，与时权变，斯谓之通医。

二便 凡痘疹，首尾小便长而大便润者为顺。若小便或秘，急宜利其小便。〔批〕小便。

八正散

木通 赤苓 滑石 升麻 连翘 猪苓 瞿麦各钱 淡竹叶七片 灯心十茎

煎。

大便硬实秘结，三五日不行，急宜利其大便。〔批〕大便。

通幽汤

紫草茸　当归尾　火麻仁研　生地黄　槟榔研末　红花　枳壳　大黄酒蒸　桃仁研泥。等分　姜一片

煎。或用猪胆导法见伤寒阳明。

〔批〕治痘大法。

治痘大法　不过发表和中解毒而已。解表则用防风、荆芥穗、升麻、葛根之类。和中则用人参、白术、当归、川芎、陈皮、木香、甘草之类。解毒则用酒炒黄芩、黄连、牛蒡子、连翘、栀仁、白芷之类是也。

脉　人以胃气为主，脉亦当以胃气为主。脉有胃气，则气象冲和，所谓弦不弦、石不石者是也。太过为实，不及为虚。实者邪实，虚者正虚也。

〔批〕辨症用药。

见症　痘疹发热，与伤寒相似，但伤寒只见一经形症，痘疹则五脏之症皆见。如呵欠顿闷，肝症也；乍凉乍热，手足梢冷，好睡，脾症也；面燥腮赤，咳嗽喷嚏，肺症也；惊悸不宁，心症也；尻凉耳凉，肾之平症也。以上诸症独见多者，即知其脏之毒甚，宜辨症用药。

肝症多，须用川芎、栀仁、青皮之属；肺症多，须用黄芩、知母、桑白皮、地骨皮之属；心症多，须用黄连、木通之属；脾症多，须用防风、甘草之属。唯肾不可有症，如耳热、尻热，则邪伏在肾，须用黄柏、泽泻、猪苓、赤苓之属。

〔批〕热。

热　凡痘疹属阳，非热不能成就，故治痘不可尽除其热。如热太甚者，毒未发尽，只宜解毒、利小便。宜连翘升麻葛根汤。

连翘去心，酒洗　升麻酒洗　葛根　桔梗泔浸　赤芍　黄芩酒炒　甘草用梢　牛蒡子酒淘，炒研　栀仁酒炒　木通酒洗　滑石暑加　淡竹叶　麦冬去心　灯心

煎。

痘以安静为吉，但有烦躁，必毒气壅并，表里不宁。如爬搔者，疮痒。不宁者，里热。呻吟者，痛。治俱见后。

食 痘症始终能食，其人脾胃素强，自然气血充实，易出易靥。如平日能食，一旦食减，即问其有无咽痛，伤何饮食，依法治之。

咽痛者，加味甘桔汤。

桔梗 甘草 牛蒡子炒研 射干漂 升麻 荆芥穗

煎，热服。

伤食者，橘皮汤。

陈皮 青皮 枳壳炒 木香 大麦芽炒 甘草 白茯苓 楂肉

煎。

如未伤食、略咽痛，只食少者，此脾胃气弱，不能消化也，宜以参苓白术散补之，或异功散加桔梗、楂肉、木香、枳实炒、砂仁，入姜、枣煎。

〔批〕识时。

识时 治病之道，春夏养阳，秋冬养阴，故春病治在肝，夏病治在心，秋病治在肺，冬病治在肾，不可逆也。治痘尤须识此。如天有烈风暴雨，酷暑严寒，当谨慎调护。苟偏热则血气淖泽，疮易腐烂。偏寒则血气凝滞，疮难起发。若有触犯，调护失宜，轻者变重，卒生异症，是谓灾怪。

〔批〕伤风。

如暴风连日，而有伤风之症者，桂枝葛根汤。

桂枝 葛根 防风 赤芍 甘草 姜 枣

煎。

〔批〕伤寒。

如寒威凛烈，而有伤寒之症者，宜正气散。

陈皮 木香 苍术 厚朴姜汁炒 麻黄 肉桂桂枝亦可 甘草

姜、枣煎。

〔批〕热症。

酷热熏蒸，病见热症，人参白虎汤见伤寒阳明加麦冬、香薷、藿香叶、扁豆、淡竹叶、甘草，煎。

〔批〕湿症。

久雨浸淫，而有湿症，泄泻身重，胃苓汤平胃散合五苓散。

脾胃 痘疹始终以脾胃为本，若饮食如常，六腑充实，不须服药。〔批〕脾胃为本。若不论虚实，概以四君子之类与之，反增烦热、躁闷、昏乱等症，为害不小。

〔批〕不能食。

倘不能食，常泄泻，疮灰白者此气虚也，宜四君子汤助之。

〔批〕大便秘。

大便秘，疮焮肿者此血热也，以四物汤纳芍药，热甚用赤芍药，兼补用白加解毒药治之药见前治痘大法。医不执方，合宜而用是也。

〔批〕发热症治。

发热症治 凡痘疹发热，乍进乍退者，其痘必稀。热微者，痘亦疏。盖毒浅则热轻也。若熇熇发热，或蒸蒸作热，烦躁昏眩者，其痘必盛。盖毒重则热盛也。轻者不必服药，盛者宜发表解毒托里。

加味葛根汤

升麻　葛根　牛蒡子　赤芍　甘草　桔梗　柴胡　荆芥　防风　连翘　木通　竹叶

煎。

如大便结燥，加紫草、红花。渴加花粉、麦冬。腹痛及便秘加大黄酒蒸。

渴 凡发热作渴，此痘毒内蒸，销其津液，故令口干而渴。微者频与炒米汤饮之，切不可以冷水、红柿根、西瓜、菱角、梨、藕等物与之，反伤胃气。亦不可以椒姜汤饮之，反助痘毒，而生他变也。

〔批〕渴甚不止。

渴甚不止者，葛根解毒汤。

生葛汁无汁取粉　茅根汁　天花粉　升麻　甘草取粉　麦门冬去心　生地黄　黄芩酒炒

煎，和汁服。

〔批〕出齐收靥，渴向不止。

如痘已出齐，或起发，或收靥，一向渴不止者，人参麦冬散。

人参　黄芩酒炒　麦门冬　葛根　甘草　白术　天花粉

煎，和竹沥、乳汁，服。

〔批〕泄泻作渴。

如泄泻不止，更作渴者，此脾胃虚弱也，宜钱氏白术散见杂症消渴。

〔批〕腹痛。

腹痛　《诀》曰：发热腹中痛，痘疮毒内攻，发热防不透，出少更防痛。可见斑疮腹痛乃恶候也。凡痘疹发热，但觉腹痛者，即当托里化毒，使毒得散，不可逡巡，以生他变。

〔批〕饮食如常。

若能饮食如常而腹痛者，化毒汤。

葛根　楂肉　青皮　甘草炙　白芍　枳壳　木香　连翘

煎。或少加肉桂。

〔批〕大便秘结，烦渴腹痛。

如大便秘结，烦躁作渴，腹痛者，三黄解毒汤。

当归尾　黄连酒炒　黄芩酒炒　大黄酒蒸　紫草茸　红花　枳实　木通　槟榔

煎。

〔批〕泄泻腹痛。

泄泻腹痛者，建中托里汤。

黄芪　肉桂　白芍　人参　白术　甘草炙　升麻酒炒

一方无芪、桂，加白茯苓、枳壳、桔梗、干葛、川芎、柴胡、独活治同。

或五苓散加独活。

〔批〕协热泄泻腹痛。

协热泄泻、腹痛，桂枝大黄汤见伤寒太阳，或调胃承气汤见阳明。

〔批〕腰痛。

腰痛　凡痘疹发热腰痛者，其候最恶，治之宜早。人参败毒散见太阳后加升麻、葛根。服后痛止者吉，不止者凶。

〔批〕惊搐。

惊搐　凡痘症发热惊搐者，皆由木邪侮土，此候甚好，以搐搦发散于四肢也。

导赤散

木通　防风　生地黄　薄荷叶　灯心

煎，入辰砂末少许调服。

服后搐止，但心烦啼哭者，麦冬导赤汤。

木通　麦门冬　甘草炙　栀仁酒炒　灯心

煎。

〔批〕搐止烦哭。

如痘应出不出，搐搦不止者，泻青导赤散。

当归尾　木通　黄连酒炒　甘草　羌活　防风　川芎　栀仁酒炒　淡竹叶　灯心

煎。

〔批〕应出不出，搐搦不止。

如痘已收靥，而发搐搦者此大虚之候，多不可治，或以宁神汤。

黄连　茯神　栀仁　石菖蒲　麦门冬　甘草炙　木通　人参加倍　灯心

煎，入竹沥和服。

兼吞抱龙丸。

胆南星四钱　天竺黄五分　牛黄二分　辰砂钱　雄黄五分

共为末，甘草水煮，蒸饼为丸无蒸饼，煮面糊亦可，不用麝香以痘疮忌麝故也，轻者或可愈。

〔批〕收后搐搦。

吐泻　凡痘发热，有呕吐者，有泄泻者，有吐泻兼作者，不可骤止之，令毒气上下得出。但痘已见形，吐泻即止者，吉兆也。如久不止，先用理中汤见太阴加升麻提之。泻仍不止，宜豆蔻丸。

木香三钱　砂仁二钱　白龙骨　肉豆蔻面裹煨。各五钱　白矾枯。七钱半　诃黎勒肉五钱

米糊丸，如粟米大三岁者五十丸，四岁以上百丸，陈米饮下。

〔批〕吐泻。

吐泻止后，更服调中汤。

黄芪酒炒　人参　白术　甘草炙　白芍酒炒　木香　陈皮

姜、枣煎使脾气实，其痘易灌易靥。

〔批〕谵语。

谵语　凡痘疹发热，妄有所见而谵语者，或昏昏好睡、梦中呓语喃喃者，或狂走、寻衣摸床者，皆毒气内攻，神识不清所为也，急用镇心解毒之药。辰砂导赤汤。

人参　茯神　黄连炒　栀仁　木通　石菖蒲　麦门冬　辰砂另研　灯心

煎，入竹沥，调辰砂末服服后仍不止，则魂魄将离之候，不可治矣。

〔批〕膝冷。

膝冷　凡痘疹遍身宜热，独耳、尻二处宜凉。所以痘疹之症，头宜凉，手足宜温。如手足反冷，此脾胃虚弱也。四肢，脾胃所主，宜补中益气汤去升麻加肉桂，甚者加附子、炮姜、大枣，煎服后手足和暖者生，厥逆不退者死。

〔批〕血妄行。

血妄行　人身之血，不可妄动。痘疹之火，熏灼于内，迫血妄行，或从口出，或从鼻出，或从大小便出者，皆死症也。但从鼻出者，或有可救。〔批〕但从鼻出者，或可救。

玄参解毒汤

玄参　黄芩生　栀仁炒黑　桔梗　甘草　生地黄　荆芥穗　葛根

煎，入茅根汁，磨京墨，和服若烦闷溃烂，不能收靥，血出不止，此阳痘出血，多不可治。

〔批〕热不退。

热不退　凡痘未出而热不止，昼夜烦躁，口舌生疮，唇裂咽痛者，此毒火内熏，其热甚急，治不可缓。

黄连解毒合甘桔汤

黄芩　黄连　栀仁酒炒　石膏　桔梗　甘草　薄荷叶　连翘　荆芥穗　牛蒡子炒研

煎，竹沥和服。

服后热不退，症不减者，不治。

〔批〕自汗。

自汗　凡痘发热自汗者，此不必治。盖腠理疏通，毒气发越，无菀遏也。所以古人喻如庖人蒸笼之法，但欲其松耳。如恐汗出太多，卫气反弱，痘不能成就。

调元汤

黄芪　人参　甘草　黄芩　白术　麦门冬去心　白芍

煎服。

汗不止，加地骨皮、麻黄根。以豮猪心肺煮汤，兼饮之。

〔批〕寒战。

寒战　痘所忌者，寒战也。发热之时憎寒，身振振动者，由表里素虚，痘毒欲出不出，留连于肌腠之间，邪正交争故也。

柴葛桂枝汤

人参　柴胡　葛根　甘草炙　羌活　防风　桂枝　牛蒡子　淡竹叶

煎。

〔批〕过期不出。

过期不出　凡痘发热三日便出者，此常期也。如过四五日犹不出，热势绵绵无休息者，吉凶正未可知，急与解肌托里，分内外治之。疏者吉，密者凶。如劳苦之人，皮肤粗厚，腠理闭塞，及外感风寒，痘为外邪所遏，不易出者，此外因也。〔批〕外因。

麻黄解表汤

麻黄去根节，用蜜酒炒黑　羌活　升麻　葛根　防风　荆芥穗　桔梗　蝉蜕　牛蒡子炒　甘草炙煎，入烧过人屎痘科之圣药也调服。

如脾虚泄泻，毒气内陷而不出者，及伤饮食，陈莝菀于肠胃之间，与毒合并，菀而不出者，此内因也。〔批〕内因。

〔批〕体虚。

体虚者，托里十补汤。

黄芪　厚朴姜制　人参　当归　桔梗　肉桂　川芎　防风　白芷　甘草炙

煎，调牛蒡子末服。

〔批〕内实。

内实者，枳实导滞汤。

枳实　楂肉　连翘　半夏　木通　黄连酒炒　大黄酒蒸　紫草茸　甘草

煎，调槟榔末服。

〔批〕葛根汤加减法。

葛根汤加减法　时师治痘方，其发热，皆知用葛根汤。一见红点，便禁而不用。此不知权变者也。盖痘现热除，此表里无邪，不须再服葛根汤。若痘已现，热甚不退，此毒深于里，尚恐葛根力小，不足以胜，岂可止而不用乎？凡痘发热，初用解表解毒之剂，要在审症用药，不可草草。详见各条之下。自有权宜，此不重赘。其葛根汤加减甚多，详列于后，俾临症者择用之。

葛根主方

升麻　葛根　赤芍　甘草。

加减列后。

〔批〕随症加减。

口渴，加天花粉、麦门冬、茅根汁。腹痛，加枳实、木通、楂肉。腰痛、脚膝疼，加苍术、黄柏、羌活、独活、木通。头痛，加藁本、白芷、川芎。惊搐，加木通、竹沥、灯心、薄荷叶。呕吐，加白术、陈皮、半夏。泄泻，加人参、白术、白茯苓、诃子肉。发狂谵语，加栀仁、石菖蒲、木通、辰砂。四肢冷，加人参、黄芪、干姜、肉桂。衄血，加茅根汁、黄芩、黑栀仁、玄参。咽喉痛，加桔梗、射干、牛蒡子。咳嗽，加紫苏叶、陈皮、前胡、枳壳。大便结燥，加当归尾、紫草茸、生地黄、红花。多叫哭，加山栀、黄连、麦门冬、木通。吐舌、弄舌，加黄连、防风、山栀仁。

〔批〕见形症治。

见形症治 凡痘发热，三日后而出，稀疏者，不须服药。如不及期，一二日即出者，此毒气太甚，冲击营卫，一齐涌出，无所制伏，大凶之象。必欲治之，不过解毒救里，使无陷伏耳。〔批〕出早。

消毒快斑汤

桔梗 甘草节 防风 连翘 荆芥穗 牛蒡子 前胡 黄芪 当归梢 天花粉 玄参 木通 赤芍

煎。

如过期，至四五日始出者，此血气本虚，不能载毒使之即出，当补中、托里、发表，增损八物汤主之。〔批〕出迟。

人参 黄芪 白术 甘草炙 当归 川芎 防风 赤芍 荆芥 牛蒡子炒 连翘 桔梗 葛根

煎。

凡痘出有常期，如应出不出者，贵审而治之。若外感风寒，脏腑闭塞，其症头疼，身痛，无汗，发热，偎倚怀中，此恶风寒之象也，当发散。〔批〕外感。重者，麻黄解表汤见上。轻者，参苏饮去木香，加羌活、防风若曾经吐泻，当责其里虚。加减调中汤调中汤见前发热去白芍，加肉桂、白茯苓、半夏，入姜煎。如发热、烦燥、狂妄、大渴、唇干舌裂，此毒气合并，留而不泄，毒火菀于三焦，则荣卫不行，上下不通而死矣。故凡应出不出，或外感风寒，内虚吐泻，治各不同。依前参苏饮、调中汤、败毒散、葛根汤，皆良法也。〔批〕加减。若热甚，腹胀气粗，烦躁闷乱，大便秘结，此毒火内畜，大变之症，急宜消斑承气汤。〔批〕变症。

大黄 枳实 山栀仁炒黑 厚朴 黄芩 黄柏 连翘 木通 甘草炙

热甚加芒硝、紫草，煎。

〔批〕见形后热甚不退。

见形后热甚不退痘疹之热，毒火为之也。未出之时，其毒在里，煎熬熏蒸，故发热于外。既出之后，其毒发泄，热当尽退，毒本轻而痘亦稀也。若痘既出，热仍不退，此毒积于中，其势方甚，当急解之，速用解肌化斑汤。

干葛　木通　牛蒡子　桔梗　天花粉　地骨皮　升麻　荆芥穗　黄芩　黄柏

大便结，加紫草茸，煎。

服药后，其热渐退，方可言吉。若热甚不退，其痘纍纍，施出于痘空之间，始难似轻稀，而终渐稠密，生出他症。或狂妄，或泄泻，或腹胀腹痛，或瘙痒，或寒战，或失声，或错喉，或干呕，或喘促，或黑陷，皆不可治矣。〔批〕不治症。

〔批〕面部①。

面部　人之面部，五脏精华皆见于此。凡痘出，须先看之。左颊属肝木，右颊属肺金，中额属心火，颐属肾水，鼻属脾土。又正额者，太阳脉之所会。唇颔者，阳明脉之所经。两耳傍，少阳脉之所过。痘为阳毒，故随三阳而先见于面。但阳明者，胃与大肠。积陈受污，气血俱多。先于其部出见者吉。若太阳则水火交战之位，少阳则木火相并之中。若于其位先出见者凶。然不但出形，忌在正额眉心，耳之前后。凡起浆收靥，但从此处先者，皆逆象也，不可治，故不立方。

〔批〕头。

头　头者，精明之府。又曰：春气者，病在头。可见头为诸阳之会，发生之本也。五脏精华皆见于面，是头面者，人之元首，至尊至贵，不可凌犯也。

〔批〕咽喉。

咽喉　咽者，胃脘②水谷之道路，主纳而不出。喉者，肺管呼

① 面部：原脱，据文奎堂本补。

② 脘：原作腕，形误。据文义改。

吸之往来，主息之出入。人非此则水谷绝、呼吸废而死矣。故譬如关津隘口焉。痘疮最要头面颈项稀少。如头面多者，谓之蒙头。颈项多者，谓之锁项。蒙头则视听皆废，神明失居。锁项则内者不出，外者不入，死之兆也。

〔批〕脑。

脑 脑者，诸阳之会。胸前，诸阳之聚。脏腑，受气之区也。陈氏曰：痘疹轻者，作三四次出。头面稀少，胸膈亦畏其多。以清阳之分不可错乱也。至于四肢，虽为阳之本，乃身之役使，卒伍卑贱之职，故不畏其多也。若遍身周密琐碎者，急宜解毒。疏通荣卫，令气得其匀，血得其附。一齐起发，庶无干枯黑陷之变。

疏毒快斑汤

防风 荆芥 连翘 牛蒡子 当归尾 人参 桔梗 甘草炙 赤芍

煎。

热甚加黄芩酒炒、黄连酒炒、地骨皮。渴加葛根、天花粉。气虚加黄芪、木香。便实加紫草、枳壳。溺赤加木通、前子。食少，加白术、陈皮。痒者，加薄桂、薄荷。痛者，加白芍、黄芩酒炒。喘加知母、桑白皮。腹胀加厚朴、大腹皮。泄泻加薄桂、诃子肉、黑姜灰。俱用灯心为引。

〔批〕疏密。

疏密 痘出须看出去远近。若相去三五寸一粒者，必轻而疏。一二寸者，颇密。如三两成丛者，必密而重，其后多变痒塌。如蚕之壳、蛇之皮者，此气至而血不随也，当行气补血。〔批〕蚕壳蛇皮。

芎归匀气汤

人参 川芎 当归 赤芍 麦冬 防风 青皮 荆芥穗 木香 薄桂 甘草炙

煎，半饥服。

〔批〕蚕痕蚊迹。

又有如蚤之痕、蚊之迹者，此血至而气不随也。

参芪和血汤

人参　黄芪炙　连翘　黄芩酒炒　干葛　牛蒡子炒　蝉蜕　当归　木通　甘草　桔梗

煎。服后气血均随者吉。

〔批〕色艳。

色艳　痘出形色。如其人平日正色者吉。若带艳而赤，其后多皮嫩易破，痒塌而不可救。早用疏风固表解毒之药，使血气充实，邪火渐退。正气不虚，光壮干收，如期不乱。

固阳散火汤

人参　黄芪　归尾　升麻　甘草　荆芥穗　连翘　木通　防风　生地黄

入枣，煎。

一方有葛根。

〔批〕嫩薄。

嫩薄　痘初出，所喜者坚实而厚。若皮嫩浇薄，此毒在气分，不急治则痒塌而危。上方加白术、茯苓，去生地黄。

〔批〕焦黑。

焦黑　痘初出时，所喜者明润而鲜，若头焦带黑，此毒在血分，不急治则黑陷归肾而难救。

凉血解毒汤

蒡子炒　赤芍　归尾　生地　甘草　木通　连翘　红花酒炒　桔梗　紫草茸　山豆根。

变状　凡痘初出，欲其颗粒分明，如簇簇在于皮肤之中，似风寒粟子之状，此症变如反掌，不待起发，复隐而不见，啼叫烦闷而死矣。〔批〕风寒粟子。或正面，或胸背，或手足，肿硬成块如丹瘤之状者，此症待起发之时，本处疮①先黑陷破烂，不能成浆，干槁而死。〔批〕肿硬成块。二者皆不可治，故不立方。

---

① 疮：此后原衍一“于”字，据《幼幼集成·见形证治歌》删。

〔批〕水泡白浆。

水泡白浆 凡痘初出一点血，血化为水，水化为脓，脓成而毒解，此自然之序也。若初出时，半为水泡，或将起发，便戴白浆，或脓水未成，忽然收靥①，此皆毒火太甚，失其自然之序。不应至而至，谓之太过，不久倒陷，入里而死。所谓早发还先痿也，无有治法。比之应至不至者，大不侔矣。盖应至不至，责其血气不充，尚可补救。所谓人夺天功也。但隐忍畏药，迁延幸免，至于日久，虚惫而死者，亦间有之。

〔批〕咽喉痛。

咽喉痛 凡痘发，鲜有咽喉不痛者。如烟筒之状，火焚于下，焰升于上也，急用鼠粘子汤。

牛蒡子即黍黏子，炒研　射干　桔梗　连翘　甘草

煎，入竹沥和服。

痛甚者，一圣散。

苦参研取细末

每用一二分，吹之立效若不早治，咽喉溃烂，吸门肿塞，水入则呛，食入则错，至于失声，则难救矣。

眼 痘疮之毒为害者，咽喉为甚，眼次之。所以古人用护眼之法，其虑深矣。

护眼黄柏膏

黄柏两　甘草二两　新绿豆五合　鲜红花两

上将黄柏、甘草共研为细末，先以新汲水三盏浸绿豆一日夜，去豆不用，以浸豆水煮红花约减二盏，去红花，入末，慢火熬成膏。眼眶上下厚涂之，则斑疮不入眼矣。但观两眼红脉萦缠，或目肿而不开，多生眵泪，急泻心肝之火，庶免致丧明之患。〔批〕红肿目闭，多生眵泪。

蝉花散

蝉蜕　密蒙花　黄连　归尾　柴胡梢　木通　川芎　龙胆草

① 靥：原作“较”，据《幼幼集成·见形证治歌》改。

防风　栀仁　白豆蔻少许　淡竹叶

煎，服。

〔批〕夹疹夹斑。

夹疹夹斑　痘已现形，间有碎密如芥子者，夹疹也。皮肉鲜红成块者，夹斑也。皆毒火熏灼于中，故斑疹夹出于外。急宜解毒，使斑疹消散，痘得独成。

荆防解毒汤

防风　荆芥穗　黄芩酒炒　黄柏酒炒　蒡子炒　玄参　升麻　知母　石膏　甘草　连翘　木通　竹叶

或加人参。斑疹不退，不治。

〔批〕身痒与伤寒不汗出而身痒同。

身痒　痘初出时，遍身作痒，此邪火留于肌肉皮肤之间，不能即出故耳。非痒塌之例。宜泻心肝火邪，其痒自止。

清风去火化毒汤

防风　荆芥　升麻　白芍　蒡子　桂枝　葛根　竹叶

煎。

〔批〕口气腥臭。

口气腥臭　凡痘初出，口中气多腥臭冲人者，此肺中火邪，煎熬炎燥，故令腥臭出于口也。急用清金泻火汤解之。

知母　黄芩　石膏　桔梗　甘草　麦门冬　天门冬　马兜铃　木通　栀仁　天花粉

煎，入竹沥和服。

归重二经　痘疹始终归重于太阴、阳明二经。手太阴肺、手阳明大肠、足太阴脾、足阳明胃是也。鼻者肺之窍，贵于滋润。鼻干黑燥，如灶突之状，火刑金也。面者，阳明之经所聚也，贵于鲜明。面黑而枯，精华败矣。皮者，肺之合也，欲色红白如常，若似涂朱，火之象也，或如橘色，火极而土燥，土色本黄也。咽喉者，肺与胃之管钥①也。唇口者，脾之窍也。舌本者，脾之络

① 管钥（guǎnyuè 馆月）：比喻事物的重要部分。

也。痘甚于此，其毒极矣，安可治哉？故不立方。〔批〕口鼻唇舌咽喉等处痘甚不治。

〔批〕起发症治。

起发症治 俗云：痘疹三日发热，三日出形，三日起发。此鄙论也。盖毒气有浅深，元气有厚薄，壮亦因之，难拘定期，然亦不出五六日之间。彼毒浅气厚者，其起发也常易。毒深气薄者，至六七日始壮者亦有之。俗医见其起发之迟，不认毒之浅深，概谓元气不足，妄用补脾之剂，殊不知曾因吐泻不能食者，补脾以助长可也；若无吐泻而能食，六根坚固，复用补药，不免当邪为害，非徒无益，而反害之。

〔批〕不及期。

不及期、过期 凡痘起发，只在六七日之间，方谓之得中。盖自发热算起，正当在六七日也。如未及期而骤发，此毒火太甚，荣卫气虚，治当固表解毒，以防痒塌之变。

黄芪芍药汤

黄芪 白芍 荆芥穗 牛蒡子 黄芩 连翘 防风 桔梗 葛根 甘草 人参 竹叶

煎。

〔批〕过期。

如过六七日不起发者，此脏腑虚弱，毒留于中，壅塞不出，谓之正气不及。法当托里解毒，以防倒陷、干黑之变。

内托护心散

人参 归尾 荆芥穗 防风 黄连炒 黄柏炒 牛蒡子炒 黄芩炒 蝉蜕 木通 肉桂 连翘 甘草炙

煎，入烧人屎服。

便秘，加大黄、紫草茸。〔批〕愚按：方内宜加黄芪，余宜酌用。

〔批〕形色。

形扁色枯 凡痘出现已尽，时当起发，仅视根窠，以决轻重。如形充肥，色红润者，此气血和畅，毒气发越，大吉之兆，不须服药。若形扁而塌，色枯而黑者，此气血虚乏，毒气壅遏，不能起发。先壮，急用解毒托里之药。

十宣内托散

黄芪炙　人参　当归酒洗　川芎　桔梗　牛蒡子炒　荆芥穗　防风　甘草炙

大便秘，加大黄酒蒸、紫草茸。小便秘，加木通。渴加花粉、葛根，煎，入烧人屎服。

〔批〕起发不透。

起发不透　凡痘稀者，其毒少，不须服药。若见稠密，其毒必盛，切防气血不足，起发不透，渐生变异。当服托里解毒药，使其红活光壮，易收易靥。

解毒托里汤

桔梗　牛蒡子炒　荆芥　防风　红花酒炒　升麻　葛根　归尾　蝉蜕　赤芍　甘草炙　连翘

煎，入烧人屎调服。〔批〕愚按：托里多加黄芪。如服药后，红活光壮，此气血内实，毒不能留，即止后服。如服后病势迁延，不能成就者，宜屡服之。如服此药当起不起，必有变症，此不可治。

干燥淫湿易破　凡痘乳郭充实，皮囊坚厚，以指擦之不破，其色苍蜡红活者皆顺，不喜干燥湿淫。若痘虽红鲜，反干燥而不充肥者，以火盛而血不足，宜退火凉血。四物快斑汤，四物汤加荆芥穗、牛蒡子炒、地骨皮、紫草、连翘、升麻、葛根，煎，入烧人屎服。〔批〕干燥。如充肥而带淫湿者，此湿盛而气不足，宜利湿补气兼风药治之，风能胜湿也。四君快斑汤，四君子汤加黄芪、防风、荆芥穗、白芷、白芍、桂枝、陈皮。〔批〕淫湿。如红活充肥，以指擦之随破者，此皮嫩正虚，后必痒塌而不治，大补快斑汤主之。〔批〕易破。

人参　黄芪　全当归　川芎　赤芍　生地黄　肉桂　牛蒡子炒　连翘　甘草炙　防风

煎，入烧人屎调服。

〔批〕中无水色。

如起发，但见浮囊空壳，如蚕壳麦麸，中无水色者，此气血俱虚，用大补快斑汤见上治之。其痘转润泽，而中含水者可治。无水者，必增痒塌，主闷乱，叫哭而死。

〔批〕痘色吉凶。

痘色吉凶　凡痘疮起发，须谛观形色，以定重轻吉凶。如根窠红润，疮顶蜡色者上吉。根窠红，顶灰白色者次之。根窠赤，顶亦赤而带艳者，此火胜也，解标泻火汤清之。〔批〕赤而带艳。

黄芩酒炒　牛蒡子炒　当归梢　栀仁酒炒　山豆根　连翘　甘草　桔梗　升麻　葛根　地骨皮

煎，入烧过人屎调服服药色退者生，不退者死。

〔批〕昏灰白色。

如昏灰色白者作寒论，此血寒气虚也，虚寒宜温补，宜十全大补汤加丁香、鹿茸回其阳气。

四肢冷者，加附子。

〔批〕纯紫赤色。

如纯紫赤色，齐涌出者作热论，此血热气实也。实热宜泻之，宜黄连解毒汤见伤寒阳明后加犀角之类以平为期，服之疮色不转者，十死一生。

〔批〕痘形轻重。

痘形轻重　痘疮起发，其形不一。有紧小而充实者，俗呼为珍珠痘是也，此则易壮易靥。有高大而肥满者，俗呼为大痘是也，此则壮而迟靥。有四围起而中心落陷者，俗呼为茱萸痘是也，此则有轻有重。出稀者轻，出密者重。盖因中气不足，时日未到，但四围起发，而中心尚是好肉，未得起发耳。〔批〕中气不足。时日既到，自然充括而成血浆，轻稀者不须治，重密者解毒化斑汤。

黄芪　人参　甘草　当归梢　牛蒡子炒　川芎　防风　荆芥穗　连翘

冬月加上薄桂，煎，入烧人屎调服。

若先有水，忽然干枯黑陷，此名痘疔。不可与中气不足者同论。见后。

〔批〕干枯。

干枯 痘有中心微起，含水色，四畔却干枯者，此火毒熏蒸，津液枯竭，急以痘疔之法治之，否则尽枯，复烦躁叫哭，腹满喘渴而不救矣。

〔批〕痘疔。

痘疔 大抵痘之初出一点血，此一点血属正气被毒气冲击，随腠理而出现也。其后毒与血并，血化为水，水化为脓，脓成毒解。若毒火太甚，煎熬阴血，其血干枯而变黑色，不得化水，反闭塞毒出之路，以致毒气陷伏而不得出，此名倒陷。其人烦躁腹胀，喘渴，多不可救。故古法外用针刺破，吮出其血。或用灯火焠之，无非欲其开关启钥①，使毒气得出也。

四圣珍珠散

豌豆 绿豆各四十九粒，各烧灰存性 油发一挫，烧 珍珠七粒，共研为细末。用胭脂取汁调匀，以针挑破黑头，纳药于中。更用胭脂水涂四围，其疮便回。如其不回，反添黑陷者，死症也，不可妄治。

内服之药，有用穿山甲烧人牙者，既非解毒发表之药，又非托里快斑之法，用之何益。宜四圣快斑散屡多奇效。

黄芪 人中黄 红花酒炒 麻黄酒炒焦黑 紫草 木通 牛蒡子炒 丝瓜连蒂烧灰，另研 连翘 辰砂另研 烧人屎

共为细末，每二三钱，白汤调服。

密斋曰：钱氏用百祥丸、牛李膏，必二便秘结、烦躁作渴者方宜。若大便自调，无大热者不宜。今改去二方，以宣风快斑汤代之。

木香 枳壳 槟榔 大黄 甘草 黑牵牛半生半炒，取末

煎服以通为度，通后疮回，以四君子汤微调之。

若因泄泻者其疮由灰白而变为黑陷，此名倒伏倒靥。〔批〕泄泻后变黑陷，木香快斑汤。

---

① 启钥（qǐyuè 起月）：亦作“启籥”。意为开锁，此指开泄。

木香　黄芪　人参　桂心　青皮　归身　白术　诃子肉　甘草　陈皮　白苓

姜、枣煎中病即止，不可多服，反增热症也。

《集成》云：痘中坏症，唯黑陷最恶。凡见此者，大便未必自调，身体未必不热，神情未必不扰攘。宣风快斑汤，或可治其轻者。若大便秘结，烦躁闷乱，大热口渴，舌苔黄黑，舍百祥无以挽回。盖黑陷凶危之症，非峻厉之剂，不足以制其猖獗。今仍录之，并枣变百祥丸之方，以便临症酌用。钱氏、万氏两存可也。

百祥丸钱氏。

红牙大戟不拘多少，水煮极软，去骨晒干，复纳原汁中，煮汁尽晒干。

为末，滴水丸，粟米大，每服一二十丸，赤芝麻汤下。

枣变百祥丸力稍缓。

大红枣三十个，去皮核　红牙大戟去骨，两

水一碗同煮，水干为度。去大戟不用，将枣肉捣烂为丸从少至多，以利为度，木香汤下。

胡荽酒。

胡荽四两，切碎。以好酒入瓶内，先煮一二沸，入胡荽于内盖定。勿煎，勿令泄气，放冷，每服一口，微喷患者，从背至足，勿喷头面。病人常令闻此胡荽气。

〔批〕外浴。

外浴忍冬汤。即金银花，春冬用枝，夏用枝叶，切碎，以长流水一大釜，煎七分，将三分之一置浴盆内，温热得中。先宜服前汤药，然后浴洗，渐添热汤，以痘起光壮为度。冬月宜于帐中或密室置火炉洗之，庶不致受寒生变。

〔批〕不治症。

不治症　黑陷用前药，其疮红活，依期光壮，吉兆也。倘服药如故，则不可治。若痘本稀，或稠密，其中起发者多。略有数颗黑陷，此则可治。假如稠密，又不起发，或灰白，或紫丹，或青干，又加黑陷者，治亦无益。

〔批〕红肿灰白。

红肿灰白 凡痘疮喜红活充实，不红活充实者，虚也。红肿太过，实也。若色灰白，当起不起，其顶平陷者，气虚也。必问其初起症候若何。若初起吐泻不能饮食，其后泻止而痘色灰白，顶平者，此正气虚弱也，宜大补快斑汤。〔批〕初起吐泻、灰白、顶平。

十全大补去地黄，加木香、陈皮、藿香、姜、枣，煎。

如泻一向不止，异功快斑汤。

异功散，加黄芪炙、木香、归身、桂心、诃子肉、丁香、姜、枣，煎。

泻不止者兼服豆蔻丸见前吐泻。甚者附子理中汤加肉豆蔻去油净、诃子肉。〔批〕泻不止。若其人素怯，或未经吐泻，此元气不足。〔批〕未经吐泻。

补元快斑汤

人参 黄芪炙 白术 甘草炙 归身土炒 姜 枣

煎。

或误服解毒凉药及或饮冷水者，宜调中快斑汤。〔批〕腹胀、凉药及饮冷水。

六君子汤加桂心、木香、苍术、厚朴、藿香、草豆蔻、生姜，煎。

若灰白色又加痒塌、顶陷、腹胀者，不治。紫红掀肿此血热也，凉血快斑汤。〔批〕紫红掀肿。

连翘 牛蒡子炒 生地黄 归尾 红花酒炒 甘草。

大便坚者加紫草茸。甚者加大黄。小便少者，加木通。

其人素实，初起误服热药，三黄解毒汤。

黄连解毒汤加连翘、牛蒡子、木通、甘草、升麻、淡竹叶，煎。

大小便坚少，加药如前若紫赤变黑，喘渴不宁者，不治。

〔批〕白如锡饼。

白如锡饼 凡痘疮稠密，只要依次起发，红活尖圆者，吉。若一齐起发，遍身白色，如锡饼形，头面浮肿者，此恶候也。若其人饮食如常，大便坚，小便清，无他症者，往往捱至日久，浑身皮脱而愈。若不能食，后加吐泻，热渴搔痒者，不治。如能食者，宜服消导解毒之药，兼扶其中气。

助脾快斑汤

陈皮　楂肉　荆芥　青皮　牛蒡子炒　枳壳炒　木通　木香　甘草

煎。

〔批〕白浆。

白浆　凡痘由红点而水泡，由水泡而脓胞，由脓胞而结痂，有自然之次序。若初起疮头便带白浆者，此疫疠也。不问何处，但有此者，不可治，至七日而亡。

〔批〕唇疮。

唇疮　口唇者脾之候也，脾司运化，以养气血。所以痘疮不宜脾胃受病。如初出起发之时，浆水未试，口唇疮色，便带浆黄，此恶候也。人见成将便呼为吉，延至六七日间，其唇一层一层剥落而死。

〔批〕串连成片。

串连成片　凡痘起发，颗粒分明，尖圆磊落者，吉。若彼此串连成一片者，凶。用解毒快斑之药，如上分气血而治之。若本疮起发，根窠四畔，又旋出小痘，攒簇本疮，成丛似粟者，不待养浆，即加搔痒而死。

〔批〕手足起，发不齐。

手足　凡痘起发，常要视其手足何如。手足循序起发，此毒得越，脾胃素强，不必忧虑。若遍身俱起，手足起不透者，此脾胃本弱也。盖脾胃主灌溉四肢，今脾胃虚，不能行其津液，所以手足独起，发不齐也。

补脾快斑汤

黄芪　人参　防风　防己　肉桂少许　甘草炙

煎。

若手足之痘起而复隐、起而复塌，此本根已发，枝叶先痿之象，必死。

〔批〕调护宜谨。

调护 痘疮有轻变重者，犯禁戒，误药饵，被风寒也。有重变轻者，守禁戒，择医药，适寒温也。然轻重吉凶之变，存乎起发之时。所以调护宜谨，不可纵弛也。或遇暴风疾雨迅雷闪电，即当密饰帷幄，紧掩房户，以防客风怪气之侵。如失调护，为寒凉所菀，不能起发者，宜正气快斑汤。〔批〕寒凉。

羌活　苍术　防风　甘草　桔梗　当归　干葛　白芷　川芎

冬加桂枝、生姜，煎。

若起发时又遇阴雨，久而不能发者，平胃快斑汤。〔批〕阴雨。

平胃散加羌活、防风、肉桂、猪苓、白苓、姜，煎。

如遇天时暄热，人但知痘欲温，而不知盖覆太厚致毒火遏菀而不得越，此壮火食气，反虚正气也，白虎快斑汤。〔批〕暄热。

人参　石膏　甘草　麦门冬　葛根　升麻　淡竹叶

昏迷者加辰砂末。小便赤加木通、滑石。大便坚加生石膏、粳米。煎。

如误伤生冷，以致脾胃虚，不能起发者，理中快斑汤。〔批〕伤生冷。

理中汤加白苓、肉桂、木香。呕吐加半夏。泄泻加诃子肉。

如内伤饮食，腹中饱闷，或痛，以致中气遏菀不能起发者，宽中快斑汤。〔批〕伤饮食。

神曲炒　陈皮　半夏　白术　枳实　砂仁　楂肉　木香　厚朴　青皮　黄连姜制　甘草炙　连翘

煎。

如误服汤丸，偏寒偏热，以致不透者，治见前红肿灰白条内。用调中快斑、三黄解毒汤二方。〔批〕误服汤丸。

二便 痘自起发之后，大便要坚，虽三四日不大便亦无事，惟小便常欲利耳。若见赤少者，四苓新加汤。〔批〕小便赤少。

淡竹叶　猪苓　赤苓　泽泻　滑石　木通　甘草梢　灯芯

煎。

如有忽然泄泻者，要分寒热施治。视其所泄之物，焦黄酸臭者，此内热或伤饮食也，胃苓和中饮。〔批〕焦黄酸臭。

五苓散去桂加陈皮、木香、甘草炙、黄连土炒、升麻炒、藿香、诃子肉、粳米，煎。

如所出之物青白澄冷者，此里寒也，附子理中汤。久泻不止，兼吞豆蔻丸俱见前吐泻，甚效。〔批〕青白澄冷。

如其人能食，虽有泄泻，不能为害，但常服补中之药，宜异功散加黄芪炙、楂肉、神曲炒、木香、升麻炒、砂仁，入大枣，煎。〔批〕能食泄泻。

头面肿不肿　凡起发时有头面由斯而肿者，此毒发越，聚于三阳，欲作脓血，故皮肉掀肿也。此虽正病，亦当解毒、护目、救咽喉而兼治之，清毒化斑汤。〔批〕头面肿。

桔梗　柴胡　牛蒡子炒　密蒙花　防风　连翘　人中黄　龙胆草　升麻　蝉蜕

煎。

有头面不肿者，此痘本稀疏磊落，毒根轻浅，虽作脓血，亦不占地，故宜不肿，不必治之。〔批〕不肿。若痘稠密，应肿不肿，此毒遏于内，不能发越，急服托里快斑汤。〔批〕应肿不肿。

荆芥穗　牛蒡子炒　羌活　防风　甘草　升麻　桔梗　肉桂少许　葛根　连翘　归尾　淡竹叶

煎。

痘起者吉，不起者凶。至于肿时，又要观其皮色何如，磊落红活者吉。痘本模糊，色又黑暗、灰白者，多不可治。亦有痘将起发，便先头目肿，此天行疫疠，名大头瘟者是也，急用救苦散一名苦参散。〔批〕大头瘟。

荆芥穗　牛蒡子炒　羌活　防风　桔梗　黄芩酒炒　连翘　人中黄　嫩苦参本方无此味

入竹沥、姜汁，和服应药者吉。不应者凶。必易肿易消，渐变搔痒、呛水、错喉、声哑、倒陷而死。

目闭不闭　痘起发时，头面肿，有目闭，有目不闭者，但观其疮势疏密，毒气轻重。若痘疏毒轻者，目自不闭。〔批〕目不闭。痘密毒重者，其目又要闭，宜闭而不闭者凶。盖眼封鼻塞，神气内固而不外驰，吉兆也。但封眼之后，必待收靥而后渐开，若未及收靥而生搔痒，肿消目开者凶。〔批〕宜闭不闭。

痛痒　大凡诸痛为实，诸痒为虚。实者邪气实，虚者正气虚也。盖痘疮始终，气以载之，血以养之，气血充实则禁固，其毒不得横行。所以紧实而为痛也，痛乃美事，不须服药。〔批〕痛。苟欲治之，用凉血芍药汤。

白芍酒炒　当归尾　红花酒炒　生地　地骨皮

煎。

气血若虚，邪气横行，泛溢皮肉，不任燎灼侵螫，是为痒也。盖痘疮惟回头作痒者或有之，此否极泰来之兆也。〔批〕痒。若起发及养浆之时而作痒者，此危症也。内服托里解毒之药，外用熏浴法，令毋致于痒塌破陷，仍要分虚实而治。如能食大便秘结者，此邪气内实，正气外虚也，加味四圣解毒汤。〔批〕正气外虚。

紫草茸　木通　大黄酒蒸　黄芪　桂枝　枳壳

煎。

外用浴法　升麻、苍术、麻黄、槐柳枝二树枝，煎水，乘热洗之。

如泄泻者，此正气里虚，邪气外实也，宜调元托里汤。〔批〕正气里虚。

人参　黄芪　防风　诃肉　木香　陈皮　桂枝　甘草　荆芥穗　赤芍　羌活　姜

煎。

外用熏法　干茵陈、蕲艾叶二味烧烟，熏之用上二法痒止者吉，不止凶。

身热　凡痘起发，身上作热，不可除其热。盖不热则痘不起发。如热太甚过于常时，唇焦口燥，小便短少者，导赤解毒汤解之。〔批〕□①。

木通　麦门冬　生地黄　防风　连翘　赤芍　天花粉　升麻　葛根　地骨皮　甘草　灯心

煎。热平则止，勿得过剂。

作渴　痘症作渴，此是常事，盖由胃中津液不能滋养本源，内则疮火独炽，外则灌溉疮本，故宜渴耳。切不可与瓜果生冷之物，只宜炒米汤频频饮之。至椒姜汤有毒，尤宜禁服。但渴太甚者，看其人虚实而治。如饮食如常，大便坚实，此内热也，生津地黄汤润之。〔批〕内热。

生干地黄　知母　天花粉　麦门冬　甘草　淡竹叶

或加天门冬，煎。

如泄泻而渴，此内虚，津液不足，不能上潮于口，宜七味白术散即钱氏白术散，见杂消渴。〔批〕内虚。

〔批〕失声。

失声　凡痘始终要声音清亮，人事安静，脏腑坚实，饮食如常。若起发之时便咽哑失声者，咬牙者，寒战者，烦躁昏迷者，干呕者，呛水错喉者，痰气喘急者，泄泻不止者，腹胀闷乱者，皆凶症也。古人云：痘出而声不变者，形病也；痘未出而声变者，气病也；痘出而声不出者，形气俱病，治之诚难为力。间有咳嗽而失声者，又不在此例而论。〔批〕咳嗽失音。

〔批〕干呕哕。

干呕哕　凡痘疮干呕无物，或时哕逆者，此脏腑内伤，冲任之火上犯清道而出，故为呕哕之声。经曰：弦败者声必嘶，木陈者叶必落，脏败者声必哕，针灸无功，汤药无效，此之谓也。若饮食而呕吐者，当分寒热而治。〔批〕饮食呕吐。如胃伤冷物，受寒气，此寒呕也，二陈理中汤。〔批〕寒呕。

人参　白术　陈皮　白茯苓　半夏

入姜，煎。

① □：此处不可辨认。

如未伤冷物、受寒气，此热呕也，二陈一连汤。〔批〕热呕。

二陈汤去甘草，加黄连姜汁炒、竹茹，入姜，煎。

〔批〕咽中有疮。

若饮食梗塞而呕哕者，此咽中有疮，必作痛，闭塞而呕也，加味鼠粘子汤。

鼠粘子汤见现形咽喉条，加山豆根、防风、陈皮、荆芥穗，煎。细细呷之。

外用控涎散。

辰砂三分　雄黄三分　儿茶五分　硼砂分　黄柏末五分

为极细末吹之。

或独圣散。

苦参

研细末吹之。

损塌　凡痘损破平塌者，谓之陷伏。急用托里升举解毒和中之药。须至无痘处再出补空，破损处复令肿灌，方吉。若服药无效者，勿治。〔批〕损破。

〔批〕死症。

死症　凡痘稀疏磊落，自然易壮。密者切防气血亏损。起发不透，即须视病之所在，如前法治之。虚则补之，实则泻之，在气治气，在血治血，临机应变，务中权衡，不可执方，以误人命。若补泻无功，反增啼哭呻吟、烦躁闷乱、狂言妄语、如见鬼神，此脏腑伤败，神魂离散，复何救哉！

〔批〕成浆症治。

成浆症治　凡痘起发之后，渐渐养浆，即须防厌秽触犯。轻者作痒作痛而变为重。重者痒塌搔损，烦闷而死。故房户内外，常要烧苍术、大黄，以避不正之气。今人用稻草糠头烟，亦省易也。切不可烧诸香，香能动火，透人官窍，所以忌之。其诸厌秽、房事最毒，酒次之，五辛又次之。死尸之气，烈于粪秽。狐狸之气，甚于犬羊。烈风暴雨，亦能为害。饮食之间，不可恣口。天热则薄其衣被，常令清凉。天寒则厚其盖覆，常令温暖。此皆调护切要之法，为父母者不可不知。

〔批〕解诸秽法。

解秽 凡犯房事、经水、生产之秽，大枣烧烟解之。犯酒厌者，葛根、茵陈烧烟解之。犯尸气疠气者，苍术、大黄烧烟解之。犯狐臭、犬羊厌者，烧枫香球解之。五辛厌，生姜烧烟解之。凡遇风雨，烧苍术、枫球避之。

〔批〕起水。

起水 痘自起发之后，血化为水，水化为脓，至此脓已成，毒已化矣。饮食如常，可幸无事矣。若但起发，壳中无水者，此气至而血不随也，当益其荣，四物化毒汤。〔批〕发中无水。

四物汤加牛蒡子炒、麦门冬、肉桂、木通、甘草，煎。

或含水色，平塌不起，此血至而气不随也，当益其卫，保元化毒汤。〔批〕平塌不起。

人参 牛蒡子炒 黄芪炙 当归 川芎 赤芍 甘草 防风 肉桂 荆芥穗

煎。

或窠囊浮胀，中含清水，如水泡之状者，此气血俱虚，不能制毒，反为毒迫，渐变痒塌。当托其毒，固其营卫，使无痒塌，十全化毒汤。〔批〕中含清水。

十全大补汤加木通、牛蒡子或加干葛。

亦有饮食如常，六腑充实者，若现空壳清水之症，虽能收靥，未免发为痈毒，不可不早治之。〔批〕空壳清水。

〔批〕变症。

变症 凡痘至成脓疱，此收功之时，手足常要和暖，过热过冷者变也。当要安静，烦躁闷乱者变也。饮食要渐进，忽不食，反作渴者变也。色要黄蜡，形要饱满，忽灰白平塌者变也。疮要安和，忽痒痛者变也。脾胃要充实，忽吐利者变也。声要清亮，忽喑哑者变也。或触风寒，或犯禁忌，或伤饮食，或误服汤丸，当详察其所因而治之可也。

〔批〕补泻。

补泻　痘症始终，手足常要和暖，不宜大热大寒。大热则火盛，大寒则水盛，水火偏胜则残矣。假如六腑秘结，狂妄烦躁，口干作渴，其脉洪数沉紧者实也，实宜泻之。手足热者，本病也。冷者阳极似阴，谓之阳厥，下之勿疑，宜承气化毒汤。〔批〕阳厥。

小承气汤加槟榔、甘草，煎。

若曾经吐泻，其脉微弱沉细者，虚也，虚宜补之。手足冷者，本病也。热者阴极似阳，谓之阴躁，宜回阳化毒汤。〔批〕阴躁。

四君子汤加制附子、肉桂、炮姜，煎。

〔批〕寒战。

寒战咬牙　凡痘已成浆，或寒战，或咬牙，单见一症者可治。盖寒战者，疮出太甚，表虚而振振摇动也，宜养卫化毒汤。

人参　黄芪　桂枝　当归　甘草

煎。

咬牙者，心肝火旺，其牙相戛而鸣也，清神化毒汤。

升麻　生地黄　木通　甘草　防风　麦门冬

煎。

若寒战咬牙并作者，此阳脱神丧，不可治矣。若因疮痛者，脓血绷急而壮痛也，以致咬牙，导赤化毒汤。〔批〕疮痛咬牙。

木通　栀仁酒炒　麦门冬　甘草　辰砂另研　酸枣仁炒　灯心

煎。

烦躁不止，反增昏闷者不治。若兼吐利而手足冷者，宜回阳化毒汤见上。〔批〕吐利肢冷。更兼寒战咬牙、昏闷烦躁、痒塌者不治。

〔批〕吐泻。

吐泻　凡痘成浆之时，不宜吐利。如吐无物者，干呕也，此为忌症。盖冲任之火上冲于胃，直逼清道而逆出也，为不治。若吐而有物者，宜养胃化毒汤。〔批〕吐而有物。

白术　陈皮　白茯苓　黄连姜汁炒，少许　砂仁

煎。

凡泄泻当视其所出之物，若色黄而臭者，热也，香连化毒汤。

〔批〕热泻。

木香　黄连土炒　猪苓　白术　甘草炙

煎。

若清冷不臭，小便清长，舌上无苔者，寒也，理中化毒汤。〔批〕寒泻。

理中汤加白茯苓。

泻久不止，不论寒热，皆宜理中化毒汤同上，兼吞豆蔻丸见前发热吐泻治之。如吐利不止，手足厥冷者，附子化毒汤。〔批〕吐利厥逆。

理中汤加熟附子、炙黄芪。

其有无时溏泄，手足和暖，饮食如常者，虽治之不止，亦可言无事也。〔批〕泄泻无事。

〔批〕喉舌。

喉舌　凡痘初出，失于调解，以致毒火熏蒸，喉舌生疮。又失于解毒，其疮稠密。然外疮未熟，此疮先熟，至于养浆之时，则先熟者又先靥矣。所以咽喉宜渐和平，饮食无苦，声音清亮，斯为吉也。若当此时，饮水则呛，食谷则哕，甚者失声，此内疮糜烂，舌上成坑，咽门腐坏，肺管壅塞，则致呼吸俱废，饮食卒绝而死矣。〔批〕内疮糜烂。亦有先本无疮，因食辛热之物，或误服辛热之药，其后旋生是症者，急用甘桔化毒汤。〔批〕因食辛热。

甘桔汤见杂症咽喉加牛蒡子炒、射干、连翘，煎，入竹沥，和服。病退者吉，不退者凶。

或有咽喉中无疮而暴哑者，此少阴之血不荣于舌本也，养心化毒汤。〔批〕无疮暴哑。

人参　当归　生地黄　麦门冬　升麻　灯心

煎。

有声而不清者，此火乘于肺也，泻白化毒汤〔批〕声不清。

桔梗　甘草　石膏煅　天花粉　地骨皮方内宜有桑白皮

煎，入竹沥，和服中病即止，不中者勿治。

〔批〕灰白。

灌浆灰白　凡痘养浆之时，平日中陷者尽起，顶平者尽尖，自然根脚红活，窠囊饱满，其色苍蜡，气如蒸痘，自然安吉。若灰白者，虽为脓之正色，亦由气血不足，大补化毒汤。

人参　黄芪炙　白术　当归　赤芍

煎。

若因泄泻而灰白者，固本化毒汤。〔批〕因泄泻而灰白。

理中汤加肉桂、丁香、诃子肉，煎。

若其气腥臭者，此有湿热，当解其标，解肌化毒汤。

葛根汤见前加天花粉、荆芥穗、黄柏、连翘、苍术酒炒，加姜，煎。

更以益元散见杂症伤暑，蜜水调敷，焦痛胭脂水调敷勿令疮上至于溃烂可也。

〔批〕搔破。

搔破　凡痘至成浆，切忌搔痒抓破，以泄其气。俗谓抓破出血者吉，不出者凶。殊不知起发之时，其疮未熟，而内是血，故抓破出血。养浆之时，其疮已熟，而内是脓，故抓破无血。有血无血，何足以定吉凶？总不宜作痒，若作痒而人清爽，自知其误搔破，或自言其痒，欲人抚之者吉。作痒而闷乱烦躁，语之不听，禁之不止，摇头扭项，手足舞乱者凶。如其人清爽，搔痒不住者，视其形体何如。如形体壮实，曾无吐泻者，四圣化毒汤。〔批〕形体壮实。

木通　归尾　赤芍　防风　肉桂少许

煎。

如元气素弱，或有吐泻者，参归化毒汤。〔批〕气弱吐泻。

人参　黄芪炙　白术　当归　赤芍　防风　甘草炙

煎。

二症俱用熏法见前痛痒。

又要看其搔破处，复灌成疮则吉，破而不复灌，皮肉焦黑者不治。

〔批〕正面破损。

正面破损　凡看痘以正面为主，盖五脏精华皆聚于面故也。如别处之疮有破损者，正面个个完全，必主无事。若正面成片破损，别处虽完全，亦何益哉？若破者复得肿灌成疮，脓血淋漓，却又无妨。他日虽败，面穿鼻破唇，且留残喘，亦不碍事。若破处不灌不肿，或肿而又消，目开烦躁闷乱者，此毒气倒陷，决不可治矣。

〔批〕倒陷。

倒陷　凡痘欲成脓之时，眉心、鼻准、耳轮、唇口及两颊若先有焦枯黑靥者，此名倒陷。决主凶兆，不治。

〔批〕倒伏。

倒伏　痘自见形而起发，自起发而养浆，至养浆之时，便欲成浆。苟此时反不见浆，依旧平塌，与未起发时相似，或只起发，内却无水，空虚干枯，此名倒伏。谓之倒者，脓根在里也。谓之伏者，毒伏而不出也。又谓之陷毒，出而复入也。于此时候，人事清爽，饮食如常者，当别而治之。大便秘，小便少，壮热烦渴，宜下之，承气化毒汤见上。〔批〕便秘热渴。吐利频数，六脉微弱者，宜温之，回阳化毒汤见上。可救。若人事昏闷，寒战咬牙，足冷腹胀，喘促者死。〔批〕吐利脉弱。

额烂　凡痘起发养浆之时，额上如沸水所浇之状，皮溶易破，不成颗粒，大片溃烂，此因失下之过。卫气不主，毒火熏灼，渐延两颊，破损水去而干，似靥非靥，则阳脱阴留，徒增烦闷，呻吟而死。

漏疮　凡痘最要皮囊坚厚，包裹完全。如疮头有孔，脓水漏出，堆聚干结，其色灰白，如天泡疮及癞头疮之形。或清水非脓，无事自破，水去而干黑者，此皆疠气所为。传染相似，俗名漏疮。未有能治者也。

〔批〕腰背手足破损。

腰背手足　凡痘稠密，惟臂膊正背腰臀之处，久着床席，辗转挨磨者，非坚厚鲜有不破者。但破损者须要复灌，急难成痂。苟破烂成片，焦干黧黑，如火烧汤泼之状，必死。又手足破烂成片不灌者亦死。

〔批〕心虚神乱。

心虚神乱 凡痘稠密，成浆之时，或昏昏而睡，呼之不醒，或喃喃妄语，如被邪祟之状，时人不知，多生惊恐。此盖由脓血出多，心舍空虚，神无所依而然，当养血安神，其病自愈，宁神化毒汤。

人参 归身 木通 生地黄 栀仁炒 麦门冬 石菖蒲 赤茯苓 灯心

煎。

吞安神丸。

黄连钱，炒 归身钱半 茯神六分 酸枣仁五分 远志肉 石菖蒲各钱 甘草炙，五分

为细末猪心血捣和丸，粟米大，辰砂为衣，灯心汤下。如不醒，反加闷乱者，不治。

〔批〕腹痛。

腹痛 痘初出而腹痛者，可言毒气。疮成无脓而忽腹痛，未可以为毒也。当审其人大便饮食何如。若一向未得大便，此燥屎在里而痛。宜微利之，不可拘于首尾不可下之说，致反变他症，大黄化毒汤。〔批〕燥屎作痛。

升麻 归尾 麻仁研 枳壳 红花 生地黄 桃仁去皮尖，研 大黄酒蒸 槟榔研末

煎，调服。

若因误食生冷，或饮冷水而痛者，可温之，温中化毒汤。

丁香 人参 木香 白术 桂心 甘草炙 砂仁 白芍酒炒 枳实 陈皮 干姜炮

煎。若兼泻者，去枳实，加肉豆蔻去油。〔批〕兼泻。

〔批〕腹胀气促，必由伤食。

腹胀气促 痘疮顺正，表里无邪，脓血已成，可以无苦。忽然腹胀满，气喘促，疮色变，又烦躁者，必由伤食而得。何以知之，以疮顺正故也。轻者消导之，助脾化毒汤。

陈皮　紫苏子炒　厚朴姜制　枳壳　半夏　萝白子炒　槟榔

煎以所伤之物为引送下。

甚者，不二丸。

苍术漂，炒。二两　草乌去皮尖。两　杏仁去皮尖　巴豆去壳油。各四十九粒　羌活两半

神曲糊丸皂角子大，黄柏末为衣。每一丸，原物煎汤送下。

再胀，补中化毒汤。

白术　陈皮　楂肉　砂仁　神曲炙　甘草炙

煎。

〔批〕症有顺、有险、有逆。

症分三等　有顺，有险，有逆。逆者不可治，险者治之吉，顺者不必治。然顺者或到成浆之时，反变为险为逆者，盖由失调屡犯禁忌，误服汤丸，恃其轻久而不调护，故令轻者变重，顺者变逆，此人事害之也。又有只出一二粒，而败形殒命者，又疠气使然，人岂能逆料哉！

〔批〕收靥症治。

收靥症治　凡痘疮收靥，不可以日数拘。大抵痘稀疏，元气实者，自然易出易靥。痘稠密，元气虚者，难出难靥也。只要循序缓收，饮食如常，必无他症。如收得太急，乃毒火煎熬熏灼，气燥血枯，非正收也。后必发痈毒，生怪症，甚则夭亡，轻则残形损目。

〔批〕部位。

先收部位　人中者，任督二脉交会之衢，痘疹出壮收靥，此处先见者佳，为阴阳和畅。若额颅、手足心先收，乃邪气攻心，内脏先坏死。

收贵整齐　痘疮收靥，贵于整齐。干圆如螺靥者，上也。顶破脓出，结如鸡屎者，次也。破烂无痂者，下也。凡遇此等收靥，便须询察，曾犯何逆。如血气本实，误投补药者，此邪气得补，反蚀正气，如火灼烂，宜天水散即六一散，蜜水调黛、硼蘸之，拂拭疮上以解其标，则邪火退而收靥齐矣。〔批〕服补药。如曾饮冷

水，浸淫脾胃，收靥不齐，宜除湿汤。〔批〕饮冷。

羌活　苍术　防风　赤苓　木通　泽泻　白术　猪苓　薄桂

煎内渗湿，外燥表。

〔批〕倒靥。

倒靥　头面溃烂，其气腥臭，及遍身手足，和皮脱去者，宜分顺逆治之。若脓成毒化，饮食如常，更无他苦者，顺也。脓水未成，是名倒靥，逆也。逆则生变，症不可量。亦以天水散同上调蘸拭之。〔批〕顺逆。脓干结痂，封藏敛束，浑如螺靥者，此毒从外解也。若到成脓之后，不能结痂，反成腐烂，和皮脱去者，此倒靥也。乃毒气入内，多是中气不足，急宜补中壮里，其头面痘已破者，后肿胀起，灌手足遍身，原无痘处，复出一层，谓之补空，俗云翻生痘是也。此正气不亏，邪气不留，而复出外，虽过期延日，不为大害。若服补中托里之后，头面不肿，痘空不补。此毒深入里，即《易》所谓“剥床以肤，切近灾者也”①，安可救哉?

〔批〕泄泻，利下脓血，水谷不分。

泄泻　收靥之时，忽然泄泻，当看其所出之物。如利下脓血、痂皮者，此倒靥之症，乃脾强肾弱，为顺。利尽脓血则愈，不可强治。如利下水谷不分，此肾强脾弱，为逆。急用炒米汤送豆蔻丸，或理中汤，利止则吉。

〔批〕过期不靥。

过期不靥　凡痘成脓之后，过期不靥，浑身溃烂，以致粘薜黏衣者，用白龙散。

干牛屎烧取中间白者，研筛。敷之　败草散　多年屋上陈茅草晒干，研成粉。筛过铺放席上，任其辗转，盖此草受霜露之气，故能解痘毒。

〔批〕当靥不靥。

当靥不靥　凡痘当靥不靥，须要详审，如冬寒之时，盖覆少薄，被寒气菀遏，不能靥者，桂枝解毒汤。

---

①　剥床以肤，切近灾者也：出自《周易·剥》《象》辞。意谓极其严重的程度。

牛蒡子　赤芍　防风　蝉蜕　桂枝原方用薄桂

煎。

如夏月衣被太厚，热气熏蒸，不能靥，宜去衣被，令少清凉，宜甘露解毒汤。

猪苓　泽泻　木通　黄芩　麦门冬　地骨皮　甘草炙　肉桂　连翘

煎。

如一向大便秘结，里热太甚，不能当期而靥者，当归解毒汤微和之。〔批〕大便秘结。

生地黄　归身　麻仁　连翘　紫草茸　枳壳　大黄酒蒸

煎要在斟酌。不如猪胆导法为稳。

如泄泻气虚，不能靥者，此只收靥不齐，俗呼为坐浆干者是也，不须妄治。如元气素弱，以致难靥者，参归化毒汤。〔批〕元气素弱。

黄芪炙　人参　当归　蒡子炒　甘草

煎此等关系非轻，勿视之常。

〔批〕调养失宜。

调养失宜　世俗云收靥之时，即杀鸡食之，或用椒姜之类，谓其和暖，使痘易收。殊不知，鸡能动风，辛能助火。脾胃素强者无害，脾弱者反动火邪，以致发痈伤目，口舌生疮，则至坏病者多矣。又或谓痘要温暖，于天时亢热，亦必盖覆重绵，致生菀热，当靥不靥，变成异症。

〔批〕热渴烦躁。

热渴烦躁　痘始终要有微热，不可尽去者，到收靥之时，反大热作渴，烦躁，此毒火在内，更防陷伏也。急宜用葛根解毒汤。

葛根　天花粉　地骨皮　当归尾　木通　黄芩酒炒　连翘　甘草生　牛蒡子炒　柴胡　人参　淡竹叶　灯心

煎。

〔批〕不成痂。

不成痂　凡痘皮嫩易破者，本不治之症。但破损之后，重复肿灌，此正气尚强，毒不能入，而发于外。至于收靥之时，亦当依期。设不能靥，此正气被邪气剥削，虽能逐邪出外，不能逼邪成痂，急用大补汤。

黄芪炙　人参　牛蒡子炒　当归身　上官桂　连翘　甘草炙

入枣，煎。加鹿茸更妙不可因循，反生灾变。

〔批〕疳蚀。

疳蚀　凡疮破损，肿灌作痛，不干脓水者，一名疳蚀。疮但犯着，即出血不止，又名阳疮。出血乃难治之症，逡巡不治，必溃筋伤骨，穿膜破空，夭人性命，急当内服大补汤见上，外用绵茧散敷之。〔批〕阳疮出血。

用出了蚕蛾绵茧不拘多少，每茧用白矾五分搥碎，纳茧内，火煅之，待矾汁干，研末。每两加密佗僧五钱，白芷末二钱，蜜调敷。

〔批〕面疮破烂。

面疮破烂　面疮尽破，反复肿灌，脓血浸淫者，却妨坏眼崩鼻、坠唇败面也，宜用升麻解毒汤。

牛蒡子　白芷　升麻　黄芩炒　连翘　蝉蜕　密蒙花　荆芥穗　白蒺藜　防风　甘草节　木通节　当归　甘草炙　灯心

煎服此，可免伤残之患。

〔批〕抓破三症。

抓破三症　凡抓破之症非一，有破而出血者，为阳疮出血，宜当归凉血汤。〔批〕破出血。

地骨皮　黄芩炒　当归尾　红花　连翘　生地黄　牛蒡子炒　人参　黄芪炙　甘草

煎。

有破而无水，便枯干者，此陷伏也。要痘下更灌、肉下更肿，为佳。〔批〕破无水。

托里回生汤

黄芪　牛蒡子炒　当归炒　连翘　甘草炙　肉桂

烧人屎调服。

有破而成坑者，此内陷也。急用白龙散见上敷罨其疮，内服托里回生汤见上。〔批〕破成坑。

以上三症，不知施治，微则成疮残形，重则溃筋穿膜，不可治矣。

〔批〕正气复。

正气复 收靥之后，痂皮腐净，或时战栗，或时语言诡妄者，此皆正气将复，不能自持之兆，不必忧疑，须臾自定。

〔批〕落痂。

落痂症治 痘既收靥，痂壳自脱。若黏着皮肉而不肯落，此表虚也。尤当禁忌，以防异变，调元固表汤。〔批〕黏着皮肉。

人参 黄芪炙 当归 蝉蜕 甘草炙

煎。

若或痂皮不脱，更加昏睡者，此脾胃气虚。盖脾胃虚则多睡也，宜调元清神汤。〔批〕不脱昏睡。

黄芪 人参 麦门冬 当归 白术 酸枣仁生研 陈皮 黄连炒 甘草炙

入枣煎痘痂欲落之时，听其自落，不可搯掐，恐肌肤被伤，为血风疮者，有之。

〔批〕瘢痕。

瘢痕 落痂之后，瘢痕平整红活者吉。若瘢肉或凸起、或凹陷，瘢色或紫黑煞凝，吉凶未可知也，宜灭痕散。密佗僧研细末，乳汁调涂疮上，其瘢自平，黑色自退者吉，否则凶。

〔批〕头足落迟。

头足落迟 凡阳生者，以阴成之；阴生者，以阳成之。其疮收靥，自人中平分上下。发际以上，阳之阳也，谓之孤阳。足胫以下，阴之阴也，谓之孤阴。所以收靥至此三处，每迟留不能便干，不必服药。

〔批〕余毒。

余毒症治 痘出形后，应发而不起发，应脓而不成脓，一片空壳，状如蛇皮，或平塌破损都无脓水，此本死症。若脾胃气强，又能饮食，亦可以引日收靥。但毒邪蕴蓄于里，必寻出路于关节之间，而为痈肿。若发一二处者可治。如流注手足，发不止而肿灌不愈，日久而毙。

〔批〕痘痈。

痘痈 凡痘痈之发，先看在何经络，分气血多少而治。次看人之虚实，以解毒托里为先。不可妄用苦寒敷贴之药，反使毒不得出，内溃筋骨而成坏症。如肿未成脓，用必胜膏贴之。〔批〕未成脓。

马齿苋杵汁　公猪肠熬油　冬蜜等分

入砂锅熬成膏，厚涂肿上。

已成脓者，将磁针砭破去其脓，用生肌散敷之。〔批〕已成脓。

白芷钱　龙骨五分　贝母二钱　白及　赤石脂各钱

共为极细末，敷贴。

若肿毒，而元气素弱者，十六味流气散。〔批〕元气素弱。

川芎　当归梢　防风　木香　人参　赤芍　黄芪　桂心　白芷　桔梗　槟榔　乌药　厚朴　枳壳　紫草茸　甘草节

气血虚而泄利者，加熟附子温之。大便秘结者，加酒蒸大黄，煎。

若元气素强者，宜连翘解毒汤利之。〔批〕元气素强。

连翘　牛蒡子　赤芍　白芷　川芎　当归梢　穿山甲炒珠　木通节　甘草节　大黄

煎。项背腰臀及足外廉、足踹属太阳经，加羌活、防己。颏、眉、眶、面、胸、两乳及牙龈属阳明经，加升麻、葛根、白芷。左右额角、耳前后、左右两胁腋属少阳经，加柴胡、黄芩炒。中脘①、四肢、两足跗属太阴经，加肉桂、防风。脐腹及手足心、手足内廉、足跟属少阴经，加黄连、木通。头项、小腹、男妇阴器属厥阴经，加柴胡、青皮。上二方俱宜照六经加入。〔批〕六经引药。

① 脘：原作腕，形近而误，据文义改。

如痈毒日久，脓血去多者，十全大补汤内芍药用赤，甘草用节加两宝①、白芷、连翘，入引经药。〔批〕脓血出多。

〔批〕丹瘤。

丹瘤 赤火丹瘤，恶候也。流移红肿，其痛手不可近。痘疮之后发此者，因蓄火太甚，不能发泄，菀于肌肉之间，故发而为丹，从头上起者，过心即死。从足下起者，过肾即死，内服元参化毒汤。

玄参 归尾 赤芍 生地黄 石膏 连翘 防风 木通 地骨皮 红花酒洗 荆芥 竹叶

煎。

外用蜞针法断之。

马蝗蜞，大者三五条，放红肿处，吮出恶血，以泄毒。

或用磁针砭法见前丹毒。

〔批〕瘾疹。

瘾疹 瘾者，皮肤间隐隐起成疙瘩也，俗谓之风丹。疹者，皮肤点点，状如蚊蚤咬迹也。痘后发瘾疹，因毒气未得发尽，藏于皮肤之间，或搔痒，因爬而成；或因受风，风火相搏而成，此是吉兆。正欲发泄，毋使停留，以变他症。如发太甚不已者，内服防风败毒散。

即葛根汤加防风、灯心，煎。

外用蚬子水洗之。

蚬子不拘多少，活者，以水养五七日，旋取其水洗之

或益元散如前拭之。

〔批〕血风疮。

血风疮说见落痂后，逢春时便发，遍身脓胞。俗呼为痘后疮者是也，宜苦参丸。

甘菊花 苦参 栀仁 防风 枳实 玄参 独活 黄连 黄

---

① 两宝：金银花。金银花花色有黄、白两种，似白银、黄金，故以两宝称之。

芩　大黄等分

蜜丸。豌豆大，每五十丸酒下。

花蛇酒　白花蛇一条，糯米一斗蒸。缸底先放酒曲，次将蛇用绢袋盛之，顿于曲上，然后将米饭和曲，顿于蛇上。用纸封缸口，三七开缸，取酒，将蛇去皮骨为末。每服酒一杯，入蛇末少许。仍将酒脚并糟，同苦参末等分，为丸服。

〔批〕痘疮入眼。

痘疮入眼　小儿出痘之时，用前黄柏膏和胭脂涂眼者，正以妨痘疮入眼也。其候不在乎初，多在收靥之时，或满而痘疮破烂、重复肿灌者，脓血胶固，毒火菀蒸于内，致斑疮入眼。或痘出已甚，成就迟缓，医用辛热之药发之，亦令斑疮入眼。又或收靥之时，喜啖辛热，谓之干浆，以致二火相扇，亦令斑疮入眼。在白珠上不必治，久当自去。惟在黑轮上，或掩瞳人者，急用密蒙花散。〔批〕疮在黑轮或掩瞳人。

密蒙花酒洗　谷精草　蝉蜕去足翅。各五钱　望月砂两

为细末。每用猪肝两，竹刀批破。用末一钱，掺在内，水煮熟，饮汁食肝，效。切不可轻用点洗药，反为大害。

如瞳人破损或突出，及陷下者，皆不可治。若白膜遮睛者，宜谷精草散。〔批〕瞳人破损，突陷，白膜遮睛。

谷精草两　蛤粉二两

为末。用雄猪肝一叶洗净，以竹刀批作片子，令连勿断。掺末在内，用草绳缚定，瓦罐内煮，忌铁器，慢火任熟为度。饮汁食肝，不拘时。

〔批〕羞明。

羞明　见明怕开，谓之羞明，惟向暗处则敢开。若向暗中亦不开者，此却妨目中有疮，当如前法救之。〔批〕暗中不开。只羞明者，凉肝明目散。

当归　防风　龙胆草酒炒　柴胡　川芎　黄连酒炒　密蒙花酒洗

用獖猪肝煮汤煎药服。

若大便秘者，泻青丸。〔批〕大便秘。

当归　川芎　防风　羌活　栀仁　大黄煨　胆草等分

蜜丸，朱砂为衣，竹叶汤下。

目昏者，蝉蜕明目散。〔批〕目昏。

猪悬蹄甲①二两。入罐子内，盐泥封固，火煅存性　蝉壳两　羚羊角分

为末。三岁一钱，猪肝汤下。

余详目症。

〔批〕便脓血。

便脓血　痘后忽利脓血，如皮破烂，此由痘疮倒陷，本危症也。其人脾胃素强，毒不能留，流入大肠，所以脓血从大便出，利尽脓血自愈。然后用和中清里之药，不可便用止涩之剂。但痢势甚者，黄连解毒汤。〔批〕痢势甚。

黄连酒炒　黄芩酒炒　大黄酒蒸　枳壳　归尾　红花　甘草

煎。

脓血尽后，宜和中汤。〔批〕脓血尽后。

人参　当归　枳壳　木通　甘草

煎。

若痘无倒陷之症，却利下脓血，此由毒有积热。今因痘后气血已虚，不能胜积，故便脓血也。此名滞下，必然肠鸣作痛，里急后重。〔批〕滞下。或因痘出之后，饮水过多，水停作泄，热毒乘虚入里，便下脓血，此名肠垢。〔批〕肠垢。并宜先与以调胃承气汤去芒硝加枳壳、槟榔末以撤其毒，次以黄芩汤。

黄芩酒炒　黄连酒炒　当归　川芎　甘草　赤芍　木香

久不止加升麻，腹痛加酒大黄切忌劫涩。

如久不止，香连丸。

黄连两　吴茱萸两。同炒去茱萸　木香二钱半

醋糊丸麻子大，米饮下。

〔批〕泄利。

---

① 猪悬蹄甲：猪的蹄甲。《本经逢原》："治目疾外障。"

泄利　痘后最怕泄泻，水谷不分，为逆。先以四君子汤调之，次用理中合四苓汤、豆蔻丸之类。

〔批〕呕吐。

呕吐　有声有物谓之呕，有物无声谓之吐，有声无物谓之哕，食谷而噎谓之错喉，饮水而喷谓之呛水。痘后凡有此等，由热毒壅塞胃之上口，故令呕吐；咽门闭塞，故令错喉呛水也。惟干呕乃胃疮腐烂，不能纳谷，故时时张口，似吐不吐，乃危恶之症，治亦无功。亦有咽喉痛不能纳物而呕吐者，若见失声，乃咽喉腐坏，亦不可治。呕吐者，陈皮竹茹汤。

陈皮　白苓　竹茹　黄连吴茱萸同炒，去茱萸

煎。

咽喉痛者，甘桔汤。〔批〕咽喉痛。

甘草　桔梗米泔浸　牛蒡子炒研

煎。

〔批〕余热。

余热　痘既收靥，则毒解而热当除矣。如热一向不已，非毒气之余烈，盖元气之素虚，惟以脉症辨之。如脉数形勇，烦燥而热，此邪气实也，知母解毒汤。〔批〕邪气实。

知母　生地黄　石膏煅　地骨皮　升麻　牛蒡子　天花粉　黄芩酒炒　淡竹叶　甘草

煎。

如脉迟弱，形怯，热而喜睡者，此正气虚也，黄芪调元汤。〔批〕正气虚。

黄芪　人参　麦门冬　当归　甘草

入姜、枣煎。

余参麻疹后发热条。

〔批〕乍热。

乍热　痘靥之后，一向温和，并无余热，忽然发热者，又不可与余毒未解、正气之虚同论。此必因外感风寒，其症头目昏痛，或恶寒，脉浮大，桂枝解肌汤。〔批〕外感。

桂枝　黄芩　人参　赤芍　葛根　柴胡　竹叶　甘草

煎。

或因内伤饮食，其症肚痛，饥闷，不喜饮食，其脉弦滑，加减补中益气汤。〔批〕内伤。

去升、柴、当归，加枳实、青皮、木香、麦芽、神曲炒、黄连炒、楂肉。或伤别物，查伤食后诸伤各条，加药治之。

腹痛　收靥后，忽然腹痛，或吐，或利，不思饮食，此伤食也。虚则用上加减补中益气汤。如无吐利，腹满而痛，烦燥气急者，宜丁香脾积丸下之。〔批〕伤食。

公丁香三钱　三棱　莪术俱醋煮。各五钱　枳实麸炒，四钱　青皮三钱　良姜清油，炒　皂角烧存性　百草霜各二钱　巴豆四十九粒。去油

醋糊丸一方有木香五钱、乌梅（连核烧存性）三钱，绿豆大。每三丸，白汤下。

若未曾伤食，腹满而痛，烦躁不宁，此毒气入里，雄黄解毒丸见杂症喉痹利之。〔批〕毒气入里。若渐加喘急，手足厥逆，则难治矣。如一向能食，至痘收后，反不能食，闻食气即呕逆者，此必过食所致。问其所食何物，则以原物为引送脾积丸，轻者保和丸见杂内伤，加白术调之若延久而弱瘦，渐成疳劳。

〔批〕寒热。

寒热　收靥后忽乍寒乍热如疟，此气血虚弱，不可作疟治，补中益气汤加青皮、桂枝、木香、熟附子。

〔批〕厥冷。

厥冷　收靥后，手足厥冷，六脉沉细，此元气大虚，急用调元生脉散温之。

黄芪炙　人参　麦门冬　当归　肉桂　白术　五味子　甘草炙

虚冷甚者，加熟附子、姜、枣，煎。

〔批〕昏睡。

昏睡　痘疮出甚，至于收靥之候，多有昏昏喜睡者。此由毒气已解，元气将复，精神疲倦，故喜睡也。切不可妄投汤药，以

干虚虚实实之咎。其痘后昏睡者，若连日不醒，口中喃喃自语，即有醒时，形如醉人，每多错语，此邪热入心，传于包络，导赤解毒汤。

生地黄　木通　麦门冬　甘草　白茯神　石菖蒲　栀仁炒　人参　灯心

煎。

或安神丸亦佳。〔批〕热传心包。

牛黄五分　黄连炒，五钱　当归　栀仁炒。各二钱半

汤浸蒸饼，和猪心血为丸，绿豆大，朱砂为衣。每五七丸，灯心汤下。二方可择用之。

〔批〕发搐。

发搐　痘出，发热作搐，此常事也。若收靥之后，反发搐者，此由疮发未透，毒火内蓄故也。然得于痘收之后，血气已衰，治之甚难，服药而退者可治，如一发连绵者，死症也，清神散火汤。

木通　麦门冬　玄参　甘草　黄连　栀仁　灯心

煎。辰砂研末调服。大便秘加酒大黄，自利加人参。

〔批〕拘挛。

拘挛　痘后手足忽然拘挛，不能屈伸转运，乃血少不能养筋，又或感风寒湿三气所致。不可轻用发散疏风之药，反耗其血，只宜补脾养血，手足自利矣，当归桂枝汤。

当归酒洗　川芎　白芍酒炒　黄芪酒炒　甘草炙　桂枝　苍术　黄柏酒炒

气虚肢冷，加熟附子、人参。感风寒筋骨痛，加羌活、防风。

〔批〕咳嗽喘急。

咳嗽喘急　痘发之时，惟肺受伤，至于收靥毒解，宜平宁矣。若反咳嗽，或喘急者，乃毒火流入肺中，肺焦叶举，治宜清金降火，保肺解毒，宁肺汤。

知母　牛蒡子　马兜铃　桔梗　杏仁　石膏　甘草炙　地骨皮　沙参　麦门冬

咳甚加桑白皮、枇杷叶，喘者加甜葶苈子，血虚加生阿胶、

生地黄，煎，入竹沥和服。久不止，胸高如龟壳，肩息者死。

〔批〕浮肿。

浮肿 痘收之后，或面目虚浮，四肢肿满者，此属于肺，因表虚受风湿所致，宜以汗解，加味五皮饮。

羌活 五加皮 苍术 桂枝 木通 桑白皮 防风 猪苓 防己

生姜及灯心煎。

又或腹膨如鼓，目胞微肿者，此属于脾，因脾胃素虚，饮水太多，蓄湿于中，满而不去，又或伤食，脾不能消，湿热内蓄，仍当利解，厚朴汤。〔批〕目胞微肿。

苍术 大腹皮 厚朴姜制 陈皮 猪苓 茯苓皮 木香

因于水者，加泽泻、滑石、车前子、葶苈。〔批〕因水。因于食者，加神曲、楂肉、三棱、莪术、枳实。〔批〕因食。因别伤者，随宜加治。喘加葶苈子、杏仁。

若虚胀者，不可妄攻，宜莱菔子丸。〔批〕虚胀。

莱菔子五钱，炒，另研 胡椒二钱，厚朴水浸，晒干 白术两，陈东壁土炒

蜜丸，或汤浸蒸饼丸，陈皮汤下。

〔批〕小便。

小便 痘疹首尾，小便宜清，清则内无热，收后小便不利，此热蓄膀胱，加减导赤散。

木通 瞿麦 赤茯苓 甘草梢 车前子 滑石 淡竹叶 栀仁炒黑 灯心

煎。

〔批〕大便。

大便 痘疹始终，大便要调，一二日一次者吉。若收靥后，大便硬结，反难者，由痘出太多，血枯不能润肠，津液干燥故耳，润肠汤。

当归尾 生地黄 火麻仁 桃仁泥

或加肉苁蓉、莱菔子，煎。

〔批〕汗。

汗 收后汗常出者，谓之自汗。睡中汗出，而寤则干者，谓之盗汗。皆由痘后，卫气受伤而弱，不能敛束玄府，荣间有热，故汗出。自汗者，黄芪建中汤。

黄芪 当归 桂枝 白芍 甘草

或加黄连，入姜、枣，煎。

盗汗者，当归六黄汤见杂症盗汗。

除黄柏、熟地，加麦门冬、白芍、浮小麦。

〔批〕诸血。

诸血 收后忽见血症，盖衄血出于肺，吐血出于胃，尿血出于小肠，便血出于大肠，皆由毒入里，逼血妄行，急宜凉血地黄汤。

黄连 当归梢 生地黄 栀仁炒黑 玄参 甘草

衄血加茅根汁、黄芩。〔批〕衄血。吐血加知母、石膏、童便、香附。〔批〕吐血。尿血加木通、滑石。〔批〕尿血。便血加秦艽、荆芥穗、槐花子。〔批〕便血。血不止加蒲黄茸炒黑、生藕节、侧柏叶煎，莲蓬壳烧灰调服不止者，不治。〔批〕血不止。

〔批〕吐蛔。

吐蛔 伤寒吐蛔，责之胃寒。痘疹吐蛔，责之里热。由热气拂菀于里，又不能食，虫无所依，但闻食臭，即上涌吐出，黄连止蛔汤。

黄连 黄柏 乌梅肉 人参 白术

煎若不急治，虫无所食，则食脏食肛，而为狐惑之症矣。

〔批〕牙龈生疮。

牙龈生疮 痘后牙龈生疮，时时出血，谓之牙宣。呼吸息臭，谓之臭息，此走马疳也。由热在阳明少阳，宜内服洗心汤。

黄连 归尾 生地 大黄 木通 薄荷 连翘 牛蒡子 甘草 灯心

煎。

外以蚕退散敷之。

蚕壳烧灰，钱　白矾枯　人中白取年久者，焙干　五倍子各二钱

为末，洗净败血，搽之。

又如舌上生疮，赤者谓之赤口疮，此热在心脾二经。内服洗心散，外用阴阳散敷之。

黄连三钱　干姜钱，炮

共炒，研末。先以地蝇虫①擂水，洗后敷之。

白者谓之白口疮，又名鹅风，此热在心肺二经，内服同上，外以朱砜散敷之。〔批〕鹅口疮。

辰砂二钱　枯矾钱

为末敷之。

〔批〕先肥后瘦。

先肥后瘦　凡儿素肥，痘后羸瘦，不思饮食，腹亦不饥，或虽能饮食，而不发肌肤，乃血气两亏，治之须兼阴阳，不可偏胜。偏阳则伤血，偏阴则伤气，愈见乖离矣。阴日宜服参苓白术散。

异功散除甘草，加山药、木香、神曲、青皮，为末，米饮调服。

阳日宜服当归益荣丸。

当归身二钱　使君子面裹煨，取肉，钱二分　川芎钱　黄连姜汁炒，钱半　芦荟二钱二分，蒸容

蜜丸，米饮下一钱。

〔批〕收后调理。

收后调理　在外皮肤薄嫩，易于感冒，若不避风寒暑湿，梳洗挦掐则至于虚肿者有之，生疮癣者有之。在内肠胃并弱难于消化，若不分生熟软硬，寒热温凉，任意食之，则成胀满者有之，至于泄利者亦有之。可不谨其寒暑，慎其起居，节其饮食，而贻日后无穷之害哉？

〔批〕妇女痘症。

妇女痘症　《正理论》云：婴儿女子，益以滋甚。以女子阴

---

①　地蝇（bī逼）虫：土鳖虫。

质，血常不足。痘疹始终以气血为主，一或不足，则变生焉。故女子十四岁以后有出痘者，常恐天癸之行，血走气虚，每成陷伏。若发热时，经水妄行，却非天癸之期，此毒火内蕴，扰乱血海，逼经妄行，月事不以时下，宜元参地黄汤。

生地黄　玄参　丹皮　升麻　栀仁炒黑　蒲黄炒黑　甘草

或加黄芩、连翘，煎。

或四物合黄连解毒汤无加减，煎。〔批〕经非常期。以凉血为主，必欲其止。如久不止，中气虚弱，致生陷伏者有之。若发热之时，经水适逢其期，此积污得去，毒亦轻解，不须治之。〔批〕经逢其期。

若过四五日尚不止，以痘邪乘血室之虚，迫血妄行，宜先服小柴胡汤全方加生地黄一味，煎。以泻血室之热，后宜十全大补汤无加减，煎。以补气血之虚，令其出匀，易壮易靥。

如发热之时，经水适断，宜早服柴胡四物汤。〔批〕经水适断。

四物汤加人参、柴胡、黄芩、地骨皮、麦门冬、知母、淡竹叶，入姜煎以防血室空虚，毒邪乘虚而入，致生他症。

若已憎寒壮热，神识不清，妄见妄闻，言语错乱，此为热入血室，宜四物合导赤散。

四物汤加熟地、木通、甘草、淡竹叶。

与安神丸相间服之。〔批〕热入血室。

黄连　当归身　麦门冬　白茯苓　甘草炙。各五钱　辰砂钱　冰片二分半

猪心血和蜜，杵丸如芡实大，每一丸，灯心汤下。

然血室者，冲脉是也，肝主之。肝藏魂，冲为血海，行经之后，热入血室，肝开窍于目，神不清，魂乱也。妄见，视乱也。妄言者，肝移热于心也，宜泻肝散。

当归　川芎　柴胡　黄芩　木通　栀仁　龙胆草　羌活　防风　淡竹叶

煎。

诸方当酌其虚实用之。

〔批〕经闭。

经闭 女子一向经闭未行，至痘发热之时，毒气拂菀冲任之间，其病痉甚，切不可攻击，轻动其血。经曰：二阳之病发心脾，其在女子为不月。但治其心脾，使毒得泻于外，泻火越毒汤。

归尾 川芎 木香 桂枝 青皮 赤芍 连翘 木通 枳壳 红花 甘草 灯心

煎。

然痘疹之毒发于心，又以脾为主。心脾先病，血室不行，冲任之间，已多积垢，一旦痘疹之火菀于命门胞户之中，当出不出，毒邪留伏，致生乖戾者有之。故当涤除停垢，用桃仁承气汤。

桃仁三十枚，去皮尖，研泥 大黄二钱，酒浸 红花钱 桂枝梢五分 甘草五分

煎。去渣，入桃仁泥调服。

后以四物合匀气汤，四物加木香、楂肉、炙草。

〔批〕崩漏。

崩漏 女子一向崩漏不止，气血已虚，若当痘疹之时，必不能任其毒。先宜大补其气血，使里气充实，毒不得留，易出易靥，十全大补汤。痘出灰白，半陷，虽出难靥者，更加熟附。痘当起发胞浆之时，最宜表里俱实，饮食如常。若当此时，天癸忽动，人但恐被秽气触犯，不知血出而气亦虚，毒邪乘虚陷入于里，若复食少，必成陷伏，十全大补。虚甚加熟附、鹿茸。

〔批〕喑。

喑 女子出痘，经水忽行，暴哑不能言者，盖心主血，舌乃心之苗，血去则心虚，心虚则少阴之脉不能上荣于舌，故卒然失音不语，先以当归养心汤。

人参 麦门冬 升麻 全当归 生地黄 甘草炙

灯心，煎。

或加石菖蒲养其心血，利其心窍，自然能言，后以十全大补汤调之。

〔批〕陷伏。

陷伏　月事大行，其痘应起发而不起发，应成浆而不成浆，形塌顶平，或如灰白，急宜补中托里，调元内托散。

黄芪　人参　当归　桂心　木香　赤芍　川芎　牛蒡子炒　青皮

煎。

外用胡荽酒见前喷之。

若不光壮，不饱满，不红活，或青干黑陷，此里虚之极，痘复陷伏，乃坏症也〔批〕坏症，十全大补汤吞夺命丹。

升麻　麻黄蜜、酒炒黑　蝉蜕　紫草茸　人中黄各三钱　山豆根　鲜红花　连翘　牛蒡子炒。各二钱半

酒蜜和丸，芡实大，每服二丸。或相间用薄荷汤下，其痘起无肿胀红绽，或痘空中再出一层，此为吉兆。若加腹满喘急，谵妄闷乱，或寒战斗牙，手足厥冷者，必死。

〔批〕孕妇。

孕妇　孕妇出痘，始终以安胎为主，不可妄投药饵，触动其胎。其初发热时，以参苏饮见伤寒阳明后，后宜安胎如圣散。

白术　黄芩　归身　白芍　川芎　砂仁　陈皮　苏叶　大腹皮　黑豆酒洗三次　甘草炙

煎。

发热加升麻、葛根、连翘。痘甚加牛蒡子、酒炒黄连、连翘、楂肉。痘不起发加防风、牛蒡子、白芍炒，口渴加麦门冬、知母、天花粉。俱入姜、枣煎。起发收靥迟，十全大补汤去肉桂。

〔批〕正产。

正产　孕妇出痘，正当盛时，忽临正产，只以大补气血为主，十全大补汤其白芍用好酒炒过，不可妄用寒凉，以伤生发之气。若腹中微痛，此恶露未尽，宜生化汤涤之。

全当归五钱　川芎二钱　桃仁三十粒。去皮尖，研泥　黑炮姜　甘草炙。各钱

浓煎服。

或黑神散。〔批〕腹中微痛。

当归　熟地　川芎　干姜炮黑　香附童便炒　蒲黄生用　桂心　木香　青皮　黑豆炒

水酒各半煎。

凡妇人产后，若遇天行出痘者，此时无胞系紧，不须忧惕，只以大补气血为主，十全大补汤。

以上妇女诸症。今法吹苗多在幼时，必无诸症。但恐当时发热模糊，痘出不清，或以为痘出在内，遂以为无事。至年长大，或以嫁后，遇出痘时，始复自发者或有之，故并录以备不虞。

麻疹症治

总论　痘麻皆胎毒所为。毒者，火也。痘为少阳相火，阳道常饶，故痘大而焮肿。麻乃少阴君火，阴道常乏，故麻小而碎密。心火旺则肺受之，故治麻当以肺为主。凡咳嗽者，火炎于肺也。鼻流清涕者，以火烁金而液自流也。目中泪出，乃肺移热于肝也。手掐眉目鼻面者，肺热也。看麻出之法，多于后项上，腰腿上，先见其顶尖而不长，形小匀净者吉。〔批〕看麻法。眼光、足指冷，或眼中红丝累累，俱是麻候。从胸腹散四肢者顺，从四肢入腹者逆。凡麻初起时，先宜发散，次清利，次清热，次养血。盖发散则风热散，清利则肺气清，清热则心火熄，免致金受火克。然麻出自六腑属阳，热盛则阴分受伤，血多虚耗，首尾当滋阴补血为主。泻心火、清肺金为要。泻火如芩、连、栀、翘、大青、元参之属。清金如知母、石膏、麦冬、牛蒡子、天花粉之属。兼养血药，不可少动其气。所以人参、白术、半夏燥悍之品皆不可用，即升麻升动阳气上冲亦不可多用。〔批〕滋阴养血，泻火清金。

〔批〕预解。

预解　春温夏热，秋燥冬寒，四时正气也。冬宜寒而反温，阳先暴泄，火令早行，人感其气，至于来春，必生疮疹。未出痘麻者，必感而发。虽曰胎毒，未有不由天行疠气，故一时传染，大小相似。但见麻疹有出者，宜服代天宣化丸方见痘疹。预防麻疹，正宜用之。

发热 麻初发热，与伤寒相似。但麻疹则面额赤，咳嗽喷嚏，鼻流清涕，目中泪出，呵欠喜睡，或吐泻，或掐眉目鼻面，宜升麻葛根汤并加减法，见痘发热，依法煎服。不可作伤寒，妄用汗下，汗之则增其热，为衄血，为咳血，为口疮咽痛，为目赤痛，为烦燥，为大小便不通。下之则虚其里，为滑涩，为滞下。经曰：必先岁气，毋伐天和，正谓此也。若热盛，用四物汤加芩、连、防风、连翘，以凉中退阳。语云：麻喜清凉，痘喜温暖。然麻疹初发，亦宜和暖，则易出。所以发苗之初，不可尽退其热。方发得出尽则毒便解，热自退。若痘必苗而秀，秀而实，其毒乃解也。然成实之时，若太温暖，则反溃烂不收，是痘后亦喜清凉。故治痘麻，无过热，无过寒，温凉得宜，阴阳自和，斯为得之。

〔批〕审时。

审时 麻疹只怕不能得出，若出尽，毒便解矣。凡麻疹发热之时，当审时令寒暄，以药发之。如时大寒，宜桂枝葛根汤发之。〔批〕大寒。

升麻葛根汤加桂枝、防风、生姜、淡豆豉，煎。

如时大热，升麻葛根合白虎汤不必加减，煎服。〔批〕大热。不寒不热，荆防败毒散。〔批〕不寒不热。

人参败毒散，去人参，加荆芥、防风。

如兼疫疠时行，败毒散加连翘煎〔批〕疫疠。外以胡荽酒见痘疔，苎麻蘸，遍身括之务令得出。若不出，反腹痛喘闷者死。

〔批〕不出。

不出 发热六七日以后，明是麻疹，却不见出，此皮肤坚厚，腠理闭塞，又或为风寒所袭，曾有吐泻乃伏也，急用发表之剂，麻黄汤见太阳去杏仁加蝉蜕、升麻，外以胡荽酒、苎麻括之。〔批〕毒伏于外。

一向不大便者，毒甚于理，伏而不出也，凉膈散见阳明加牛蒡子发而解之再不出者，死症。汗出便通，麻出不透，不可再汗、再下，只常以葱白汤饮之。〔批〕毒伏于里。

〔批〕身痛。

身腹头疼 发热身痛，由腠理固密，血气凝滞，外邪凝而相抟，宜于发散药中加当归、红花。

头痛由热毒上攻，或因痰壅气滞所致，宜参苏饮。〔批〕头痛。

腹痛，由风寒阻塞，毒反内攻，故肚腹急痛，此外感也，宜消毒散见后出没加防风、苏叶，姜、葱煎逐散风邪，使毒外出，其痛即止。若因伤饮食而腹痛，此内伤也，平胃散加砂仁、山楂、神曲之属。〔批〕腹痛。

咳嗽 麻疹初发热时，未见出现，咳嗽百十声不已，上气喘急，面浮目胞肿，时卧时起，此火毒内蒸，肺焦叶举也，宜甘桔汤见杂症咳嗽肺痈条加石膏、知母、牛蒡子煎。麻之初，最喜咳，咳多则毛孔易开，麻易出，故以多咳为美。出尽及没，又以无咳为佳。初出身热，咳多，升麻葛根汤加麻黄。〔批〕初出咳多。已出咳多，凉膈散除硝、黄，加桔梗、地骨皮。〔批〕已出咳多。已出三四日，发热咳嗽，声音不出，乃火毒在胃与肺，宜儿茶散。

儿茶五钱 硼砂二分

每一匙，凉水调服。〔批〕已出咳嗽，声音不出。

再服清金降火汤。

当归 栀仁 白芍炒 陈皮少用 枯黄芩酒炒 贝母 生地黄 甘草 玄参 麦门冬 石膏 杏仁 桑白皮 黄连 紫苏叶

煎。

〔批〕咳嗽。

咳嗽，发声后痰不出，宜瓜蒌、黄连、枳实、甘草煎服。〔批〕发声后痰不出。

收后微咳，此肺气未平，不须调治。若咳甚气喘，连声不已，此肺中有伏火，宜人参清膈散。〔批〕收后咳甚气喘。

沙参 柴胡 地骨皮 当归 白芍 知母 桑叶 白术 白茯苓 黄芪炙 枯黄芩炒 滑石 石膏 甘草

入姜，煎。

身热，麦冬清肺汤。〔批〕身热。

生地黄　天门冬　麦门冬　桑叶　知母　枯黄芩　地骨皮　前胡　沙参　甘草炙　灯心

煎。

若咳久不止，面浮目胞肿，胸高而喘，息则耸肩，血自口鼻中出，面色或青或赤，鼻燥昏闷，摇头摆手者，死。〔批〕死症。

自汗及衄　麻疹发热，自汗，鼻血出，不须止之，亦发散之义。故汗者毒从汗散，衄者毒从衄解，但不可太过。如汗太多者，人参白虎汤合黄连解毒汤二方全用煎。〔批〕自汗太多。若衄太甚，玄参地黄汤见妇女痘加白芍，入茅根煎。〔批〕衄太甚。汗出太多不止者，乃毒甚致津妄行，用五倍子三钱为末，唾津和作饼，敷脐上即止。〔批〕汗不止。

〔批〕吐泻。

吐泻　麻疹发热吐泻，纯是热症，不可作寒论，乃火邪内迫。毒在上焦则吐，毒在下焦则泻，毒在中焦则吐泻并作。单泻者，黄芩汤；泻而兼吐，黄芩加半夏汤俱见少阳。下痢里急后重，黄连解毒汤合天水散即益元散。〔批〕下痢。

痢　麻后泻痢，日久不已，曰休息痢。不可妄用涩药以图霸功，宜黄芩汤合六一散即天水散，煎送香连丸。〔批〕休息痢。

黄连两。以吴茱萸五钱同炒，去吴茱不用　木香五钱　陈皮五钱　莲肉去心、皮。二钱半

醋和神曲为丸，绿豆大，每一钱，米饮下。

若呕吐不能食，谓之噤口。更加肠滑不止，或下鲜血，或如烟尘水者，死症也。〔批〕死症。

水泻　自利清水不止，亦恶候。若稠密红紫甚者，则又不妨。盖毒在大肠，非泄则菀毒不解。胃苓汤加葛根、连翘。

咽痛　痘麻咽痛，本为常候，乃火毒熏蒸而痛也，勿与喉痹同论，妄用针刺，宜甘桔汤加牛蒡子或鼠粘子汤。

牛蒡子炒　升麻　射干　甘草　灯心

煎。细细咽之自愈。痛甚加玄参磨山豆根服。〔批〕痛甚。

〔批〕渴。

渴 麻疹渴欲饮水，纯是火邪，肺焦胃干，心火内亢故也。初发热时作渴，升麻葛根汤加天花粉、麦门冬煎。〔批〕初热作渴。渴甚者，人参白虎汤合黄连解毒汤。〔批〕渴甚。若恣饮水，恐有水蓄之症。水入于肺，为喘为嗽，宜用葶苈子以泄肺中之水。水入于脾，为肿、为胀、为自利。水入于胃，为呕、为哕、为利，宜用猪苓、泽泻、茯苓、苍术，以泄脾胃之水。水入于心，为悸、为惊，宜用木通、赤苓，以泄心下之水。水入于肝，为胁痛，宜用芫花以泄肝中之水。水入于肾与膀胱，为小便不利，为阴囊肿，宜用前子①、泽泻，以泄肾、膀胱之水。〔批〕饮水太多。

〔批〕形色。

形色 痘疹贵三四次出，谓出匀。麻疹贵一齐涌出，谓出尽。麻疹只要出得尽，便轻减。以火照之，遍身如涂朱之状，此将出之兆。出形细密，与痘疹细密者相似。痘疹粒粒成疮，非若麻之皮红成片，如蚊咬之迹也。至痘麻之色，不可同论。大抵痘怕太红，皮嫩易破，必生瘙痒。麻喜通红，麻发于心，红者心之正色。若麻色淡白者，心血不足也，宜养血化斑汤。〔批〕色淡白。

人参　当归　红花少许　生地黄　蝉蜕　姜　枣

煎。

若色太红艳，或微紫，或出太甚，并宜大青汤。

大青　玄参　生地黄　石膏煅　知母　木通　地骨皮　荆芥穗　甘草

一方有升麻、栀仁、人中黄，俱淡竹叶煎。或加人中白、烧人尿调服。〔批〕色太红艳，或微紫，出太甚。便闭加大黄酒蒸，太红艳微紫加黄连，出太甚，连绵三四日不收，倍人中白。〔批〕连绵不收。

麻色本红，为风寒所袭，热退身凉，形色枯白，此外伤风冷，用芎归汤。〔批〕形色枯白。

二味作汤，加生姜、葱白、荆芥穗、防风煎。

---

① 前子：即车前子。

〔批〕出没。

出没　麻疹出没常以六时为准。假如子后出，午后即收。午后出，子时即收，乃阳生阴成，阴生阳成，造化自然之妙也。凡此旋出旋收者，轻。若一出连绵三四日不收，乃阳毒太甚，大青汤见上解之。〔批〕连绵不收。逡巡不出，乃风寒外束，皮肤闭密，宜荆防败毒散见前加生姜、葱白煎。〔批〕逡巡不出。冒风，出而反没，不早治，毒必内攻，必致胃烂痒塌不救，宜消毒饮。

防风　荆芥穗　牛蒡子　连翘

合升麻葛根汤煎，热服则麻复出而安。屡用神效。〔批〕出而反没。

〔批〕热不减。

热不减　麻疹欲出则遍身发热，或烦躁，或头眩，或身拘急，及既出则身即清凉，诸症悉减，此一层麻疹随收矣。如麻既出，热甚不减，此毒火壅遏，宜大青汤见上以解其表。小便涩者，大连翘汤见前胎病胎怯条。此方凡痘麻后余热，溺赤者皆可服。〔批〕小便涩。若大便闭，凉膈散加牛蒡子。〔批〕大便秘。麻后余热未尽，夜则燥乱谵妄，失血发搐，重出一番，比前略少，此乃心血耗散，余毒热甚，先治失血，急宜犀角地黄汤合黄连解毒汤一剂，再用四物加茵陈、木通、犀角、栀仁使热气下行。如前后有热不退等症，非初热时论，此皆血虚血热也，宜四物汤，按症加减：渴加麦冬、犀角磨汁，嗽加瓜蒌霜，痰加贝母、陈皮，心血虚加远志、柏子仁。

〔批〕烦热。

烦热　凡麻疹只要出得尽，则毒邪解散，正气和平。如沸沸发热，烦闷不宁，如蛇在灰、如蚓在尘之状，或呕吐，或泄泻，此毒邪壅遏，尚未出尽。烦热者，黄连解毒汤。〔批〕出未尽烦。呕泄，柴胡橘皮汤，

小柴胡汤黄芩用枯，加橘皮、白茯苓、竹茹。

并外用胡荽酒括之方法见前。〔批〕呕泻。

待麻出尽，则烦热自除，呕泻自止矣。如收后身有微热，此虚热也，不须施治，待气血和畅，自然清凉。若热太甚，或日久不减，宜柴胡麦冬散清之。

人参　麦门冬　沙参　玄参　柴胡　龙胆草　甘草炙　灯心

煎。

如毛枯发竖，肉消骨立，渐渐羸瘦，宜柴胡四物汤。〔批〕毛枯发竖。

小柴胡汤除半夏，加地骨皮、麦门冬、知母、淡竹叶、桑叶，合四物汤，煎。

烦燥　发热，麻出而烦燥者，黄连解毒汤。〔批〕麻出烦燥。未出烦燥，升麻葛根汤加紫苏、葱白。〔批〕未出。已出烦燥，黄连解毒合白虎汤。〔批〕已出。收后烦燥，黄连解毒汤加麦门冬、地骨皮。〔批〕收后。烦渴作泄，白虎汤加苍术、猪苓。〔批〕烦渴作泄。烦渴昏乱，此内蒸也，四物汤加麦门冬、栀子煎，下辰砂六一散见杂症暑。〔批〕昏乱。

〔批〕疫疠。

疫疠　麻疹欲出未出之时，即当早为发散，以解其毒，庶无余灾。若不预解使之尽出，以致毒蓄于中，麻后必为壮热，乃毒入里，宜急下之。若迟疑不决，日久枯瘁，或成搐搦，或咳血喘促，或为痢疾，或作疳䘌而死。此虽一时疫疠之气使然，未有不由人事之未尽也。

〔批〕搐搦。

搐搦　麻后热不除，忽作搐搦，切不可认为惊风而用风药，宜导赤散见小儿惊搐加人参、麦门冬，煎汤送安神丸方见妇女痘疹，甚效小便清者可治，短少者不可治。麻后乳食倍常，胃弱不能胜谷，名食蒸惊搐。其症必潮热，大便酸臭，或呕吐腹痛，宜小承气汤见阳明微利之。〔批〕食蒸惊搐。已出昏沉，喜睡，梦中惊搐，口中呢喃，安神丸同上。〔批〕梦中惊搐。

〔批〕牙龈黑烂。

牙龈黑烂　即走马疳见前诸疳，马鸣散。

马鸣壳即蚕蜕。火烧存性。二钱半　人中白老便壶垢，刮取火煅如盐。五钱　五倍子二钱　白矾二钱。将矾打成块，装入五倍子内，火煅。以矾枯为度

共为极细末，以米泔水洗口，然后敷之。

若面颊浮肿，环口青黑，颊漏齿脱，鼻坏唇崩者，死症宜于前走马疳及齿牙门参之。

〔批〕唇口破裂。

唇口破裂　此乃心脾火盛，色必紫黑，亦有不紫黑而深红，亦为心火太甚。如初出见此，红赤血活，此时毒未出，可治，宜以寒凉疏脱之剂，使毒出而安。若紫黑干燥不活者，不治。已出没后而见此症，为心脾败绝，难治。口臭不可闻，为胃烂，死症。原有口臭，宜清肺清胃。〔批〕口臭。

〔批〕麻风疮。

麻风疮　见风太早，一肿即消，必体黄肌瘦，后生麻风疮，大连翘饮见前加牛蒡子、防风、金银花。

〔批〕疮疥。

疮疥　收后发者，宜黄连解毒汤加减见水太早，致生干疮。〔批〕干疮。防风、金银花、苦川楝煎水，常常洗之。

〔批〕吐蛔。

吐蛔　胃间有热，膈上有痰，故从上出，黄连止蛔汤见痘吐蛔。

从下出者，皆由上膈及胃火壮热，故从谷道而出，不必治。

〔批〕食忌。

食忌　麻后通忌鸡、鱼、湿面、炙煿、咸、酸之类，须过七七之后，方可食之，亦惟宜清淡之味，鸭母肚肺淡煮食之。不可纵口，以遗后患也。

〔批〕中恶。

中恶　痘麻收后，饮食出入如常，忽然心腹绞痛而死者，还是元气虚弱，疫毒乘之，正不能胜，邪伏于中，外若无病，内已亏损，故一中即死。

〔批〕奶麻子。

奶麻子 凡小儿初生未满月者，遍身红点，俗呼奶麻子是也。此胎中受热，故生下即发现于皮肤，不可作时行麻毒论治，妄用汤剂。盖脏腑娇嫩，不能胜汤丸也，溯源解毒汤与乳母服。

四物汤加沙参、黄连、陈皮、木通、连翘、甘草，煎。

不可与儿服。

校注后记

《医书汇参辑成》（以下简称《汇参》）是清代医家蔡宗玉唯一一部流传于世的著作。该书有清嘉庆七年（1802）蔡上翔所作序言，说明至迟在此时该书已基本完成，而其刊行时间则为清嘉庆十二年（1807）。现将蔡氏其人其书与本次整理校注中相关的情况简要介绍如下。

一、蔡宗玉生平

（一）生平小考

有关蔡氏生平的史料极为有限，而关于其籍贯有两种说法：一谓蔡氏为江西龙泉县（今江西遂川）人，如李云编著的《中医人名辞典》；一谓蔡氏为泉州府（今福建泉州）人，如谢观编纂的《中国医学大辞典》，陈邦贤、严菱舟合编的《中国医学人名志》。

查清代同治年间的《遂川县志·人物志》对蔡氏生平有简要记载，云："蔡宗玉，字象贞，号茗庄，恩贡生，祖父皆以名儒习医学，藏医书甚富。研究有年，精通其理，集诸家之说，著医书参辑共二十四卷。于名症之下，分别何脉何方，使阅者依病审脉，依脉辨症，依症寻方，依方定药，皆洞达无疑。金溪进士蔡上翔为之序。"新中国成立后的《遂川县志》《遂川县卫生志》所载蔡宗玉生平皆本于此。故据此志，即可确信蔡宗玉为今江西遂川人。

在蔡上翔为《医书汇参辑成》所作序言中，曾明言"龙泉吾宗象贞"。江西遂川古称龙泉，既然作为江西人的蔡上翔（蔡是乾隆二十六年进士，今江西金溪人，曾在今四川宣汉任知县）称蔡宗玉为龙泉人，则宗玉为今遂川人亦当可信。

据以上史料，虽蔡氏为江西遂川人可以确信无疑，但其更详准的里籍在于何处仍难得知。

2013 年初，在遂川县志办等部门的协助下，我们见到了蔡氏后人，并有幸查阅蔡氏族谱，方才准确得知蔡氏为今遂川县雩田镇塘背村人，而其后人亦颇有以医名者。

据蔡氏自序，我们可以知道嘉庆十二年蒲月之朔（即公元1807年的农历五月初一日）是其七十寿诞之日。根据古人计算年龄的习惯，则不难测知其生年当在公元1738年，即清乾隆三年。至于其卒年，虽已难考，但最早当在嘉庆十二年。

（二）蔡宗玉与《六经伤寒辨证》

蔡宗玉为福建泉州府人的说法，又是从何而来呢？据笔者目力所及，此说的始作俑者当是清代学者林昌彝。

关于林氏的《六经伤寒辨证》一书，笔者曾专程到中国医学科学院图书馆进行查阅。该书自序开篇即云："吾闽泉州有隐君子者曰蔡茗庄，精于医，为长乐陈修园学医者所师事。"这正是目前医史学界言及蔡氏为泉州府人及陈修园之师的唯一文献依据。

林昌彝是晚清著名文人，生于1803年，卒于1876年，晚号茶叟，福建侯官（今福州市）人，一生著述颇丰，于经学、诗歌理论、文学创作等方面都有较高造诣。据沈阳师范大学中国古代文学专业硕士研究生钱洪来2010年所撰学位论文《林昌彝年谱》，林氏早年主要致力于经学且颇有建树，51岁时以所著《三礼通释》受咸丰帝奖掖，赐"教授"。林氏交游虽广，但早年似无学医习医的经历。咸丰十年（1860），林昌彝归乡，"重检旧书，多丛杂，略为区分翻阅，凡经史子集之得失，及天地鬼神之屈伸，旁至格言医方，下及草木鱼虫，有疑义异闻者悉载之，多所论辩；其有关于心身性命可为世戒者，尤详记之"（《小石渠阁文集·卷十二》），其涉猎医学或始于此时。

林氏对蔡宗玉之书颇为推崇，认为"其论伤寒，分经辨证，为汉以后谈医者之长沙，使读者易于融会贯通"，鉴于原书"有方名而无汤液，使临证者艰于检讨"，故"汇辑汤液，列于末卷，并补笺数十条"，增订而成《六经伤寒辨证》一书，并于同治十二年（1873）刊行于世，是年林氏已是71岁高龄。

《六经伤寒辨证》共三册，第一册为一、二卷，第二册为三、四卷，第三册是对前四卷中所涉方剂的汇总。细核《六经伤寒辨证》全书，可知其书是在《医书汇参辑成·卷三·伤寒分症汇方》的基础上写成。经详细对比《六经伤寒辨证》与《汇参》相关内容，可知二者关系如下：《六经伤寒辨证》的标题、目录源于《汇参》原书中加框词语；《汇参》原书眉批，《六经伤寒辨证》皆弃之不录；《汇参》原书以空格代分段处，《六经伤寒辨证》径以分段；《汇参》原书加框词语后的双行小字，《六经伤寒辨证》改作大字，而林氏所增按语，则排以双行小字；林氏又补"诊脉变通说""证有寒热辨"及温病、疫痧、霍乱等相关内容，以"附"字为标识；方剂汇编部分，按照《汇参》"伤寒分症汇方"部分所载方剂顺序，依次标明方药组成而不书剂量，重复出现者于后见处书"见上"二字。

林氏之所以将《汇参》中的小字改作大字，或许是因为这些小字本不是注语的缘故，这对我们整理《汇参》医书亦有启示意义。这次我们在整理过程中将有确切证据表明非注语的双行小字径改为大字，即是对林氏做法的借鉴。

（三）蔡宗玉与陈修园

据林氏自序，《六经伤寒辨证》"原书为修园冢孙徽庵所藏"，故推测陈修园生前所用书中包括蔡氏《医书汇参辑成》"伤寒分症汇方"部分，而林氏得之并加以增补。那么《医书汇参辑成》之外，林氏整理之前，"伤寒分症汇方"部分是否曾以单行本《六经伤寒辨证》的形式流传呢？考诸文献，未见记载。但蔡氏为福建泉州府人，曾为修园之师的说法，显然与陈修园之孙甚至陈修园本人和蔡氏著作有渊源有着一定的联系。

然而，蔡氏为江西龙泉人是确凿的事实，故不管蔡氏为泉州人之说是源于陈氏后人记忆之误，还是陈氏后人或林氏有意杜撰，以后学界不应再以讹传讹。至于陈氏曾师事宗玉之说，今则难以遽断。

蔡宗玉长修园十五岁，江西龙泉距离福建长乐亦不甚远，二人有相识相交之可能。修园之学虽系幼得家传，亦不能排除其在访求医术的过程中求教于蔡氏的可能。1787 年，修园 35 岁时，就读于鳌峰书院；1794 年，掌教于吴航书院；1797 年，任教于清源书院；晚年之时，则“与诸生讲学于嵩山之井上草堂”。诸多的游历，极可能促成修园与蔡宗玉相识。修园为学谦虚，遇到年长的蔡宗玉，尊其为师，亦属可能。《六经伤寒辨证》之外，未见其他关于蔡宗玉为陈修园之师的佐证，本着“孤证不立”的精神，我们认为对于此事不妨存疑，以待后贤。

值得注意的是，在学术思想上，陈、蔡二人确有相通之处。首先，二人均高度重视对《内经》《伤寒》的研读。其次，二人均对张景岳有非议之辞，如陈修园曾著《景岳新方贬》，而蔡宗玉则云：“有景岳一书，未尝不分门别类，胪列经论，而鲁莽灭裂，并未深究，唯师心自用，诋驳前贤，李士材当斥其为后学轻妄，娇枉自炫，可谓洞彻底里矣。且并不解古人制方之理，唯取庸医尝试之药，将古人成方随意增减，创立八阵新方，不惟无一方能出古人范围，而其穿凿不通者，更多可哂，故后此如汪、徐诸名公辈，俱屏弗道，亦可见为有识者所共鄙矣。乃今人靡然从之，亦徒用其新方之名，谓可矜奇炫异耳。”

二、《医书汇参辑成》成书及刊行

蔡氏晚年时，将前后所积诸书汇而参之，集诸家之说，著《医书汇参辑成》24 卷。该书至迟在清嘉庆七年（1802）已基本完稿，并由蔡上翔作序；清嘉庆十二年（1807），蔡氏七十寿辰时作《自叙》一篇，并由其子蔡绚（字受采）、蔡绶（字缩青）校刊行世，是为次知斋刊本。

三、《医书汇参辑成》版本及馆藏

《医书汇参辑成》刊行后，曾有翻刻，国内各大图书馆多有收藏。据《中国中医古籍总目》，该书版本共计 6 种：

1. 清乾隆五十四年己酉（1789）大成堂刻本，藏于中国医科大学图书馆与吉林省图书馆。

2. 清嘉庆十二年丁卯（1807）刻本，次知斋藏版，中国科学院国家科学图书馆、中国医学科学院图书馆（残）、河北医科大学图书馆、山东大学医学院图书馆、内蒙古自治区图书馆（残）、吉林省图书馆、长春中医药大学图书馆、中国科学院上海生命科学信息中心生命科学图书馆、南京图书馆、浙江图书馆、温州市图书馆、浙江省中医药研究院、武汉大学图书馆医学分馆、湖南中医药大学图书馆、成都中医药大学图书馆、广州中医药大学图书馆均有收藏。

3. 清道光七年丁亥（1827）刻本，藏于北京中医药大学图书馆。

4. 清道光十九年己亥（1839）崇让堂刻本，中国医学科学院图书馆、中国中医科学院图书馆、北京中医药大学图书馆等 20 多家图书馆有藏。

5. 清文奎堂刻本，故宫博物院图书馆、辽宁省图书馆、苏州市中医医院图书馆均有收藏。

6. 清刻本，藏于天津中医药大学图书馆。

以上《总目》所言各版本，经考察已确认：所谓大成堂刻本并不存在，这与本书蔡氏《自叙》作于嘉庆十二年这一事实相合；所谓道光七年丁亥刻本，扉页缺失，“道光七年”似是根据原书收藏者心吉主人舒昞春所作《医书汇参补全序》的落款时间而定，并无确凿证据，其版本特征与次知斋本同，当属次知斋本系列；藏于天津中医药大学图书馆的系列清刻本扉页有清楚标识，即道光己亥崇让堂本。

故目前存世的《医书汇参辑成》刊本实有嘉庆十二年丁卯（1807）次知斋本、道光十九年己亥（1839）崇让堂重刻本、清文奎堂重刻本（具体刊刻时间不详）三种。其中次知斋本为初刻本，崇让堂本、文奎堂本皆系据次知斋本重刻，三者实属同一个版本系统，版本特征均为 24 卷，分 12 册（两册一卷）装订，半页 9 行，行 27 字，小字双行，长 15.1cm，宽 11.2cm，白口，四周单边，上单鱼尾。以刊刻质量而言，初刻次知斋本与文奎堂本较好，而崇让堂本则文字错讹较多。

在考察中，我们还发现上海中医药大学图书馆亦藏有次知斋本，为近代名医陈存仁先生旧藏，且质量较好，唯蔡宗玉自叙在蔡上翔序言之前，与其他本子略异（包括其他次知斋本），或属装订错误。本次整理即以此为底本，而将蔡上翔序置于前。

四、《医书汇参辑成》体例及内容

《医书汇参辑成》一书首载蔡上翔序与蔡宗玉自叙，继之以二十四卷总目、分卷目录及脐风火穴图，其后为凡例与正文。

该书广泛收集清代以前历代医学大家之说，全书大致以《内经》类要、伤寒、脉法、温病瘟疫、杂病（包括官窍病、外科病）、妇科、幼科为序，“证必详辨，药随方释”，颇便查阅；内容涵盖阴阳五行、藏象、诊法、病因、病机、方药及各科证治，堪称一部中医学全书。蔡氏以“汇参辑成”名之，洵非虚语。

五、《医书汇参辑成》的学术特色

《医书汇参辑成》以编述为主。卷一、二“内经类要”，内容多采自《素问灵枢类纂约注》，而《素问灵枢类纂约注》中涉及病证的部分，则选择编入该书论杂病各卷中。卷三至卷六多采择自《伤寒来苏集》，其他注家的观点，“有所发明者，咸节附焉”。温病部分多参考《温疫论》。杂病部分重点参考了《证治准绳》和《医学纲目》，而以《准绳》为主，其他“易水、河间、东垣、丹溪以及戴人、谦甫、《济生》《外台》等书，俱各有所见，不相蹈袭，必不可遗”。涉及方解之处，以《医方考》与《医方集解》为主要参考。妇科部分主要参考《妇人大全良方》，儿科部分主要参考《小儿药证直诀》，万密斋精于妇、儿二科，故其书亦多取之，其他《经效产宝》《幼幼新书》等妇儿专著，亦有采录。

各类病症，每症别为一门，先取《内经》经文，次取先贤精要之说，并列为总论。运气次之，脉又次之。然后先列本症，次又逐条分症，详明外感内伤之因，寒热虚实之异。每症之下，择前贤至当之方以为主，并详注其制方用药之理。中有作者个人观点，则加“愚按”二字。生僻少用之药，抄袭前人之方，及药味杂陈，超过二十味以上者，概不选录。

蔡宗玉重视中医经典，故著书之时“一以《内经》、仲景为宗”，但其又非拘泥于《内经》、仲景，而是主张广泛汲取后世学者的长处，故著书之时，对于“自晋周唐宋元明以迄本朝诸名家之书，有一说能推本经旨，有功前圣者”，亦“无不录之”。

蔡氏重视临床，重视“古人辨证用药之法”，故对于不重辨证用药之法的诸多医书颇有批评之词，谓“千书一律，如《集解》所云，皆不过以某方治某病，某病用某药而已，将古人辨证用药之法，概置不讲”，亦属中肯。

作为临床家，蔡氏更重实践，其虽师法经典，兼采众家，但绝不盲从，故书中多有结合自身经验对前人学说提出商榷之处。如卷十六针对治疗血淋的验方“干柿蒂（烧灰存性）为末，每二钱，米饮下”，蔡氏提出“柿蒂止呃逆，柿干性涩。理脾肺血分而消宿血，当是柿干”。卷十七针对临床治疗后泄腹痛的名方“痛泄要方”，蔡氏提出“方内何以不用甘草”的质疑；针对李东垣的宽中进食丸，蔡氏疑其药物用量轻重悬绝，恐有错误，故不录其剂量炮制，提出“用者随症酌量可也”的主张。卷二十一针对古来相传的逐月养胎法及曾伤胎诸方，蔡氏提出“虽系古法，然人有虚实，时有寒热，用者宜审时辨脉”，“毋徒胶柱而鼓瑟”的告诫。凡此种种，皆显示出蔡氏重视临床实践的优秀品质。

因蔡氏此书分类编写，排列有序，浅显易懂，检索方便，实用性强，故刊行之后流传颇广。晚清郑钦安《医法圆通》、吴师机《理瀹骈文》、吴庚生补注《串雅内外编》等书，均曾引用该书内容，其影响可见一斑。

六、整理校注工作具体分工及其他

本书整理校注具体分工如下：蔡上翔所作序言及蔡宗玉自叙分别由朱鹏举、谷峰主校，原书凡例、卷1～2、卷11～13、卷21由谷峰主校，卷3～4、卷7～8、卷14～15、卷19～20由朱鹏举主校，卷5～6、卷9～10、卷24由陈士玉主校，卷16～18由谷峰、赵令竹主校，卷22～23由朱鹏举、陈金主校。全书由谷峰统稿。

在整理过程中，除以上人员之外，曾在辽宁中医药大学攻读硕士学位的徐宁、张建强、都亚楠、颜辉、刘明芳、荣光、宋妮等参与了部分文字的录入与初校；在版本调研过程中，上海中医药大学图书馆、北京中医药大学图书馆、山东中医药大学图书馆、中国医学科学院图书馆、天津中医药大学图书馆、吉林省图书馆、辽宁省图书馆等机构提供了大力支持；在资料及版本调研过程中，本书原著者清代名医蔡宗玉家乡江西省遂川县政府办、遂川县县志办、雩田镇镇党委、塘背村村委及蔡氏后人皆有无私帮助，尤其是县志办的郭赣生先生多次来电关注本书整理工作的进展情况，让我们甚是感佩。对于各位师友的帮助，我们深表感谢！

由于本书卷帙浩繁，内容广博，字体细密，体例复杂，故虽数易其稿，不妥之处，恐仍难免，尚祈方家与同好批评指正。

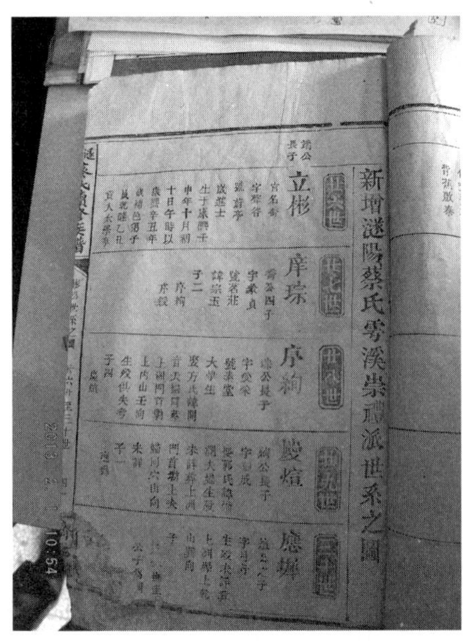

新增遂陽蔡氏雩溪崇禮派世系之圖

蔡氏家谱

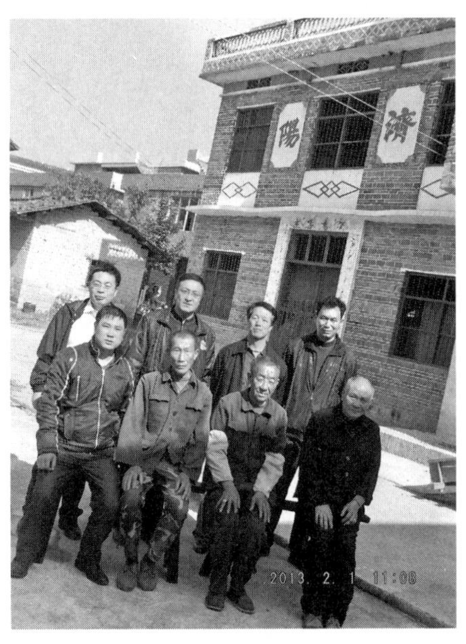

校注者与蔡氏后人、遂川县志办工作人员及雩田镇塘背村村长合影

总书目

医经

内经博议
内经精要
医经津渡
灵枢提要
素问提要
素灵微蕴
难经直解
内经评文灵枢
内经评文素问
内经素问校证
灵素节要浅注
素问灵枢类纂约注
清儒《内经》校记五种
勿听子俗解八十一难经
黄帝内经素问详注直讲全集

基础理论

运气商
运气易览
医学寻源
医学阶梯
医学辨正
病机纂要
脏腑性鉴
校注病机赋
内经运气病释
松菊堂医学溯源
脏腑证治图说人镜经
脏腑图书症治要言合璧

伤寒金匮

伤寒大白
伤寒分经
伤寒正宗
伤寒寻源
伤寒折衷
伤寒经注
伤寒指归
伤寒指掌
伤寒选录
伤寒绪论
伤寒源流
伤寒撮要
伤寒缵论
医宗承启
伤寒正医录
伤寒全生集
伤寒论证辨
伤寒论纲目
伤寒论直解
伤寒论类方

伤寒论特解
伤寒论集注（徐赤）
伤寒论集注（熊寿试）
伤寒微旨论
伤寒溯源集
伤寒启蒙集稿
伤寒尚论辨似
伤寒兼证析义
张卿子伤寒论
金匮要略正义
金匮要略直解
高注金匮要略
伤寒论大方图解
伤寒论辨证广注
伤寒活人指掌图
张仲景金匮要略
伤寒六书纂要辨疑
伤寒六经辨证治法
伤寒类书活人总括
订正仲景伤寒论释义
张仲景伤寒原文点精
伤寒活人指掌补注辨疑

诊　　法

脉微
玉函经
外诊法
舌鉴辨正
医学辑要
脉义简摩
脉诀汇辨
脉经直指
脉理正义
脉理存真
脉理宗经
脉镜须知
察病指南
崔真人脉诀
四诊脉鉴大全
删注脉诀规正
图注脉诀辨真
脉诀刊误集解
重订诊家直诀
人元脉影归指图说
脉诀指掌病式图说
脉学注释汇参证治

针灸推拿

针灸全生
针灸逢源
备急灸法
神灸经纶
推拿广意
传悟灵济录
小儿推拿秘诀
太乙神针心法
针灸素难要旨
杨敬斋针灸全书

本　　草

药鉴

药镜

本草汇

本草便

法古录

食品集

上医本草

山居本草

长沙药解

本经经释

本经疏证

本草分经

本草正义

本草汇笺

本草汇纂

本草发明

本草发挥

本草约言

本草求原

本草明览

本草详节

本草洞诠

本草真诠

本草通玄

本草集要

本草辑要

本草纂要

识病捷法

药性纂要

药品化义

药理近考

食物本草

见心斋药录

分类草药性

本经序疏要

本经续疏证

本草经解要

青囊药性赋

分部本草妙用

本草二十四品

本草经疏辑要

本草乘雅半偈

生草药性备要

芷园臆草题药

新刻食鉴本草

类经证治本草

神农本草经赞

神农本经会通

神农本经校注

药性分类主治

艺林汇考饮食篇

本草纲目易知录

汤液本草经雅正

新刊药性要略大全

淑景堂改订注释寒热温平药性赋

方　　书

医便

卫生编
袖珍方
仁术便览
古方汇精
圣济总录
众妙仙方
李氏医鉴
医方丛话
医方约说
医方便览
乾坤生意
悬袖便方
救急易方
程氏释方
集古良方
摄生总论
辨症良方
活人心法（朱权）
卫生家宝方
寿世简便集
医方大成论
医方考绳愆
鸡峰普济方
饲鹤亭集方
临症经验方
思济堂方书
济世碎金方
揣摩有得集
亟斋急应奇方
乾坤生意秘韫
简易普济良方
内外验方秘传
名方类证医书大全
新编南北经验医方大成

临证综合

医级
医悟
丹台玉案
玉机辨症
古今医诗
本草权度
弄丸心法
医林绳墨
医学碎金
医学粹精
医宗备要
医宗宝镜
医宗撮精
医经小学
医垒元戎
医家四要
证治要义
松厓医径
扁鹊心书
素仙简要
慎斋遗书
折肱漫录
丹溪心法附余

方氏脉症正宗
世医通变要法
医林绳墨大全
医林纂要探源
普济内外全书
医方一盘珠全集
医林口谱六法秘书

温　病

伤暑论
温证指归
瘟疫发源
医寄伏阴论
温热论笺正
温热病指南集
寒瘟条辨摘要

内　科

医镜
内科摘录
证因通考
解围元薮
燥气总论
医法征验录
医略十三篇
琅嬛青囊要
医林类证集要
林氏活人录汇编
罗太无口授三法
芷园素社痎疟论疏

女　科

广生编
仁寿镜
树蕙编
女科指掌
女科撮要
广嗣全诀
广嗣要语
广嗣须知
宁坤秘籍
孕育玄机
妇科玉尺
妇科百辨
妇科良方
妇科备考
妇科宝案
妇科指归
求嗣指源
坤元是保
坤中之要
祈嗣真诠
种子心法
济阴近编
济阴宝筏
秘传女科
秘珍济阴
女科万金方
彤园妇人科
女科百效全书

叶氏女科证治

妇科秘兰全书

宋氏女科撮要

茅氏女科秘方

节斋公胎产医案

秘传内府经验女科

儿　　科

婴儿论

幼科折衷

幼科指归

全幼心鉴

保婴全方

保婴撮要

活幼口议

活幼心书

小儿病源方论

幼科医学指南

痘疹活幼心法

新刻幼科百效全书

补要袖珍小儿方论

儿科推拿摘要辨症指南

外　　科

大河外科

外科真诠

枕藏外科

外科明隐集

外科集验方

外证医案汇编

外科百效全书

外科活人定本

外科秘授著要

疮疡经验全书

外科心法真验指掌

片石居疡科治法辑要

伤　　科

伤科方书

接骨全书

跌打大全

全身骨图考正

眼　　科

目经大成

目科捷径

眼科启明

眼科要旨

眼科阐微

眼科集成

眼科纂要

银海指南

明目神验方

银海精微补

医理折衷目科

证治准绳眼科

鸿飞集论眼科

眼科开光易简秘本

眼科正宗原机启微

咽喉口齿

咽喉论

咽喉秘集

喉科心法

喉科杓指

喉科枕秘

喉科秘钥

咽喉经验秘传

养　　生

易筋经

山居四要

寿世新编

厚生训纂

修龄要指

香奁润色

养生四要

养生类纂

神仙服饵

尊生要旨

黄庭内景五脏六腑补泻图

医案医话医论

纪恩录

胃气论

北行日记

李翁医记

两都医案

医案梦记

医源经旨

沈氏医案

易氏医按

高氏医案

温氏医案

鲁峰医案

赖氏脉案

瞻山医案

旧德堂医案

医论三十篇

医学穷源集

吴门治验录

沈芊绿医案

诊余举隅录

得心集医案

程原仲医案

心太平轩医案

东皋草堂医案

冰壑老人医案

芷园臆草存案

陆氏三世医验

罗谦甫治验案

周慎斋医案稿

临证医案笔记

丁授堂先生医案

张梦庐先生医案

养性轩临证医案

养新堂医论读本

祝茹穹先生医印

谦益斋外科医案

太医局诸科程文格

古今医家经论汇编

莲斋医意立斋案疏

医　史

医学读书志

医学读书附志

综　合

元汇医镜

平法寓言

寿芝医略

杏苑生春

医林正印

医法青篇

医学五则

医学汇函

医学集成

医经允中

医钞类编

证治合参

宝命真诠

活人心法（刘以仁）

家藏蒙筌

心印绀珠经

雪潭居医约

嵩厓尊生书

医书汇参辑成

罗氏会约医镜

罗浩医书二种

景岳全书发挥

新刊医学集成

寿身小补家藏

胡文焕医书三种

铁如意轩医书四种

脉药联珠药性食物考

汉阳叶氏丛刻医集二种